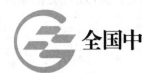

全国中医药行业高等职业教育"十二五"规划教材

卫生法律法规

（供中医学、临床医学、针灸推拿、中医骨伤、护理专业用）

主　编　张琳琳（山东中医药高等专科学校）

　　　　苏碧芳（重庆三峡医药高等专科学校）

副主编　张文斌（长春中医药大学）

　　　　赵学峰（长春医学高等专科学校）

编　委　（以姓氏笔画为序）

　　　　王　璐（四川中医药高等专科学校）

　　　　苏碧芳（重庆三峡医药高等专科学校）

　　　　李海澈（辽宁医药职业学院）

　　　　张天涛（南阳医学高等专科学校）

　　　　张文斌（长春中医药大学）

　　　　张艳平（山东中医药高等专科学校）

　　　　张琳琳（山东中医药高等专科学校）

　　　　屈海宏（重庆三峡医药高等专科学校）

　　　　赵永军（安阳职业技术学院）

　　　　赵学峰（长春医学高等专科学校）

中国中医药出版社
·北京·

图书在版编目（CIP）数据

卫生法律法规 / 张琳琳，苏碧芳主编 . —北京：中国中医药出版社，2015.8（2021.2重印）
全国中医药行业高等职业教育"十二五"规划教材
ISBN 978-7-5132-2606-6

Ⅰ.①卫…　Ⅱ.①张…　②苏…　Ⅲ.①卫生法—中国—高等职业教育—教材
Ⅳ.① D922.16

中国版本图书馆 CIP 数据核字（2015）第 133006 号

中 国 中 医 药 出 版 社 出 版
北京经济技术开发区科创十三街31号院二区8号楼
邮政编码　100176
传真　010 64405721
山东润声印务有限公司印刷
各地新华书店经销

*

开本 787×1092　1/16　印张 26.5　字数 599 千字
2015 年 8 月第 1 版　2021 年 2 月第 4 次印刷
书号　ISBN 978-7-5132-2606-6

*

定价　79.00 元
网址　www.cptcm.com

如有印装质量问题请与本社出版部调换（010 64405510）
版权专有　侵权必究
社长热线　010 64405720
购书热线　010 64065415　010 64065413
微信服务号　zgzyycbs
书店网址　csln.net/qksd/
官方微博　http://e.weibo.com/cptcm
淘宝天猫网址　http://zgzyycbs.tmall.com

张美林（成都中医药大学附属医院针灸学校党委书记、副校长）

张登山（邢台医学高等专科学校教授）

张震云（山西药科职业学院副院长）

陈　燕（湖南中医药大学护理学院院长）

陈玉奇（沈阳市中医药学校校长）

陈令轩（国家中医药管理局人事教育司综合协调处副主任科员）

周忠民（渭南职业技术学院党委副书记）

胡志方（江西中医药高等专科学校校长）

徐家正（海口市中医药学校校长）

凌　娅（江苏康缘药业股份有限公司副董事长）

郭争鸣（湖南中医药高等专科学校校长）

郭桂明（北京中医医院药学部主任）

唐家奇（湛江中医学校校长、党委书记）

曹世奎（长春中医药大学职业技术学院院长）

龚晋文（山西职工医学院/山西省中医学校党委副书记）

董维春（北京卫生职业学院党委书记、副院长）

谭　工（重庆三峡医药高等专科学校副校长）

潘年松（遵义医药高等专科学校副校长）

秘　书　长　周景玉（国家中医药管理局人事教育司综合协调处副处长）

前　言

中医药职业教育是我国现代职业教育体系的重要组成部分，肩负着培养中医药多样化人才、传承中医药技术技能、促进中医药就业创业的重要职责。教育要发展，教材是根本，在人才培养上具有举足轻重的作用。为贯彻落实习近平总书记关于加快发展现代职业教育的重要指示精神和《国家中长期教育改革和发展规划纲要（2010—2020年)》，国家中医药管理局教材办公室、全国中医药职业教育教学指导委员会紧密结合中医药职业教育特点，充分发挥中医药高等职业教育的引领作用，满足中医药事业发展对于高素质技术技能中医药人才的需求，突出中医药高等职业教育的特色，组织完成了"全国中医药行业高等职业教育'十二五'规划教材"建设工作。

作为全国唯一的中医药行业高等职业教育规划教材，本版教材按照"政府指导、学会主办、院校联办、出版社协办"的运作机制，于2013年启动了教材建设工作。通过广泛调研、全国范围遴选主编，又先后经过主编会议、编委会议、定稿会议等研究论证，在千余位编者的共同努力下，历时一年半时间，完成了84种规划教材的编写工作。

"全国中医药行业高等职业教育'十二五'规划教材"，由70余所开展中医药高等职业教育的院校及相关医院、医药企业等单位联合编写，中国中医药出版社出版，供高等职业教育院校中医学、针灸推拿、中医骨伤、临床医学、护理、药学、中药学、药品质量与安全、药品生产技术、中草药栽培与加工、中药生产与加工、药品经营与管理、药品服务与管理、中医康复技术、中医养生保健、康复治疗技术、医学美容技术等17个专业使用。

本套教材具有以下特点：

1. 坚持以学生为中心，强调以就业为导向、以能力为本位、以岗位需求为标准的原则，按照高素质技术技能人才的培养目标进行编写，体现"工学结合""知行合一"的人才培养模式。

2. 注重体现中医药高等职业教育的特点，以教育部新的教学指导意见为纲领，注重针对性、适用性及实用性，贴近学生、贴近岗位、贴近社会，符合中医药高等职业教育教学实际。

3. 注重强化质量意识、精品意识，从教材内容结构、知识点、规范化、标准化、编写技巧、语言文字等方面加以改革，具备"精品教材"特质。

4. 注重教材内容与教学大纲的统一，教材内容涵盖资格考试全部内容及所有考试要求的知识点，满足学生获得"双证书"及相关工作岗位需求，有利于促进学生就业。

5. 注重创新教材呈现形式，版式设计新颖、活泼，图文并茂，配有网络教学大纲指导教与学（相关内容可在中国中医药出版社网站 www.cptcm.com 下载），符合职业院校学生认知规律及特点，以利于增强学生的学习兴趣。

在"全国中医药行业高等职业教育'十二五'规划教材"的组织编写过程中，得到了国家中医药管理局的精心指导，全国高等中医药职业教育院校的大力支持，相关专家和各门教材主编、副主编及参编人员的辛勤努力，保证了教材质量，在此表示诚挚的谢意！

我们衷心希望本套规划教材能在相关课程的教学中发挥积极的作用，通过教学实践的检验不断改进和完善。敬请各教学单位、教学人员及广大学生多提宝贵意见，以便再版时予以修正，提升教材质量。

国家中医药管理局教材办公室

全国中医药职业教育教学指导委员会

中国中医药出版社

2015 年 5 月

编写说明

　　《卫生法律法规》是"全国中医药行业高等职业教育'十二五'规划教材"之一。本教材是依据习近平总书记关于加快发展现代职业教育的重要指示和《国家中长期教育改革和发展规划纲要（2010—2020 年）》精神，为充分发挥中医药高等职业教育的引领作用，满足中医药事业发展对于高素质技术技能中医药人才的需求，由全国中医药职业教育教学指导委员会、国家中医药管理局教材办公室统一规划、宏观指导，中国中医药出版社具体组织，全国中医药高等职业教育院校联合编写，供中医药高等职业教育教学使用的教材。

　　《卫生法律法规》是一门法律学科课程，它运用一般的法学理论和方法阐释卫生法律法规的立法宗旨和现实社会意义，研究与卫生法律相关的社会现象及其发展规律，是生物学、医学、卫生学、药物学等自然科学与法学相互结合、渗透而形成的一门新兴的边缘交叉学科。卫生法律法规是涵盖一切调整人体生命健康权益保障法律规范的总和，是我国社会主义法制体系的重要组成部分。本教材牢固确立职业教育在国家人才培养体系中的重要位置，力求职业教育专业设置与产业需求、课程内容与职业标准、教学过程与生产过程"三对接"，"崇尚一技之长"，提升人才培养质量，做到学以致用。教材编写强化质量意识、精品意识，以学生为中心，以"三对接"为宗旨，突出思想性、科学性、实用性、启发性、教学适用性，在教材内容结构、知识点、规范化、标准化、编写技巧、语言文字等方面加以改革，从整体上提高教材质量，力求编写出"精品教材"。

　　随着我国经济的发展和人民生活水平的提高，卫生法律法规越来越受到社会的关注，在医学教育课程体系中，《卫生法律法规》已成为中医学、医学、护理学等医学专业学生的必修课程，也是国家执业医师资格考试的必考内容之一。

　　本教材定位于中医学、临床医学、针灸推拿、中医骨伤、护理等医学专业高等职业教育层次规划教材，以介绍最新的常用的卫生法律法规为基本内容。结合医学生未来执业岗位要求，以医学生应知应会的卫生法律法规基本知识和技能为主线，重点介绍了医疗机构管理、医疗事故处理、卫生技术人员管理、药品管理、传染病防治、突发公共卫生事件应急处理，并对医疗器械监督管理，中医药管理，食品安全、化妆品、公共场所、学校卫生管理，医疗保障、母婴保健、计划生育、献血、红十字会等法律法规内容进行了全面系统的介绍。

　　由于卫生法律法规的内容与医疗卫生实践密切相关，是指导和规范医疗卫生工作者执业行为的法定标尺，因此本教材在内容编排、体例设计上力求突出教材的实用性。一是注意将执业医师、护士执业资格考试内容融入教材，做好学生在校课程学习与未来执业考试的衔接。二是注重学生"学法""用法"双重学习目标的培养。教材精心选取了大量的实践案例，并根据教学内容进行加工处理，提出针对性强的案例问题，采用启发式课程导入模式辅助教学，既有助于学生学习过程中"学法""用法"的思维训练，也增加了教材的趣味性、可读性，便于学习者自学，相信也会给教师授课带来一定的辅助和便利。三是努力做到紧跟法律法规修订动态，及时更新教材内容，不出现"出新书、装旧酒"的教材陋习。

本教材不仅可作为中医学、临床医学、针灸推拿、中医骨伤、护理等医学专业高职高专层次学生的教学用书，也可作为广大高、中等职业院校医学及医学相关类专业教材，亦可供广大医药工作者学习和参考，成为一本实用的参考书和工具书。根据各专业教学大纲编写内容，本教材建议学时数54学时以上，各院校在使用过程中，在达到教学大纲要求的前提下，可采取重点讲授和学生自学相结合的方式组织教学。

教材编写组成员在借鉴吸收其他相关教材的基础上，集思广益，精益求精，大胆创新，编写出特色鲜明、符合教学对象特点和时代要求的教材。参与教材编写的编委有（以姓氏笔画为序）：王璐（第十二章）、苏碧芳（第四章）、李海澈（第七章、第九章、第十三章、第十五章）、张天涛（第三章、第六章、第十三章）、张文斌（第一章、第二章）、张艳平（第五章）、张琳琳（第一章、第二章、第三章、第六章、第九章、第十章、第十二章、第十三章、第十四章）、屈海宏（第十一章、第十四章）、赵永军（第九章）、赵学峰（第八章）。

本教材在编写过程中，得到了山东中医药高等专科学校及各位编委所在单位领导的关心和支持，在此表示衷心感谢。

卫生法学在我国尚处于发展中，在其所在的法律体系中并未独立成为一门学科，我们可借鉴、参考的材料非常有限，由于时间仓促，编写水平有限，若存有不足，望广大师生和医药工作者提出宝贵意见，以便再版时修订提高。

《卫生法律法规》编委会

2015 年 5 月

目 录

第一章　卫生法律法规概述

■ 学习目标

知识目标

1. 掌握卫生法律法规的基本概念，卫生法律渊源的概念、种类及法律效力，我国法律体系的构成、卫生法律责任的概念、构成要件、种类。

2. 熟悉卫生法的调整对象、特征、基本原则。

3. 了解卫生法在法律体系中的地位及其与医学、法学的关系，明确本课程在各医学专业中的意义和作用。

技能目标

能正确查阅文献，运用概念区别法律规范的表现形式。

第一节　卫生法律法规的概念

"卫生"一词，在我国古已有之。现代意义上的"卫生"，有两种含义。狭义上，卫生意指"清洁"。广义上，卫生泛指为维护人体健康、预防疾病、改善和创造合乎生理要求的生产环境和生活环境所采取的一切个人和社会活动的总和。这些活动不外乎三个方面：一是优生优育和儿童保健，使人体在出生前后都健康强健；二是防疫和保健，促使人体在生活和劳动过程中增强体质，避免和抵御外部环境对人体的不良影响；三是医疗和康复，即对已患病的人进行治疗，使之重新恢复健康。我国的卫生法律法规，也大都是围绕这几个基本环节进行立法。

一、卫生法的概念

卫生法是由国家制定或认可，并以国家强制力保障实施的，旨在保护人体健康的法律规范的总和。

卫生法有广义和狭义之分。狭义的卫生法是指全国人民代表大会及其常务委员会制定、颁布的卫生法律规范。广义的卫生法是指国家制定或认可的，与人体健康相关的法律规范的总和。除包括狭义的卫生法律外，还包括被授权的其他国家机关制定颁布的、效力低于卫生法律而在其所辖范围内普遍有效的卫生法规、规章等规范性法律文件。

二、卫生法的调整对象

法是调整规范人们行为的社会规范，每种法律都有自己的调整对象。卫生法的调整对象是在卫生活动过程中形成的各种社会关系，我们称之为卫生社会关系。具体来讲就是指国家卫生行政机关、医疗卫生组织、企事业单位、个人、国际组织之间，因预防和治疗疾病，改善人们生产、学习和生活环境与卫生状况、保护和增进身心健康所形成的各种社会关系，具有多层次、多形式，和其他法律部门相比更复杂的特点。

这些复杂的卫生社会关系，我们一般从法律性质上区分为卫生行政关系和卫生民事关系。卫生行政管理活动中产生的社会关系，我们称之为卫生行政关系。卫生服务活动中产生的社会关系，我们称之为卫生民事关系。

这种分类的意义在于：卫生行政关系是在卫生行政管理活动中产生的，卫生行政部门、药政管理部门作为卫生行政关系的一方，从事医疗服务、妇幼保健、药品生产经营等活动的企事业组织和个人作为卫生行政关系的相对方，其主体地位是不平等的，是管理与被管理的关系，如食品药品监督管理局对餐饮单位进行卫生监督；卫生民事关系是在卫生服务活动中产生的社会关系，其主体的法律地位是平等的，如医患关系。卫生行政关系与卫生民事关系相辅相成，有效的卫生行政关系是良好的卫生民事关系的基础，良好的卫生民事关系是有效的卫生行政关系的结果。需要注意的是，在卫生法中，行政性应当更具有主导性。

三、卫生法的特征

卫生法作为我国法律体系的重要组成部分，具有法律规范的共同特征。但卫生法作为与人民生命健康密切相关的法律规范，与其他法律规范相比，也有其自身的特征。

（一）以保护公民健康权为根本宗旨

以保护公民健康权为根本宗旨，这是卫生法最主要、最基本的特征，也是卫生法区别于其他法律部门的根本标志。

健康权是指人的机体组织和生理功能的安全受到法律保护的权利。公民健康权是公民人身权中一项最基本的权利，是公民从事各种活动的先决条件。《中华人民共和国宪法》（以下简称《宪法》）中明确规定："国家保护人民身体健康。"《中华人民共和国民法通则》（以下简称《民法通则》）第九十八条规定："公民享有生命健康权。"生命健康权是我国《宪法》规定的基本人权之一，这既是医学的要求，也是法律的任务。公民的健康权若没有保障，其他权利将无法实际享有。我国的卫生法律法规，如食品安全法、药品管理法、传染病防治法等，都把保护人体健康作为立法宗旨。世界卫生组织的宗旨是"使全世界人民获得可能的最高水平的健康"。正是为了用法律手段更好地保护公民的健康这一重要权利，卫生法才有必要从其他法律部门中分离出来。

（二）调整内容的广泛性

卫生法的调整内容几乎涉及社会生活的各个领域。从医疗机构管理、卫生技术人员管理、药品管理、医疗器械监督管理、中医药管理，到食品安全、保健品、化妆品、生活饮用水、公共场所、学校卫生管理、医疗保障、母婴保健、计划生育，以及传染病防治、突发公共卫生事件应急处理、献血、红十字会及医疗事故处理等，从劳动、生活条件的卫生保障到社会保健事业的整体发展，从疾病的预防到治疗和控制，卫生法关系着社会中的每一个人，关系到每个人的每一天，与每个人的生老病死都密切相关。

（三）调整方法的多样性

在调整方法上，卫生法采用纵向的行政手段调整卫生行政管理活动中产生的卫生行政关系，又采用横向的契约手段调整卫生服务活动中产生的卫生民事关系。在卫生行政关系中，既包括国家对卫生行政机关及其工作人员权力的限制中形成的制约与被制约的关系，也包括卫生行政机关对相对人的监督和管理过程中形成的管理与被管理的关系；在卫生民事关系中，主要包括卫生机构和人员在提供卫生服务时与接受服务的当事人之间产生的平等的民事关系。卫生法的调整手段是立体的、全方位的，具有多样性。对接受服务的当事人的民事权利在卫生法律法规中予以确认和保护，体现了国家对人民生命健康权利的重视和保障，对侵犯人民生命健康权利的行为不仅要追究民事责任，还可能要追究相应的行政责任，严重的还要追究刑事责任。

（四）法律规范内容的技术性

卫生法的产生与发展与医学的发展密切相关，是随着医学和法学的发展逐步形成的，是法学与医学相结合的产物。首先，卫生法的制定是以医学科学技术为基础的，在相关的卫生立法中，在确定各种卫生措施、卫生标准、卫生技术性规范时都需要医学科学技术的支撑。其次，在很多卫生法律文件中，都包含有大量的卫生操作规范、技术常规和卫生标准，这些都有赖于现代医学科学技术，尤其是在卫生法律纠纷的解决过程中，离不开医学技术的帮助。可以说，卫生法是医学技术发展到一定阶段的经验总结，具有很强的技术性，它对医学的调整离不开医学科学目前的发展阶段。一方面，医学技术的进步能够推动卫生法的完善，对卫生法提出了许多新的课题和难题；另一方面，卫生法的有效实施又会使医学技术行为更加规范，从而推动人类医疗卫生保健事业的文明进步。

（五）社会共同性

法律具有鲜明的阶级性，但疾病对人类健康的侵犯是不分阶级、不分国界的。医学作为一门保障人体生命健康的学科，人类各种同疾病斗争的技术手段对不同阶级同等适用，防治疾病的客观规律对不同社会也是一样的，所以说医学是不分阶级的，它具有广泛的社会性。通过立法，改善人们劳动和生活环境中的卫生条件，预防和消灭疾病，保障人体生命健康，这是全人类共同追求和奋斗的目标。因此，各国卫生立法在保留本国特色的同时，均注重借鉴和吸收国际卫生立法的经验，把一些通用性的卫生要求、卫生标准纳入本国卫生法律之中，使卫生法具有明显的国际性、社会性。世界卫生组织、国际食品法典委员会、国际医学法学会等，制定了很多国际性的卫生条约、公约，如《国际卫生条例》（2005）、联合国《1971 年精神药物公约》等，这些卫生条约、公约为各国普遍遵守，也是卫生法具有国际性、社会性的重要体现。

四、卫生法的基本原则

卫生法的基本原则是卫生立法的基础，是贯穿于各种卫生法律法规的立法、司法、执法之中，反映卫生法立法精神，对调整和保护人体健康而发生的各种社会关系具有普遍约束力和指导意义的准则。

（一）保护公民生命健康的原则

保护公民的生命健康是我国卫生工作的最终目标，也是卫生法区别于其他部门法的根本标志。我国各类卫生法律、法规均是以保护公民身体健康为目的，充分体现了保护公民健康权利的基本原则。

（二）预防为主的原则

"预防为主，综合治理"是我国卫生工作的根本方针。正确处理防病和治病的关系，坚持防治结合，把预防放在首要位置，这同时也是卫生立法和执法必须遵循的一条重要原则。预防为主，防患于未然，是最有效的方针政策，也是人类在历史进程中长期与疾病进行斗争总结出来的经验。

（三）中西医协调发展的原则

中医已有几千年的历史，它是我国人民长期以来同疾病做斗争的经验总结，是个伟大的宝库，对保护我国人民的身体健康起到十分重要的作用。中医理论源于对人体功能的总体认识，辨证施治是其特色，具有完整的理论体系，在某些疾病的治疗上有独到之处；而西医则源于现代自然科学，反映了现代科技的成果，它以经验科学为基础，对疾病的发生、发展、变化、转归等有客观而科学的理论分析。中西医各自的长处和缺点决定了它们彼此不能互相取代。

中西医协调发展，一方面有利于中医的发展，因为现代科技的应用使中医在诊断方法和治疗技术上更加合理，同时，应用现代科技对中医理论加以分析、证实和说明，更有利于中医的继承和发扬；另一方面，中西医协调发展也有利于西医的发展，中医的辨证施治理论和丰富的医疗经验也将充实西医的内容，有利于现代医学的进一步发展。现代西方发达国家在发展医学和生物药品、化学药品的同时，日益认识到中医的宝贵，纷纷掀起了研究、开发中医药的热潮，并取得了许多有效的成果。将中西医协调发展确立为我国卫生工作的基本原则，并以法律手段将其贯彻实施，将有利于我国医疗卫生事业的发展，并最终有利于公民的健康。

该原则要求我们正确处理祖国传统医学和西方医学的关系。既要认真学习现代医学，也不能偏废传统医学。注重中西医相互吸收、相互结合、协调发展。

目前，我国关于中医药发展和保护的立法明显滞后，这不利于中医的发展。今后应加大对中医的保护力度，完善立法，在立法和司法中体现中西医协调发展的原则。

（四）动员全社会参与的原则

动员全社会参与的原则要求政府主动承担保护人民健康的职责，由政府主导、部门协作、社会支持、群众参与，使卫生事业成为全社会共同参与的事业。随着社会的发展，逐渐出现了很多与人体健康密切相关的问题，例如大气污染、水污染等，单靠卫生部门孤军奋战效果甚微。因此国家、社会、群众都应当参与到卫生工作中，为卫生事业的发展贡献力量，这既能增强社会全体成员的使命感和责任感，也对建设和完善我国的卫生事业具有重要意义。

（五）国家卫生监督的原则

国家卫生监督是指卫生行政机关或国家授权承担卫生事业管理的组织，对辖区内的有关单位和个人贯彻执行卫生法律、法规、规章和相关卫生标准的情况，予以监督指导，及时发现违反卫生法律法规的行为并依法追究相关单位、责任人的法律责任。卫生监督包括医政监督、药政监督、卫生防疫监督和其他有关的监督。为了体现和实现这一原则，我国的卫生法律法规、规章等对各级各类卫生监督的机构、任务、职责、管理、监督程序，以及对违法者的处罚种类、裁量标准、处罚程度及执法文书等一系列问题做了明确规定，要求卫生监督人员准确运用法律、严格执法，认真维护人民群众的身体健康。

第二节　卫生法律渊源

一、概念及分类

卫生法律渊源是指一定的国家机关依照法定职权和程序制定或认可的，具有不同法律效力和地位的各种卫生法律法规的具体表现形式。在不同国家，有权制定或认可卫生法的国家机关不同，卫生法的具体表现形式也不相同。

在我国，卫生法由不同国家机关制定，它们在我国卫生法律法规体系中各自居于不同地位，具有不同法律效力。根据我国宪法和法律的规定，我国卫生法的渊源主要有以下几种。

（一）宪法

宪法是我国的根本大法，它是由我国最高权力机关——全国人民代表大会依照法定程序制定、颁布的，它规定了我国国家和社会生活中最基本、最重要的问题。在我国的法律体系中，宪法具有最高的法律效力，是其他法律、法规制定的依据。宪法中有关卫生方面的规定，就是我国卫生法的立法依据，也是我国卫生法的重要渊源。

《宪法》第二十一条规定：国家发展医疗卫生事业，发展现代医药和我国传统医药，鼓励和支持农村集体经济组织、国家企事业组织和街道办事处举办各种医疗卫生设施，开展群众性的卫生活动，保护人民健康。

《宪法》第四十五条规定：中华人民共和国公民在年老、疾病或者丧失劳动能力的情况下，有从国家和社会取得物质帮助的权利。

《宪法》第二十五条和第四十九条规定：国家推行计划生育，夫妇双方有实行计划生育的义务。

这些规定是制定卫生法律、法规的重要依据，任何与其相抵触、相冲突的法律、法规都不具有法律效力。

（二）卫生法律

在当代中国法的渊源中，法律是仅次于宪法的主要的法的渊源，它是由全国人民代表大会及其常务委员会依法制定颁布的。在我国，法律又分为基本法律和基本法律以外的法律两种。基本法律是由全国人民代表大会制定和修改，内容涉及国家和社会生活某一方面的最基本的问题。基本法律以外的法律是由全国人民代表大会常务委员会制定和修改。在全国人民代表大会闭会期间，全国人民代表大会常务委员会有权对基本法律进行补充和修改，但不得与该法律的基本原则相抵触，有权制定和修改除基本法律以外的其他法律。

因此，卫生法也分两种：一种是由全国人民代表大会制定的，称为卫生基本法；另一种是由全国人民代表大会常务委员会制定的，称为卫生法律。我国目前尚没有制定卫生基本法。全国人民代表大会常务委员会通过的卫生基本法以外的卫生法律有《中华人民共和国食品安全法》《中华人民共和国国境卫生检疫法》《中华人民共和国药品管理法》《中华人民共和国执业医师法》《中华人民共和国传染病防治法》《中华人民共和国红十字会法》《中华人民共和国献血法》等十一部法律。

除此以外，《中华人民共和国民法通则》《中华人民共和国刑法》《中华人民共和国劳动法》《中华人民共和国环境保护法》等法律中包含的关于卫生方面的规定也是我国卫生法的渊源。

知识拓展

主席令：是国家主席根据全国人民代表大会及其常务委员会的决定签署的，具有次于宪法效力的命令。全国人大及常委会的决定和通过的法律在形式上需要国家主席的签署才能生效，但国家主席没有否决最高国家权力机关的权力，必须签署通过。"主席令"主要是全国通行的"专门法"。

（三）卫生行政法规

行政法规是国务院为领导和管理国家各项行政工作，根据宪法和法律，并且按照

《行政法规制定程序条例》的规定而制定的政治、经济、教育、科技、文化、外事等各类法规的总称。根据《宪法》和《中华人民共和国立法法》（以下简称《立法法》）的规定，国务院根据宪法和法律制定行政法规。行政法规可以就下列事项做出规定：为执行法律的规定需要制定行政法规的事项；《宪法》第八十九条规定的国务院行政管理职权的事项。行政法规一般以"条例""办法""实施细则""规定"等形式作成，它的效力次于宪法和法律，高于地方法规和行政规章（包括部门规章和地方政府规章）。

知识拓展

国务院令：是国务院总理签发的行政法令、授权有关部门发布的国务院行政命令或下发的行政操作性文件。1988 年开始使用"国务院令"这一名称，以前称"国发"。

（四）卫生行政规章

根据我国宪法规定，国务院所属各部、各委员会，有权根据法律和国务院的行政法规、决定，在本部门的权限内制定规章，这类规章称之为"部门规章"或"部委规章"，也是法的重要渊源之一，其法律效力低于宪法、法律和行政法规。行政规章的名称一般称"规定""办法"，但不得称"条例"。部门规章由部门首长签署命令予以公布。

值得注意的是，具有部门规章制定权的不仅仅是国务院部委，还包括中国人民银行、审计署和具有行政管理职能的直属机构。

卫生规章是指由国家卫生计生委、国家食品药品监督管理总局等部、委、局，以宪法、法律、行政法规为依据，在其职权范围内制定的卫生行政管理方面的规范性法律文件。例如《医疗机构临床用血管理办法》等，这些规范性的法律文件重在解决卫生工作中的具体问题。

知识拓展

部门规章的效力

《立法法》第九十一条规定：部门规章之间、部门规章与地方政府规章之间具有同等效力，在各自权限范围内施行。《立法法》第九十五条第（三）项规定：部门规章之间、部门规章与地方政府规章之间对同一事项的规定不一致时，由国务院裁决。

（五）地方性卫生法规

在当代中国法的渊源中，地方性法规是数量最大的。省、自治区、直辖市和较大的市的人民代表大会及其常务委员会，根据本行政区域的具体情况和实际需要，在不与宪法、法律、行政法规相抵触的前提下可以制定地方性法规，报省、自治区的人民代表大会常务委员会批准后施行。

较大的市是指省、自治区的人民政府所在地的市，经济特区所在地的市和经国务院批准的较大的市。

地方性法规在本行政区域内有效，其效力低于宪法、法律和行政法规。地方性法规一般称作"条例""实施细则""办法""决议""决定"等。

知识拓展

地方性法规的效力

《立法法》第八十九条规定：地方性法规的效力高于本级和下级地方政府规章。第九十五条第（二）项规定：地方性法规与部门规章之间对同一事项的规定不一致，不能确定如何适用时，由国务院提出意见，国务院认为应当适用地方性法规的，应当决定在该地方适用地方性法规的规定；认为应当适用部门规章的，应当提请全国人民代表大会常务委员会裁决。

（六）地方性政府规章

省、自治区、直辖市人民政府以及省、自治区人民政府所在地的市和经国务院批准的较大市的人民政府，可以根据法律和国务院的行政法规制定规章，称之为政府规章。其效力低于宪法、法律、行政法规和地方性法规。地方政府规章由省长或者自治区主席或者市长签署命令予以公布。

知识拓展

全国只有 49 个"较大城市"

2014 年 11 月 20 日，国务院发布《关于调整城市规模划分标准的通知》。以城市常住人口为统计口径，将城市划分为五类七档。但"较大市"是一个法律概念，不能看成划分城市大小的概念。

能称为"较大市"的城市，是指各省、自治区的省会所在城市、直辖市、经济特区和沿海开放城市，以及经国务院批准为较大市的城市。

（一）18个共四批公布的城市：唐山、大同、包头、大连、鞍山、抚顺、吉林、齐齐哈尔、无锡、淮南、青岛、洛阳（1984年10月批准，重庆市是在这一批公布的，已经升格为直辖市）；宁波（1988年3月批准）；淄博、邯郸、本溪（1992年7月批准）；徐州、苏州（1993年4月批准）。

（二）5个经济特区：深圳、珠海、汕头、厦门、喀什。

（三）27个省级政府所在地：22个省会（大陆的省份）+5个自治区首府

以上50个城市为"较大的市"。因喀什市属于县级市，故在中国282个地级市中，仅仅有49个"较大的市"具有地方立法权。

（七）民族自治地方的自治条例和单行条例

在我国，民族自治地方是指自治区、自治州、自治县。根据《宪法》和《立法法》的规定，除自治区的人民代表大会及其常务委员会可以制定地方性法规，自治区人民代表大会可以制定自治条例和单行条例外，自治州、自治县的人民代表大会制定的规范性文件称为自治条例和单行条例。《宪法》和《立法法》规定，民族自治地方的人民代表大会有权依照当地民族的政治、经济和文化的特点，制定自治条例和单行条例。自治区的自治条例和单行条例，报全国人民代表大会常务委员会批准后生效。自治州、自治县的自治条例和单行条例，报省或者自治区的人民代表大会常务委员会批准后生效，并报全国人民代表大会常务委员会备案。

（八）卫生技术性规范

卫生技术性规范，是指医药卫生工作中应当遵循的技术和卫生标准。前面所提到的卫生法律、法规等主要是针对社会卫生管理中出现的问题做出相关的规定，但对于某种行为具体要进行哪方面的标准化控制和规范化管理，则需要依据具体的卫生技术规范。这些技术规范本身并不具有法律效力，但是如果得到法律的确认即具有法律效力，由国家强制力保证实施。如食品安全国家标准、国家药品标准等。

（九）法律解释

法律解释分为狭义说和广义说。狭义说是指由一定的国家机关、组织或个人，为适用和遵守法律，根据有关法律规定、政策、公平正义观念、法学理论和惯例对现行的法律规范、法律条文的含义、内容、概念、术语以及适用的条件等所做的说明。但是中国一般适用广义说，即进一步明确法律法规的具体含义和补充法律依据以适用法律制定后出现的新情况。

按照我国《宪法》《立法法》的规定，我国法律的最高解释权，属于全国人民代表大会常务委员会。凡法律条文本身需要进一步明确界限或作补充规定的，都由全国人大常委会解释或做出规定。凡属于法院审判工作中具体应用法律的问题，由最高人民法院进行解释；凡属于检察院检察工作中具体应用法律的问题，由最高人民检察院进行解释。最高人民法院和最高人民检察院如果有原则分歧，报请全国人大常委会解释或决定。不属于审判和检察工作中的其他法律如何具体应用的问题，由国务院及主管部门进行解释。凡属地方性法规条文本身需要进一步明确界限或作补充规定的，由制定地方性法规的地方人大常委会进行解释或做出规定。凡属地方性法规规章具体应用的问题，由地方政府主管部门解释。

上述法律解释，凡是对有关卫生法律法规做出的，均属于卫生法律的渊源。

（十）卫生国际条约

卫生国际条约是指我国与外国缔结的或者我国加入并生效的有关卫生方面的国际法规范性文件。按我国《宪法》和有关法律的规定，除我国声明保留的条款外，这些条约均对我国产生法律约束力，也是我国卫生法的渊源之一，如《国际卫生条例》（2005）、《1961 年麻醉品单一公约》和《1971 年精神药品公约》等。

二、卫生法在我国法律体系中的地位

法律体系，也称为部门法体系，是指一国的现行法律规范，按照一定的标准和原则，划分为不同的法律部门而形成的内部和谐一致、有机联系的整体。它不包括国际法和已失效的国内法。当代中国的法律体系通常包括下列七个部门法：宪法相关法、民商法、行政法、经济法、社会法、刑法、诉讼与非诉讼程序法。

知识拓展

2011 年 3 月，十一届全国人大四次会议指出，现阶段我国七部门 239 部法律构成中国特色社会主义法律体系核心内容。共包括宪法相关法 38 件，民商法 33 件，行政法 78 件，经济法 60 件，社会法 18 件，刑法 1 件，诉讼与非诉讼程序法 10 件，加上宪法一共 239 部法律文件。

党的十一届三中全会以来，随着我国卫生法制建设的不断发展，人们对卫生法的概念、调整对象、特征、基本原则及其在社会发展中的作用等理论问题，进行了有益的探讨，并越来越认识到卫生法是我国法律体系的重要组成部分。但是，能否将卫生法作为一个独立的部门法看待，在学术界尚有争议。卫生法对于保护公民的健康、民族的兴旺发达；保护生产力，促进经济发展；推动医药卫生事业和医学科学发展，建设社会主义精神文明；促进国际卫生合作和交流等方面，都发挥着重要的作用。特别是当前阶段，卫生改革已进入全面启动、整体推进的攻坚阶段，卫生事业的发展需要不断推进卫生管理体制和卫生服务体系以及医疗卫生机构内部运行机制的改革和创新，面临着难得的机遇和严峻的挑战。各项改革措施的实施，势必会遇到许多新情况、新矛盾，将会更加尖锐地触动体制性、结构性、机制性等深层次的问题，在我国加入 WTO 后，卫生管理迫切要求更加严格的依法管理，而更加良好的法治环境，需要进一步推动卫生系统的普法和依法治理工作向纵深发展。

三、卫生法的效力

（一）卫生法的效力范围

卫生法的效力范围是指卫生法的生效范围，主要包括卫生法的时间效力、空间效力和对人的效力三个方面。我国的法律体系及效力见图 1-1。

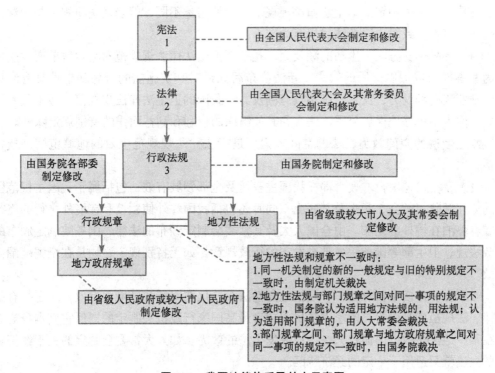

图 1-1 我国法律体系及效力示意图

1. 卫生法的时间效力　卫生法的时间效力是指卫生法的效力的起止时间以及对其实施以前的行为和事件是否具有法律约束力。

（1）法的生效　卫生法的生效，是指卫生法从何时起开始发生法律效力。根据《立法法》的规定，卫生法生效的时间通常有以下两种情况：

一是卫生法律法规规范自公布之日起开始生效。有些卫生法律法规规范是在法律条文中明确规定"本法自公布之日起生效"，而有些卫生法律法规规范没有规定生效日期，一般应视为该法自公布后立即生效。因此，这也属于自公布之日起生效的情况。

二是卫生法律法规规范公布后，经过一段时间或者具备相应条件后生效。卫生法律法规规范之所以要采用这种生效方式，是为了使公民、法人、社会组织有足够的时间去了解卫生法律法规规范的内容，为卫生法的实施做好充分的准备。

（2）法的终止　卫生法的终止，是指卫生法律法规规范从何时起不再有效。通常卫生法的废止有以下几种方式：

一是以新的卫生法律法规规范取代原有的卫生法律法规规范。具体表现为：一是新法公布时，明文规定同名旧卫生法律法规规范废止；二是新法公布时，虽然没有宣布同名旧卫生法律法规规范废止，但随着新法的公布，与新法名称、内容相同的旧卫生法律法规规范自然废止。

二是由有关机关发布专门文件，如以特别决议、命令的形式宣布废止某项卫生法律法规规范。

三是同一机关制定的卫生法律法规规范，即使名称不同，但当新法律规范与旧法律规范的规定不一致时，以新法律规范为准。

（3）法的溯及力　卫生法的溯及力，是指新卫生法律法规规范对它生效前所发生的行为和事件可以加以适用的效力。新法公布后如果对其实施前的行为和事件具有约束力，则新法有溯及力，反之，则不具有溯及力。我国的卫生法律法规规范一般不具有溯及力，但为了更好地保护公民、法人和其他组织的权利和利益而作的特别规定除外。

2. 卫生法的空间效力　法的空间效力，是指法律法规规范生效的地域范围，通常包括：

（1）在全国范围内有效　即在我国主权所及全部领域有效，包括属于我国主权范围内的全部领陆、领空、领水及其底土，同时还包括我国驻外使领馆和在境外飞行的飞行器或者停泊在境外的船舶。由全国人大及其常委会制定颁布的法律、国务院制定颁布的行政法规、卫生部等国务院各部委发布的行政规章，如无特别规定，均是在全国范围内有效。

（2）在一定区域内有效　一是指地方性法规，仅在本行政区域内有效；二是指有的法律、法规虽然是由最高国家立法机关或者最高国家行政机关制定的，但它们本身规定只在某一地区生效，因而也只在该地区发生法的效力。如人大常委会制定的关于经济特区的立法就只适用于一定的经济特区。

3. 卫生法的对象效力　法的对象效力，也叫法对人的效力，是指法的适用对象包括哪些，对什么样的人和组织有效。我国卫生法对人的效力主要包括以下几种情况：

（1）所有中国人　中国公民、法人和其他组织在中国领域内一律适用中国的各项法律法规制度。即使我国公民在国外，其除了应当遵守所在国法律法规外，仍然受到我国法律的保护，并遵守我国的各项法律法规规定。

（2）所有在中国的人　在中国领域内的外国人和无国籍人，除享有外交豁免权外，均应当遵守我国各项法律法规制度的规定。

（3）特别规定　如果法律法规将其对人的效力做出了特别限定，则应当遵照其规定处理。如《医疗机构管理条例》第五十三条规定："外国人在中华人民共和国境内开设医疗机构及香港、澳门、台湾居民在内地开设医疗机构的管理办法，由国务院卫生行政部门另行制定。"

（二）卫生法的效力冲突及解决方式

由于我国卫生法律制度具有形式较多、立法主体不同、法律法规发布的时间有先有后等特点，难免会导致卫生法律规范在适用过程中发生冲突，科学合理的解决上述这些法律法规在适用上的冲突，显然是保障各项卫生法律法规适当实施的重要环节。

1. 上位法优于下位法　处理不同层级的法之间所发生的冲突，应遵循"上位法优于下位法"的规则。效力等级高的是上位法，效力等级低的是下位法。首先，宪法具有最高的法的效力，一切法律、行政法规、地方性法规、自治条例和单行条例、规章都不得同宪法相抵触，否则无效；第二，法律的效力高于行政法规、地方性法规和规章，行政法规的效力高于地方性法规和规章，地方性法规的效力高于本级和下级地方政府的规章，省、自治区人民政府制定的规章效力高于本行政区域内较大市的人民政府制定的规章；第三，法律、行政法规、地方性法规、自治条例和单行条例、规章超越权限，致使下位法违反上位法规定的，由有关机关依照《立法法》第八十八条所确定的权限予以改变或撤销。

2. 位阶相同的卫生法具有相同的法律效力，并在各自的效力范围内适用　如卫生部门规章与地方性法规具有相同的法律效力，一般情况下，卫生部门规章在全国范围内有效，而地方性法规仅在本行政区域内有效。

3. 卫生一般法与特别法之间的冲突　处理卫生一般法和特别法的冲突，一般可遵循"特别法优于一般法"的规则。如在适用对象方面，对特定主体和特定事项有效的卫生法优先于对一般主体和一般事项有效的卫生法。

4. 新卫生法与旧卫生法之间的冲突　依据我国《立法法》的规定，处理新法与旧法相冲突的基本制度是：第一，同一机关制定的法律、行政法规、地方性法规、自治条例和单行条例、规章，新的规定同旧的规定不一致的，适用新的规定；第二，法律之间、行政法规之间、地方性法规之间，对同一事项的新的一般规定同旧的特别规定不一致的，不能确定如何适用时，分别由全国人大常委会、国务院、制定地方性法规的机关裁决；第三，同一机关制定的新的一般规定同旧的特别规定不一致时，由制定机关裁决。

四、卫生法律法规的作用

卫生法作为我国法律体系的重要组成部分，除了具有法的一般作用和功能外，还具有其自身的作用和功能。这些作用和功能主要表现在以下几点。

（一）确保国家卫生政策的有效实施和卫生事业的发展

国家政策即国策，是指国家根据一定时期的政治经济任务和总体规划、长远目标以及国内外形势的要求，为实现国家对社会的政治领导和处理国内外事务，而制定的行动方针、路线和准则。在我国，政策是国家一切活动的依据，包括立法活动。但是，政策只有以法的形式表现出来，才能凭借国家强制力来保证实施。所以，一个国家对新形势下的一些新问题，总是先以政策的形式出现，经过一段时间的实践的检验取得经验后，再加以改进、修订和完善，然后再通过立法的程序将其上升为国家法律。在卫生事业的建设方面，国家也是根据一定时期的国内、国际政治经济形势的需要，经常性地制定一些调整相应卫生活动的政策，以推动卫生事业的稳定、有序、健康发展。

目前，我国已经制定了一系列的有关医疗卫生、医药、卫生检疫等方面的法律法规，保证了我国卫生事业运行、发展的需要。可以说，我国卫生法律法规的建立、健全和发展，也是首先依靠国家制定政策，在政策运行一段时间后，在实际需要和条件成熟时，才在政策的基础上制定的。实际上，是国家通过卫生立法确保了国家卫生政策的有效实施和卫生事业的健康、有序、稳定发展。

（二）实现卫生行政管理的有序化、科学化

卫生行政立法在卫生行政管理方面的作用，主要表现在它规定了卫生行政机关管理卫生、医疗、医药、卫生检疫等方面的义务或职责，以及与其职责相适应的职权，以保证卫生行政管理坚持依法履行（义务）职责、行使职权，真正做到有序化、科学化。任何国家要想对卫生事业进行有效的服务与管理，就必须把国家的卫生行政管理置于牢固的法制化的基础上，使卫生行政机关转变职能、发挥作用。具体表现在以下方面。

1. 明确卫生行政的管理者 国家通过立法实现卫生行政管理有序化、科学化的主要手段，是明确卫生行政的管理者，即明确哪个部门负责哪些工作。我国的卫生立法都对卫生事业各个方面的管理者进行明确，使之在法律规定的范围内依法履行义务（职责）、行使职权。如《中华人民共和国国境卫生检疫法》第二条第二款规定，国务院卫生行政部门主管全国国境卫生检疫工作。

（1）把行业准入、疾病防治、医疗卫生方面的主要工作、职业病的防治等大部分工作，交由国家卫生行政系统管理。如《中华人民共和国执业医师法》第四条规定，国务院卫生行政部门主管全国的医师管理工作。县级以上人民政府卫生行政部门负责本行政区域内的医师管理工作。此外，《中华人民共和国传染病防治法》《中华人民共和国护士管理办法》等，也都有相应规定。

（2）把药品、药械的管理工作主要交由国家药品监督管理系统管理。如《中华人民共和国药品管理法》（以下简称《药品管理法》）第五条规定，国务院药品监督管理部门主管全国药品监督管理工作。国务院有关部门在各自的职权范围内负责与药品有关的监督管理工作。省、自治区、直辖市人民政府药品监督管理部门负责本行政区域内的药品监督管理工作。

（3）把计划生育工作主要交由国家计划生育管理系统管理。如国务院颁发的《计划生育技术服务管理条例》第四条规定，国务院计划生育行政部门负责全国计划生育技术服务工作。国务院卫生行政等有关部门在各自的职权范围内，配合计划生育行政部门做好计划生育技术服务工作。

（4）把学校卫生管理、卫生知识教育工作，交由国家卫生行政、教育系统共同管

理。如《学校卫生工作条例》第四条规定，教育行政部门负责学校卫生工作的行政管理。卫生行政部门负责对学校卫生工作的监督指导。

2. 为我国的卫生事业营造一个完善的法制环境 我国《宪法》第五条规定，国家维护社会主义法制的统一和尊严。一切国家机关和武装力量、各政党和各社会团体、各企业事业组织都必须遵守宪法和法律。一切违反宪法和法律的行为，必须予以追究。

2014 年 10 月中国共产党第十八届中央委员会第四次全体会议通过的《中共中央关于全面推进依法治国若干重大问题的决定》进一步重申全面推进依法治国，总目标是建设中国特色社会主义法治体系，建设社会主义法治国家。

依法治国的基本要求是：有法可依、有法必依、执法必严、违法必究。其中，有法可依是依法治国的前提；有法必依是依法治国的中心环节；执法必严是依法治国的关键；违法必究是依法治国的必要保障。

国家通过卫生立法，建立起以卫生法律法规为龙头、以部门规章为必要补充、以政策作临时调整的卫生法律体系，从而保障我国卫生事业健康有序地发展。

第三节 卫生法律责任

一、概念

法律责任，是指由于违法行为或不属于违法的某些法律事实的出现而使责任主体应对国家、社会或他人承担的否定性法律后果。

卫生法律责任是指卫生法律关系主体由于违反卫生法律规范规定的义务或约定义务，所应承担的带有强制性的不利法律后果。

（一）卫生法律责任的特征

卫生法律责任有如下特征。

1. 卫生法律责任是以违反法律上的义务（包括违约等）关系为前提 法律上的义务包括法定义务、约定义务以及正确行使权力、权利的义务等。

2. 卫生法律责任必须由卫生法律规范明确规定 卫生违法行为很多，但不是所有的违法行为都应承担法律责任。只有卫生法律、法规、规章在设定权限范围内作了某些明确规定，行为主体才承担某种相应的法律责任。

3. 卫生法律责任具有国家强制性 法律责任以国家强制力作为后盾。违法者拒绝承担由其违法而必须承担的法律责任时，国家强制力将强制其承担相应的法律责任。该责任或由有关国家机关依法定职权和程序，以直接强制手段实施；或由当事人协商主动承担，但以国家强制力作为潜在的保证。

4. 卫生法律责任必须由法定机关在法定职权范围内依法予以追究 其他任何组织和个人都不能行使这种职权。

（二）卫生法律责任的构成要件

法律责任的构成要件是指构成法律责任必须具备的各种条件或必须符合的标准，它是国家机关要求行为人承担法律责任时进行分析、判断的标准。根据违法行为的一般特点，我们把法律责任的构成要件概括为：主体、过错、违法行为、损害事实和因果关系五个方面。

1. 主体 法律责任主体，是指违法主体或者承担法律责任的主体，必须是具有承担法定责任能力的公民、法人和其他组织。并不是实施了违法行为就要承担法律责任，就自然人来说，只有到了法定年龄，具有理解、辨认和控制自己行为能力的人，才能成为责任承担的主体。没有达到法定年龄或不能理解、辨认和控制自己行为的精神病患者，即使其行为造成了对社会的危害，也不能承担法律责任。对他们行为造成的损害，由其监护人承担相应的责任。同样，依法成立的法人和社会组织，其承担法律责任的能力，自成立时开始。

应注意的是，责任主体不完全等同于违法主体。

知识拓展

法律对公民承担法律责任的年龄、行为能力的规定

《中华人民共和国刑法》规定，不满十四周岁的未成年人不负刑事责任，已满十四周岁不满十六周岁的未成年人，只对八种犯罪行为负刑事责任，分别为：故意杀人、故意伤害、抢劫、强奸、放火、投放危险物质、爆炸、贩卖毒品。十六周岁以上为完全刑事责任年龄，也就是成年。

《中华人民共和国民法通则》规定，十八周岁以上的公民是成年人，具有完全民事行为能力，可以独立进行民事活动，是完全民事行为能力人。十六周岁以上不满十八周岁的公民，以自己的劳动收入为主要生活来源的，视为完全民事行为能力人。

十周岁以上的未成年人是限制民事行为能力人。可以进行与他的年龄、智力相适应的民事活动。不满十周岁的未成年人是无民事行为能力人。

不能辨认自己行为的精神病人是无民事行为能力人，不能完全辨认自己行为的精神病人是限制民事行为能力人，可以进行与他的精神健康状况相适应的民事活动。

无民事行为能力人、限制民事行为能力人，其监护人是他的法定代理人。由他的法定代理人代理民事活动，或者征得他的法定代理人的同意。

2. 过错 主观故意或过失，统称为主观过错。故意是指行为人明知自己行为的不良后果，却希望或放任其发生。过失是指行为人应当预见到自己的行为可能发生不良后果而没有预见，或者已经预见而轻信不会发生或自信可以避免。应当预见或能够预见而竟没有预见，称为疏忽；已经预见而轻信可以避免，称为懈怠。

过错在不同的法律关系中的重要程度是不同的。在刑法上故意或过失是判定行为人主观恶性的重要依据，有过错非常重要；民法上一般较少区分故意与过失，故意和过失统称为过错，是构成一般侵权行为的要素。有时民事责任不以有过错为前提条件，比如我国《民法通则》第一百零六条第三款规定："没有过错，但法律规定应当承担民事责任的，应当承担民事责任。"在行政法领域，实施过错推定的方法。

3. 违法行为 引起法律责任的行为是违法行为，违法行为是指违反法律所规定的义务、超越权利的界限行使权利以及侵权行为的总称，一般认为违法行为包括犯罪行为和一般违法行为。

违法行为与法律责任的关系存在着两种情况：一是违法行为是法律责任产生的前提，没有违法行为就没有法律责任，这是两者关系的一般情形或多数情形；二是法律责任的承担不以违法的构成为条件而是以法律规定为条件，这是两者关系的特殊情形。

4. 损害事实 损害事实即受到的损失和伤害的事实，包括人身、财产、精神（或者兼有）三方面。损害应当具有确定性，即是业已发生的而不是即将发生的，

损害必须根据社会的一般观念和公众意识予以认定；有些责任的承担不以实际损害存在为条件。

5. 因果关系 因果关系是指违法行为与损害事实二者之间存有必然的联系，即某一损害事实是由行为人与某一行为直接引起的，二者存在着直接的因果关系。因此，要确定法律责任，必须在认定行为人违法责任之前，首先确认行为与危害或损害结果之间的因果联系，确认意志、思想等主观方面因素与外部行为之间的因果联系，还应当区分这种因果联系是必然的还是偶然的，直接的还是间接的。作为损害直接原因的行为要承担责任，而作为间接原因的行为只有在法律有规定的情况下才承担法律责任。

（三）卫生法律责任的归责免责

1. 归责原则 法律责任的认定和归结简称"归责"，它是指对违法行为所引起的法律责任进行判断、确认、归结、缓减以及免除的活动。归责原则体现了立法者的价值取向，是责任立法的指导方针，也是指导法律适用的基本准则。归责一般必须遵循以下法律原则。

（1）责任法定原则 其含义包括：①违法行为发生后应当按照法律事先规定的性质、范围、程度、期限、方式追究违法者的责任；作为一种否定性法律后果，它应当由法律规范预先规定。②排除无法律依据的责任，即责任擅断和"非法责罚"。③在一般情况下要排除对行为人有害的既往追溯。

（2）公正原则 其含义包括：①任何违法行为、违约行为都应该依法追究相应的责任。②责任与违法行为的危害或者损害相适应。③要综合考虑行为人承担责任的多种因素，做到合理的区别对待。④要依据法律程序归结、追究责任。⑤要平等

追究。

（3）效益原则　指进行责任追究的时候，要考虑到投入或产出的问题、成本和收益的问题。

（4）合理性原则　指在设定、归结法律责任的时候要考虑到人的心智、情感因素，以真正发挥法律的作用和功能，实现法、理、情最大的统一。

以上归责原则可概括为合法、有效、公正、合理八个字。

2. 免责　免责又称为"法律责任的免除"。是指行为人实施了违法行为，应当承担法律责任，但由于法律的特别规定，可以部分或全部免除其法律责任，即不实际承担法律责任。

免责的前提是有责，而民法通则规定的正当防卫、紧急避险本身不承担法律责任，故不存在免责的问题。

在我国法律规定的法律实践中，按照免责的条件和方式，主要有下列几种免责形式。

（1）时效免责　违法者在其违法行为发生一定期限后不再承担强制性法律责任。刑事法律、民事法律都有规定。

（2）不诉及协议免责或意定免责　这是指双方当事人在法律允许的范围内通过协商所达成的免责，即所谓"私了"免责。

（3）自首、立功免责　自首和立功同是我国刑法规定的量刑情节之一。二者的区别在于认定条件不同，可减少的刑事处罚程度也不同。

（4）有效补救免责　即对于那些实施违法行为，造成一定损害，但在国家机关归责之前采取及时补救措施的人，免除其部分或全部责任。

（5）自助免责　自助免责是对自助行为所引起的法律责任的减轻或免除。所谓自助行为是指权利人为保护自己的权利，在情势紧迫而又不能及时请求国家机关予以救助的情况下，对他人的财产或自由施加扣押、拘束或其他相应措施，而为法律或公共道德所认可的行为。

（6）人道主义免责　在权利相对人没有能力履行责任或全部责任的情况下，有关的国家机关或权利主体可以出于人道主义考虑，免除或部分免除有责主体的法律责任。

二、种类

根据追究责任的目的，可将法律责任分为补偿性责任和惩罚性责任。根据主观过错在法律责任中的地位，可分为过错责任、无过错责任和公平责任。根据行为主体的名义，可分为职务责任和个人责任。根据责任承担的内容，可分为财产责任和非财产责任。根据违法行为所违反的法律的性质，可将法律责任分为行政责任、民事责任、刑事责任、违宪责任和国家赔偿责任。

（一）行政责任

行政责任是指因违反行政法规定或因行政法规定而应承担的法律责任。

行政责任分为行政处分（内部制裁措施）、行政处罚两种。其中行政处分包括警告、记过、记大过、降级、撤职、开除。行政处罚包括警告、罚款、没收违法所得、没收非法财物、责令停产停业、暂扣或吊销许可证、暂扣或者吊销执照、行政拘留，及法律、行政法规规定的其他行政处罚。

（二）民事责任

民事责任是指由于违反民事法律、违约或者由于民法规定所应承担的法律责任。包括停止侵害、排除妨碍、消除危险、返还财产、恢复原状、修理、重作、更换、赔偿损失、支付违约金、消除影响、恢复名誉、赔礼道歉等。

（三）刑事责任

刑事责任是指行为人因其犯罪行为所必须承受的，由司法机关代表国家所确定的否定性法律后果。包括主刑和附加刑。其中，主刑包括管制、拘役、有期徒刑、无期徒刑、死刑。附加刑包括罚金、剥夺政治权利、没收财产、驱逐出境。

知识拓展

法律责任的有关解释

罚款属于行政责任，罚金属于刑事责任，没收违法所得、没收非法财物属于行政责任，没收财产属于刑事责任。

对于应当判处死刑的犯罪分子，如果不是必须立即执行的，可以判处死刑同时宣告缓期2年执行。（2013年新增）

一人犯数罪的，除判处死刑和无期徒刑的以外，应当在总和刑期以下、数刑中最高刑期以上，酌情决定执行的刑罚，但是管制最高不得超过3年，拘役最高不得超过1年。有期徒刑总和刑期不满35年的，最高不得超过20年；总和刑期在35年以上的，最高不得超过25年。如果数罪中有判处附加刑的，附加刑仍须执行，其中附加刑种类相同的，合并执行；种类不同的，分别执行。（2013年重大调整）

（四）违宪责任

违宪责任是指由于有关国家机关制定的某种法律和法规、规章，或有关国家机关、社会组织或公民从事了与宪法规定相抵触的活动而产生的法律责任。

（五）国家赔偿责任

国家赔偿责任是指在国家机关行使公权力时由于国家机关及其工作人员违法行使职权所引起的由国家作为承担主体的赔偿责任。

第四节 学习卫生法律法规课程的意义与方法

一、意义

学习卫生法律法规，树立卫生法制观念，提高遵守卫生法律规范的自觉性，对于建设社会主义法治国家，保护人体健康，促进卫生事业的发展，有着积极意义。

（一）依法治国，建设社会主义法治国家的需要

卫生事业是社会主义事业的重要组成部分，关系到亿万人民群众的健康利益，关系到社会稳定与和谐，关系到国民经济健康持续发展，对于贯彻"三个代表"重要思想，落实以人为本的科学发展观，建设社会主义和谐社会都有极其重要的意义。同时，依法管理卫生事业，是实现依法治国，建设社会主义法治国家的重要内容。只有加强法制宣传教育，包括卫生法制教育，不断提高广大干部群众的法治观念和法律意识，才能实现十八届四中全会提出的依法治国、建设社会主义法治国家的目标。

（二）发展卫生事业，构建和谐社会的需要

我国正在全面建设小康社会，努力构建社会主义和谐社会。卫生保障是社会的重要保障体系，是构建社会主义和谐社会的重要组成部分。卫生事业的发展，要以人民群众的健康服务为中心，要适应社会主义社会发展，适应广大人民群众不断增长的多层次卫生的需求以及医学模式由生物医学模式向生物—心理—社会医学模式的转变的需要，必须加强法治建设和法制管理。不仅卫生机构的设置、各类医务人员的职业要进行法制管理，还有医务人员的行医行为、病人的求医行为和遵医行为都要纳入法制管理的轨道。因此，学习和研究卫生法律法规对促进我国的卫生事业健康发展，构建和谐社会有着十分积极的意义。

（三）提高卫生执法水平的需要

我国卫生事业的重要功能之一是社会公共卫生管理。卫生行政执法是政府管理全社会卫生事业的基本方式，是实现预防战略、保护人体健康的基本手段。卫生行政执法水平的高低，不仅关系到改善社会公共卫生状况、提高社会卫生水平和人民生活质量的问题，还关系到规范市场经济秩序，优化投资环境、促进经济发展的问题。因此，提高卫生执法水平，必须要有一支既有丰富的专业知识，又熟悉自己执法范围的卫生法律法规乃至了解整个卫生法律体系基本情况的高素质的卫生行政执法队伍。而学习卫生法学理论，将有助于卫生行政执法人员更好地做到执法行政，有法必依，执法必严，违法必究，不断提高卫生行政执法水平。

（四）造就一支高素质的医疗卫生工作队伍的需要

医疗卫生部门以救死扶伤，保障人民健康为其行业特征，医药卫生人员担负着崇高

的使命和神圣的职责。因此，社会对他们的综合素质提出了较高的要求。卫生队伍的依法行医的水平和业务技术素质，直接关系到为人民健康服务的质量。目前，我国卫生工作队伍已有 500 多万人，为提高人民健康水平做出了巨大贡献。但也必须看到，其整体素质和水平还不能适应社会主义现代化建设的要求。学习和研究卫生法律法规，不断提高医务人员的法律意识，规范医疗行为，改善服务态度，和谐医患关系，这对保证医疗质量和提高卫生管理水平有着重要的作用。

（五）维护公民健康权利的需要

对广大公民来说，通过学习和了解卫生法律法规基本知识，树立卫生法制观念，可以在自己的健康权利受到侵害时，正确运用法律武器来维护自己的合法权益。同时，对健康权有一个全面、科学、系统的认识，从而提高遵守卫生法律规范的自觉性。

二、方法

卫生法律法规包括诸多法律法规内容，涉及面广、理论深邃、实践性强，许多法律概念相近、易混，学习起来会有一定的困难。但是，只要坚持学习的信念，掌握有效的学习方法、技巧和要领，是可以学好，并且一定能够学好的。

（一）明确课程的基本要求，掌握卫生法学科的基本结构

任何一门法律学科，都有自己的基本概念和基本理论，体现在各门法律课教材的各个章、节里。卫生法律法规是卫生法学科的一门应用性课程。在本教材的第一章就系统地介绍了卫生法的概念、特点、基本原则以及法律渊源等基本知识。掌握好这些基本概念、基本理论和基本知识，是学好卫生法律法规课程的基本功。有了这个基本功，才能真正学好卫生法。

（二）全面系统地学习教材

本教材的编写在内容上不拘泥于各部法律的条文，结合医学生工作实际对法律法规要点进行概括与归纳。要学好卫生法，一定要注意全面学习。所谓全面学习，是要求细读教材的全部，即逐章、逐节、逐个问题进行学习，在逐章、逐节循序渐进地学习中，对每一个问题都要有全面的理解与掌握。例如，在学习卫生法基本概念时可以把这门课程所有的基本概念按它们的逻辑顺序排列出来：卫生法、卫生法概念、卫生法特征、卫生法基本原则、卫生法渊源、卫生法法律体系、卫生法律责任等，然后加以比较、记忆，这样就较容易全面系统地掌握卫生法律法规的基本概念。

（三）掌握卫生法律法规概念的核心内容和相近、易混法律概念的区别

每一法律学科中，法律概念是很多的。每一个概念，都有其核心内容，卫生法律法规也是如此。在学习时，在本法律学科中将相关基本概念、内容和在不同法律学科中的相近、易混、不相同的概念贯串起来，对照着学，是一种有效的学习方法，既能检验对

基本概念、基本理论和基本知识掌握的熟练程度，也能锻炼分析、归纳问题的能力。

（四）注意理论联系实际

法律专业的各门法律学科，绝大多数都是应用型学科。学习、研究每门法律学科应联系立法和司法实际，不能闭门读书，忽视联系实际。特别要注意教材出版后，颁布的与教材有关的法律、法规和修改有关法律、法规的决定。同时，要注意了解审判实践中遇到的新情况、新问题。

本章小结

本章以法律及卫生法基本知识为线索，重点介绍了卫生法的概念，卫生法律渊源的概念、种类及效力，我国法律体系的构成，法律责任的概念、构成要件及种类，并简要介绍了卫生法的调整对象、特征、基本原则、作用，以及在我国法律体系中的地位、学习该课程的方法等内容。

目标检测题

一、单项选择题

1. 下列选项属于我国社会主义法的渊源的是（　　　）
   A. 民法　　　　　　　　B. 刑法　　　　　　　　C. 宪法
   D. 行政法　　　　　　　E. 经济法

2. 公民甲驾驶车辆闯了红灯，交警对其处以 200 元罚款，这一处罚是（　　　）
   A. 民事责任　　　　　　B. 行政处分　　　　　　C. 行政处罚
   D. 刑事责任　　　　　　E. 行政责任

3. 中华人民共和国国务院的各部、委、局可依法制定（　　　）
   A. 基本法律　　　　　　B. 行政法规　　　　　　C. 部门规章
   D. 自治条例　　　　　　E. 地方性法规

4. 一个国家根据一定的原则和标准划分的本国同类规范性法律文件的总称是（　　　）
   A. 部门法　　　　　　　B. 法律渊源　　　　　　C. 法律体系
   D. 法律类型　　　　　　E. 法律规范

5. 下列选项中属于有效民事行为的是（　　　）
   A. 某青年以一块糖果换得某 10 岁儿童一块手表
   B. 某精神病人，在患病期间将家里摄像机送给邻居
   C. 某单位两职工就家具转让意思表示达成一致，并签订协议
   D. 五个中学生强制以 5 元人民币的价格买下某同学的一辆新自行车

　　E. 某17岁高中生未经父母同意购买了价值1200元的艺术品

二、多项选择题

1. 根据《中华人民共和国民法通则》的规定，下列属于民事责任承担方式的有
（　　　）

    A. 罚款　　　　　　　　　　B. 赔偿损失　　　　　　　C. 消除危险

    D. 没收财产　　　　　　　　E. 排除障碍

2. 下列属于附加刑的是（　　　）

    A. 罚款　　　　　　　　　　B. 罚金　　　　　　　　　C. 管制

    D. 拘役　　　　　　　　　　E. 没收财产

3. 属于免责方式的是（　　　）

    A. 时效免责　　　　　　　　B. 协议免责　　　　　　　C. 正当防卫

    D. 不诉免责　　　　　　　　E. 自首、立功免责

4. 卫生法律法规效力冲突时的解决方式有（　　　）

    A. 上位法优于下位法

    B. 特别法优于一般法

    C. 新法优于旧法

    D. 位阶相同的卫生法效力相同，在各自范围内适用

    E. 同一机关制定的新的一般规定与旧的特别规定不一致时，由全国人大常委会
      裁决

5. 属于卫生法特征的是（　　　）

    A. 以保护公民健康权为根本宗旨

    B. 调整内容的广泛性

    C. 调整方法的多样性

    D. 内容的技术性

    E. 社会共同性

三、名词解释

1. 法律渊源
2. 法律体系
3. 法律责任

四、简答题

1. 我国法律渊源的种类及效力？
2. 法律责任的构成要件有哪些？
3. 我国的部门法有哪些？

第二章 卫生法律法规的实施和法律救济

学习目标

知识目标

1. 掌握卫生行政执法的概念；具体行政行为的种类；具体行政行为和抽象行政行为、卫生执法与司法的区别；卫生行政处罚的种类及适用；法律救济的方式。

2. 熟悉卫生行政处罚的程序；卫生行政复议的管辖和受案范围。

3. 了解卫生行政执法主体；法律救济的特征；卫生行政复议和行政诉讼的区别与联系；卫生行政赔偿的标准。

技能目标

1. 初步具备运用法律知识对卫生行政案件进行合法性审查的能力。

2. 强化法律意识，自觉守法、依法维护自身权益。

第一节 卫生法律法规的实施

卫生法律法规的实施是指卫生法律法规在社会生活中得到具体应用和实现的活动与过程。是将卫生立法中制定的权利（权力）义务（职责）转化为现实的权利（权力）义务（职责），是卫生法律法规运行的重要环节。以实施法律的主体和法的内容为标准，法的实施方式可以分为三种：法的遵守，法的执行，法的适用。

一、卫生守法

（一）卫生守法的概念

法的遵守，即"守法"，广义是指法的实施；狭义是指公民、社会组织和国家机关以法律为自己的行为准则，依照法律行使权利、履行义务的活动。

卫生守法，是指国家机关、社会组织和公民个人依照卫生法律法规的规定，从事各种事务和行为的活动。

卫生守法是卫生法律法规实施的基本形式。国家制定卫生法的目的就是要使各项卫生法律法规制度能够在社会生活中得到贯彻和实施，从而规范我国卫生事业管理。

（二）卫生守法的构成

卫生守法主要包括：卫生法的守法主体、守法范围以及守法内容。

1. 卫生法的守法主体 守法主体，是指在一个国家和社会中应当遵守法律的主体。按照我国宪法规定的"法律面前人人平等"的原则，在我国，一切国家机关、社会组织和公民个人以及在我国领域内活动的国际组织、外国组织、外国公民和无国籍人都应当是我国现行各项卫生法律法规的守法主体。

2. 卫生法的守法范围 守法的范围，是指守法主体必须遵守的行为规范的种类。卫生法的守法范围是由卫生法的法律渊源确定的。因此，在我国卫生法的守法范围主要包括：宪法、卫生法律、卫生行政法规和规章、地方性卫生法规和规章以及我国参加或者同外国缔结的卫生国际条约和我国承认的卫生国际惯例等。此外，除了上述规范性法律文件外，在实践中，卫生守法还包括非规范性法律文件，如人民法院的判决书、裁定书，卫生行政部门应行政相对人申请而发放的卫生行政许可等等。

3. 卫生守法内容 卫生守法的内容，包括履行法定义务和行使法定权利，卫生守法是履行法定义务和行使法定权利的有机统一。

二、卫生行政执法

（一）卫生行政执法的概念

法的执行称为"执法"。法的执行有广义和狭义之分，广义的执法是指一切执行法律的活动，包括国家行政机关、司法机关及其公职人员依照法定职权和程序，执行贯彻法律的活动。狭义的执法，仅指国家行政机关及其公职人员依照法定职权和程序，贯彻、执行法律的活动，也称之为"行政执法"。人们把行政机关称为执法机关，就是在狭义上适用执法的。

卫生行政执法，指国家行政机关及其公职人员依照法定职权和程序，贯彻、执行卫生法律法规的活动。

（二）卫生行政执法的原则

卫生行政执法的原则，是指卫生行政执法主体在执法活动中应当遵循的基本准则。具体包括以下几方面。

1. 合法性原则 即各卫生行政主体应当依法行政的原则。合法性原则既是卫生行政执法工作的一项重要原则，也是建设社会主义法治国家的基本要求，是保障各项卫生行政执法活动的权威性、防止滥用卫生行政执法权力的基础。该原则主要包括以下几层含义：

（1）卫生行政执法的主体要合法 首先，卫生行政执法主体的设立及其卫生行政执法职权的设定必须要有法律依据。其次，卫生行政执法主体必须在法律规定的卫生行政执法职权范围内行使职权。如果卫生行政执法主体既没有行政组织法的根据，又没有特别法的授权，或者虽然有卫生法律法规为根据，但是其超越卫生法律法规的授权而行使权力，那么，其做出的行为也应当被认定为无效行为而撤销。

（2）卫生行政执法的内容要合法   卫生行政执法主体的一切能够产生特定法律效力和法律后果的行为都是卫生行政执法的内容。卫生行政执法主体的执法活动必须以事实为依据，以法律为准绳，在全面、准确认定事实的基础上，正确适用法律，从而保障卫生法律法规规范在适用上的权威性、稳定性。

（3）卫生行政执法的程序要合法   卫生行政执法主体实施卫生行政执法行为的程序，必须符合法律的规定，不能任意简化、改变和省略程序。违反法定程序，即使卫生行政执法的内容合法、正确，同样也会导致卫生行政执法行为无效。

2. 合理性原则   卫生行政执法权具有命令性和行政执法活动所涉及的范围比较广泛的突出特点。因此，为了使卫生法律法规更加具有可操作性，满足监督管理工作的实际需要，法律往往赋予卫生行政执法主体较大的自由裁量权。法律的这种选择容易造成卫生行政执法主体滥用执法职权的情况发生。卫生行政执法主体要平等地对待卫生行政执法相对人，对于实施了同样或者相类似行为的相对人予以公平对待处理；在运用自由裁量权做出具体处理决定时，应当依据充分的事实。卫生行政执法机关应当在法律规定的权限内，根据具体情况使执法活动恰当、合理。遵守合理性原则也要处理好"合理"与"合法"之间的关系，即合理性原则必须在遵循合法性原则的前提下运用，离开了合法就谈不上合理。

3. 效率原则   是指在依法行政的前提下，卫生行政执法主体在对社会实行卫生管理的过程中，对卫生行政执法相对人的违法行为应当迅速、及时和准确地制止与处理，对相对人的各项请求及时做出反应。以尽可能低的成本取得尽可能大的收益，取得最大的执法效益。但效率原则的实施仍然要以合法原则为前提，尤其强调各卫生行政执法主体必须严格按照法定程序和法定时限执法，不能借口效率而违反法律规定，效率原则仍然是建立在合法性原则的基础之上的。

4. 独立行使各项卫生行政职权的原则   该原则强调，卫生行政执法机关依照卫生法律法规和规章的规定，独立地处理卫生行政案件，不受任何其他行政机关、社会组织和公民个人的干涉。

（三）卫生行政执法主体

卫生行政执法主体，是指依法设立并享有国家卫生行政执法职权，能够以自己的名义实施行政执法活动，并能够独立承担相应法律责任的组织。按照现行的卫生法律法规的规定，我国的卫生行政执法主体主要包括以下几类。

1. 各级人民政府   国务院是我国最高国家权力机关的执行机关，是最高国家行政机关。对于涉及全国性的行政管理的一切重大问题，均有权决定。地方各级人民政府是地方各级国家权力机关的执行机关，负有执行宪法、法律、行政法规及地方性法规，管理本地区内行政事务，包括卫生行政事务的重要职能。

2. 各级人民政府中享有卫生执法权的下属行政部门　哪些行政部门可以成为卫生执法主体，取决于有关组织法和具体行政法的规定。这些卫生行政执法主体按照法律的规定，在自己的职权范围内行使行政执法权力。根据卫生行政执法主体职能的不同，可以将它们分为卫生和计划生育行政机关、食品药品监督管理机关、出入境检验检疫机关、环境保护行政机关等。

（1）卫生和计划生育行政机关　卫生和计划生育行政机关是2013年根据党的十八大会议精神要求，按照新一轮"大部制"改革方案组建合并的机构。是最主要的卫生行政执法主体。包括国务院卫生和计划生育行政主管部门，即国家卫生和计划生育委员会，省、自治区、直辖市卫生和计划生育委员会，地（市）卫生和计划生育局，县（县级市、区、旗）卫生和计划生育局等。

（2）食品药品监督管理机关　国家食品药品监督管理机构和地方各级食品药品监督管理局是综合监督食品、保健食品安全和主管药品监督的机构。负责对药品（包括医疗器械）的研制、生产、流通、使用进行行政监督和技术监督，对药品、医疗器械、保健食品、化妆品等进行审批，对药品、医疗器械、食品、保健食品、化妆品的质量安全进行综合监督、组织协调等。

（3）出入境检验检疫机关　出入境检验检疫机关是设立在中华人民共和国国际通航的港口、机场以及陆地边境和国界江河口岸的国境卫生检疫机关。出入境检验检疫机关根据《中华人民共和国国境卫生检疫法》的规定，依法实施传染病检疫、检测和卫生监督。

（4）环境保护行政机关　国家环境保护部和地方各级环境保护部门是负责环境保护的行政机关，也承担卫生执法的任务，如对医疗废物、放射性器械、污染物等进行行政管理。

（5）爱国卫生管理机关　爱国卫生管理机关即国家和县以上人民政府设立的爱国卫生运动委员会。

（6）其他部门的卫生执法机关　如质量监督部门、工商部门、农业部门、生产安全监督管理部门承担的相应卫生执法职能。

3. 卫生法律、法规授权的组织　法律、法规授权的组织是指以法律、法规授权而行使特定行政职能的非国家机关组织。

《中华人民共和国行政处罚法》（以下简称《行政处罚法》）第十七条规定："法律、法规授权的具有管理公共事务职能的组织可以在法定授权范围内实施行政处罚。"

首先，法律法规授权的组织是指非国家机关的组织，它们不具有国家机关的地位，只有在行使法律法规授予的卫生执法职能时，才能享有国家行政权力和承担行政法律责任。其次，法律法规授权的组织行使的是特定的卫生执法的职能，限于相应法律法规明确规定的某项具体职能，而非一般性的行政执法职能。这些组织包括：①行政机构，又包括内部机构、派出机构和临时机构；②企业组织；③事业单位；④社会团体；⑤其他组织。被授权组织在行使法律、法规所授职权时，享有与行政机关相同的行政主体地位，它们可以自己的名义行使所授职权，并对外承担法律责任。

在现代社会，法律法规授权国家行政机关以外的组织行使卫生执法职能有其必然性，有些职能由社会组织行使比行政机关行使更接近行政相对人，对相应领域的情况更熟悉。某些国有企事业单位和其他社会组织，其所行使的职能，除了本身的生产经营或社会事务外，还具有一定的行政性质，如医生协会颁发或吊销其成员的执业执照等，故法律法规通常将这些职能授予相应的组织。

在卫生法领域中，这项法律规定具体体现为：根据卫生法律法规的规定，把某些专业的卫生行政执法权授予由卫生行政部门管辖的卫生事业单位来行使。如自 2000 年起，根据卫生部《关于卫生监督体制改革的意见》，各卫生行政部门组建了卫生监督机构。卫生监督机构在同级卫生行政部门辖区内，依照国家卫生法律法规行使卫生监督执法权，专职承担具体的卫生执法任务。

知识拓展

地方性法规的效力

卫生监督机构在同级卫生行政部门辖区内专职承担具体的卫生监督检查任务。根据《关于卫生监督体系建设的若干规定》的规定，卫生监督的主要职责是：依法监督管理食品、化妆品、消毒产品、生活饮用水及涉及饮用水卫生安全产品；依法监督管理公共场所、职业、放射、学校卫生等工作；依法监督传染病防治工作；依法监督医疗机构和采供血机构及其执业人员的执业活动，整顿和规范医疗服务市场，打击非法行医和非法采供血行为；承担法律法规规定的其他职责。

根据《卫生监督员管理办法》的规定，卫生监督员是指依照法律、法规聘任的在法定监督范围内进行卫生监督的食品卫生监督员、传染病管理监督员、药品监督员、公共场所卫生监督员、化妆品卫生监督员、放射防护监督员、学校卫生监督员等不同类别的监督员。

---

4. 受委托的执法组织　行政机关委托的组织是指接受行政机关委托行使一定行政职权的社会组织。由于国家行政权具有不可随意转让或者任意处置性，因此行政机关在进行委托时必须符合一定的条件，并遵循一定的规则。这些条件和规则包括：①委托必须有法律依据，行政机关必须在法律规定或者规章规定可以委托的条件下才能委托，没有法定依据的委托是不合法的，也是无效的；②委托必须在法定权限内；③必须履行书面委托手续；④必须委托符合法定条件的组织行使行政职权、实施行政行为；⑤受委托组织必须在委托范围内行使行政职权，不得再委托其他任何组织或个人行使委托的职权；⑥委托行政机关必须对受委托组织的行为加强监督，并对其行为的后果承担法律责任。

值得注意的是，行政机关委托的组织不同于法律法规授权的组织，行政机关委托的组织不是卫生执法的主体。卫生执法的主体能够以自己的名义实施卫生执法活动并独立承担由此产生的法律责任，而被委托组织在行使卫生行政职能时，只能以委托机关的名义行使，行使职权过程中所产生的法律责任也由委托行政机关承担。

（四）卫生执法行为

卫生执法行为，是指卫生执法主体在其法定权限范围内对行政相对人实施的法律行为。

按行政相对人是否特定为标准，行政行为可以分为抽象行政行为和具体行政行为。抽象行政行为是指行政主体针对不特定行政相对人所做的行政行为，如卫生部根据法律法规的规定，发布命令、决定和指示的行为。具体行政行为是指行政主体针对特定行政相对人，运用卫生法律规范处理具体卫生行政案件所做的行政行为（表2-1）。

《中华人民共和国行政诉讼法》（以下简称《行政诉讼法》）和《中华人民共和国行政复议法》（以下简称《行政复议法》）都规定，相对人对行政机关的具体行政行为不服可以申请行政复议或者提起行政诉讼。《行政诉讼法》将抽象行政行为完全排除在行政诉讼的受案范围之外，而《行政复议法》仅将规章以上的抽象行政行为排除在行政复议的受案范围之外，如果相对人对规章以下的非立法性抽象行政行为不服，可以在对具体行政行为不服申请行政复议的同时，对其所依据的非立法性抽象行政行为一并向行政复议机关申请行政复议。由此可以看出，区分抽象行政行为与具体行政行为的重要意义。

表 2-1 抽象行政行为与具体行政行为的区别

	抽象行政行为	具体行政行为
对象不同	针对不特定的人和事规定权利和义务	针对特定的人和事规定权利和义务
能否反复适用	具有普遍的约束力，能反复适用	只对其所针对的特定的人一次有效，对他人没有约束力
发生效力的时间不同	法律效力及于未来发生的事项，对于该行政行为生效之前的事项，除法律有特别规定的以外不得适用，法律不溯及既往是中外法制的通例	针对以往发生过或者正在发生着的事项发生法律效力
发挥的作用不同	在行政管理中为行政相对人规定权利义务	实现权利义务，即把文字上的权利义务变成现实生活中的权利义务
实施监督的途径不同	抽象行政行为是否合法的问题目前尚未纳入我国行政诉讼的受案范围	行政复议机关可以对具体行政行为是否合法进行审查，也可对非立法性抽象行政行为进行审查，而人民法院只对具体行政行为是否合法进行审查

具体行政行为可以分为以下几类。

1.行政许可 即行政机关根据相对人的申请，依法赋予相对人从事某种法律所一般性允许的活动的权利和资格。如颁发许可证或执照。卫生行政许可包括医疗机构执业许可、药品生产经营许可、食品生产经营许可等。

2. 行政检查　即行政主体依法对行政管理相对人的守法情况作单方面了解的行政行为。如海关检查、税务检查、卫生防疫检查等。

3. 行政强制执行　即行政机关依法强制行政管理相对人履行一定义务的行政行为。如查封、扣押、冻结等。

卫生行政强制措施是指卫生执法主体有确凿的证据证明特定人或物已经危害或可能危害社会公共健康而对其依法采取即时性强制措施的行政执法行为。卫生行政强制措施是卫生法律法规授予卫生执法主体的特别职权。

> **知识拓展**
>
> 　　根据《全国卫生监督机构工作规范》的规定，行政强制措施种类包括：①责令改正；②强制洗消处理；③对甲类传染病病人和病源携带者，乙类传染病的艾滋病病人，炭疽中的肺炭疽病人，由公安部门协助治疗单位采取强制隔离治疗措施；④对疑似甲类传染病病人强制医学观察；⑤责令公告收回；⑥封存、查封；⑦其他法律法规规定的强制措施。
>
> 　　实施行政强制措施要求：①实施行政强制措施时，必须已取得确凿的证据；②应按规定向被检查人出具强制措施的书面通知，并送达被执行人；③书面通知中必须载明实施强制措施的理由和依据、所采取的措施及当事人的权利和义务；④按规定需报上级卫生行政部门或同级人民政府批准的，必须经批准后方能实施，但限制人身自由的行政处罚权只能由公安机关行使；⑤卫生监督机构实施强制措施后，应在有关法律、法规、规章规定的期限内，做出解除强制措施或进一步处理的决定。

4. 行政处罚　即特定的国家行政机关对有违法行为尚未构成犯罪的违法者所给予的一种法律制裁，如行政拘留、罚款、吊销证照、没收等。

行政处罚是以对违法行为人的惩戒为目的，而不是以实现义务为目的。这一点可将它与以促使义务人履行义务为目的的行政强制执行区别开来。

卫生行政处罚是指卫生行政部门为维护公民健康，保护公民、法人或其他组织的合法权益，依法对相对人违反卫生行政法律规范，尚未构成犯罪的行为给予制裁的行政执法行为。

（1）行政处罚的原则

①法定原则：是指处罚的主体、处罚的依据、处罚的程序由法律、法规或者规章规定，主体不符合规定、没有法定依据或者不遵守法定程序的，行政处罚无效。

②公正、公开原则：公开包括执法人员身份公开、行政违法事实与证据公开、行政

处罚法律规范公开、行政处罚过程公开、行政处罚决定公开、行政处罚法律救济公开等。公正指行政处罚须以事实为根据、以法律为准绳；行政处罚须公平对待行政相对人；行政处罚须保障行政相对人的合法权益；行政处罚须实行回避制度；行政处罚须全面调查取证。

③处罚与违法行为相适应的原则：是指设定和实施行政处罚必须以事实为依据，与违法行为的事实、性质、情节以及社会危害程度相当。

④处罚与教育相结合的原则：实施行政处罚，纠正违法行为，应当坚持处罚与教育相结合，教育公民、法人或者其他组织自觉守法。处罚不是目的，而是手段，通过处罚达到教育的目的。

⑤不免除民事责任，不取代刑事责任原则：是指公民、法人或者其他组织因违法受到行政处罚，其违法行为对他人造成损害的，应当承担民事责任。违法行为构成犯罪，应当依法追究刑事责任，不得以行政处罚代替刑事处罚。

（2）行政处罚的种类　根据《行政处罚法》第八条的规定，行政处罚有：警告、罚款、没收违法所得非法财物、责令停产停业、暂扣或者吊销许可证、行政拘留及行政法律法规规定的其他行政处罚。可归为以下四类。

①人身自由罚：是指特定行政主体限制或剥夺违法行为人人身自由的行政处罚，如行政拘留。由于行政拘留是行政处罚中最严厉的一种，因而法律对其适用范围作了严格的规定：在适用机关上，只能由公安机关决定和执行，卫生行政部门没有人身自由行政处罚权；在适用对象上，一般只适用于严重违反治安管理法律法规的自然人，但不适用于精神病患者、不满十四周岁的公民以及孕妇或者正在哺乳自己一周岁以内的婴儿的妇女，同时也不适用于我国的法人和其他组织；在适用时间上，为1日以上，15日以下；在适用程序上，必须经过传唤、讯问、取证、裁决、执行等程序。

②资格罚：是指行政主体限制、暂停或剥夺做出违法行为的行政相对人某种行为能力或资格的处罚措施。主要形式有责令停产停业，吊销许可证、执照等。

③财产罚：是指行政主体依法对违法行为人给予的剥夺财产权的处罚形式。财产罚是运用最广泛的一种行政处罚，主要形式有罚款、没收财物（没收非法财物和违法所得）两种。

④声誉罚：是指对违法者的名誉、荣誉、信誉或精神上的利益造成一定损害的处罚方式，是行政处罚中最轻的一种，具体形式主要有警告、通报批评两种。

（3）行政处罚的管辖　行政处罚的管辖是确定对某个行政违法行为应由哪一级或者哪一个行政机关实施处罚的法律制度。对属于自己管辖的违法行为不依法处罚，对不属于自己管辖的违法行为实施处罚都是违反法律规定的。

①地域管辖：行政处罚除法律、法规另有规定外，由违法行为发生地的县级以上地方人民政府具有行政处罚权的行政机关管辖。

②指定管辖：两个以上依法享有行政处罚权的行政机关如对同一行政违法案件都有管辖权，行政机关对该案件的管辖发生争议，双方协商不成的，应报请共同的上一级行政机关指定管辖。

③移送管辖：违法行为构成犯罪的，有管辖权的行政机关必须将案件移送司法机关。被判处拘役或者有期徒刑的，行政机关已给予当事人行政拘留的，应当依法折抵相应的刑期。被判处罚金时，行政机关已经处以罚款的，应当折抵相应罚金。

（4）行政处罚追究时效和适用

①追究时效：《行政处罚法》第二十九条规定，违法行为在两年内未被发现的，不再给予行政处罚，法律另有规定的除外。时间应从违法行为实施之日起计算，但违法行为具有持续或继续状态的，从违法行为终了之日起算。法律另有规定的除外，如《中华人民共和国治安管理处罚法》（以下简称《治安管理处罚法》）规定是六个月，《中华人民共和国海关法》规定是三年。

②适用条件：必须已经实施了违法行为，且该违法行为违反了行政法规范；行政相对人具有责任能力；行政相对人的行为依法应当受到处罚；违法行为未超过追究时效。

③适用方式：以下情形之一的，不予行政处罚：不满十四周岁的人有违法行为的；违法行为在两年内未被发现的（法律另有规定除外）；精神病人在不能辨认或者控制自己行为时有违法行为的；违法行为轻微并及时纠正没有造成危害后果的。

受行政处罚的当事人有下列情形之一的，应当依法从轻或者减轻行政处罚：主动消除或者减轻违法行为危害后果的；受他人胁迫有违法行为的；配合行政机关查处违法行为有立功表现的；已满十四周岁不满十八周岁的人有违法行为的。

（5）行政处罚的决定及其程序　公民、法人或者其他组织违反行政管理秩序的行为，依法应当给予行政处罚。行政机关在做出行政处罚决定之前，应当告知当事人做出行政处罚决定的事实、理由及依据，并告知当事人依法享有的权利。行政处罚决定程序有简易程序、一般程序、听证程序等。

①简易程序：又称当场处罚程序。当违法事实清楚、有法定依据、拟做出数额较小的罚款（对公民处50元以下，对法人或者其他组织处1000元以下的罚款）或者警告时，可以适用简易程序，当场处罚。简易程序包括：表明身份（执法人员向当事人出示执法身份证件）；确认违法事实，说明处罚理由和依据；制作行政处罚决定书；交付行政处罚决定书；备案。

②一般程序：也称普通程序。一般程序包括：立案；调查：调查时行政执法人员不得少于两人，并应出示证件；处理决定：根据不同情况，分别做出行政处罚、不予行政处罚、不得给予行政处罚和移送司法机关处理的决定；说明理由并告知权利；当事人的陈述和申辩；制作处罚决定书；送达行政处罚决定书。

③听证程序：行政机关做出责令停产停业、吊销许可证或者执照、较大数额罚款等行政处罚决定之前，应当告知当事人有要求举行听证的权利。当事人要求听证的，行政机关应当组织听证。当事人不承担行政机关组织听证的费用。听证程序包括：听证申请的提出：当事人要求听证的，应当在行政机关告知后三日内提出；听证通知：行政机关应当在听证的七日前，将举行听证的时间、地点和其他相关事项通知当事人；听证的主持与参与：听证应由行政机关指定非本案调查人员主持，当事人有权申请听证主持人回

避，当事人可亲自参加，也可委托一至二人代理参加；辩论：举行听证时，调查人员提出当事人违法的事实、证据和行政处罚建议，当事人进行申辩和质证；制作听证笔录：笔录应当交当事人审核无误后签字或者盖章。

三、卫生法的适用

法的适用，通常是指国家司法机关及其公职人员依照法定职权和程序，具体应用法律处理案件的专门活动。由于这种活动是以国家名义来行使，因此也称为"司法"，法的适用是实施法律的一种方式。

（一）法的适用情形

通常在两种情况下，需要法的适用。

1. 当公民、社会组织和其他国家机关在相互关系中发生了自己无法解决的争议，致使法律规定的权利义务无法实现时，需要司法机关适用法律裁决纠纷，解决争端。

2. 当公民、社会组织和其他国家机关在其活动中遇到违法、违约或侵权行为时，需要司法机关适用法律制裁违法、犯罪，恢复权利。

（二）法的适用特点

1. 职权法定　卫生司法权只能由国家司法机关中具有司法权的审判人员和检察人员行使。其他任何国家机关、社会组织和个人都不得从事这项工作。在我国，司法权包括审判权和检察权。人民法院和人民检察院是代表国家行使司法权的专门机关。审判权由人民法院行使，检察权由人民检察院行使。因此，人民法院和人民检察院是我国法的适用的主体，也即卫生司法的主体。公安机关属于国家行政机关，不是卫生司法的主体。

2. 程序法定　司法活动具有严格的程序性及合法性。司法机关处理案件必须依据相应的程序法规定，保证正确、合法、及时的适用法律，实现司法公平、公正、公开。我国司法活动目前三大程序法为《中华人民共和国民事诉讼法》（以下简称《民事诉讼法》）《行政诉讼法》和《中华人民共和国刑事诉讼法》。

3. 裁决权威　卫生法的适用以国家强制力作为后盾，以国家的名义运用法律于案件，因此，司法机关依照法定职权和程序做出的裁决任何个人和组织不得擅自修改和违抗。

4. 要式性　法的适用必须有表明法的适用结果的法律文书，如判决书、裁判书和决定书等。

知识拓展

行政执法与司法的区别		
	行政执法	司　法
主体	国家行政机关及其公职人员	司法机关（法院和检察院）及其公职人员

续表

	行政执法	司 法
内容	以国家的名义对社会进行管理 内容比司法广泛	对象是案件，主要内容是裁决涉及法律问题的纠纷和争议及对有关案件进行处理
程序要求	虽然有相应的程序性规定，执法活动相对不如司法活动的程序性要求严格	有严格的程序性要求，如果违反程序将导致司法行为的无效和不合法
主动性程度	主动性，"不能不理"	被动性，"不告不理"
服务对象	统治者	被统治者
优先原则	效率至上。更强调迅速、简便、快捷	公平至上。追求公正，坚持公开、公正、公平
工作身份	与行政相对人形成行政法律关系：既是执法者，又是一方当事人	以第三者身份居间裁判
负责制度	首长负责制	法官负责制
功　能	法的执行（事前见法）	法的适用（事后见法）

（三）法的适用原则

为了保证法律的正确适用，我国宪法和法律规定了司法机关适用法律必须遵循的原则。这些原则有司法公正，公民在法律面前一律平等，以事实为根据、以法律为准绳，司法机关独立行使职权，国家赔偿与司法责任等。

 案例链接

杨某未取得医疗机构执业许可证擅自开展医疗执业行政处罚案
WCDC［2014］第 2 号

行政机关：长沙市某区卫生局

当事人：杨某（某药号业主）

一、案件事实

2013 年 3 月 13 日，区卫生监督所执法人员依法检查某药号时，发现该药号在营业期间内未取得《医疗机构执业许可证》开展中医诊疗活动。现场发现行医人员李某开具的处方 12 张，且李某不能提供医师资格证书和医师执业证书。3 月 14 日，长沙市某区卫生局依法对该案立案查处。

二、法律适用

（一）某药号在营业期间内未取得医疗机构执业许可证开展中医诊疗活动，其行为性质认定应适用《医疗机构管理条例》第二十四条。

《医疗机构管理条例》第二十四条规定："任何单位或者个人，未取得《医疗机构执业许可证》，不得开展诊疗活动。"

（二）某药号违法开展中医诊疗活动行为应适用《医疗机构管理条例》第四十四条和《医疗机构管理条例实施细则》第七十七条予以处罚。

《医疗机构管理条例》第四十四条规定："违反本条例第二十四条规定，未取得《医疗机构执业许可证》擅自执业的，由县级以上人民政府卫生行政部门责令其停止执业活动，没收非法所得和药品、器械，并可以根据情节处以 1 万元以下的罚款。"《医疗机构管理条例实施细则》第七十七条第一款规定："对未取得《医疗机构执业许可证》擅自执业的，责令其停止执业活动，没收非法所得和药品、器械，并处以三千元以下的罚款。"

三、决定结果

2013 年 4 月 10 日，长沙市某区卫生局对杨某下达了《行政处罚决定书》（长望卫医罚字〔2013〕2 号），做出如下行政处罚：1. 没收长望卫医证保决字〔2013〕0050 号证据先行登记保存决定书登记保存的物品；2. 没收违法所得人民币 806 元（捌佰零陆元整）；3. 罚款人民币 2200 元（贰仟贰佰元整），并责令立即停止中医诊疗活动。

四、说明理由

（一）对证据采信理由的说明

长沙市某区卫生局卫生执法人员对该案的调查取证，符合《行政处罚法》《湖南省行政程序规定》的有关规定。

1. 杨某提供的个体工商户营业执照复印件、居民身份证复印件，证明杨某作为药号经营者，具备承担行政法律责任的主体资格。

2. 2013 年 3 月 13 日卫生执法人员制作的现场调查笔录及照片，证明了杨某经营的某药号未取得《医疗机构执业许可证》开展中医诊疗活动的事实。"处方"证明了李某从事中医诊疗活动的事实，同时处方上的收费记录证明了诊疗活动产生的违法所得数额。杨某的询问笔录进一步证明其本人和其经营的药号均未取得《医疗机构执业许可证》的事实，同时证明其聘请李某在药号内从事中医诊疗活动的事实。

3. 李某的《医师资格证书》《医师执业证书》证明了其具备医师资格，同时也证明其只能在注册的医疗机构内执业，不能在杨某经营的药号内执业。

（二）对法律依据选择理由的说明

杨某在未取得《医疗机构执业许可证》的情况下，聘请李某在其经营的某药号内开展中医诊疗活动，违反了《医疗机构管理条例》第二十四条的规定，应依据《医疗机构管理条例》第四十四条和《医疗机构管理条例实施细则》第七十七条的规定给予处罚。

（三）对决定裁量理由的说明

杨某未取得《医疗机构执业许可证》擅自开展医疗诊疗活动的具体情形

（违法时间不足一个月，李某具备医师资格证书和医师执业证书，同时卫生行政部门未接到有关该药号导致患者重大健康损害的投诉举报），依据《医疗机构管理条例》第四十四条和《医疗机构管理条例实施细则》第七十七条第一款规定做出行政处罚决定。《长沙市某区卫生局规范行政处罚裁量权基准（试行）》第六章第二十二节第一条第二款第（一）项的规定："一般违法行为的表现情形：对未取得《医疗机构执业许可证》擅自执业，执业时间3个月以下且未给患者造成伤害的。处罚基准：责令其停止执业活动，没收非法所得和药品、器械，并处3000元以下的罚款。"

五、告知权利

1. 2013年3月26日长沙市某区卫生局向杨某送达了《行政处罚事先告知书》，告知当事人拟予行政处罚的事实、理由、依据和其享有的陈述、申辩权和申请听证权。

2. 2013年4月10日长沙市望城区卫生局向杨某送达《行政处罚决定书》，处罚决定书上载明：如对本处罚决定不服，可在收到本处罚决定书之日起60日内向长沙市卫生局或者长沙市某区人民政府申请行政复议，或者三个月内向人民法院起诉，但不停止执行本行政处罚决定。

第二节　卫生法律救济

为避免行政执法行为侵犯相对人的合法权益，法律规定了权利的救济制度。

法律救济是指公民、法人或者其他组织认为自己的人身权、财产权因行政机关的行政行为或者其他单位和个人的行为而受到侵害，依照法律规定向有权受理的国家机关告诉并要求解决，予以补救，有关国家机关受理并做出具有法律效力的活动。

目前，法律救济的方式主要有：行政复议、行政诉讼、国家赔偿、民事诉讼。

一、法律救济的特征

（一）受理机关法定

只能由法律授权的国家行政机关和人民法院受理并做出裁决。

（二）有严格的受理范围和审理程序

《中华人民共和国行政复议法》《中华人民共和国行政诉讼法》《中华人民共和国民事诉讼法》和《中华人民共和国国家赔偿法》分别作了明确规定，超出受理范围有关机关将不予受理，违反法定程序则承担法律责任。

（三）有明确的申请、起诉期限

申请行政复议的期限，为自知道具体行政行为之日起60日；提出行政诉讼的期限，为知道具体行政行为之日起 6 个月，或者自收到行政复议决定书之日起 15 日；提起国家赔偿要求，为国家机关及其工作人员行使职权的行为被依法确认为违法之日起 2 年；提起民事诉讼的一般时效为 2 年。除法律另有规定外，逾期将丧失申请、起诉权。

（四）审理方式明确

行政复议原则上采取书面审理方式，特定情况下也采取调查取证、听取意见等方式审理；行政诉讼、民事诉讼一审采取开庭审理方式，二审视情况采取开庭审理或者书面审理方式。

（五）做出的决定具有法律效力

受理机关做出的决定具有法律效力，由国家强制力保证执行。不履行决定的，有关机关将依法强制执行。

二、卫生行政复议

卫生行政复议是行政相对人通过行政机关救济权利的一种方式。具体来说，是指行政相对人认为行政主体的具体行政行为侵犯其合法权益，依法向行政复议机关提出复查该具体行政行为的申请，行政复议机关依照法定程序对被申请的具体行政行为进行合法、适当性审查，并做出行政复议决定的一种法律制度。

卫生行政复议的目的是为了纠正行政主体做出的违法或不当的具体行政行为，以保护行政相对人的合法权益。

卫生行政复议的标的主要是具体行政行为。具体行政行为是行政主体做出的，直接可以作为行政相对人履行义务或者行政主体强制执行的依据，对属于行政立法范畴的抽象行政行为，则不能提起行政复议。

（一）卫生行政复议的原则

1. 合法原则　卫生行政复议过程中，无论是行政主体，还是作为申请人的行政相对人，或者是主持裁决的行政复议机关，都应当遵守现行的有关行政复议的法律规范。其中，行政复议机关依法进行行政复议活动是合法性原则的核心要求。

2. 公正原则　卫生行政复议机关对被申请的具体行政行为不仅应当审查其合法性，还应当审查其合理性。由于大多数具体行政行为是行政自由裁量权的结果，只有坚持公正原则，才能真正保障行政相对人的合法利益。

3. 公开原则　卫生行政复议机关在行政复议过程中，除涉及国家秘密、个人隐私和商业秘密外，整个过程应当向行政复议申请人和社会公开。公开原则是确保卫生行政复议合法、公正行使的基本条件。

4. 及时原则　卫生行政复议机关应当在法律规定的期限内，尽快完成复议案件的审查，并作相应的决定，这一原则是对卫生行政复议机关效率的要求。

5. 书面复议原则 我国《行政复议法》第二十二条明确规定，行政复议原则上采取书面审查的办法，但申请人提出要求或者行政复议机关负责法制工作的机构认为有必要时，可以向有关组织和人员调查情况，听取申请人、被申请人和第三人的意见。即一般情况下，行政复议机关在审理行政复议案件时，仅就案件的书面材料进行审理。

6. 一级复议原则 行政复议实行一级复议制度，卫生行政争议经行政复议机关一次审理并做出裁决之后，申请人即使不服，也不得再向有关行政机关再次申请复议，只能向法院提起行政诉讼。行政复议只是给行政机关一个自我纠正的机会，而现代法治的一个基本命题是司法最终解决原则，所以，如果申请人不服卫生行政复议决定，只能向法院提起行政诉讼。

7. 对具体行政行为的合法性和合理性进行审查的原则 在卫生行政复议中，复议机关应当对被复议的具体行政行为进行全面的审查，既包括对合法性的审查，也包括对具体行政行为合理性的审查。合法性审查侧重于对做出具体行政行为的卫生行政机关是否依法行政，有无超越行政职权、违反法定程序等方面的审查；合理性审查则侧重于对具体行政行为是否在法定的自由裁量权幅度内做出，有无滥用自由裁量权的情形等方面进行审查。

8. 不适用调解的原则 在行政复议过程中，对行政机关所作的具体行政行为是否合法和适当，行政复议机关只能做出肯定性或否定性的判断，而不能以调解的方式解决行政争议。

9. 卫生行政复议机关依法独立行使复议职权的原则 卫生行政机关应当依法行使行政复议职权，不受其他机关、社会团体和个人的非法干预。当然该原则并不排斥国家权力机关、审判机关、检察机关等各级卫生行政机关对复议活动进行依法监督。

10. 便民原则 卫生行政复议机关在依法审理复议案件的过程中，要尽可能为当事人，尤其是申请人提供必要的便利，确保当事人参加行政复议的目的的实现。要为其尽量节省费用、时间和精力；要保证公民、法人或者其他组织充分行使复议权。

（二）卫生行政复议的受案范围

1. 可以提起卫生行政复议的事项 有下列情形之一的，公民、法人或者其他组织可以依照《行政复议法》申请行政复议。

（1）对行政机关做出的警告、罚款、没收违法所得、没收非法财物、责令停产停业、暂扣或者吊销许可证、暂扣或者吊销执照、行政拘留等行政处罚决定不服的。

（2）对行政机关做出的限制人身自由或者查封、扣押、冻结财产等行政强制措施决定不服的。

（3）对行政机关做出的有关许可证、执照、资质证、资格证等证书变更、中止、撤销的决定不服的。

（4）对行政机关做出的关于确认土地、矿藏、水流、森林、山岭、草原、荒地、滩涂、海域等自然资源的所有权或者使用权的决定不服的。

（5）认为行政机关侵犯合法的经营自主权的。

（6）认为行政机关变更或者废止农业承包合同，侵犯其合法权益的。

（7）认为行政机关违法集资、征收财物、摊派费用或者违法要求履行其他义务的。

（8）认为符合法定条件，申请行政机关颁发许可证、执照、资质证、资格证等证书，或者申请行政机关审批、登记有关事项，行政机关没有依法办理的。

（9）申请行政机关履行保护人身权利、财产权利、受教育权利的法定职责，行政机关没有依法履行的。

（10）申请行政机关依法发放抚恤金、社会保险金或者最低生活保障费，行政机关没有依法发放的。

（11）认为行政机关的其他具体行政行为侵犯其合法权益的。

2. 不可申请复议的事项　以下几种情况不得提起卫生行政复议。

（1）行政法规和规章　行政法规、规章以及其他具有普遍约束力的决定、命令，属于抽象行政行为。行政相对人对抽象行政行为不服的，可以向有关国家机关提出，由有关国家机关依照法律、行政法规的有关规定处理。

（2）内部行政行为　行政主体对其所属国家公务员做出的行政处分或其他人事处理决定，属内部行政行为。被处分或被处理人不服，只能依照有关法律和行政法规的规定提出申诉。

（3）居间行为　行政主体对公民、法人或其他组织之间的民事纠纷做出的调解、仲裁行为，对双方当事人的约束力取决于其是否自愿接受，因此，一方当事人如不服，可以向人民法院提起诉讼或向仲裁机关申请仲裁，但不能申请行政复议。

（三）卫生行政复议的管辖

卫生行政复议的管辖是指各行政复议机关对行政复议案件在受理上的具体分工。

1. 对县级以上地方各级人民政府工作部门的具体行政行为不服的，由申请人选择，可以向该部门的本级人民政府申请行政复议，也可以向上一级主管部门申请行政复议。

2. 对海关、金融、国税、外汇管理等实行垂直领导的行政机关和国家安全机关的具体行政行为不服的，向上一级主管部门申请行政复议。

3. 对地方各级人民政府的具体行政行为不服的，向上一级地方人民政府申请行政复议。

4. 对省、自治区人民政府依法设立的派出机关所属的县级地方人民政府的具体行政行为不服的，向该派出机关申请行政复议。

5. 对国务院部门或者省、自治区、直辖市人民政府的具体行政行为不服的，向做出该具体行政行为的国务院部门或者省、自治区、直辖市人民政府申请行政复议。对行政复议决定不服的，可以向人民法院提起行政诉讼；也可以向国务院申请裁决，国务院依照《行政复议法》的规定做出最终裁决。

6. 对县级以上地方人民政府依法设立的派出机关的具体行政行为不服的，向设立该派出机关的人民政府申请行政复议。

7. 对政府工作部门依法设立的派出机构依照法律、法规或者规章规定，以自己的名义做出的具体行政行为不服的，向设立该派出机构的部门或者该部门的本级地方人民政府申请行政复议。

8. 对法律、法规授权的组织的具体行政行为不服的，分别向直接管理该组织的地方人民政府、地方人民政府工作部门或者国务院部门申请行政复议。

9. 对两个或者两个以上行政机关以共同的名义做出的具体行政行为不服的，向其共同上一级行政机关申请行政复议。

10. 对被撤销的行政机关在撤销前所做出的具体行政行为不服的，向继续行使其职权的行政机关的上一级行政机关申请行政复议。

（四）卫生行政复议的参加人

卫生行政复议的参加人主要包括卫生行政复议的申请人、被申请人、第三人和代理人等。

1. 卫生行政复议的申请人　认为行政主体的具体行政行为侵犯其合法权益，依法向行政复议机关提出复查该具体行政行为的公民、法人或者其他组织是申请人。

有权申请行政复议的公民死亡的，其近亲属可以申请行政复议。

有权申请行政复议的公民为无民事行为能力人或者限制民事行为能力人的，其法定代理人可以代为申请行政复议。

有权申请行政复议的法人或者其他组织终止的，承受其权利的法人或者其他组织可以申请行政复议。

2. 卫生行政复议的被申请人　公民、法人或者其他组织对行政机关的具体行政行为不服而申请行政复议的，做出具体行政行为的行政机关是被申请人。包括行政机关和法律法规授权的组织。

3. 卫生行政复议的第三人　同申请行政复议的具体行政行为有利害关系的其他公民、法人或者组织，可以作为第三人参加行政复议。

4. 卫生行政复议的代理人　申请人、第三人可以委托代理人代为参加行政复议。

（五）卫生行政复议的程序

卫生行政复议的程序主要包括申请、受理、审理与决定几个环节。

1. 申请与受理　行政复议程序以相对人申请为前提，申请人申请行政复议必须满足一定的条件。

（1）申请复议的条件　①申请人符合资格；②有明确的被申请人；③有具体的复议请求和事实根据；④属于复议范围和受理复议机关的管辖；⑤法律、法规规定的其他条件。

（2）申请复议的期限　又称申请时效，是申请复议权的时间限制。超过申请时效，将丧失申请复议的权利。因此，申请人必须在申请时效内提起复议申请。申请时效可以分为一般时效和特别时效两种。①一般时效，指《行政复议法》所规定的，适用于一般复议案件的申请时效。行政复议申请的一般时效为 60 日。②特殊时效，指其他法律规定的适用于特定案件的复议申请时效。特殊时效只有在超过 60 日时才有效，否则，一概适用一般时效。

（3）复议申请书 复议申请书一般采用书面形式；口头申请的，行政复议机关应当当场记录申请人的基本情况、复议请求、主要事实、理由和时间。

（4）复议受理 行政复议机关收到行政复议申请后，应当在 5 日内进行审查，对不符合规定的行政复议申请，决定不予受理，并书面告知申请人；对符合规定，但是不属于本机关受理的行政复议申请，应当告知申请人向有关行政复议机关提出。

2. 审理与决定 审理与决定是卫生行政复议程序的关键阶段。

（1）审理方式 行政复议原则上采取书面审查的办法，但是申请人提出要求或者行政复议机关负责法制工作的机构认为有必要时，可以向有关组织和人员调查情况，听取申请人、被申请人和第三人的意见。

（2）举证责任 由被申请人承担举证责任，提供做出具体行政行为决定的事实依据和法律依据。

（3）复议决定 行政复议机关负责法制工作的机构应当对被申请人做出的具体行政行为进行审查，提出意见，经行政复议机关的负责人同意或者集体讨论通过后，按照下列规定做出行政复议决定：①维持决定：具体行政行为认定事实清楚、证据确凿、适用依据正确、程序合法、内容适当的，决定维持。②履行决定：被申请人不履行法定职责的，决定其在一定期限内履行。③撤销、变更或者确认违法行为：有下列情形之一的，决定撤销、变更或者确认该具体行政行为违法：主要事实不清、证据不足的；适用依据错误的；违反法定程序的；超越或者滥用职权的；具体行政行为明显不当的。决定撤销或者确认该具体行政行为违法的，可以责令被申请人在一定期限内重新做出具体行政行为。④赔偿决定：申请人在申请行政复议时可以一并提出行政赔偿请求，行政复议机关对符合《中华人民共和国国家赔偿法》的有关规定应当给予赔偿的，在决定撤销、变更具体行政行为或者确认具体行政行为违法时，应当同时决定被申请人依法给予赔偿。申请人在申请行政复议时没有提出行政赔偿请求的，行政复议机关在依法决定撤销或者变更罚款，撤销违法集资、没收财物、征收财物、摊派费用以及对财产的查封、扣押、冻结等具体行政行为时，应当同时责令被申请人返还财产，解除对财产的查封、扣押、冻结措施，或者赔偿相应的价款。

（4）行政复议的期限 行政复议机关应当自受理申请之日起 60 日内做出行政复议决定，但是法律规定的行政复议期限少于 60 日的除外。情况复杂，不能在规定期限内做出行政复议决定的，经行政复议机关的负责人批准，可以适当延长，并告知申请人和被申请人；但是延长期限最多不超过 30 日。

（5）行政复议决定的送达及执行 行政复议机关做出行政复议决定，应当制作行政复议决定书，并加盖印章，送达当事人。行政复议决定书一经送达，即发生法律效力。申请人如果不服行政复议，可依法提起行政诉讼。当事人在法律规定的期间内既不起诉，又不履行复议决定，超过法定复议期间的，复议决定即具强制执行的法律效力。

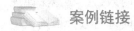 案例链接

当事人不服当场处罚决定申请行政复议案

【当事人】

复议申请人：六安市裕安区某镇A村卫生室（以下简称A村卫生室或申请人）

复议被申请人：六安市食品药品监督管理局（以下简称六安市局或被申请人）

【案情介绍】2008年8月20日，六安市局执法人员对A村卫生室开展《安徽省药品和医疗器械使用监督管理办法》专项执法检查。对其药房现场检查，发现以下违法行为：其药房室内温度31℃，发现多种药品未按药品说明书规定的温度条件进行储存养护，分别为：注射用头孢呋辛钠100支，其药品说明书要求在2℃～10℃条件下储存；注射用头孢曲松钠70支，其药品说明书要求在20℃以下储存。上述违法行为有现场检查笔录和涉案的药品说明书为证。

【处理情况】A村卫生室未按规定储存养护药品的行为，违反了《安徽省药品和医疗器械使用监督管理办法》第十四条的规定，六安市局执法人员按照简易程序，依据《安徽省药品和医疗器械使用监督管理办法》第三十条第（四）项的规定，给予当事人警告并处1000元罚款的行政处罚，并当场送达了《当场行政处罚决定书》。

【行政复议经过】

（一）行政复议申请情况

A村卫生室于9月12日向六安市政府（法制办）提出行政复议，请求撤销行政处罚决定。市政府法制办于当天向六安市局送达了《提出答复通知书》，要求在10日内做出书面答复并提交当初做出具体行政行为的证据、依据和有关材料。

申请人提出复议的主要理由为：①执法部门没有直接说过涉案药品需要在冷处（2℃～10℃）等温度条件保存，也没有直接指导、宣传过相关规定。②其使用的药品系随用随送，无需长时间储存，也无需专门的冷藏设备。③拥有被申请人单位发给的"规范药房证书"，认为给予处罚是自相矛盾的。④经济困难，可以把罚款的钱用于购置冷藏设备。⑤仅仅检查、处罚申请人等三家，而全镇有很多类似的医疗机构未去调查处理，被申请人的执法行为不公平。

（二）行政复议答辩和举证情况

针对申请人的复议请求和理由，六安市局法制部门会同办案部门积极组织答辩和举证工作，在规定时限内提交了《行政复议答辩书》和相关证据、依据等材料。

1. 答辩理由　被申请人做出的当场处罚决定主要证据确凿、适用法律正

确、程序合法、裁量适当，应予依法维持。

（1）行政处罚决定主要证据确凿，适用法律正确　申请人有多种药品未按药品说明书规定的温度条件进行储存养护，有现场检查笔录为证和涉案的药品说明书为证，主要证据确凿。申请人人亦在行政复议申请书中承认了其未按规定储存养护药品的行为。本案中涉案药品达 170 支，数量较大，均为处方类药品，并非申请人一天或几天就能使用完毕，并且申请人也未提供相关处方和病历材料，其称所用药品系随送随用无需按规定储存的理由显然是站不住脚的。综上，申请人未按规定储存养护药品的行为，违反了《安徽省药品和医疗器械使用监督管理办法》第十四条的规定，被申请人依据《安徽省药品和医疗器械使用监督管理办法》第三十条第（四）项的规定，给予当事人警告并处 1000 元罚款的行政处罚，适用法律是正确的。

（2）行政处罚决定程序合法，裁量适当　被申请人对本案按简易程序处理，符合《行政处罚法》和《药品监督行政处罚程序规定》的有关规定。同时，被申请人做出的行政处罚决定充分地考虑了有关法定和酌定的情节因素，体现了处罚和教育相结合的原则。①充分履行了宣传教育职责。《安徽省药品和医疗器械使用监督管理办法》（以下简称《办法》）于今年 3 月 1 日施行，被申请人全面组织开展了该规章的执法宣传工作。一是提请市政府于今年 3 月 6 日召开了全市贯彻《办法》工作会议；二是在今年 4 月 15 日的政风行风热线节目中对《办法》作了专题宣传；三是开展了培训工作，今年4 月 22 日，对全市乡镇以上医疗机构开展了培训，同时通过乡镇卫生院把《办法》单行本分发到村卫生室；四是通过报纸、网站等方式开展《办法》的日常宣传。②行政处罚决定充分考虑了当事人违法行为的事实、性质、情节等因素，处罚裁量适当。《办法》第三十条第（四）项对医疗机构未按规定储存养护药品违法行为设定的处罚是给予警告并处 1000 元以上 5000 元以下罚款。被申请人在开展《办法》的专项执法监督检查中，本着教育和处罚相结合的原则以及当事人违法行为的情节和实际情况，给予其警告并处 1000元罚款的行政处罚是适当的。③没有执法不公现象。被申请人组织开展《办法》的专项执法检查，检查时间将持续到年底，检查对象是我市全部医疗机构，并非针对特定当事人，申请人称仅检查和处罚申请人等几家医疗机构的理由是没有依据的。同时，按照药品说明书规定的条件储存药品，是医疗机构执业的基本常识，也是保障药品安全和质量的最基本要求，申请人称其不知道药品储存的要求也是不能成立的。

2. 举证材料

证据：现场检查笔录、药品说明书

相关依据：《安徽省药品和医疗器械使用监督管理办法》《行政处罚法》

相关材料：申请人开展《安徽省药品和医疗器械使用监督管理办法》宣传教育的有关材料（内容略）

（三）行政复议审理情况

1.复议结果　在本案审理过程中，被申请人经过和行政复议机关以及申请人多方交流和沟通后，申请人主动履行了处罚决定并自愿撤回了行政复议申请。市政府遂于9月25日向双方当事人送达了《行政复议终止通知书》，对本案决定终止行政复议审理。

2.有关问题　在本案审理过程中，行政复议机关提出被申请人在办理行政处罚案件中，亦存在几点瑕疵或问题：①适用简易程序的当场处罚案件也应当具有告知当事人陈述、申辩权利的适当方式及其有关证据或依据。②建议制作调查笔录和调取当事人主体资质的有关证据材料，进一步证实当事人违法行为的有关具体情节。

【案例讨论】

（一）简易程序案件中如何保障当事人所依法享有的陈述、申辩权利，即执法主体履行法定的行政处罚事先告知程序问题

适用简易程序是对一般程序案件中的某些程序作了必要的简化。但是，依据《行政处罚法》第六条、第三十一条的规定，仍应当以适当方式告知当事人陈述、申辩的权利。对此，不同的执法部门有不同的做法。例如，公安部门依据公安部制定的部门规章《公安机关办理行政案件程序规定》第三十五条的规定，当场处罚，应当按照下列程序实施：向违法行为人表明执法身份，口头告知其拟做出行政处罚的事实、理由、依据及其依法享有的权利……所以，公安部门适用简易程序办理当场处罚案件时，往往采用口头告知的形式作为履行行政处罚事先告知程序的依据。

然而，在食品药品监管系统，由于国家局制定的规章《药品监督行政处罚程序规定》对如何履行行政处罚事先告知程序的具体方式没有做出规定，所以在按照简易程序办理案件时，必须通过一定的方式告知当事人所享有的陈述、申辩权利，否则一旦案件涉讼时就举不出相关证据加以证明，进而面临违反法定程序导致被动的局面。例如可以通过制作调查笔录的形式加以注明，在调查笔录中问道："你（单位）××行为违反了××规定，依法应当给予××处罚，请问你（单位）有何陈述和申辩意见。"

（二）简易程序案件如何调查收集证据

司法机关（法院）和准司法机关（复议机关）审查具体行政行为，其在证明标准上均是"主要证据确凿，排除合理怀疑"。同时，依据《行政处罚法》和有关部门规章的规定以及执法实践情况，适用简易程序和一般程序办理行政处罚案件，其调查取证的具体要求是不一样的。虽然，当场处罚案件不可能像一般程序案件那样全面、充分地调查收集证据，但"主要证据确凿"这样的证明标准是共同的。对此，在当场处罚案件中，应当注意调查收集以下证据：①证明当事人主体身份类证据材料，这是一个案件的最基础的法律事实。②证明行政违法行为的主要证据，这是定案的关键性法律事实。③履行法

定程序的有关证据材料（表明执法主体身份、行政处罚事先告知等）。

具体至药监执法实务中，调查取证的要求主要是：

1.现场检查笔录　要具体记载现场检查的方式、方法以及违法事实的必要构成要件，如当事人主体资质情况，违法行为的时间、地点、数量、金额。同时，现场检查时最好一并使用照相等现代科技的取证方法，对现场情况加以固定。如此，可以全面地收集和固定当事人主体身份、违法行为的具体构成要素等案件事实。

2.调查笔录　对现场检查情况进一步调查、核实，做到对待证违法事实方面的主客观相互印证，因为有些情况仅仅通过现场检查尚不足以排除"有关合理怀疑"，还有一些"定量"上的法律事实等需要通过调查、询问才可以核实清楚。同时，通过调查笔录可以告知和听取当事人的陈述、申辩，这也是执法主体履行行政处罚事先告知程序的方法之一。

当然，如果遇到案情复杂的情况也可以转换为一般程序进行处理，而不能认为简易程序"简易"就"简单"的了事。

（三）简易程序案件必须注意其适用范围

需要特别说明的是：简易程序依法只能适用于给予警告和"较少"数额罚款的行政处罚情形，而不能扩大到其他罚种。在以往组织开展的执法案件评查过程中，曾发现有把简易程序擅自适用于"没收假劣药及其违法所得"等情况，虽然案值也在50元（个人）或1000元（法人或其他组织）以下，但依据法律规定，显然是不允许的。

（四）办理行政复议案件的体会和需要注意的若干事项

正确对待行政复议：定纷止争、化解执法争议的重要方式等。

一是善于和复议机关沟通、交流。行政复议机关审理涉及专业性很强的行政案件，尤其需要与之进行充分解释、答辩和沟通。

二是善于和申请人沟通、交流。要在行政复议中积极有为，多方做申请人的宣传教育工作，多沟通、多交流，使当事人认识到自身行为的性质和违法性等。

三是必须认真组织行政复议答辩和举证工作。这是应对和办理行政复议案件的基础。和前面两点做到"软""硬"结合，真正的"铁案"是执法人员办出来的。

相关链接

《安徽省药品和医疗器械使用监督管理办法》

第十四条　使用单位应当建立规范药房，储存药品和医疗器械的场所、设施和条件应当符合国家有关规定以及药品和医疗器械使用说明书的要求。

第三十条 使用单位有下列情形之一的，由药监部门责令改正，给予警告，并处 1000 元以上 5000 元以下罚款：（四）未按规定储存养护药品或医疗器械的。〔注：摘录第（四）项〕

《中华人民共和国行政处罚法》

第六条 公民、法人或者其他组织对行政机关所给予的行政处罚，享有陈述权、申辩权；对行政处罚不服的，有权依法申请行政复议或者提起行政诉讼。

第三十一条 行政机关在作出行政处罚决定之前，应当告知当事人作出行政处罚决定的事实、理由及依据，并告知当事人依法享有的权利。

第三十三条 违法事实确凿并有法定依据，对公民处以五十元以下、对法人或者其他组织处以一千元以下罚款或者警告的行政处罚的，可以当场作出行政处罚决定。当事人应当依照本法第四十六条、第四十七条、第四十八条的规定履行行政处罚决定。

《中华人民共和国行政复议法》

第二十八条 行政复议机关负责法制工作的机构应当对被申请人作出的具体行政行为进行审查，提出意见，经行政复议机关的负责人同意或者集体讨论通过后，按照下列规定作出行政复议决定：

（一）具体行政行为认定事实清楚，证据确凿，适用依据正确，程序合法，内容适当的，决定维持；

（二）被申请人不履行法定职责的，决定其在一定期限内履行；

（三）具体行政行为有下列情形之一的，决定撤销、变更或者确认该具体行政行为违法；决定撤销或者确认该具体行政行为违法的，可以责令被申请人在一定期限内重新作出具体行政行为：

1. 主要事实不清、证据不足的；

2. 适用依据错误的；

3. 违反法定程序的；

4. 超越或者滥用职权的；

5. 具体行政行为明显不当的。

（四）被申请人不按照本法第二十三条的规定提出书面答复、提交当初作出具体行政行为的证据、依据和其他有关材料的，视为该具体行政行为没有证据、依据，决定撤销该具体行政行为。行政复议机关责令被申请人重新作出具体行政行为的，被申请人不得以同一的事实和理由行政行为相同或者基本相同的具体行政行为。

三、卫生行政诉讼

卫生行政诉讼是行政相对人通过司法机关救济权利的一种方式，是法院通过司法审判工作，处理卫生行政案件、解决卫生行政纠纷的活动。具体是指公民、法人或者其他组织认为卫生行政机关和法律法规授权的组织做出的具体行政行为侵犯其合法权益，依法定程序向人民法院起诉，人民法院在当事人及其他诉讼参与人的参加下，对具体行政行为的合法性进行审查并做出裁决的制度。

行政诉讼与行政复议都属于救济行为，都是基于行政争议的存在，用以解决行政争议的法律制度。二者的不同点见表 2-2。

（一）卫生行政诉讼的适用原则

卫生行政诉讼除具备在民事诉讼、刑事诉讼中都适用的一般性原则，如合议的原则、回避的原则、两审终审的原则等外，其自身还具有一些特殊的适用原则，具体如下。

1. 具体行政行为不停止执行的原则　即在行政诉讼期间，原行政机关的具体行政行为不因为原告的起诉和人民法院的审理而停止执行的制度。卫生行政机关的具体行政行为一经做出，便可推定其合法，对行政机关和相对人均有约束力，必须遵守执行。

2. 对具体行政行为的合法性审查的原则　这一原则包含三层含义：①卫生行政诉讼的标的主要是具体行政行为，在卫生行政诉讼中，人民法院只审查具体行政行为而不审查抽象行政行为；②在行政诉讼中，人民法院只审查行政机关具体行政行为的合法性，而不审查具体行政行为的合理性；③在通常情况下人民法院不得变更原行政决定，对合法的具体行政行为，法院应当予以维持，对违法的具体行政行为，法院应当予以撤销，只有行政处罚显失公正的，才能对具体行政行为进行变更。

3. 被告承担举证责任的原则　行政机关在做出具体行政行为时，应当做到事实清楚、证据确实充分、正确适用法律，并保障其行为是严格按照案件的事实和法律的规定而做出的，是符合法律规定的行为。因此，在诉讼中，被诉行政机关具有较强的举证能力。如果卫生行政机关不能提供证据证明其做出具体行政行为的事实依据和法律根据，就要承担败诉的法律后果。

4. 不适用调解和反诉的原则　在卫生行政诉讼中，人民法院审理卫生行政案件不适用调解。调解是在第三方的主持下，双方当事人相互让步，就纠纷的解决重新达成一致意见。显然，双方当事人能够对纠纷进行调解的前提是当事人能够在不违背法律规定的前提下自由地处分自己的权利。但是，在行政领域，卫生行政机关行使行政职权的行为，既是行政机关的权利，同时也是行政机关的义务。行政机关依法做出的具体行政行为是国家公权力在行政领域的具体实施。作为国家公权力的实施主体，行政机关无权随意处分法律授予的职权。因此，在行政诉讼中，人民法院应当在事实清楚、证据充分的基础上依法对具体行政行为的合法性做出认定，审理程序和结案方式不能采用调解的方式。但对于行政赔偿，人民法院可以通过调解的方式加以解决。

同时，在行政诉讼中，卫生行政机关也无权提出反诉。在诉讼程序启动之前，卫生行政机关即已经依据事实及法律做出了具体行政行为，其行使行政职权的行为已经完成。因此，在卫生行政诉讼进行过程中，卫生行政机关不得再对行政相对人提出任何实体法上的要求。

（二）行政诉讼的构成要件

在我国，行政诉讼案件的构成应当具备以下五个要件：

1. 原告 是认为行政机关及法律、法规授权组织做出的具体行政行为侵犯其合法权益的公民、法人或者其他组织。行使行政职权的行政机关或者法律法规授权的组织不能充当原告。

2. 被告 是做出被原告认为侵犯其合法权益的具体行政行为的行政机关及法律、法规授权组织。

3. 标的 原告提起行政诉讼必须是针对法律、法规规定属于法院受案范围内的具体行政行为及属于受诉法院管辖的行政争议。

4. 期限 原告必须在法定期限内起诉。

5. 前提 法律、法规规定起诉前必须经过行政复议的，已进行了行政复议；自行选择行政复议的，复议机关已做出复议决定或者逾期未做出复议决定。

（三）卫生行政诉讼的受案范围

公民、法人或其他组织认为卫生行政机关及其工作人员的具体行政行为侵犯其合法权益，有权向人民法院提起卫生行政诉讼。

1. 可诉行为 人民法院受理公民、法人和其他组织对下列具体行政行为不服提起的诉讼。

（1）对卫生行政处罚不服 对拘留、罚款、吊销许可证和执照、责令停产停业、没收财物等行政处罚不服的。

（2）对卫生强制措施不服 对限制人身自由或者对财产的查封、扣押、冻结等行政强制措施不服的；认为行政机关侵犯法律规定的经营自主权的。

（3）拒绝颁发许可证 认为符合法定条件申请行政机关颁发许可证和执照，行政机关拒绝颁发或者不予答复的。

（4）违法要求履行义务 认为行政机关违法要求履行义务的。

（5）拒绝履行保护人身权、财产权 申请行政机关履行保护人身权、财产权的法定职责，行政机关拒绝履行或者不予答复的；认为行政机关没有依法发给抚恤金的；认为行政机关侵犯其他人身权、财产权的。

除上述规定外，人民法院受理法律、法规规定可以提起诉讼的其他行政案件。

2. 不可诉行为 人民法院不受理公民、法人或者其他组织对下列事项提起的卫生行政诉讼。

（1）国防、外交等国家行为。

（2）行政法规、规章或者行政机关制定、发布的具有普遍约束力的决定、命令。

（3）行政机关对行政机关工作人员的奖惩、任免等决定。

（4）法律规定由行政机关最终裁决的具体行政行为。

（四）卫生行政诉讼的管辖

卫生行政诉讼的管辖是指人民法院之间受理第一审行政案件的职权分工。

1. 级别管辖 基层人民法院管辖第一审卫生行政案件。中级人民法院管辖下列第一审卫生行政案件：①确认发明专利权的案件、海关处理的案件；②对国务院各部门或者省、自治区、直辖市人民政府所作的具体行政行为提起诉讼的案件；③本辖区内重大、复杂的案件。高级人民法院管辖本辖区内重大、复杂的第一审卫生行政案件。最高人民法院管辖全国范围内重大、复杂的第一审卫生行政案件。

2. 地域管辖 卫生行政案件由最初做出具体行政行为的行政机关所在地人民法院管辖。经复议的案件，复议机关改变原具体行政行为的，也可以由复议机关所在地人民法院管辖。

对限制人身自由的行政强制措施不服提起的诉讼，由被告所在地或者原告所在地人民法院管辖。

因不动产提起的行政诉讼，由不动产所在地人民法院管辖。

两个以上人民法院都有管辖权的案件，原告可以选择其中一个人民法院提起诉讼。原告向两个以上有管辖权的人民法院提起诉讼的，由最先收到起诉状的人民法院管辖。

3. 移送管辖 人民法院发现受理的案件不属于自己管辖时，应当移送有管辖权的人民法院。受移送的人民法院不得自行移送。

4. 指定管辖 有管辖权的人民法院由于特殊原因不能行使管辖权的，由上级人民法院指定管辖。

人民法院对管辖权发生争议，由争议双方协商解决。协商不成的，报它们的共同上级人民法院指定管辖。

5. 管辖权的转移 上级人民法院有权审判下级人民法院管辖的第一审卫生行政案件，也可以把自己管辖的第一审卫生行政案件移交下级人民法院审判。

下级人民法院对其管辖的第一审行政案件，认为需要由上级人民法院审判的，可以报请上级人民法院决定。

（五）卫生行政诉讼的证据规则

卫生行政诉讼的证据是指能够用来证明真实情况的一切材料或手段，主要包括书证、物证、视听资料、证人证言、当事人陈述、鉴定结论、勘验笔录、现场笔录七种。

证据规则是关于哪些材料可以作为证据、证据的收集、审查判断以及如何运用证据证明案件待证事实的法律规范的总和。我国卫生行政诉讼的证据制度有以下几条规则：

1. 实行"谁做出具体行政行为谁举证"的原则。卫生行政诉讼的被告对做出的具体行政行为负有举证责任，应当提供做出该具体行政行为的证据和所依据的规范性文件。

2. 在诉讼过程中，被告不得自行向原告和证人收集证据。

3. 证明对象是被诉的具体行政行为，证明的重点是被诉具体行政行为的事实基础和合法性。

（六）卫生行政诉讼的程序

卫生行政诉讼的程序主要包括起诉、受理、审理与判决几个环节。

1. 起诉与受理

（1）起诉方式　对属于人民法院受案范围的行政案件，公民、法人或者其他组织可以先向上一级行政机关或者法律、法规规定的行政机关申请复议，对复议不服的，再向人民法院提起诉讼；也可以直接向人民法院提起诉讼。

法律、法规规定应当先向行政机关申请复议，对复议不服再向人民法院提起诉讼的，则应依照法律、法规的规定先向行政机关申请复议。

（2）起诉期限　申请人不服复议决定的，可以在收到复议决定书之日起 15 日内向人民法院提起诉讼。复议机关逾期不作决定的，申请人可以在复议期满之日起 15 日内向人民法院提起诉讼。法律另有规定的除外。

公民、法人或者其他组织直接向人民法院提起诉讼的，应当在知道做出具体行政行为之日起 6 个月内提出。法律另有规定的除外。

2. 审理与判决　我国卫生行政诉讼实行两审终审制，当事人不服一审人民法院裁判，可以上诉，二审裁判是终审裁判。

人民法院审理行政案件，除涉及国家秘密、个人隐私和法律另有规定的外，一般公开审理。

人民法院经过审理，根据不同情况，分别做出以下判决。

（1）维持判决　具体行政行为证据确凿，适用法律、法规正确，符合法定程序的，判决维持。

（2）撤销判决　具体行政行为有下列情形之一的，判决撤销或者部分撤销，并可以判决被告重新做出具体行政行为：①主要证据不足的；②适用法律、法规错误的；③违反法定程序的；④超越职权的；⑤滥用职权的。

（3）履行判决　被告不履行或者拖延履行法定职责的，判决其在一定期限内履行。

表 2-2　行政复议与行政诉讼的不同点

	行政复议	行政诉讼
处理机关不同	行政机关	人民法院（司法机关）
性质不同	属行政行为，对相对人是行政救济手段，受行政程序法即《行政复议法》调整	属司法活动，对相对人是诉讼救济手段，受诉讼法即行政诉讼法支配
受案范围不同	大于行政诉讼，受案范围包括人身权、财产权、受教育权、其他权利受侵犯的	属于行政诉讼范围的必属于行政复议范围。受案范围限于人身权、财产权受侵犯的

续表

	行政复议	行政诉讼
审查标准不同	审查具体行政行为的合法与适当	只审查具体行政行为的合法性
审理方式不同	是行政机关内部上级对下级、高层级行政权对低层级行政权的监督。对具体行政行为审查的同时，还可以审查具体行政行为依据的规章以下的规范性文件	是人民法院行使司法权对行政行为的司法审查。一般只审查具体行政行为的合法性，行政机关行使自由裁量权的合理性，则不属于审查范围
审理制度不同	一般实行书面复议制度。实行一级复议制	一般不实行书面审理制度，当事人双方必须到庭，相互答辩。实行两审终审制
处理权限不同	以变更原处理决定为常见，依法可做出维持、责令履行、撤销、变更、确认、赔偿损失等决定	只能对显失公平的行政处罚予以变更，依法做出维持、撤销、履行判决
处理依据不同	以法律、行政法规、地方性法规、规章以及上级行政机关制定和发布的具有普遍约束力的决定、命令为依据	只能以法律、行政法规、地方性法规为依据，以行政规章为参照
法律效力不同	一般没有最终法律效力，法律规定复议裁决为终局裁决的除外	具有最终的法律效力，诉讼的终审判决，当事人必须执行

知识拓展

行政诉讼和行政复议怎样衔接

一般有以下几种情况：①行政复议前置。即法律、法规规定，因具体行政行为违法侵权引起争议的，必须先申请行政复议；对行政决定不服，再提起行政诉讼。②相对人既可以先申请行政复议，对行政复议决定不服，再申请行政诉讼；也可以直接申请行政诉讼。因行政诉讼的效力高于行政复议的效力，直接申请行政诉讼的，不可再申请行政复议。③行政复议为终局裁决。有两种情形：一种是法律规定，相对人可以在两者之间做出选择，选择了行政复议就不能再提起行政诉讼。如《中华人民共和国出境入境管理法》和《中华人民共和国外国人入境出境管理条例》都规定，被公安机关依法律处罚，若对处罚不服，可选择行政复议，也可选择行政诉讼。若选择行政复议，复议裁决为终局裁决，不能再提起行政诉讼。另一种是法律规定只能复议，复议裁决即是终局裁决，不能提起行政诉讼。如《中华人民共和国商标法》就规定，对注册商标中的行政争议，商标评审委员会有终局裁决权。

四、卫生行政赔偿

卫生行政赔偿，是指卫生行政机关及其工作人员违法行使职权，侵犯公民、法人和其他组织的合法权益并造成损害的，由国家承担赔偿责任的制度。

卫生行政赔偿属于国家赔偿的范畴，《中华人民共和国国家赔偿法》（以下简称《国家赔偿法》）规定了行政赔偿和刑事赔偿两种国家赔偿。

（一）卫生行政赔偿范围

根据《国家赔偿法》规定，卫生行政赔偿范围包括：

1. 侵犯相对人人身权

（1）违法拘留或者违法采取限制公民人身自由的行政强制措施的；

（2）非法拘禁或者以其他方法非法剥夺公民人身自由的；

（3）以殴打等暴力行为或者唆使他人以殴打等暴力行为造成公民身体伤害或者死亡的；

（4）违法使用武器、警械造成公民身体伤害或者死亡的；

（5）造成公民身体伤害或者死亡的其他违法行为。

2. 侵犯相对人财产权

（1）违法实施罚款、吊销许可证和执照、责令停产停业、没收财物等行政处罚的；

（2）违法对财产采取查封、扣押、冻结等行政强制措施的；

（3）违反国家规定征收财物、摊派费用的；

（4）造成财产损害的其他违法行为。

3. 国家不承担赔偿责任的情形

（1）行政机关工作人员与行使职权无关的个人行为；

（2）因公民、法人和其他组织自己的行为致使损害发生的；

（3）法律规定的其他情形。

（二）卫生行政赔偿请求人和赔偿义务机关

1. 卫生行政赔偿请求人　卫生行政赔偿请求人为受害的公民、法人或者其他组织。受害的公民死亡的，其继承人和其他有扶养关系的亲属有权要求赔偿。受害的法人或者其他组织终止，承受其权利的法人或者其他组织有权要求赔偿。

2. 卫生行政赔偿义务机关　行政机关及其工作人员行使行政职权侵犯公民、法人和其他组织的合法权益造成损害的，该行政机关为赔偿义务机关。

两个以上行政机关共同行使行政职权时侵犯公民、法人和其他组织的合法权益造成损害的，共同行使行政职权的行政机关为共同赔偿义务机关。

法律、法规授权的组织在行使授予的行政权力时侵犯公民、法人和其他组织的合法权益造成损害的，被授权的组织为赔偿义务机关。

受行政机关委托的组织或者个人在行使受委托的行政权力时侵犯公民、法人和其他组织的合法权益造成损害的，委托的行政机关为赔偿义务机关。

赔偿义务机关被撤销的，继续行使其职权的行政机关为赔偿义务机关；没有继续行使其职权的行政机关的，撤销该赔偿义务机关的行政机关为赔偿义务机关。

经复议机关复议的，最初造成侵权行为的行政机关为赔偿义务机关，但复议机关的复议决定加重损害的，复议机关对加重的部分履行赔偿义务。

（三）卫生行政赔偿程序

卫生行政赔偿程序有两种：一种是单独请求卫生行政赔偿，即赔偿请求人没有提出其他行政诉讼请求，单独就卫生行政赔偿向赔偿义务机关提出赔偿；一种是附带请求卫生行政赔偿，赔偿请求人在提起卫生行政复议和卫生行政诉讼时一并提出了卫生行政赔偿。

（四）卫生行政赔偿的方式和标准

1. 卫生行政赔偿方式　卫生行政赔偿以支付赔偿金为主要方式。能够返还财产或者恢复原状的，予以返还财产或者恢复原状。

2. 卫生行政赔偿标准

（1）侵犯公民人身自由　每日的赔偿金按照国家上年度职工日平均工资计算。

（2）侵犯公民生命健康权　赔偿金按照下列规定计算：①造成身体伤害的，应当支付医疗费，以及赔偿因误工减少的收入，减少的收入每日的赔偿金按照国家上年度职工日平均工资计算，最高额为国家上年度职工年平均工资的五倍；②造成部分或者全部丧失劳动能力的，应当支付医疗费，以及残疾赔偿金，残疾赔偿金根据丧失劳动能力的程度确定，部分丧失劳动能力的赔偿金最高额为国家上年度职工年平均工资的十倍，全部丧失劳动能力的赔偿金最高额为国家上年度职工年平均工资的二十倍。造成全部丧失劳动能力的，对其扶养的无劳动能力的人，还应当支付生活费。③造成死亡的，应当支付死亡赔偿金、丧葬费，总额为国家上年度职工年平均工资的二十倍。对死者生前扶养的无劳动能力的人，还应当支付生活费。

生活费的发放标准参照当地民政部门有关生活救济的规定办理。被扶养的人是未成年人的，生活费给付至十八周岁止；其他无劳动能力的人，生活费给付至死亡时止。

（3）侵犯公民、法人和其他组织的财产权　造成损害的，按照下列规定处理：①处罚款、罚金、追缴、没收财产或者违反国家规定征收财物、摊派费用的，返还财产；②查封、扣押、冻结财产的，解除对财产的查封、扣押、冻结，造成财产损坏或者灭失的，依照本条第③④项的规定赔偿；③应当返还的财产损坏的，能够恢复原状的恢复原状，不能恢复原状的，按照损害程度给付相应的赔偿金；④应当返还的财产灭失的，给付相应的赔偿金；⑤财产已经拍卖的，给付拍卖所得的价款；⑥吊销许可证和执照、责令停产停业的，赔偿停产停业期间必要的经常性费用开支；⑦对财产权造成其他损害的，按照直接损失给予赔偿。

五、卫生法制监督

卫生法制监督有广义和狭义之分。广义的卫生法制监督，是指一切国家机关、政党、企事业单位、社会团体和公民个人，依照法律规定和法定程序，对卫生行政机关及其执法人员行使职权活动是否合法、合理进行监督的制度。狭义的卫生法制监督，则是专指享有法定监督权的国家机关依照法定职权和程序，对卫生行政执法机关及其工作人员行使职权的行为是否合法、合理进行监察、督促、检查、纠正的制度。该书讨论的卫生法制监督，是指广义上的卫生法制监督。

（一）卫生法制监督的特点

1. 卫生法制监督的主体具有广泛性，是指全社会的监督，包括特定的国家权力机关、行政机关、司法机关等直接产生法律效力的国家监督，如审查、调查、行政诉讼等；也包括社会团体和公民个人等不直接产生法律效力的社会监督，如信访、申诉、控告、媒体监督等。

2. 卫生法制监督的对象是行使行政职权的卫生行政机关及其工作人员。

3. 卫生法制监督的内容具有广泛性，即各卫生法制监督主体可以对卫生行政主体及其公务人员行使职权、履行职责的一切履职活动实行监督，如对行政主体执法行为的合法性、合理性等方面进行监督。

（二）卫生法制监督的内容

卫生法制监督的内容主要包括以下两个方面：一是对国家行政机关制定卫生行政法规、部门规章及其他具有普遍约束力的决定、命令等规范性法律文件的合法性与合理性进行监督，即把抽象行政行为列为监督检查的内容。监督检查的重点是审查上述规范性法律文件的合法性和合理性、可操作性以及是否符合我国的实际国情。二是对各级卫生行政机关、法律法规授权的组织、受委托组织及其工作人员实施的具体行政行为的合法性与合理性进行监督检查。主要检查卫生行政执法活动中是否有不作为情况，是否越权行使，卫生行政执法人员是否具备相应的法定资质等。

（三）卫生法制监督的种类

1. 国家监督 即国家对卫生行政执法行为的监督，主要包括：国家权力机关的监督、司法机关的监督和行政机关的监督。

（1）国家权力机关的监督 在我国，各级行政机关均由各级人民代表大会产生，是各级人大的执行机关，应当对其负责并接受其监督。各级卫生行政执法机关作为行政机关的组成部分，当然也应当接受权力机关的监督。这种监督属于全面的监督，其方式主要有：对卫生行政机关制定卫生法规规章的行为进行监督，撤销与宪法、法律相抵触的抽象性行政行为、规定、命令等；对卫生行政部门实施卫生行政管理活动的合法性进行监督；审查和批准政府卫生部门的财政预决算；调查、受理申诉、控告和检举，监督政府处理有关卫生工作的提案、意见等。

（2）司法机关的监督　是指人民法院和人民检察院依法对卫生行政主体实施的具体行政行为是否合法所进行的监督。人民法院的监督主要是通过受理和处理与卫生行政主体有关的行政诉讼案件，对卫生行政执法机关的执法活动进行监督；而检察院主要是通过侦办职务犯罪等案件，对卫生行政机关的工作人员职务违法犯罪行为进行监督。

（3）行政机关的监督　是指上级行政机关对下级行政机关的监督和行政机关内部的行政监督。具体包括：各级政府对其卫生行政部门及其工作人员的监督、上级卫生行政机关对下级卫生行政机关及其工作人员的监督、卫生行政部门对所属卫生执法组织及其工作人员的监督以及国家审计部门对卫生行政机关及其工作人员财务状况的监督等。

2. 社会监督　社会监督主要是指政党监督、社会团体监督、企事业单位监督、社会舆论监督和公民个人监督。这种监督更具有广泛性和针对性，是保障卫生法律制度顺利实施的重要手段之一。具体方式包括：对各级卫生行政执法主体进行组织上的领导，向卫生行政执法主体提出批评、建议，对违法的具体行政行为提出申诉、控告和检举；通过行政诉讼程序纠正错误的卫生行政执法行为等。

本章小结

本章从法的遵守、法的执行、法的适用三个方面介绍了卫生法律法规的实施，从卫生行政复议、卫生行政诉讼、卫生行政赔偿三个方面介绍了卫生法律救济的方式和途径。重点对行政执法特别是行政处罚的原则、种类、管辖、适用及程序作了详细介绍，并对具体行政行为与抽象行政行为、行政执法与司法、行政复议与行政诉讼等法律概念进行了区别。

目标检测题

一、单项选择题

1. 行政处罚只能（　　）
   A. 对有行政隶属关系的人实施
   B. 由公安机关执行
   C. 处罚公务员或公民个人，而不能处罚单位或组织
   D. 是国家特定行政机关对违反行政法的个人或组织依法采取的惩戒措施
   E. 行政机关可以因当事人的申辩而加重对其的行政处罚

2. 若发现已生效的行政执法行为违法或不当，则（　　）
   A. 原行政机关无权废止
   B. 原行政机关或上级行政机关有权撤销
   C. 只有权力机关有权撤销

D. 相对一方当事人有权变更

E. 行政机关不可以进行变更

3. 公民、法人或者其他组织认为行政机关及其公务员的（　　）侵犯其合法权益，有权向人民法院提起行政诉讼。

A. 具体行政行为　　　　　B. 抽象行政行为　　　　C. 行政处分行为

D. 民事侵权行为　　　　　E. 刑事侵权行为

4. 下列组织中属于国家行政机关的是（　　）

A. 全国人大　　　　　　　B. 各级人民政府　　　　C. 法院

D. 社会团体　　　　　　　E. 检察院

5. 下述社会关系中属行政法调整范围的是（　　）

A. 各社会组织内部的管理关系

B. 行政机关缔结买卖合同而形成的关系

C. 法律法规授权的组织行使某一行政管理权所发生的社会关系

D. 行政机关与相对方当事人之间发生的民事关系

E. 行政机关工作人员的刑事犯罪行为

6. 权力机关对行政机关的监督不包括（　　）

A. 政治监督

B. 法律监督

C. 对行政立法、执法活动的监督

D. 市场监督

E. 对行政司法活动的监督

7. 吊销违法者的经营许可证是（　　）

A. 执行罚　　　　　　　　B. 行政处罚　　　　　　C. 行政处分

D. 行政强制执行　　　　　E. 行政命令

8. 同级人民法院之间在各自辖区内受理第一审案件的分工和权限是（　　）管辖

A. 级别　　　　　　　　　B. 地域　　　　　　　　C. 指定

D. 移送　　　　　　　　　E. 协议

9. 下列案件属于行政诉讼受案范围的是（　　）

A. 人民政府对某工作人员的开除决定

B. 政府关于在某日某时对某条街禁止通行的决定

C. 人民政府责令某企业停产治理环境污染的决定

D. 某国家机关对其内部某公务员的降职决定

E. 公安机关对犯罪嫌疑人的拘留行为

10. 行政许可是行政机关的（　　）行为

A. 认定　　　　　　　　　B. 批准　　　　　　　　C. 允许

D. 认可　　　　　　　　　E. 备案

二、多项选择题

1. 卫生行政执法行为分类包括（　　　）

    A. 卫生行政许可行为　　　　B. 卫生监督检查行为　　　　C. 卫生行政强制行为

    D. 卫生行政处罚行为　　　　E. 卫生立法行为

2. 可以提起复议申请的具体行政行为有（　　　）

    A. 对责令停产、停业不服的

    B. 对限制人身自由不服的

    C. 认为行政机关没有依法发给抚恤金的

    D. 对财产的查封不服的

    E. 行政立法行为

3. 下列可以成为行政主体的是（　　　）

    A. 行政机关　　　　　　　　B. 公务员　　　　　　　　C. 法律、法规授权的组织

    D. 接受行政委托的组织　　　E. 事业单位工作人员

4. 行政诉讼具有不同于其他诉讼活动的特殊原则，这些原则是（　　　）

    A. 不适用调解原则

    B. 司法变更权有限原则

    C. 被告负举证责任原则

    D. 人民法院特定主管原则

    E. 公开审判原则

5. 根据《国家赔偿法》规定，行政赔偿的范围包括（　　　）

    A. 损害公民人身自由权的赔偿

    B. 损害公民生命健康权的赔偿

    C. 损害公民名誉权的赔偿

    D. 损害财产权的赔偿

    E. 侵犯法人人身权益的赔偿

三、名词解释

1. 法的适用
2. 具体行政行为
3. 行政复议

四、简答题

1. 行政执法与司法的区别是什么？
2. 卫生行政执法的原则有哪些？
3. 卫生行政处罚的一般程序是什么？

第三章 医疗机构管理法律法规

学习目标

知识目标

1. 掌握医疗机构从设置到登记的审批过程以及医疗机构的执业管理规定。
2. 熟悉医疗机构的概念和分类，医院组织的设置原则。
3. 了解医疗机构设置、命名的规定，其他医疗机构的管理规定。

技能目标

建立起对医疗机构的正确认知，能够对医疗机构的合法资质进行正确判断，树立依法从医的法律意识，具备依法行医的判断能力。

为加强对医疗机构的管理，促进医疗卫生事业的发展，保障公民健康，国务院于 1994 年 2 月 26 日发布了《医疗机构管理条例》，自同年 9 月 1 日起施行。该《条例》共七章五十五条内容，明确规定了医疗机构设置审批部门及权限，并确立了医疗机构登记、执业监督、评审制度，为医疗机构法制化管理提供了法规保障。卫生部随后颁布了《医疗机构管理条例实施细则》《医疗机构设置规划指导原则》《医疗机构评审办法》《医疗机构基本标准（试行）》《医疗机构诊疗科目名录》等配套规章。随着社会主义市场经济体制下的卫生改革的深入和社会需要，国务院办公厅于 2000 年 2 月转发了国务院体改办等部门《关于城镇医疗机构分类管理的实施意见》。2000 年 5 月，卫生部、对外贸易经济合作部联合发布了《中外合资、合作医疗机构管理暂行办法》。2002 年 12 月，民政部、卫生部联合发布了《关于城镇非营利性医疗机构进行民办非企业单位登记有关问题的通知》。近几年，《医疗美容服务管理办法》《妇幼保健机构管理办法》《医疗机构校验管理办法（试行）》《关于医疗机构冠名红十字（会）的规定》等规章的出台对医疗美容机构、妇幼保健机构等的设置与管理进行了规定。

第一节　医疗机构管理

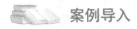 **案例导入**

杨某非法行医案

　　高中文化程度的杨某在彬县租赁门面房开办诊所。他从医药采购供应站购进口服药、肌注针剂、静滴针剂等，给周围群众治病。但是他并未取得《执业医师资格证书》及《医师执业证书》，其诊所也未取得《医疗机构执业许可证》。周围群众一般看的都是头疼脑热的小病，他这里便宜，也没有出过什么问题，群众也没有查看他有没有执业资格的意识，所以前来看病的人不在少数。

　　彬县卫生局曾于2013年9月、12月两次对杨某做出行政处罚，责令其停止执业活动，杨某依然我行我素，进行诊疗活动。2014年7月31日，公安机关查封了杨某的诊所。

　　彬县人民法院查明，杨某违反有关医疗管理法规，在未取得《医师资格证书》《医师执业资格证》《医疗机构执业许可证》的情况下，开办诊所从事医疗活动，经卫生行政管理部门两次行政处罚后，仍继续从事医疗活动的行为，属情节严重的情形，已构成非法行医罪。公诉机关指控罪名成立，应予支持。被告人归案后自愿认罪，认罪态度较好，可酌情从轻予以处罚。依照相关法律规定，判决杨某犯非法行医罪，判处有期徒刑一年三个月，宣告缓刑，缓刑考验期一年六个月，并处罚金人民币10000元。

　　问题：杨某违反的是什么医疗管理法规？开办诊所需具备哪些条件？

一、医疗机构的概念

　　医疗机构，是指依法设立的从事疾病诊断、治疗活动的医院、卫生院、疗养院、门诊部、诊所、卫生所（室）以及急救站等卫生机构的总称。医疗机构有以下特征：

　　1. 依法设立　所谓依法设立是指医疗机构依据《医疗机构管理条例》及其实施细则的规定进行设置和执业登记，取得了《医疗机构执业许可证》。只有依法设立并领取了《医疗机构执业许可证》的单位或个人才能开展相应的诊疗活动。

　　2. 设置目的是从事疾病诊断、治疗活动　我国的卫生机构根据设立目的的不同，分为医疗机构和疾病预防控制机构等。医疗机构以开展疾病诊断和治疗为主，而疾病预防控制机构以开展卫生防疫、疾病预防和控制为主。

　　3. 医疗机构是所有从事疾病诊断、治疗活动的机构的总称　我国的医疗机构是由一系列开展疾病诊断、治疗活动的卫生机构组成的。医院、卫生院、社区卫生服务站（中心）是我国医疗机构的主要形式，此外，还有门诊部、疗养院、诊所、卫生室（所）以及急救站等。

二、医疗机构的分类

我国的医疗机构从不同的角度划分，有以下几种分类方法。

（一）按功能、任务、规模等划分

2006 年 11 月 1 日卫生部修订的《医疗机构管理条例实施细则》将医疗机构分为 13 类，包括：综合医院、中医医院、中西医结合医院、民族医医院、专科医院、康复医院；妇幼保健院；社区卫生服务中心、社区卫生服务站；中心卫生院、乡（镇）卫生院、街道卫生院；疗养院；综合门诊部、专科门诊部、中医门诊部、中西医结合门诊部、民族医门诊部；诊所、中医诊所、民族医诊所、卫生所、医务室、卫生保健所、卫生站；村卫生室（所）；急救中心、急救站；临床检验中心；专科疾病防治院（所、站）；护理院、护理站；其他诊疗机构。

（二）按性质、经营目的等划分

国务院转发国务院体改办等八部门《关于城镇医疗机构分类管理的实施意见》指出：实施医疗机构分类管理，促进医疗机构之间公平、有序的竞争。非营利性和营利性医疗机构划分的主要依据是医疗机构的经营目的、服务任务，以及执行不同的财政、税收、价格政策和财务会计制度。

非营利性医疗机构是指为社会公众利益服务而设立和运营的医疗机构，不以营利为目的，其收入用于弥补医疗服务成本，实际运营中的收支结余只能用于自身的发展，如改善医疗条件、引进技术、开展新的医疗服务项目等。目前在我国医疗服务体系中占主导地位。

营利性医疗机构是指医疗服务所得收益可用于投资者经济回报的医疗机构。我国政府不举办营利性医疗机构。

（三）按其投资主体、所有制形式等划分

医疗机构可分为公立医疗机构、民办医疗机构、中外合资与合作医疗机构。公立医疗机构投资主体是国家和集体，属于国有资产；民办医疗机构投资主体是个人或合伙人，属于私有财产；中外合资、合作医疗机构投资主体除我国的医疗机构、公司、企业和其他经济组织外，还包括外国的医疗机构、公司、企业和其他经济组织。

知识拓展

2001 年，中国正式成为世贸组织成员。根据达成的入世协议，我国于 2003 年正式开放医疗服务业。2000 年 7 月 1 日起施行的《中外合资、合作医疗机构

管理暂行办法》规定，中外合作合资举办医疗机构的中方股权比例不得低于30%，投资总额不得低于2000万元，合作年限不得超过20年，外商独资医疗机构仅允许在局部地区试点。国务院《关于促进健康服务业发展的若干意见》（国发〔2013〕40号）提出进一步放宽中外合资、合作办医条件，逐步扩大具备条件的境外资本设立独资医疗机构试点。

三、医疗机构的设置

医疗机构的设置是我国医疗机构管理的重要内容，涉及医疗机构设置规划、设置原则、设置条件以及医疗机构审批程序。

（一）医疗机构设置规划

1. 医疗机构设置规划的含义　医疗机构设置规划是从当地的医疗供需实际出发，合理配置、调整本辖区各级各类医疗机构，充分利用有限的医疗卫生资源，更好地为居民提供符合成本效益的医疗、预防、保健和康复等医疗卫生服务。

医疗机构设置规划应以该区域内居民的实际医疗服务需求为依据，以合理配置利用医疗卫生资源、公平地向全体居民提供高质量的基本医疗服务为目的，通过实施属地化和全行业管理，将各种所有制、投资主体、隶属关系和经营性质的医疗机构均纳入所在地卫生行政部门的统一规划、设置和布局，实行统一准入、统一监管。

各级卫生行政部门要依据医疗机构设置规划设置卫生区域内的各级各类医疗机构，引导医疗卫生资源合理配置，避免医疗卫生资源配置的重叠或遗漏，逐步缩小城乡差别、地区差别，充分合理利用我国有限的医疗卫生资源，建立适应我国国情和具有中国特色的医疗服务体系，既能为我国公民公平地提供基本医疗服务，又能比较有效地控制医疗成本。

知识拓展

我国医疗服务体系的框架

①按三级医疗预防保健网和分级医疗的概念，一、二、三级医院的设置应层次清楚、结构合理、功能到位，建立适合我国国情的分级医疗和双向转诊体系总体框架，以利于发挥整体功能；②大力发展中间性医疗服务和设施（包括医院内康复医学科、社区康复、家庭病床、护理站、护理院、老年病和慢性病医疗机构等），充分发挥基层医疗机构的作用，合理分流病人，以促进急性病医院（或院内急性病部）的发展；③建立健全急救医疗服务体系。急救医疗服务体

由急救中心、急救站和医院急诊科（室）组成，合理布局，缩短服务半径，形成急救服务网络；④其他医疗机构纳入三级医疗网或与三级网密切配合、协调；⑤建立中医、中西医结合、民族医医疗机构服务体系。

2. 医疗机构设置规划的制定　医疗机构设置规划是区域卫生规划的重要组成部分，是卫生行政部门审批医疗机构的依据。它由县级以上地方人民政府卫生行政部门根据其行政区域内的人口、医疗资源、医疗需求和现有医疗机构的分布情况等制定，报同级人民政府批准后实施。其目的是统筹规划医疗机构的数量、规划和分布，合理配置卫生资源，提高卫生资源的利用效率。

医疗机构设置规划分三级。省级和县级的医疗机构设置规划都要以设区的市级地方人民政府卫生行政部门所制定的医疗机构设置规划为基础。设区的市级卫生行政部门按照区域卫生规划的原则和方法制定医疗机构设置规划。县级卫生行政部门制定医疗机构设置规划的重点是 100 张床位以下的医疗机构的具体配置和布局；省级卫生行政部门制订医疗机构设置规划的重点是 500 张床位以上的医院、重点专科和重点专科医院、急救中心、临床检验中心等医疗机构的配置。

3. 医疗机构设置的原则　医疗机构设置坚持以人为本，以人人享有基本医疗卫生服务为根本出发点和落脚点，坚持统筹兼顾、协调发展的科学发展观，建立健全覆盖城乡居民的医疗服务体系，为群众提供安全、有效、方便、价廉的医疗服务。医疗机构设置应当遵循以下原则：

（1）公平性原则　医疗卫生服务必须坚持公平、公正原则，要从当地的医疗供需实际出发，面向城乡，以基层为重点，充分发挥现有医疗资源的作用，适当调控城市医疗机构的发展规模，保证全体居民尤其是广大农民都能公平、公正地享有基本医疗服务。

（2）整体效益原则　医疗机构设置应当符合当地卫生发展总体规划的要求，建立各级各类医疗机构相互协调和有序竞争的医疗服务体系，科学合理配置医疗资源，充分发挥医疗服务体系的整体功能和效益。

（3）可及性原则　各级各类医疗机构服务半径的规划、确定要适宜，交通便利，布局合理，易于群众得到服务。

（4）分级医疗原则　落实医疗机构的功能和职责，建立和完善分级医疗、双向转诊的医疗服务体系，做到常见病、多发病在基层医疗机构诊疗，危重急症和疑难病在城市医院诊疗。

（5）公有制主导原则　坚持非营利性医疗机构为主体、营利性医疗机构为补充，公立医疗机构为主导、非公立医疗机构共同发展的办医原则。鼓励和引导社会资本发展医疗卫生事业，促进非公立医疗卫生机构发展，形成投资主体多元化、投资方式多样化的办医体制。

（6）中西医并重原则　遵循卫生工作的基本方针，中西医并重，保证中医、中西医结合、民族医医疗机构的合理布局及资源配置。

医疗机构的设置以千人口床位数（千人口中医床位数），千人口医师数（千人口中医师数）等主要指标为依据进行宏观调控，具体指标值由各省、自治区、直辖市根据当地实际确定。

（二）医疗机构设置的条件

《医疗机构管理条例》规定，任何单位和个人申请设置医疗机构必须符合规定的条件，经县级以上卫生行政部门审查批准并取得《设置医疗机构批准书》，方可向有关部门申请办理相关手续。

1. 设置医疗机构的基本条件 申请设置医疗机构的基本条件主要包括：①符合当地医疗机构设置规划；②有与执业范围相适应的医务人员并且人员配备符合国家规定；③有与执业范围相适应的医疗业务用房，选址、布局合理并符合卫生要求；④有与执业范围相适应的床位数、仪器设备；⑤有符合法定要求的资金；⑥有相应的规章制度；⑦能独立承担民事责任；⑧符合法律法规规定的其他相关条件。

2. 个人诊所设置的条件 在城市申请设置诊所的个人，应当同时具备下列条件：①经医师执业资格考核合格，取得《医师执业证书》；②取得《医师执业证书》或医师职称后，从事 5 年以上同一专业临床工作；③省级卫生行政部门规定的其他条件。在乡镇和村申请设置诊所的个人，应当具备当地省级卫生行政部门所规定的具体条件。

3. 中外合资、合作医疗机构设置的条件 中外合资、合作医疗机构的设置应具备以下条件：①符合当地区域卫生规划和医疗机构设置规划，并执行医疗机构基本标准；②能够提供国际先进的医疗机构管理经验、管理模式和服务模式，能够提供具有国际领先水平的医学技术和设备；③可以补充或完善当地医疗服务能力、医疗技术、资金和医疗设施方面的不足；④必须是独立的法人；⑤投资总额不得低于 2000 万人民币，中方所占有的股份比例或权益不得低于 30%；⑥合资、合作期限不超过 20 年；⑦省级以上卫生行政部门规定的其他条件。

4. 不得申请设置医疗机构的情形 有下列情形之一的，不得申请设置医疗机构：①不能独立承担民事责任的单位；②正在服刑或者不具有完全民事行为能力的个人；③医疗机构在职、因病退职或者停薪留职的医务人员；④发生二级以上医疗事故未满 5 年的医务人员；⑤因违反有关法律、法规和规章，已被吊销执业证书的医务人员；⑥被吊销《医疗机构执业许可证》的医疗机构法定代表人或者主要负责人；⑦省级卫生行政部门规定的其他情形。

（三）医疗机构设置的审批程序

医疗机构的设置具有一定的审批程序，包括申请、受理与审批等。

1. 申请 申请设置医疗机构，应当提交下列文件：①设置申请书；②设置可行性研究报告；③选址报告和建筑设计平面图。

单位或个人设置医疗机构应当按照以下规定提出设置申请：不设床位或者床位不满

100 张的医疗机构，向所在地的县级卫生行政部门申请；床位在 100 张以上的医疗机构和专科医院按照省级卫生行政部门的规定申请。

2. 受理与审批　县级以上卫生行政部门应当自受理设置申请之日起 30 日内，做出批准或者不批准的书面答复。批准设置的，发给设置医疗机构批准书，并向上一级卫生行政部门备案；对不予批准的，要以书面形式告知理由。

国家统一规划的医疗机构的设置，由国务院卫生行政部门决定。

机关、企业和事业单位按照国家医疗机构基本标准设置为内部职工服务的门诊部、诊所、卫生所（室），报所在地的县级卫生行政部门备案。

设置中外合资、合作医疗机构，经申请获卫生部许可后，按照有关规定向商务部提出申请。予以批准的，发给《外商投资企业批准证书》。凭此证书到国家工商行政管理部门办理注册登记手续，并向规定的卫生行政部门申请领取《医疗机构执业许可证》。中外合资、合作医疗机构不得设置分支机构。

有下列情形之一的，设置医疗机构申请不予批准：①不符合当地《医疗机构设置规划》；②设置人不符合规定的条件；③不能提供满足投资总额的资信证明；④投资总额不能满足各项预算开支；⑤医疗机构选址不合理；⑥污水、污物、粪便处理不合格；⑦省级卫生行政部门规定的其他情形。

四、医疗机构执业的登记

（一）医疗机构执业登记的条件

医疗机构必须进行执业登记，领取《医疗机构执业许可证》后才能执业。医疗机构执业登记的内容包括执业登记的条件、事项、校验和变更等。

申请医疗机构执业登记应当填写《医疗机构申请执业登记注册书》，并具备下列条件：①有《设置医疗机构批准书》；②符合医疗机构的基本标准；③有适合的名称、组织机构和场所；④有与其开展的业务相适应的经费、设施、设备和专业卫生技术人员；⑤有相应的规章制度；⑥能够独立承担民事责任。

医疗机构的执业登记由批准医疗机构设置的卫生行政部门负责，登记机关在受理医疗机构执业登记申请后，应当在 45 日内对提交的材料进行审查和实地考察、核实，并对有关执业人员进行消毒、隔离和无菌操作等基本知识和技能的现场抽查考核。经审核合格的，发给《医疗机构执业许可证》；对审核不合格的，应将审核结果和不予批准的理由以书面形式通知申请人。

有下列情形之一的不予登记：①不符合《设置医疗机构批准书》核准的事项；②不符合《医疗机构基本标准》；③投资不到位；④医疗机构用房不能满足诊疗服务功能；⑤通讯、供电、上下水道等公共设施不能满足医疗机构正常运转；⑥医疗机构规章制度不符合要求；⑦消毒、隔离和无菌操作等基本知识和技能的现场抽查考核不合格等；⑧省级卫生行政部门规定的其他情形。

（二）医疗机构执业登记的事项

1. 医疗机构执业登记的事项　医疗机构执业登记的事项有以下几个方面：①类别、名称、地址、法定代表人或主要负责人；②所有制形式；③注册资金（资本）；④服务方式；⑤诊疗科目；⑥房屋建筑面积、床位（牙椅）；⑦服务对象；⑧职工人数；⑨执业许可证登记号（医疗机构代码）；⑩省级卫生行政部门规定的其他登记事项。

门诊部、诊所、卫生所、医务室、卫生保健所、社区卫生服务中心、社区卫生服务卫生站还应当核准附设药房（柜）的药品种类。

2. 医疗机构执业登记的变更　医疗机构执业登记的事项发生变化时，须进行相应的登记变更。主要有以下几种情形：①医疗机构分立或者合并的，应当根据不同情况申请办理相应手续，保留医疗机构的，申请办理变更登记；新设置医疗机构的，申请设置许可和执业登记；终止医疗机构的，申请注销登记；②医疗机构变更名称、地址、法定代表人或主要负责人、所有制形式、注册资金、服务方式、诊疗科目、床位（牙椅）、服务对象的，应当向登记机关申请办理变更登记；③机关、企事业单位设置的为内部职工服务的医疗机构向社会开放，应当按规定申请办理变更登记。

（三）医疗机构执业登记的校验

床位在 100 张以上的综合医院、中西医结合医院、中医院、民族医院以及专科医院、康复医院、疗养院、急救中心、临床检验中心和专科疾病防治机构的校验期为 3 年，其《医疗机构执业许可证》每 3 年校验一次；其他医疗机构，校验期是一年，其《医疗机构执业许可证》每 1 年校验一次；中外合资合作医疗机构校验期为 1 年；暂缓校验后再次校验合格医疗机构的校验期为 1 年。

医疗机构应当于校验期满前 3 个月向原登记的卫生行政部门申请办理校验手续，并提交医疗机构校验申请书、《医疗机构执业许可证》及其副本等有关资料。登记机关应当在受理校验申请之日起 30 日内完成校验审查，做出校验结论，办理相应的校验执业登记手续。校验结论包括"校验合格"和"暂缓校验"，暂缓校验应当确定暂缓校验期。

登记机关做出"校验合格"结论时，应当在医疗机构执业许可证副本上加盖校验合格章。

医疗机构有下列情形之一的，登记机关应当做出"暂缓校验"结论，下达整改通知书，并根据情况，给予 1～6 个月的暂缓校验期：①校验审查所涉及的有关文件、病案和材料存在隐瞒、弄虚作假情况；②不符合医疗机构基本标准；③限期整改期间；④停业整顿期间；⑤省、自治区、直辖市人民政府卫生行政部门规定的其他情形。

医疗机构应当于暂缓校验期满后 5 日内向卫生行政部门提出再次校验申请，由卫生行政部门再次进行校验。再次校验合格的，允许继续执业；再次校验不合格的，由登记机关注销其《医疗机构执业许可证》。医疗机构暂缓校验期满后规定时间内未提出再次校验申请的，由卫生行政部门注销其《医疗机构执业许可证》。

不设床位的医疗机构在暂缓校验期内不得执业。暂缓校验期满仍不通过校验的，卫生行政部门注销其《医疗机构执业许可证》。

（四）医疗机构的名称

1. 医疗机构命名的一般规则 《实施细则》第四十条规定：医疗机构的名称由识别名称和通用名称依次组成。医疗机构通用的名称为：医院、中心卫生院、卫生院、疗养院、妇幼保健院、门诊部、诊所、卫生所、卫生站、卫生室、医务室、卫生保健所、急救中心、急救站、临床检验中心、防治院、防治所、防治站、护理院、护理站、护理中心，以及卫生部规定或认可的其他名称。可以作为医疗机构识别名称的有：地名、单位名称、个人名称、医学学科名称、医学专业和专科名称、诊疗科目名称、核准机关批准使用的其他名称。

2. 医疗机构命名的原则 《实施细则》第四十一条规定，医疗机构命名必须符合以下原则：①名称必须名副其实；②名称必须与医疗机构类别或者诊疗科目相适应；③各级地方人民政府设置的医疗机构的识别名称中应当含有省、市、县、区、街道、乡、镇、村等行政区划名称，其他医疗机构的识别名称中不得含有行政区划名称；④国家机构、企业和事业单位、社会团体或者个人设置的医疗机构的名称中，应当含有设置单位名称或者个人的姓名。

3. 医疗机构不得使用的名称 医疗机构不得使用下列名称：①有损于国家、社会或者公共利益的名称；②侵犯他人利益的名称；③以外文字母、汉语拼音组合的名称；④以医疗仪器、药品、医用产品命名的名称；⑤含有"疑难病""专治""专家""名医"或者同类含义文字的名称以及其他宣传或者暗示诊疗效果的名称；⑥超出登记的诊疗科目范围的名称；⑦省级以上卫生行政部门规定不得使用的名称。

4. 医疗机构名称的核准 根据《实施细则》的有关规定，医疗机构名称的核准有以下规则：①以"中心"作为医疗机构通用名称的，由省级以上卫生行政部门核准；在识别名称中含有"中心"字样的，由省、自治区、直辖市卫生行政部门规定和核准；含有"中心"字样的医疗机构名称必须同时含有行政区划名称或者地名。②除专科疾病防治机构外，医疗机构不得以具体疾病名称作为识别名称，确有需要的，由省、自治区、直辖市卫生行政部门核准。③医疗机构只准使用一个名称，确有需要，经核准机关核准可以使用两个或者两个以上名称，但必须确定第一个名称。④两个以上申请人向同一个核准机关申请相同的医疗机构，核准机关依照申请在先原则核定；属于同一天申请的，应当由双方协商解决；协商不成的，由核准机关做出裁决。⑤医疗机构名称中含有外国国家（地区）名称及其简称、国际组织名称，或者含有"中国""全国""中华""国家"等字样以及跨省地域名称等，由卫生部核准；属于中医、中西医结合和民族医医疗机构的，由国家中医药管理局核准。

5. 医疗机构名称的管理 ①医疗机构名称经核准登记，于领取《医疗机构执业许可证》后方可使用，在核准机关管辖的范围内享有专用权。②卫生行政部门有权纠正已经核准登记的不适宜的医疗机构名称，上级卫生行政部门有权纠正下级卫生行政部门已经核准的不适宜的医疗机构名称。③两个以上医疗机构因已经核准登记的名称相同发生争议时，核准机关依照登记在先原则处理。属于同一天登记的，应当由双方协商；协商不成的，由核准机关报上一级卫生行政部门做出裁决。④医疗机构名称不得出卖、出借；未经核准机关许可，医疗机构名称不得转让。

五、医疗机构执业与管理

（一）医疗机构的执业规则

医疗机构应遵守国家有关法律、法规、规章及医疗技术操作规范和标准，加强对医务人员医德教育，督促医务人员恪守职业道德；应将《医疗机构执业许可证》、诊疗科目、诊疗时间和收费标准悬挂于明显处所；严格按照核准登记的诊疗科目开展诊疗活动，禁止超范围开展诊疗活动；工作人员上岗工作，必须佩带载有本人姓名、职务或者职称的标牌，不得使用非卫生技术人员从事医疗卫生技术工作。

医疗机构应按照卫生行政部门的规定、标准加强医疗质量管理，实施医疗质量保证方案，确保医疗安全和服务质量，不断提高服务水平；应经常对医务人员进行"基础理论、基本知识、基本技能"的训练与考核，把"严格要求、严密组织、严谨态度"落实到各项工作中；医疗机构应严格执行无菌消毒、隔离制度，采取科学有效的措施处理污水和废弃物，预防和减少医院感染。

对危重病人应当立即抢救，对限于设备或者技术条件不能诊治的病人应当及时转诊；未经医师（士）亲自诊查病人，医疗机构不得出具疾病诊断书、健康证明书或者死亡证明书等证明文件；未经医师（士）、助产人员亲自接产，医疗机构不得出具出生证明书或者死亡报告书。

在诊疗活动中，应当对患者实行保护性医疗措施，并取得患者家属和有关人员的配合；尊重患者对自己的病情、诊断、治疗的知情权利，在实施手术、特殊检查或者特殊治疗时，应向患者做必要的解释；因实施保护性医疗措施不宜向患者说明情况的，应当将有关情况通知患者家属；无法取得患者意见又无家属或者关系人在场，或者遇到其他特殊情况时，经治医师应当提出医疗处置方案，在取得医疗机构负责人或者被授权负责人员的批准后实施。

医疗机构发生医疗事故，对传染病、精神病、职业病等患者的特殊诊治和处理，均应当按照国家有关法律、法规的规定办理；必须按照有关药品管理的法律、法规，加强药品管理；医疗机构还必须依法承担相应的预防保健工作，承担县级以上人民政府卫生行政部门委托的支援农村、指导基层医疗卫生工作等任务；发生重大灾害、事故、疾病流行或者其他意外情况时，医疗机构及其卫生技术人员必须服从县级以上卫生行政部门的调遣。

（二）医疗机构的管理部门及其职责

各级卫生行政部门负责所辖区域内医疗机构的监督管理工作。

县级以上卫生行政部门可以设立医疗机构监督管理办公室，设立和聘任医疗机构监督员，具体履行规定的监督管理职责。县级以上卫生行政部门监督管理职权包括：①负责医疗机构的设置审批、执业登记和校验；②对医疗机构的执业活动进行检查指导；③负责组织对医疗机构的评审；④对违反医疗机构管理规定的行为给予处罚。

在监督管理工作中，要充分发挥医院管理学会和卫生工作者协会等学术性和行业性社会团体的作用。

（三）法律责任

医疗机构违反《医疗机构管理条例》，应承担以下法律责任：

1. 未取得《医疗机构执业许可证》擅自执业的，责令其停止执业活动，没收非法所得和药品、器械，并可以根据情节轻重处以1万元以下的罚款。

2. 逾期不校验《医疗机构执业许可证》仍从事诊疗活动的，责令其限期补办校验手续；拒不校验的，吊销其《医疗机构执业许可证》。

3. 出卖、转让、出借《医疗机构执业许可证》的，没收非法所得，并可以处以5000元以下的罚款；情节严重的，吊销其《医疗机构执业许可证》。

4. 诊疗活动超出登记范围的，予以警告、责令其改正，并可以根据情节轻重处以3000元以下的罚款；情节严重的，吊销其《医疗机构执业许可证》。

5. 使用非卫生技术人员从事医疗卫生技术工作的，责令其限期改正，并可以处以5000元以下的罚款；情节严重的，吊销其《医疗机构执业许可证》。

6. 出具虚假证明文件的，予以警告；对造成危害后果的，可以处以1000元以下的罚款；对直接责任人员由所在单位或者上级机关给予行政处分。

第二节　医院分级管理

 案例导入

　　在我国，大医院人满为患、基层医院门可罗雀的就医现象非常普遍。2014年10月，北京市卫生计生委、市科协启动了"北京市健康中国行——2014年科学就医主题宣传活动"。主办者通过活动，意在向市民宣传"科学就医、聪明看诊"的就医新理念。就医也要讲科学，这里的科学指的是就医行为的合理与理性。如果得了感冒、发烧也跑去排队挂专家号，不仅给自己增添了看病的麻烦，更占用了专家救治其他重症患者的精力。对此，专家给出了分级诊疗的建议：首诊去社区医院，建立一份自己的健康档案；由看专科转为先看全科，若问题严重，社区医生会转诊到专科专家，省去自己排队挂号的麻烦；而专家给出具体治疗方案后，患者要继续找社区医生完善档案，目的是让社区医生了解病情，方便随时指导；若是患两种以上慢性病者，看完专科医生，可以再选择三甲大医院的全科医生，避免药物配搭上的一些禁忌。这种"小病在社区、大病去医院、康复回社区"的分级诊疗模式，一方面，避免了患者盲目去大医院就诊的麻烦，更能让社区的全科医生了解自己的病情，方便随时就诊。对慢性病人和人们的日常健康管理来说有很大益处。

问题：造成上述不理性就医现象的原因是什么？大医院跟小医院的区别是什么？我国医院是怎么分等次的？

一、医院的分级分等

1989 年 11 月 29 日卫生部制定发布了《医院分级管理办法（试行）》规定：建立医院评审制度。根据医院的功能、任务、设施条件、技术建设、医疗服务质量和科学管理的综合水平，对医院实行分级管理。同时强调，医院的设置与分级，应在保证城乡医疗卫生网的合理结构和整体功能的原则下，由卫生行政部门按地方政府"区域卫生规划"统一规划确定。

医院按功能、任务不同划分为一、二、三级：

一级医院：是直接向一定人口的社区（人口一般在 10 万以下）提供预防、医疗、保健、康复服务的基层医院、卫生院。

二级医院：是向多个社区（人口一般在 10 万左右）提供综合医疗卫生服务和承担一定教学、科研任务的地区性医院。

三级医院：是向几个地区（人口一般在 100 万以上）提供高水平专科性医疗卫生服务和执行高等教学、科研任务的区域性以上的医院。

各级医院经过评审，按照《医院分级管理标准》确定为甲、乙、丙三等，三级医院增设特等，共三级十等。

企事业单位及集体、个体举办的医院的级别，可比照划定。

在卫生行政部门的规划与指导下，一、二、三级医院之间应建立与完善双向转诊制度和逐级技术指导关系。

二、医院等级的评审

（一）医院评审委员会

医院评审委员会分为部级评审委员会、省级评审委员会、地（市）级评审委员会三级。

1. 部级评审委员会　由卫生部组织，负责评审三级特等医院，制订与修订医院分级管理标准及实施方案，并对地方各级评审结果进行必要的抽查复核。

2. 省级评审委员会　由省、自治区、直辖市卫生厅（局）组织，负责评审二、三级甲、乙、丙等医院（包括计划单列市的二、三级医院）。

3. 地（市）级评审委员会　由地（市）卫生局组织，负责评审一级甲、乙、丙等医院。

医院评审委员会是在同级卫生行政部门领导下，独立从事医院评审的专业性组织。

各级评审委员会要定期向同级卫生行政部门提交工作计划和工作报告。

评审委员会由同级卫生行政部门聘请有经验的医院管理、医学教育、临床、医技、护理和财务等有关方面专家若干人组成，其成员必须作风正派、清廉公道、不徇私情、身体健康，能亲自参加评审工作。

各级评审委员会应制定工作章程，建立和完善工作制度。要严格遵守国家法律及有关廉政建设、勤俭节约的规定。

（二）评审程序

1. 自查申报 由各级医院根据医院分级管理标准先行自查，认为符合标准后，填写《医院评审申请书》一式数份，向相应的评审委员会提出申请。

2. 资格评审 评审委员会根据申请书对医院的申请及时进行初审，确认参加评审的资格。

3. 考核检查 医院评审委员会对医院实行平时有重点的抽查和周期评审相结合的考核检查。日常考核结果作为周期评审的一部分。周期性评审时应根据评审标准结合自报材料进行实地检查，包括听取汇报、与管理人员讨论、全面检查、抽查、回顾性调查、接待院内外来访等方式，最后采取评分或数学模型办法对医院做出综合评价。评审过程中，医院应向评审委员会提供所需要的各种真实资料和情况。

4. 评审结论 评审委员会应对被评审医院做出级别和等次的结论，并提出正式报告呈报同级卫生行政部门。

凡申报三级特等医院者，应先报省级评审委员会通过三级甲等医院的评审，然后由省级评审委员会根据评审结果决定是否推荐其到部级评审委员会参加三级特等医院的评审。

5. 审批 依据评审委员会的报告及评审结论，由相应级别的卫生行政部门审定批准。各级医院的审批权如下：①三级特等医院，由卫生部审批；②二、三级甲、乙、丙等医院由省、自治区、直辖市卫生厅（局）审批；③一级甲、乙、丙等医院由地（市）卫生局审批。

6. 申请复审 医院对评审结论有不同意见，可在接到评审结论的正式通知1个月内向评审委员会请求复审。凡要求复审者，必须提出充分的理由和依据，经评审委员会研究并报同级卫生行政部门决定是否复审，复审只限1次。

7. 评审费与评审周期 申请评审（包括复审）的医院，应缴纳评审费。收费标准由各省、自治区、直辖市卫生部门报物价部门核定。评审费收入只能用于开展医院评审活动的正常支出。

每一评审周期为3年。医院应在评审周期结束前18个月提出申请，呈报资料。评审委员会接到申请后，在本评审周期结束前3个月完成评审。

（三）评审结果

经过评审的医院，由审批机关发给全国统一格式的证书，并由发证机关按年度公布评审结果。

实行医院分级管理后，医疗收费应按评审结果有所区别。允许各地根据国家价格改革的统一部署，结合本地区实际情况，按医院级别，可先试行对门诊挂号、住院床位收费适当拉开档次。具体调整意见和收费标准由各省、自治区、直辖市的卫生、物价部门制定。

各级医院评审委员会与卫生行政部门对存在较多问题的医院应提出限期改正的意见或对其重新评审，对连续3年不申报评审或不符合基本标准的医院，一律列为等外医院，由同级卫生行政部门加强管理并根据情况，予以整顿乃至停业。

三、医院的基本标准

1994年9月卫生部下发了《医疗机构基本标准（试行）》（卫医发［1994］第30号），明确了医院、妇幼保健院、乡（镇、街道）卫生院、门诊部［诊所、卫生所（室）、医务室、中小学卫生保健所、卫生站］、村卫生室、专科疾病防治院（所、站）、急救中心（站）、临床检验中心、护理院（站）等各种医疗机构的基本标准，并规定这一标准是医疗机构执业必须达到的最低标准，是卫生行政部门核发《医疗机构执业许可证》的依据。

（一）医院的构成

我国医院由综合医院、中医医院、中西医结合医院、民族医医院、专科医院构成。专科医院又由口腔医院、肿瘤医院、儿童医院、精神病医院、传染病医院、心血管病医院、血液病医院、皮肤病医院、整形外科医院、美容医院、康复医院、疗养院构成。

（二）综合医院的分级标准

凡以"医院"命名的医疗机构，住院床位总数应在20张以上。

1. 一级综合医院　①床位：住院床位总数20张至99张。②科室设置：临床科室至少设有急诊室、内科、外科、妇（产）科、预防保健科；医技科室至少设有药房、化验室、X光室、消毒供应室。③人员：每床至少配备0.7名卫生技术人员，至少有3名医师、5名护士和相应的药剂、检验、放射等卫生技术人员，至少有1名具有主治医师以上职称的医师。④房屋：每床建筑面积不少于45平方米。⑤设备：心电图机、洗胃器、电动吸引器、呼吸球囊、妇科检查床、冲洗车、气管插管、万能手术床、必要的手术器械、显微镜、离心机、X光机、电冰箱、药品柜、恒温培养箱、高压灭菌设备、紫外线灯、洗衣机、常水、热水、蒸馏水、净化过滤系统等基本设备，每床单元应配备床、床垫、被褥、面盆、暖瓶、病员服等基本设备和用品1~4套。⑥各项规章制度、人员岗位责任制、医疗护理技术操作规程齐备。⑦注册资金到位。

2. 二级综合医院　①床位：住院床位总数100张至499张。②科室设置：临床科室至少设有急诊室、内科、外科、妇产科、儿科、眼科，耳鼻喉科、口腔科、皮肤科、麻醉科、传染科、预防保健科，其中眼科、耳鼻喉科、口腔科可合并建科，皮肤科可并入内科或外科，附近已有传染病医院的，根据当地《医疗机构设置规划》可不设传染科。医技科室至少设有药剂科、检验科、放射科、手术室、病理科、血库（可与检验科合设）、理疗科、消毒供应室、病案室。③人员：每床至少配备 0.88 名卫生技术人员，每床至少配备 0.4 名护士，至少有 3 名具有副主任医师以上职称的医师，各专业科室至少有 1 名具有主治医师以上职称的医师。④房屋：每床建筑面积不少于 45 平方米；病房每床净使用面积不少于 5 平方米；日平均每诊人次占门诊建筑面积不少于 3 平方米。⑤设备：除一级医院应有的大部分设备外，还应有给氧装置、呼吸机、自动洗胃机、心脏除颤器、心电监护仪、多功能抢救床、无影灯、麻醉机、胃镜、万能产床、产程监护仪、婴儿保温箱、裂隙灯、牙科治疗椅、涡轮机、牙钻机、银汞搅拌机、分析天平、离心机、钾钠氯分析仪、尿分析仪、B 超、冷冻切片机、石蜡切片机、敷料柜、器械柜、手套烘干上粉机、蒸馏器、下收下送密闭车、冲洗工具、净物存放、消毒灭菌密闭柜、热源监测设备（恒温箱、净化台、干燥箱）等基本设备；病房每床单元设备除增加床头信号灯 1 台外，其他与一级综合医院相同。

3. 三级综合医院　①床位：住院床位总数 500 张以上。②科室设置：临床科室至少设有急诊室、内科、外科、妇产科、儿科、中医科、耳鼻喉科、口腔科、眼科、皮肤科、麻醉科、康复科、预防保健科；医技科室至少设有药剂科、检验科、放射科、手术室、病理科、输血科、核医学科、理疗科（可与康复科合设）、消毒供应室、病案室、营养部和相应的临床功能检查室。③人员：每床至少配备 1.03 名卫生技术人员，每床至少配备 0.4 名护士，各专业科室的主任应具有副主任医师以上职称，临床营养师不少于 2 名，工程技术人员（技师、助理工程师及以上人员）占卫生技术人员总数的比例不低于 1%。④房屋：每床建筑面积不少于 60 平方米；病房每床净使用面积不少于 6 平方米；日平均每门诊人次占门诊建筑面积不少于 4 平方米。⑤设备：除二级综合医院应有的设备外，还应有麻醉监护仪、高频电刀、移动式 X 光机、多普勒成像仪、动态心电图机、脑电图机、脑血流图机、血液透析器、肺功能仪、支气管镜、食道镜、十二指肠镜、乙状结肠镜、结肠镜、直肠镜、腹腔镜、膀胱镜、宫腔镜、胎儿监护仪、骨科牵引床、生化分析仪、紫外线分光光度计、酶标分析仪、细胞自动筛选器、通风降温、烘干设备等基本设备。病房每床单元设备，与二级综合医院相同。

第三节　其他医疗机构的管理

 案例导入

案例 1：黑诊所非法行医，谁是监管者？

2012 年 4 月，中央电视台焦点访谈栏目以"红火的黑诊所"为题对河南某市像开杂货铺一样开诊所的现象进行了调查实录。

据调查，河南省某市，近些年像开杂货铺一样，相继开业了数百家诊所。别看这些诊所小、条件差，却百病都治，就连癌症也不在话下。23 岁的李丽于 2011 年 9 月前往市协和门诊做人工流产。协和门诊在该市已经开业有七八年了，人工流产是这个门诊的一项主营业务。然而，刚刚上了手术台，李丽就昏迷了。氧气瓶本来是医疗单位的必备器械，协和门诊却找不到氧气瓶，甚至连周围的医院门诊也都找不到。李丽昏迷 45 分钟以后，一瓶能够使用的氧气瓶才被送到她面前。而此时，李丽已经知觉全无，成了植物人。2012 年大年初一，久卧病床的李丽死亡。

一个普通的人工流产，怎么就导致了死亡呢？李家找到了为女儿做手术的协和门诊想追究责任，然而，协和门诊已经人去屋空。

该市卫生局告诉李家，因为协和门诊没有卫生局颁发的《医疗机构执业许可证》，开业就诊属于非法经营，非法行医出了人命应该属于刑事案件，应该由公安机关负责破案抓人。而公安局认为，没有医疗事故认定书不能立案。卫生局则声称，协和诊所是黑诊所，从业人员逃跑，无法出具医疗事故鉴定书。因此，对于李丽之死，李家求告无门。

从李丽死亡 3 个月过去了，那个夺人性命的协和门诊的大门依然紧锁。在该市的大街小巷，像协和门诊一样的各类诊所，依然红红火火地营业着。

据知情人士透露，卫生部门之所以不给诊所颁发医疗机构执业许可证，是因为当地诊所或者医院很少能达到发证标准，只能默许诊所经营。每家诊所每年向卫生部门交纳罚款，之后就可以继续经营。因为诊所没有执照，一旦出现问题，完全可以当作非法行医处理，监管部门不用承担责任。

问题：什么是黑诊所？开办诊所应达到什么标准？无证行医谁来负起监管责任？

案例 2：美容院非法开展医疗美容案

已是不惑之年的张女士，平时很注意养生。某日，其去一家美容机构做按摩，该家美容店的工作人员极力向张女士推销他们的文眉服务。最终，张女士没能禁住劝说，接受了文眉服务。孰料却导致自己脸部出血、结痂，疼痛不适。张女士与该美容机构交涉赔偿问题未果，遂将其诉至法院。

原告张女士诉称：其到被告处做按摩保健时，被告工作人员极力推销眉毛纹绣三维立体设计服务。在推销过程中，被告工作人员告知张女士：该服务分为二次；为原告进行该服务的人员是曾给各大明星做过美容的美容大师；该服务是本地区最好的。推销过程中被告未告知该服务价格，当天在原告接受第一次服务后，被要求支付该服务全部费用 29800 元，原告即支付了全部费用。本以为自己花钱买美丽呢，谁料，几天后，原告脸部开始感到疼痛，并伴有出血、结痂症状。在咨询相关专家后，原告得知自己接受的服务应属于医疗美容，而为自己服务的美容大师却不具备相关资质。为维护自己的合法权益，将被告诉至法院，请求法院判令：解除原、被告订立的合同；被告返还原告29800 元；被告赔偿原告 29800 元；诉讼费由被告承担。

被告某美容机构辩称：原告所述不属实，原告来做美容是自愿的，自己没有逼迫原告交钱，不同意原告的诉讼请求。

经法院审结，判决被告某美容机构于本判决书生效后十日内返还原告张女士美容服务费二万三千八百四十元；驳回原告张女士的其他诉讼请求。

问题：什么是医疗美容？怎样判断、选择正规美容机构？法院做出该判决的依据是什么？

一、我国民营、个体医疗机构设置基本标准

《医疗机构基本标准（试行）》规定了我国诊所、卫生所（室）、医务室的设置基本标准。

（一）诊所、卫生所（室）、医务室基本标准

1. 科室设置　至少设有诊室、处置室、治疗室。

2. 人员　至少有1名取得医师资格后从事5年以上临床工作的医师；至少有1名护士。

3. 房屋　建筑面积不少于40平方米；每室必须独立。

4. 设备　应有诊察床、诊察凳、听诊器、血压计、出诊箱、体温计、污物桶、压舌板、处置台、注射器、药品柜、纱布罐、紫外线灯、方盘、高压灭菌设备等基本设备。还应有与开展的诊疗科目相应的其他设备。

5. 制度　制定各项规章制度、人员岗位责任制，有国家制定或认可的医疗护理技术操作规程，并成册可用。

6. 资金　注册资金到位，数额由各省、自治区、直辖市卫生行政部门确定。

（二）中医诊所基本标准

中医诊所的中医治疗率不得低于85%。

1. 人员　至少有1名取得医师资格后从事5年以上临床工作的中医师。经批准设置中药饮片和成药柜的，须配备具有中药士以上职称的人员共同执业。

2. 房屋　建筑面积不少于40平方米。

3. 设备　有基本设备和与开展诊疗科目相应的设备及中医诊疗器具。

4. 制度　制定各项规章制度、人员岗位责任制，有国家制定或认可的医疗护理技术操作规程，并成册可用。

5. 资金　注册资金到位，数额由各省、自治区、直辖市中医（药）行政管理部门确定。

（三）中西医结合诊所基本标准

1. 科室设置　至少设诊室、处置室、治疗室。

2. 人员　至少有1名取得医师资格后从事中西医结合临床工作5年以上的医师；至

少有 1 名护士。

3. 房屋 建筑面积不少于 40 平方米；每室必须独立。

4. 设备 应有诊察床、诊察凳、药柜、血压计、压舌板、高压灭菌设备、方盘、洗手盆、诊察桌、处置台、听诊器、诊槌、注射器、紫外线灯、纱布罐、往诊包等基本设备。还应有与开展的诊疗科目相应的其他设备。

5. 制度 制定各项规章制度、人员岗位责任制，有国家制定或认可的中医医疗护理技术操作规程，并成册可用。

6. 资金 注册资金到位，数额由各省、自治区、直辖市中医（药）行政管理部门确定。

（四）村卫生室（所）基本标准

1. 科室设置 至少设有诊室、治疗室、药房。

2. 人员 至少有 1 名乡村医生。

3. 房屋 房屋建筑面积不少于 40 平方米；每室必须独立。

4. 设备 基本设备包括诊查床、听诊器、体温计、血压计、身高体重计、接种包、出诊箱、至少 50 支各种规格注射器、药品柜、有盖方盘、消毒缸、高压灭菌设备、污物桶、资料柜、健康宣传版。还应有与开展的诊疗科目相应的其他设备。

5. 药品 至少配备 80 种基本药物。

6. 制度 制定各项规章制度、人员岗位责任制，有国家制定或认可的医疗护理技术操作规程，并成册可用。

7. 资金 注册资金到位，注册资金具体数额由各省、自治区、直辖市卫生行政部门确定。

二、急救医疗机构的管理

为加强院前医疗急救管理，规范院前医疗急救行为，提高院前医疗急救服务水平，促进院前医疗急救事业发展，根据《中华人民共和国执业医师法》《医疗机构管理条例》《护士条例》等法律法规的规定，国家卫生和计划生育委员会于 2013 年 10 月 22 日公布了《院前医疗急救管理办法》，自 2014 年 2 月 1 日起施行。

（一）院前医疗急救的概念

院前医疗急救，是指由急救中心（站）和承担院前医疗急救任务的网络医院（以下简称急救网络医院）按照统一指挥调度，在患者送达医疗机构救治前，在医疗机构外开展的以现场抢救、转运途中紧急救治以及监护为主的医疗活动。

（二）院前医疗急救的管理机构

国家卫生计生委负责规划和指导全国院前医疗急救体系建设，监督管理全国院前医疗急救工作。县级以上地方卫生计生行政部门负责规划和实施本辖区院前医疗急救体系建设，监督管理本辖区院前医疗急救工作。卫生计生行政部门应当建立稳定的经费保障机制，保证院前医疗急救与当地社会、经济发展和医疗服务需求相适应。

（三）院前医疗急救机构的设置

院前医疗急救以急救中心（站）为主体，与急救网络医院组成院前医疗急救网络共同实施。县级以上地方卫生计生行政部门应当将院前医疗急救网络纳入当地医疗机构设置规划，按照就近、安全、迅速、有效的原则设立，统一规划、统一设置、统一管理。

急救中心（站）由卫生计生行政部门按照《医疗机构管理条例》设置、审批和登记。设区的市设立一个急救中心。因地域或者交通原因，设区的市院前医疗急救网络未覆盖的县（县级市），可以依托县级医院或者独立设置一个县级急救中心（站）。设区的市级急救中心统一指挥调度县级急救中心（站）并提供业务指导。急救中心（站）应当符合医疗机构基本标准。县级以上地方卫生计生行政部门根据院前医疗急救网络布局、医院专科情况等指定急救网络医院，并将急救网络医院名单向社会公告。急救网络医院按照其承担任务达到急救中心（站）基本要求。

急救中心（站）负责院前医疗急救工作的指挥和调度，按照院前医疗急救需求配备通讯系统、救护车和医务人员，开展现场抢救和转运途中救治、监护。急救网络医院按照急救中心（站）的指挥和调度开展院前医疗急救工作。

县级以上地方卫生计生行政部门根据区域服务人口、服务半径、地理环境、交通状况等因素，合理配置救护车。救护车应当符合救护车卫生行业标准，标志图案、标志灯具和警报器应当符合国家、行业标准和有关规定。

急救中心（站）、急救网络医院救护车以及院前医疗急救人员的着装应当统一标识，统一标注急救中心（站）名称和院前医疗急救呼叫号码。全国院前医疗急救呼叫号码为"120"，急救中心（站）设置"120"呼叫受理系统和指挥中心，其他单位和个人不得设置"120"呼叫号码或者其他任何形式的院前医疗急救呼叫电话。急救中心（站）通讯系统应当具备系统集成、救护车定位追踪、呼叫号码和位置显示、计算机辅助指挥、移动数据传输、无线集群语音通讯等功能。

县级以上地方卫生计生行政部门应当加强对院前医疗急救专业人员的培训，定期组织急救中心（站）和急救网络医院开展演练，推广新知识和先进技术，提高院前医疗急救和突发事件紧急医疗救援能力与水平。

（四）院前医疗急救机构执业管理

急救中心（站）和急救网络医院开展院前医疗急救工作应当遵守医疗卫生管理法律、法规、规章和技术操作规范、诊疗指南。急救中心（站）应当制定院前医疗急救工作规章制度及人员岗位职责，保证院前医疗急救工作的医疗质量、医疗安全、规范服务和迅速处置。

从事院前医疗急救的专业人员包括医师、护士和医疗救护员。医师和护士应当按照有关法律法规规定取得相应执业资格证书。医疗救护员应当按照国家有关规定经培训考试合格取得国家职业资格证书；上岗前，应当经设区的市级急救中心培训考核合格。在专业技术职务评审、考核、聘任等方面应当对上述人员给予倾斜。

医疗救护员可以从事的相关辅助医疗救护工作包括：①对常见急症进行现场初步处理；②对患者进行通气、止血、包扎、骨折固定等初步救治；③搬运、护送患者；④现场心肺复苏；⑤在现场指导群众自救、互救。

急救中心（站）应当配备专人每天24小时受理"120"院前医疗急救呼叫。"120"院前医疗急救呼叫受理人员应当经设区的市级急救中心培训合格。急救中心（站）应当在接到"120"院前医疗急救呼叫后，根据院前医疗急救需要迅速派出或者从急救网络医院派出救护车和院前医疗急救专业人员，不得因指挥调度原因拒绝、推诿或者延误院前医疗急救服务。急救中心（站）和急救网络医院应当按照就近、就急、满足专业需要、兼顾患者意愿的原则，将患者转运至医疗机构救治。急救中心（站）和急救网络医院应当做好"120"院前医疗急救呼叫受理、指挥调度等记录及保管工作，并按照医疗机构病历管理相关规定，做好现场抢救、监护运送、途中救治和医院接收等记录及保管工作。

急救中心（站）和急救网络医院按照国家有关规定收取院前医疗急救服务费用，不得因费用问题拒绝或者延误院前医疗急救服务。

急救中心（站）应当按照有关规定做好突发事件紧急医疗救援的现场救援和信息报告工作。

（五）院前医疗急救机构的监督管理

县级以上地方卫生计生行政部门应当加强对院前医疗急救工作的监督与管理。县级以上地方卫生计生行政部门应当加强急救中心（站）和急救网络医院的设置管理工作，对其执业活动进行检查指导。县级以上地方卫生计生行政部门发现本辖区任何单位及其内设机构、个人未经批准使用急救中心（站）的名称或救护车开展院前医疗急救工作的，应当依法依规严肃处理，并向同级公安机关通报情况。上级卫生计生行政部门应当加强对下级卫生计生行政部门的监督检查，发现下级卫生计生行政部门未履行职责的，应当责令其纠正或者直接予以纠正。

急救中心（站）和急救网络医院应当对本机构从业人员的业务水平、工作成绩和职业道德等情况进行管理、培训和考核，并依法依规给予相应的表彰、奖励、处理等。

三、美容医疗机构的管理

为规范医疗美容服务，促进医疗美容事业的健康发展，维护就医者的合法权益，卫生部于2002年1月22日发布了《医疗美容服务管理办法》。2002年7月，卫生部委托中华医学会制定并下发了《医疗美容项目》。2002年4月，卫生部对《医疗机构基本标准（试行）》（卫医发〔1994〕第30号）中美容医院、医疗美容门诊部、医疗美容诊所的基本标准进行了修订，并制定、发布了《美容医疗机构、医疗美容科（室）基本标准

（试行）》。后卫生部医政司委托中国整形美容协会对这一试行标准进行了重新修订，形成了《美容医疗机构、医疗美容科（室）基本标准》（2011版）征求意见稿。

（一）美容医疗机构的概念

医疗美容，是指运用手术、药物、医疗器械以及其他具有创伤性或者侵入性的医学技术方法对人的容貌和人体各部位形态进行的修复与再塑。

美容医疗机构，是指以开展医疗美容诊疗业务为主的医疗机构。

《美容医疗机构、医疗美容科（室）基本标准（试行）》将医疗美容机构划分为美容医院、医疗美容门诊部、医疗美容诊所、其他医疗机构内设的医疗美容科（室）四种不同的类型。

医疗美容设一级、二级两个诊疗科目。医疗美容科为一级诊疗科目，美容外科、美容牙科、美容皮肤科和美容中医科为二级诊疗科目。

（二）医疗美容服务的主管部门

卫生部（含国家中医药管理局）主管全国医疗美容服务管理工作。县级以上地方人民政府卫生行政部门（含中医药行政管理部门，下同）负责本行政区域内医疗美容服务监督管理工作。

（三）美容医疗机构的设置、登记

1. 申请条件　申请举办美容医疗机构或医疗机构设置医疗美容科必须同时具备下列条件：①具有承担民事责任的能力；②有明确的医疗美容诊疗服务范围；③符合《医疗机构基本标准（试行）》；④省级以上人民政府卫生行政部门规定的其他条件。

2. 美容医疗机构的审批和登记　申请举办美容医疗机构的单位或者个人，应按照本办法以及《医疗机构管理条例》和《医疗机构管理条例实施细则》的有关规定办理设置审批和登记注册手续。美容医疗机构必须经卫生行政部门登记注册并获得《医疗机构执业许可证》后方可开展执业活动。

医疗机构增设医疗美容科目的，必须具备本办法规定的条件，按照《医疗机构管理条例》及其实施细则规定的程序，向登记注册机关申请变更登记。

美容医疗机构和医疗美容科室开展医疗美容项目应当由登记机关指定的专业学会核准，并向登记机关备案。

（四）医疗美容执业人员的资格

1. 主诊医师的条件　负责实施医疗美容项目的主诊医师必须同时具备下列条件：

（1）具有执业医师资格，经执业医师注册机关注册。

（2）具有从事相关临床学科工作经历，其中，负责实施美容外科项目的应具有6年以上从事美容外科或整形外科等相关专业临床工作经历；负责实施美容牙科项目的应具有5年以上从事美容牙科或口腔科专业临床工作经历；负责实施美容中医科和美容皮肤科项目的应分别具有 3 年以上从事中医专业和皮肤病专业临床工作经历；

（3）经过医疗美容专业培训或进修并合格，或已从事医疗美容临床工作 1 年以上；

（4）省级人民政府卫生行政部门规定的其他条件。

未取得主诊医师资格的执业医师，可在主诊医师的指导下从事医疗美容临床技术服务工作。省级卫生行政部门可以委托中介组织对主诊医师资格进行认定。未经卫生行政部门核定并办理执业注册手续的人员不得从事医疗美容诊疗服务。

2. 护理人员的条件 从事医疗美容护理工作的人员应同时具备下列条件：①具有护士资格，并经护士注册机关注册；②具有 2 年以上护理工作经历；③经过医疗美容护理专业培训或进修并合格，或已从事医疗美容临床护理工作 6 个月以上。

知识拓展

医疗美容诊所的基本标准（节选）——摘自《美容医疗机构、医疗美容科（室）基本标准（试行）》

一、床位

至少设有美容治疗床2张，或手术床1张及观察床1张，或牙科综合治疗椅1张。

二、科室设置

（一）临床科室：美容外科、美容皮肤科、美容牙科、美容中医科4科目中不超过2个科目。

（二）医技科室：根据开设的科目，设置相应的医技科室。

美容外科：至少设有手术室、治疗室、观察室。

美容牙科：至少设有诊疗室。

美容皮肤科：至少设有美容治疗室。

美容中医科：至少设有中医美容治疗室。

三、人员

每一科目至少有1名具有相关专业主治医师资格以上的主诊医师和1名护士。

四、医疗用房

（一）建筑面积不少于 60 平方米。

（二）每室必须独立。

（三）手术室净使用面积不得少于 15 平方米，或每美容治疗床、牙科综合治疗椅净使用面积不少于 6 平方米。

五、设备

（一）基本设备

美容外科：手术床及相应成套美容外科器械、消毒柜、吸引器、无影灯、紫外线消毒灯、电凝器、高压蒸气灭菌设备。

美容皮肤科：皮肤磨削机、离子喷雾器、多功能美容仪、激光机或电子治疗机、超声波、治疗仪、消毒柜、文眉机、高压蒸气灭菌设备。

美容牙科：消毒柜、牙科必备的消毒设备、高压蒸气灭菌设备。

（二）具有与开展的诊疗科目相应的其他设备，具有上网功能的计算机。

（五）执业规则

1. 医疗美容项目的实施机构　实施医疗美容项目必须在相应的美容医疗机构或开设医疗美容科室的医疗机构中进行。

2. 不得擅自扩大诊疗范围　美容医疗机构和医疗美容科室应根据自身条件和能力在卫生行政部门核定的诊疗科目范围内开展医疗服务，未经批准不得擅自扩大诊疗范围。美容医疗机构及开设医疗美容科室的医疗机构不得开展未向登记机关备案的医疗美容项目。

3. 执业人员依法开展诊疗活动　美容医疗机构执业人员要严格执行有关法律、法规和规章，遵守医疗美容技术操作规程。美容医疗机构使用的医用材料须经有关部门批准。医疗美容服务实行主诊医师负责制。

4. 告知、知情同意　医疗美容项目必须由主诊医师负责或在其指导下实施。执业医师对就医者实施治疗前，必须向就医者本人或亲属书面告知治疗的适应证、禁忌证、医疗风险和注意事项等，并取得就医者本人或监护人的签字同意。未经监护人同意，不得为无行为能力或者限制行为能力人实施医疗美容项目。美容医疗机构和医疗美容科室的从业人员要尊重就医者的隐私权，未经就医者本人或监护人同意，不得向第三方披露就医者病情及病历资料。

5. 发生重大医疗过失进行报告　美容医疗机构和医疗美容科室发生重大医疗过失，要按规定及时报告当地人民政府卫生行政部门。美容医疗机构和医疗美容科室应加强医疗质量管理，不断提高服务水平。

本章小结

本章以《医疗机构管理条例》为重点，着重介绍了医疗机构的概念、分类、设置、登记条件、校验、名称及医疗机构开展诊疗活动的管理规定，并增加了综合性医院分级标准，诊所、中医诊所等医疗机构的基本标准，供学习者参考。同时，在其他医疗机构的管理中，介绍了《医疗美容服务管理办法》及2014年新颁布实施的《院前医疗急救管理办法》，学生可根据就业、兴趣需求选择学习。

目标检测题

一、单项选择题

1.《医疗机构管理条例实施细则》规定，医疗机构类别有（   ）

A.10 类　　　　　　　B.8 类　　　　　　　C.13 类

D.12 类　　　　　　　E.14 类

2.《医疗机构管理条例》规定，医疗机构不得使用非卫生技术人员从事的工作为（   ）

A. 医疗后勤服务　　　B. 医疗卫生技术　　　C. 医院安全保卫

D. 医院财务审计　　　E. 医疗器械采购

3. 医疗机构对限于设备或者技术条件不能诊治的病人，应当依法采取的措施是（   ）

A. 立即抢救　　　　　B. 及时转诊　　　　　C. 继续观察

D. 提请上级医院派人会诊　E. 请示当地卫生局依法处理

4. 任何单位或者个人开展诊疗活动，必须依法取得（   ）

A.《设置医疗机构批准书》

B.《设置医疗机构备案回执》

C.《医疗机构执业许可证》

D.《医疗机构校验申请书》

E.《医疗机构申请变更登记注册书》

5. 医疗机构开展诊疗活动必须按照（   ）

A. 核准的项目　　　　B. 登记的项目　　　　C. 核准的诊疗科目

D. 登记的诊疗科目　　E. 核准登记的诊疗科目

二、多项选择题

1. 申请设置医疗机构，应当提交下列文件（   ）

A. 设置申请书

B. 设置可行性研究报告

C. 选址报告和建筑设计平面图

D. 医疗机构诊疗范围

E. 医师执业证明

2. 申请医疗机构执业登记，应当具备下列哪些条件（   ）

A. 有设置医疗机构批准书

B. 符合医疗机构的基本标准

C. 有适合的名称、组织机构和场所

D. 有与其开展的业务相适应的经费、设施、设备和专业卫生技术人员

E. 能独立承担民事责任

3. 医疗机构执业登记的主要事项有（　　）

A. 名称、地址、主要负责人

B. 所有制形式

C. 诊疗科目、床位

D. 注册资金

E. 职工人数

4.《医疗机构执业许可证》不得（　　）

A. 伪造　　　　　　　　B. 涂改　　　　　　　　C. 出卖

D. 转让　　　　　　　　E. 出借

5. 医疗机构必须将下列（　　）项目悬挂于明显处所

A.《医疗机构执业许可证》B. 诊疗科目　　　　　　C. 诊疗时间

D. 收费标准　　　　　　E. 专家介绍

三、是非题

1. 机关、企业和事业单位按照国家医疗机构基本标准设置为内部职工服务的门诊部、诊所、卫生所（室），报所在地的县级人民政府卫生行政部门审批。（　　）

2. 床位不满 100 张的医疗机构，其《医疗机构执业许可证》每 2 年校验 1 次。校验由原登记机关办理。（　　）

3. 床位在 100 张以上的医疗机构，其《医疗机构执业许可证》每 3 年校验 1 次。校验由原登记机关办理。（　　）

4. 个体诊所的设置人，只要取得《医师执业证书》就可以申请。（　　）

5. 医疗机构有两个以上名称的，医疗文书及印章的名称必须与其中一个名称保持一致。（　　）

四、简答题

1. 申请医疗机构执业登记应当具备什么条件？

2. 县级以上人民政府卫生行政部门行使哪些监督管理职权？

3. 医疗机构执业登记的主要事项有哪些？

4. 医疗机构开展诊疗活动的条件和规则是什么？

5. 医疗美容机构的管理规定是什么？

第四章 卫生技术人员管理法律法规

 学习目标

知识目标

1. 掌握执业医师、执业护士、执业药师的概念、资格考试与注册的法律规定。

2. 熟悉卫生技术人员的执业规则；执业医师、护士、药师的法律责任。

3. 了解执业医师的考核与培训、执业药师继续教育的法律规定、乡村医生管理的法律制度。

技能目标

能依法建立正确的职业认知，指导个人职业选择与职业晋升。能自觉规范执业行为、依法执业。

第一节 卫生技术人员管理

案例导入

小李 2007 年针灸推拿专业大专毕业，2010 年 12 月 31 日取得中医《执业医师资格证》。他想能早点参加主治医师考试。却不知道自己哪年能参加，更不知道 2015 年的考试自己能不能参加？为此上网查询，查来查去查不到有关的规定，陷入纠结之中。

问题：小李为什么查不到有关的规定？小李需怎样查才能查明白自己关心的这一问题？

一、卫生技术人员的概念及其分类

卫生部于 1994 年颁布实施的《医疗机构管理条例实施细则》对卫生技术人员的定义是："卫生技术人员，是指按照国家有关法律、法规和规章的规定取得卫生技术人员资格或者职称的人员。"中央职称改革工作领导小组 1986 年 3 月 15 日发布并施行的《卫生技术人员职务试行条例》（职改字〔1986〕第 20 号）规定，卫生技术职务分为医、药、护、技四类。

（一）医疗、预防、保健人员

主任医师、副主任医师、主治（主管）医师、医师、医士。

（二）中药、西药人员

主任药师、副主任药师、主管药师、药师、药士。

（三）护理人员

主任护师、副主任护师、主管护师、护师、护士。

（四）其他卫生技术人员

主任技师、副主任技师、主管技师、技师、技士。

在上述医、药、护、技各类技术职务中，主任医（药、护、技）师、副主任医（药、护、技）师为高级技术职务；主治（主管）医（药、护、技）师为中级技术职务；医（药、护、技）师、医（药、护、技）士为初级技术职务。

二、卫生技术人员任职的基本条件

《卫生技术人员职务试行条例》规定，各类各级卫生技术人员必须热爱祖国，遵守宪法和法律，拥护中国共产党的领导，贯彻执行党的卫生工作方针，遵守职业道德，全心全意为人民服务，积极为社会主义现代化建设贡献力量。

除上述政治思想条件外，各类各级卫生技术人员还必须分别具备下列条件。

（一）医（药、护、技）士

1. 了解本专业基础理论，具有一定的技术操作能力。
2. 在上级卫生技术人员指导下，能胜任本专业一般技术工作。
3. 中专毕业见习 1 年期满。

（二）医（药、护、技）师

1. 熟悉本专业基础理论，具有一定的技术操作能力。
2. 能独立处理本专业常见病或常用专业技术问题。
3. 借助工具书，能阅读一种外文的专业书刊。
4. 中专毕业，从事医（药、护、技）士工作 5 年以上，经考核证明能胜任医（药、护、技）师职务；大学专科毕业，见习 1 年期满后，从事专业技术工作 2 年以上；大学本科毕业，见习 1 年期满；研究生班结业或取得硕士学位者。

（三）主治（主管）医（药、护、技）师

1. 熟悉本专业基础理论，具有较系统的专业知识，掌握国内本专业先进技术并能在实际工作中应用。

2. 具有较丰富的临床或技术工作经验，能熟练地掌握本专业技术操作，处理较复杂的专业技术问题，能对下一级卫生技术人员进行业务指导。

3. 在临床或技术工作中取得较好的成绩，或具有一定水平的科学论文或经验总结，能比较顺利阅读一种外文的专业书刊。

4. 大学毕业或取得学士学位，从事医（药、护、技）师工作4年以上；研究生班结业或取得第二学士学位，从事医（药、护、技）师工作3年左右；取得硕士学位，从事医（药、护、技）师工作2年左右；取得博士学位者。

（四）副主任医（药、护、技）师

1. 具有本专业较系统的基础理论和专业知识，了解本专业国内外现状和发展趋势，能吸取最新科研成就并应用于实际工作。

2. 工作成绩突出，具有较丰富的临床或技术工作经验，能解决本专业复杂疑难问题或具有较高水平的科学论文或经验总结，能顺利阅读一种外文的专业书刊。

3. 具有指导和组织本专业技术工作和科学研究的能力，具有指导和培养下一级卫生技术人员工作和学习的能力。

4. 具有大学本科以上（含大学本科）学历，从事主治（主管）医（药、护、技）师工作五年以上；取得博士学位，从事主治（主管）医（药、护、技）师工作2年以上。

（五）主任医（药、护、技）师

1. 精通本专业基础理论和专业知识，掌握本专业国内外发展趋势，能根据国家需要和专业发展确定本专业工作和科学研究方向。

2. 工作成绩突出，具有丰富的临床或技术工作经验，能解决复杂疑难的重大技术问题或具有较高水平的科学专著、论文或经验总结，能熟练阅读一种外文的专业书刊。

3. 作为本专业的学术、技术带头人，善于指导和组织本专业的全面业务技术工作，具有培养专门人才的能力。

4. 从事副主任医（药、护、技）师工作5年以上。

三、聘任和任命

各级卫生技术职务，由行政领导在经过评审委员会评审的、符合相应条件的卫生技术人员中，按照限额进行聘任或任命。未经评审委员会评审或评审认定不符合任职条件者，任何单位或个人不得聘任或任命其担任卫生技术职务。

卫生技术职务一般实行聘任制。凡暂时不具备聘任条件的单位可实行任命制。实行聘任制的单位，由行政领导向被聘任的卫生技术人员颁发聘书，双方签订聘约，明确双

方权利、义务和有关事项；实行聘任制的单位，按干部管理权限，由行政领导向被任命的卫生技术人员颁发任命书。卫生技术职务任职期限，由单位根据工作需要确定。每一任期一般不超过 5 年，可以连聘连任。

聘任或任命单位对受聘或被任命的卫生技术人员的业务水平、服务态度和业绩，应定期或不定期进行考核。考核成绩记入档案，作为提职、调薪、奖惩和能否续聘或任命的依据。

四、专业技术资格考试

国家人事部、卫生部 2000 年 12 月《关于加强卫生专业技术职务评聘工作的通知》中指出：逐步推行卫生专业技术资格考试制度。卫生系列医、药、护、技各专业的中、初级专业技术资格逐步实行以考代评和与执业准入制度并轨的考试制度；高级专业技术资格采取考试和评审相结合的办法取得。

为贯彻落实这一通知精神，卫生部、人事部 2000 年 12 月印发《临床医学专业技术资格考试暂行规定》的通知（卫人发〔2000〕462 号），2001 年 6 月印发《临床医学、预防医学、全科医学、药学、护理、其他卫生技术等专业技术资格考试暂行规定》及《预防医学、全科医学、药学、护理、其他卫生技术等专业技术资格考试实施办法》，对有关问题进行规定。

1. 专业技术资格的分级　临床医学专业技术资格包括初级资格（医士、医师），中级资格（主治医师），高级资格（副主任医师、主任医师）。

预防医学、药学、护理、技术专业分为初级资格、中级资格、高级资格。全科医学专业分为中级资格、高级资格。

2. 考试制度　临床医学、预防医学、全科医学专业初级资格实行与执业准入制度并轨的考试制度。即有关人员按照《中华人民共和国执业医师法》的有关规定参加国家医师资格考试，取得执业助理医师资格，可聘任医士职务；取得执业医师资格，可聘任医师职务。

临床医学专业中级资格考试、预防医学、全科医学、药学、护理、技术专业技术资格考试实行全国统一组织、统一考试时间、统一考试大纲、统一考试命题、统一合格标准的考试制度，原则上每年进行一次。

2003 年《卫生部办公厅关于护士执业考试与护理专业技术资格考试并轨的通知》规定：自 2003 年起，护士执业考试与护理专业初级（士）资格考试并轨。初级专业技术资格考试合格者，颁发人事部、卫生部用印的专业技术资格证书，同时取得从事护理专业技术工作的准入资格。

3. 聘任

（1）取得初级资格，根据有关规定，并按照下列条件聘任相应的专业技术职务：①药、护、技师：取得中专学历，担任药、护、技士职务满 5 年；取得大专学历，从事本专业工作满 3 年；取得本科学历，从事本专业工作满 1 年。②不符合上述条件的人员只可聘任药、护、技士职务。

（2）取得中级资格，并符合有关规定，可聘任主治（管）医师，主管药、护、技师职务。

（3）高级资格的取得均实行考评结合方式，具体办法另行制定。

4. 资格证书的效力 通过考试并合格者，取得相应专业技术资格证书。该证书在全国范围内有效，它表明持有人具有相应的学术技术水平，已具备担任卫生系列相应级别专业技术职务的水平和能力，用人单位根据工作需要，从获得资格证书的人员中择优聘任。

5. 临床医学专业中级资格的报考条件

（1）基本条件 ①遵守中华人民共和国的宪法和法律；②遵守《中华人民共和国执业医师法》，并取得执业医师资格；③具备良好的医德医风和敬业精神；④已实施住院医师规范化培训的医疗机构的医师须取得该培训合格证书。

（2）学历、任职条件 ①取得医学中专学历，受聘担任医师职务满7年；②取得医学大专学历，从事医师工作满6年；③取得医学本科学历，从事医师工作满4年；④取得临床医学硕士专业学位，从事医师工作满2年；⑤取得临床医学博士专业学位。

报名条件中有关学历的要求，是指经国家教育、卫生行政主管部门认可的正规全日制院校毕业的学历；有关工作年限的要求，是指取得正规学历前后从事本专业工作时间的总和。工作年限计算的截止日期为考试报名年度当年年底。

6. 预防医学、全科医学、药学、护理、技术专业技术资格的报考条件

（1）基本条件 ①遵守中华人民共和国的宪法和法律；②具备良好的医德医风和敬业精神。

（2）参加药学、护理、技术初级资格考试的学历、任职条件 须具备相应专业中专以上学历。

（3）参加预防医学、全科医学、药学、护理、技术专业中级资格考试的学历、任职条件 ①取得相应专业中专学历，受聘担任医（药、护、技）师职务满7年；②取得相应专业大专学历，从事医（药、护、技）师工作满6年；③取得相应专业本科学历，从事医（药、护、技）师工作满4年；④取得相应专业硕士学位，从事医（药、护、技）师工作满2年；⑤取得相应专业博士学位。

报名条件中有关学历、工作年限的要求，与临床医学专业的要求相同。

7. 不得申请参加考试的情形 有下列情形之一的，不得申请参加专业技术资格考试：①医疗事故责任者未满3年；②医疗差错责任者未满1年；③受到行政处分者在处分时期内；④伪造学历或考试期间有违纪行为未满2年；⑤省级卫生行政部门规定的其他情形。

有下列情形之一的，由卫生行政管理部门吊销其相应专业技术资格，由发证机关收回其专业技术资格证书，2年内不得参加卫生系列专业技术资格考试：①伪造学历和专业技术工作资历证明；②考试期间有违纪行为；③国务院卫生、人事行政主管部门规定的其他情形。

8. 考试科目与考试方式 临床医学、预防医学、全科医学专业中级资格和药学、护理、技术专业初、中级资格考试均分4个半天进行，各级别考试均设置了"基础知识""相关专业知识""专业知识""专业实践能力"等4个考试科目。考试原则上采用人机对话的方式。参加相应专业考试的人员，必须在一个考试年度内通过全部科目的考试，方可获得专业技术资格证书。

第二节　执业医师管理

 案例导入

熊某，某医院心血管研究所研究员。因腰腿疼痛于2006年1月23日入院。次日，熊某接受了"L4/5椎管减压，椎弓根钉内固定，后外侧植骨融合术"手术。术后第六天，即1月30日，熊某在下地行走时突然晕倒，经抢救无效，于31日死亡。死亡诊断为急性肺栓塞。

熊某丈夫王某从妻子的病历记录上发现：负责观察、诊疗、抢救的主治医生段某、于某和肖某都是没有行医资格的医学院的在校学生，并得到市卫生监督所的复函，确认病历上没有上级医师的签字。

王某质疑参与抢救的三位医生的执业资格，认为该医院构成"非法行医"。于2007年向法院状告医院"由毫无临床经验的未取得医师执业注册的实习生做胸外按压"，导致病人死亡。法院2009年做出一审判决：该医院的医疗过失造成熊某死亡的损害后果，应承担民事损害赔偿责任，应支付死亡赔偿金约49万元，精神抚慰金20万元，以及丧葬费及医疗费等，共计约74万元。

医院不服判决，与家属双方均提起上诉。11月，案件在该市高级法院二审开庭。双方争议集中在某医院是否存在"非法行医"、医疗救治方法是否得当等方面。

问题：什么是非法行医？该案是否构成非法行医？医生怎样获得行医资格？与同学讨论医学生临床实习期间应怎样管理？

医师是一个救死扶伤、防病治病、与人民健康及生命密切相关的神圣职业。为规范医师的执业行为，保护医师的合法权益，我国于1998年6月26日颁布了《中华人民共和国执业医师法》（以下简称《执业医师法》），自1999年5月1日起实施。

一、执业医师管理概述

执业医师法是调整医师执业活动中产生的各种社会关系的法律规范的总称。执业医师是指依法取得执业医师资格或执业助理医师资格，经注册后在医疗、预防及保健机构（含计划生育技术服务机构）中执业的专业医务人员。分为临床、中医（包括中医、民族医和中西医结合）、口腔、公共卫生四类。

《执业医师法》对医师的考试与注册、执业规则、考核与培训、法律责任等都做了规定。1999 年卫生部成立了国家医师资格考试委员会，发布了《医师资格考试暂行办法》《传统医学师承和确有专长人员医师资格考核考试暂行规定》《医师执业注册暂行办法》《关于医师执业注册中执业范围的暂行规定》等规章和规范性文件，健全、完善了我国执业医师管理法律法规体系。

2000 年 1 月 9 日，中国医师协会依法成立。它是由执业医师、执业助理医师及单位会员自愿组成的全国性、行业性、非营业性的群众团体。该协会的成立促进了医师管理从行政管理为主向行业自律性管理的转变。

二、医师资格考试与注册

《执业医师法》规定：国家实行医师资格考试与注册制度。医师资格是指国家确认的、准予从事医师执业的资格。是公民从事医师执业必须具备的条件和身份，具有法律效力。

（一）执业医师考试

医师资格考试是评价申请医师资格者是否具备执业医师必需的专业知识与技能的考试，是医师执业的准入考试。

1. 考试分类、方法、科目　医师资格考试分执业医师资格考试和执业助理医师资格考试。

考试方法分实践技能考试和医学综合笔试两部分。实践技能考试主要考查医师的实践能力和技能水平，是由省级医师资格考试领导小组组织实施；医学综合笔试主要考查医师的专业理论水平，采取标准化考试方式，实行全国统一考试，每年 9 月份由卫生部国家医学考试中心举行一次。考试办法与内容由国务院卫生行政部门制定，考试由省级以上人民政府卫生行政部门组织实施。

2. 医师资格考试的条件

（1）参加执业医师资格考试的条件　①具有高等学校医学专业本科以上学历，在执业医师指导下，在医疗、预防、保健机构中试用期满 1 年的；②取得执业助理医师执业证书后，具有高等学校医学专科学历，在医疗、预防、保健机构中工作满 2 年的；③取得执业助理医师执业证书后，具有中等专业学校医学专业学历，在医疗、预防、保健机构中工作满 5 年的。

（2）参加执业助理医师资格考试的条件　具有高等学校医学专科学历或具有中等专业学校医学专业学历，在执业医师指导下，在医疗、预防、保健机构中试用期满 1 年的。

（3）其他参加医师资格考试的条件　①以师承方式学习传统医学满 3 年或者经多年实践医术确有专长的，经县级以上卫生行政部门确定的传统医学专业组织或医疗、预防、保健机构考核并推荐，可以参加执业医师资格考试或执业助理医师资格考试；②在乡村医疗卫生机构中向村民提供预防、保健和一般医疗服务的乡村医生，符合《执业医师法》有关规定的，可以参加医师资格考试；③军队人员具有《执业医师法》第九条、第十条规定的条件的，可以参加医师资格考试。

（二）医师执业注册

医师注册是国家卫生行政部门对具备医师资格者进行执业活动的管理。医师资格证书持有者，具有从事医师执业活动所必需的个人学识、技术和能力，一经获得就终生具有执业医师资格。而医师执业注册是对取得医师资格的人实际从事医师执业活动这一行为从法律上允许的决定。

1. 医师注册的组织管理　卫生部负责全国医师执业注册监督管理工作，县级以上地方人民政府卫生行政部门是执业医师注册的主管部门，负责本行政区域内的医师执业注册监督管理工作。

2. 注册程序

（1）申请　凡取得执业医师资格或执业助理医师资格的，均可向所在地县级以上地方人民政府卫生行政部门申请医师执业注册；拟在医疗、保健机构中执业的人员，应当向批准该机构执业的卫生行政部门申请医师执业注册；预防机构中执业的人员，应当向批准该机构同级卫生行政部门申请注册；拟在机关、企业和事业单位的医疗机构中执业的人员，应当向核发该机构《医疗机构执业许可证》的卫生行政部门申请。申请医师执业注册，应当按照《执业医师法》的规定提交有关材料。

（2）审核与注册　注册主管部门应当自收到注册申请之日起30日内，对申请人提交的申请材料进行审核。经审核合格的，主管部门予以注册，并发给由国务院卫生行政部门统一印制的《医师执业证书》。

3. 不予注册的情形　申请医师执业注册，有下列情形之一者，不予注册：①不具有完全民事行为能力的；②因受刑事处罚，自刑罚执行完毕之日起至申请注册之日止不满2年的；③受吊销医师执业证书行政处罚，自处罚决定之日起至申请注册之日止不满2年的；④甲类、乙类传染病传染期、精神病发病期以及身体残疾等健康状况不适应或不能胜任医疗、预防、保健业务工作的；⑤重新申请注册，经卫生行政部门指定机构或组织考核不合格的；⑥卫生部门规定不宜从事医疗、预防、保健业务的其他情形的。

对不符合条件不予注册的，注册主管部门应当自收到申请之日起30日内，书面通知申请人，并说明理由。申请人有异议，可以自收到通知之日起15日内，依法申请复议或向人民法院提起诉讼。

4. 重新注册、注销注册与变更注册

（1）重新注册　是指对医师中止执业或注销注册后需要重新执业而做出的规定，是医师执业注册制度的重要内容之一。有下列情形之一的，可以重新申请注册：①中止医师执业活动2年以上；②法定的不予注册的情形消失的。

重新申请注册的人员，应当先到县级以上卫生行政部门指定的医疗、预防、保健机构或组织，接受3～6个月的培训，并经考核合格后，再按照申请注册的程序进行重新注册。

（2）注销注册　是指经过注册，取得《医师执业证书》后出现不能或不宜从事医师执业活动的情况，卫生行政部门注销其注册并收回《医师执业证书》的制度。医师注册后有下列情形之一的，其所在医疗、预防、保健机构应当在30日内报告注册主管部门，办理注销注册：①死亡或宣告失踪的；②受刑事处罚的；③受吊销《医师执业证书》行政处罚的；④因考核不合格，暂停执业活动期满，再次考核仍不合格的；⑤中止医师执业活动满2年的；⑥身体健康状况不适宜继续执业的；⑦有出售、出租、抵押、转让、涂改《医师执业证书》行为的；⑧卫生部门规定不宜从事医疗、预防、保健业务的其他情形的。

被注销注册的当事人有异议，可以自收到注销注册通知之日起15日内，依法申请复议或向人民法院提起诉讼。

（3）变更注册 是指医师改变执业地点、执业类别、执业范围等注册事项时，需要到卫生行政部门办理变更手续的制度，其程序与申请注册的程序相似。医师在办理变更注册手续过程中，在医师执业证书原注册事项已被变更、未完成新的变更事项许可前，不得从事执业活动。

5. 个体行医 是指执业医师以个人名义从事医疗、预防、保健业务的行为。个体行医必须具备以下条件：①取得执业医师资格；②注册后在医疗、预防、保健机构中执业满5年；③依照《医疗机构管理条例》，取得《医疗机构执业许可证》。

县级以上地方人民政府卫生行政部门对个体行医的医师，应当按照国务院卫生行政部门的规定，经常监督检查；凡发现有应当注销注册情形的，应当及时注销注册，收回《医师执业证书》。

三、医师执业规则

医师在执业活动中应当严格遵循医师执业规则，包括遵守与医师执业有关的法律、法规、行为准则和专业规范，正确认识和享有《执业医师法》所规定的医师的权利，履行医师的职责和义务及其他执业规则。

（一）执业医师的权利与义务

《执业医师法》对医师在执业活动中所享有的权利和必须履行的义务做出了明确规定，医师在其执业活动中必须严格遵守和执行。

1. 医师的权利 医师享有以下权利：

（1）在注册的执业范围内，进行医学诊察、疾病调查、医学处置，出具相应的医学证明文件，选择合理的医疗、预防、保健方案；

（2）按照国务院卫生行政部门规定的标准，获得与本人执业活动相当的医疗设备基本条件；

（3）从事医学研究、学术交流，参加专业学术团体；

（4）参加专业培训，接受继续医学教育；

（5）在职业活动中，人格尊严、人身安全不受侵犯；

（6）获取工资报酬和津贴，享受国家规定的福利待遇；

（7）对所在机构的医疗、预防、保健工作和卫生行政部门的工作提出意见和建议，依法参与所在机构的民主管理。

知识拓展

"权利"一词经绝大多数历史学家总结后认为，在古罗马法中，没有与现代意义上的"权利"相一致的概念，直到中世纪才发展出这一概念。他们认为古罗马法学家所讨论的"权利"指的是类似于"做得对的事"。在讨论权利的本质时，评论者有两派：一派认为权利的本质是进行选择；另一派则认为权利的本质乃是通过让对方履行义务来保护自己的利益。

2. 医师的义务

（1）遵守技术操作规范；

（2）树立敬业精神，遵守职业道德，履行医师职责，尽职尽责为患者服务；

（3）关心、爱护、尊重患者，保护患者的隐私；

（4）努力钻研业务，更新知识，提高专业技术水平；

（5）宣传卫生保健知识，对患者进行健康教育。

（二）执业医师的规则

医师在执业活动中应依法遵守国家的相关法律法规、诊疗规范、技术常规及以下行为规则：

1. 如实填写医学文书、签署医学证明文件　医师实施医疗、预防、保健措施，签署有关医学证明文件，必须亲自诊察、调查，并按照规定如实填写医学文书，不得隐匿、伪造或者销毁医学文件及有关资料，不得出具与自己执业范围无关或者与执业类别不相符的医学证明文件。

2. 对危急患者有急救的义务　对危急患者，医师应当采取紧急措施进行诊治，不得拒绝急救处置。

3. 使用经批准的药品、消毒药剂和医疗器械　医师应当使用国家有关部门批准使用的药品、消毒药剂和医疗器械。除正当诊断治疗外，不得使用麻醉药品、医疗用毒性药品、精神药品和放射性药品。

4. 如实告知病情及临床试验知情同意　医师应当如实向患者或者其家属介绍病情，但应注意避免对患者产生不利后果。医师进行实验性临床医疗的，应当经医院批准并征得患者本人或者其家属同意。

5. 不得利用职务便利　医师不得利用职务之便，索取、非法收受患者财物或者谋取其他不正当利益。

6. 紧急情况服从调遣　遇有自然灾害、传染病流行、突发重大伤亡事故及其他严重威胁人民生命健康的紧急情况时，医师应当服从县级以上卫生行政部门的调遣。

7. 发现医疗事故、传染病疫情、患者涉嫌伤害或非正常死亡时按规定报告　医师发生医疗事故或者发现传染病疫情时，应当按照有关规定及时向所在机构或卫生行政部门报告，医师发现患者涉嫌伤害事件或非正常死亡时，应当按照有关规定向有关部门报告。

8. 执业助理医师应在执业医师指导下执业　执业助理医师应当在执业医师的指导下，在医疗、预防、保健机构中按照其执业类别执业。在乡、民族乡、镇的医疗、预防、保健机构中工作的执业助理医师，可以根据医疗诊治的情况和需要，独立从事一般的执业活动。

四、医师考核与培训

国家建立医师工作考核和培训制度。通过对医师的考核和培训，既可以了解医师的执业情况，又可以促进医师学习新知识、新技术，从而更好地为患者服务。

（一）医师考核

医师考核工作由县级以上卫生行政部门负责指导、检查和监督。受县级以上卫生行政部门委托的相关机构或组织，按照医师的执业标准，根据考核的内容、原则、程序和方法对执业医师定期考核，考核的内容包括医师的业务水平、工作成绩和职业道德三个方面。考核结果将成为卫生主管部门和医疗机构对医师进行奖惩、职务晋升、职称评定等管理的依据，它是对医师进行管理的一个重要环节。

考核机构应当将考核结果报告准予注册的卫生行政部门备案。考核不合格者，县级以上卫生行政部门可以责令其暂停执业活动 3 ~ 6 个月，并接受培训和继续医学教育。暂停执业活动期满，再次进行考核，对考核合格的允许其继续执业；对考核仍不合格的，由县级以上卫生行政部门注销注册，收回《医师执业证书》。

（二）医师培训

医师培训是指医疗卫生机构为提高医师的医疗水平和业务素质而进行的各种继续医学教育。它是执业医师学习新理论、掌握新技术的重要途径。

承担医师考核任务的主管部门制定医师培训计划，筹集资金安排培训费用，为医师的培训和继续教育提供和创造条件。同时采取措施加强对农村和少数民族的医疗人员的培训。

医师培训的对象是通过规范和非规范的医学专业学习毕业后，正在从事医学专业技术工作的各类医务人员，包括执业医师、执业助理医师和其他医务人员。培训的内容：学科发展中具有针对性、实用性和先进性的新知识、新技术。培训的形式包括学术会议、学术讲座、专题讨论会、专题学习班、案例分析讨论会、技术操作示教等。培训一般以短期和业余为主。

五、法律责任

医师在执业活动中如果违反了《执业医师法》中的有关规定，则必须承担相应的法律责任。包括行政责任，民事责任和刑事责任。

（一）行政责任

1. 以不正当手段取得《医师执业证书》的，由发给证书的卫生行政部门予以吊销；对负有直接责任的主管人员和其他直接责任人员依法给予行政处分。

2. 医师在执业活动中，有下列行为之一的，由县级以上卫生行政部门给予警告或者责令暂停 6 个月以上 1 年以下执业活动，情节严重的吊销其执业证书。

（1）违反卫生行政规章制度或者技术操作规范，造成严重责任事故的。

（2）由于不负责任延误急危患者的抢救和诊治，造成严重后果的。

（3）造成医疗责任事故的。

（4）未经亲自诊查、调查，签署诊断、治疗、流行病疫情等证明文件或者有关出生、死亡等证明文件的。

（5）隐匿、伪造或者擅自销毁医学文书及有关资料的。

（6）使用未经批准使用的药品、消毒药剂和医疗器械的。

（7）不按照规定使用麻醉药品、医疗用毒性药品、精神药品和放射性药品。

（8）未经患者或者其家属同意，对患者进行实验性临床医疗的。

（9）泄露患者隐私，造成严重后果的。

（10）利用职务之便，索取、非法收受患者财物或者谋取其他不正当利益的。

（11）发生自然灾害、传染病流行、突发重大伤亡事故以及其他严重威胁人民生命健康紧急情况时，不服从卫生行政部门调遣的。

（12）发生医疗事故或者发现传染病疫情，患者涉嫌伤害事件或非正常死亡，不按照规定报告的。

3. 未经批准擅自开办医疗机构行医或非医师行医的，由县级以上卫生行政部门予以取缔，没收其违法所得及其药品、器械，并处 10 万元以下的罚款；对医师吊销其执业证书。

4. 医疗、预防、保健机构对属于注销情形而未履行报告职责、导致严重后果的，由县级以上卫生行政部门给予警告，并对该机构的行政负责人依法给予行政处分。

5. 卫生行政部门工作人员或者医疗、预防、保健机构工作人员违反《执业医师法》的有关规定，弄虚作假、玩忽职守、滥用职权、徇私舞弊，尚不构成犯罪的，依法给予行政处分。

6. 阻碍医师依法执业，侮辱、诽谤、威胁、殴打医师或侵犯医师人身自由，干扰医师正常工作、生活的，依照治安管理处罚的规定处罚。

（二）民事责任

医师在医疗、预防、保健工作中造成事故的，依照法律或者国家有关规定处理。未经批准擅自开办医疗机构行医或者非医师行医，给患者造成损害的，依法承担赔偿责任。

（三）刑事责任

违反《执业医师法》，构成犯罪的，依法追究刑事责任。根据我国刑法的规定，执业医师构成的犯罪主要有医疗事故罪、非法行医罪和非法进行节育手术罪。

1. 医疗事故罪　是指医务人员由于严重不负责任，造成就诊人死亡或者严重损害就诊人身体健康的行为。根据《中华人民共和国刑法》（以下简称《刑法》）第三百三十五条规定，处 3 年以下有期徒刑或者拘役。

2. 非法行医罪　是指未取得医师执业资格的人非法行医，情节严重的行为。根据《刑法》第三百三十六条规定，处 3 年以下有期徒刑、拘役或管制，并处或者单处罚金；严重损害就诊人身体健康的，处 3 年以上 10 年以下有期徒刑，并处罚金；造成就诊人死亡的，处 10 年以上有期徒刑，并处罚金。

3. 非法进行节育手术罪　是指未取得医师执业资格的人擅自为他人进行节育复通手术、假节育手术、终止妊娠手术或者摘取宫内节育器。根据《刑法》第三百三十六条规定，情节严重的处 3 年以下有期徒刑、拘役或者管制，并处或者单处罚金；严重损害就诊人身体健康的，处 3 年以上 10 年以下有期徒刑，并处罚金；造成就诊人死亡的，处 10 年以上有期徒刑，并处罚金。

第三节　乡村医生从业管理

一、乡村医生的概念

《中共中央、国务院关于进一步加强农村卫生工作的决定》（2002 年 10 月 29 日颁发）中指出：农村卫生工作是我国卫生工作的重点，关系到保护农村生产力、振兴农村经济、维护农村社会发展和稳定的大局，对提高全民族素质具有重大意义。

十八大报告中明确指出："要坚持为人民健康服务的方向""以农村为重点""按照保基本、强基层、建机制要求""为群众提供安全有效方便价廉的公共卫生和基本医疗服务。"由此可见，农村卫生工作是建设社会主义新农村的重要内容，是保障广大农民健康，保护农业生产力，振兴农村经济和维护社会稳定的大事。报告中指明了健全和完善以县级为龙头、乡镇卫生院为枢纽、村卫生室为网底的农村三级医疗卫生服务网络是现阶段卫生工作的重要任务。

乡村医生，在 20 世纪 60 年代被称为"赤脚医生"。根据 2004 年 1 月 1 日起施行《乡村医生从业管理条例》（本节简称《条例》）的规定：乡村医生，是指尚未取得执业医师资格或者执业助理医师资格，经注册持有乡村医生执业证书的在乡村医疗卫生机构从事预防、保健和一般医疗服务的医生，不包括在村一级执业已取得执业医师或执业助理资格的医师（村医疗卫生机构中已获得执业医师资格者，依照《执业医师法》的规定管理）。

二、乡村医生执业注册

《条例》第九条规定："国家实行乡村医生执业注册制度。"乡村医生经注册取得执业证书后，方可在聘用其执业的村医疗卫生机构从事预防、保健和一般医疗服务。乡村医生执业注册的主管部门是县级人民政府卫生行政主管部门。

（一）乡村医生的注册条件

1.《条例》公布前的乡村医生注册办法 在《条例》公布前的乡村医生，取得县级以上卫生行政部门颁发的乡村医生证书，并符合下列条件之一的，可以申请执业注册，取得乡村医生执业证书后，继续在村医疗卫生机构执业。①已经取得中等以上医学专业学历的；②在村医疗卫生机构连续工作20年以上的；③按照省、自治区、直辖市人民政府卫生行政主管部门制定的培训规划，接受培训取得合格证书的。

对已有乡村医生证书，但不符合上述条件的乡村医生，由县级卫生行政部门组织培训考试。考试合格的，可以申请执业注册；培训考试不合格的，由主管部门再次对其进行培训和考试；考试仍不合格的或不参加再次培训的，不得申请乡村医生执业注册。上述的培训和考试，在《条例》施行后6个月内完成。

2.《条例》公布后新进入的人员应具备执业（助理）医师资格 《条例》公布之日起进入村医疗卫生机构从事医疗卫生服务的人员，应当具备执业医师或者执业助理医师资格。

根据实际需要，可以允许具有中等医学专业学历的人员，或者经培训达到中等医学专业水平的其他人员申请执业注册，进入村医疗卫生机构执业。具体办法由省、自治区、直辖市人民政府制定。

（二）注册与再注册

符合上述规定申请在乡村医疗卫生机构执业的人员，应当持村医疗卫生机构出具的拟聘用证明和相关学历证明、证书，向村医疗卫生机构所在地的县级人民政府卫生行政主管部门申请执业注册。县级人民政府卫生行政主管部门应当自受理申请之日起15日内完成审核工作，对符合条件的，准予执业注册，发给乡村医生执业证书；对不符合规定条件的，不予注册，并书面说明理由。未经注册取得乡村医生执业证书的，不得执业。

乡村医生执业证书有效期为5年。有效期满需要继续执业的，应当在有效期满前3个月申请再注册。县级人民政府卫生行政主管部门应当自受理申请之日起15日内进行审核，对符合省、自治区、直辖市人民政府卫生行政主管部门规定条件的，准予再注册，换发乡村医生执业证书；对不符合条件的，不予再注册，由发证部门收回原乡村医生执业证书。

（三）不予注册的情形

《条例》第十四条规定，乡村医生有下列情形之一的，不予注册：

1. 不具备完全民事行为能力的。

2. 受刑事处罚，自刑罚执行完毕之日起至申请执业注册之日止不满2年的。

3. 受吊销乡村医生执业证书行政处罚，自处罚决定之日起至申请执业注册之日止不满2年的。

三、乡村医生执业规则

（一）在执业活动中享有的权利

1. 进行一般医学处置，出具相应的医学证明。
2. 参与医学经验交流，参加专业学术团体。
3. 参加业务培训和教育。
4. 在执业活动中，人格尊严、人身安全不受侵犯。
5. 获得所应得的报酬。
6. 对当地的预防、保健、医疗工作和卫生行政主管部门的工作提出意见和建议。

（二）在执业活动中的义务

1. 遵守法律、法规、规章和诊疗护理技术规范、常规。
2. 树立敬业精神，遵守职业道德，履行乡村医生职责，为村民健康服务。
3. 关心、爱护、尊重患者，保护患者隐私。
4. 努力钻研业务，更新知识，提高专业技术水平。
5. 向村民宣传卫生保健知识，对患者进行健康教育。

（三）在执业活动中应切实做好的工作

1. 应当协助有关部门做好初级卫生保健服务工作。
2. 按照规定及时报告传染病疫情和中毒事件，如实填写并上报有关卫生统计报表，妥善保管有关资料。
3. 不得重复使用一次性医疗器械和卫生材料。对使用过的一次性医疗器械和卫生材料，应当按照规定处置。
4. 应当如实向患者或其家属介绍病情，对超出一般医疗服务范围或者限于医疗条件和技术水平不能诊治的病人，应当及时转诊；情况紧急不能转诊的，应当先向具有抢救条件的医疗卫生机构求助。
5. 不得出具与执业范围无关或者与执业范围不相符的医学证明，不得进行实验性临床医疗活动。
6. 应当在乡村医生基本用药目录规定的范围内用药。

四、乡村医生培训与考核

（一）培训

省、自治区、直辖市人民政府组织制定乡村医生培训规划，保证乡村医生至少每2年接受一次培训。县级人民政府根据培训规划制定本地区乡村医生培训计划，并负责组织乡村医生的培训工作。乡、镇人民政府以及村民委员会应当为乡村医生开展工作和学习提供条件，保证乡村医生接受培训和继续教育。

对承担国家规定的预防、保健等公共卫生服务的乡村医生，其培训所需经费列入县级财政预算。对边远贫困地区，设区的市级以上地方人民政府应当给予适当经费支持。

国家鼓励社会组织和个人支持乡村医生培训工作。

（二）考核

县级卫生行政部门负责组织本地区乡村医生的考核工作。对乡村医生的考核，每2年组织一次。对乡村医生的考核应当客观、公正，充分听取乡村医生执业的村医疗卫生机构、乡村医生本人、所在村村民委员会和村民的意见。

县级卫生行政部门负责检查乡村医生执业情况，收集村民对乡村医生业务水平、工作质量的评价和建议，接受村民对乡村医生的投诉，并进行汇总、分析。汇总、分析结果与乡村医生接受培训的情况作为对乡村医生进行考核的主要内容。

有关卫生行政主管部门对村民和乡村医生提出的意见、建议和投诉，应当及时调查处理，并将调查处理结果告知村民或者乡村医生。

五、法律责任

乡村医生在执业活动中，违反《条例》规定，有下列行为之一的，由县级人民政府卫生行政主管部门责令限期改正，给予警告；逾期不改正的，责令暂停3个月以上6个月以下执业活动；情节严重的，由原发证部门暂扣乡村医生执业证书：①执业活动超出规定的执业范围，或者未按照规定进行转诊的；②违反规定使用乡村医生基本用药目录以外的处方药品的；③违反规定出具医学证明，或者伪造卫生统计资料的；④发现传染病疫情、中毒事件不按规定报告的。

乡村医生在执业活动中，违反规定进行实验性临床医疗活动，或者重复使用一次性医疗器械和卫生材料的，由县级人民政府卫生行政主管部门责令停止违法行为，给予警告，可以并处1000元以下的罚款；情节严重的，由原发证部门暂扣或者吊销乡村医生执业证书。

乡村医生变更执业的村医疗卫生机构，未办理变更执业注册手续的，由县级人民政府卫生行政主管部门给予警告，责令限期办理变更注册手续。

以不正当手段取得乡村医生执业证书的，由发证部门收缴乡村医生执业证书；造成患者人身损害的，依法承担民事赔偿责任；构成犯罪的，依法追究刑事责任。

未经注册在村医疗卫生机构从事医疗活动的，由县级以上地方人民政府卫生行政主管部门予以取缔，没收其违法所得以及药品、医疗器械。违法所得5000元以上的，并处违法所得1倍以上3倍以下的罚款；没有违法所得或者违法所得不足5000元的，并处1000元以上3000元以下的罚款；造成患者人身损害的，依法承担民事赔偿责任；构成犯罪的，依法追究刑事责任。

县级人民政府卫生行政主管部门未按照乡村医生培训规划、计划组织乡村医生培训的，由本级人民政府或者上一级人民政府卫生行政主管部门责令改正；情节严重的，对直接负责的主管人员和其他直接责任人员依法给予行政处分。

县级人民政府卫生行政主管部门，对不符合本条例规定条件的人员发给乡村医生执业证书，或者对符合条件的人员不发给乡村医生执业证书的，由本级人民政府或者上一级人民政府卫生行政主管部门责令改正，收回或者补发乡村医生执业证书，并对直接负责的主管人员和其他直接责任人员依法给予行政处分。

县级人民政府卫生行政主管部门对乡村医生执业注册或者再注册申请，未在规定时间内完成审核工作的，或者未按照规定将准予执业注册、再注册和注销注册的人员名单向村民予以公告的，由本级人民政府或者上一级人民政府卫生行政主管部门责令限期改正；逾期不改正的，对直接负责的主管人员和其他直接责任人员依法给予行政处分。

卫生行政主管部门对村民和乡村医生反映的办理乡村医生执业注册、再注册、注销注册的违法活动未及时核实、调查处理或者未公布调查处理结果的，由本级人民政府或者上一级人民政府卫生行政主管部门责令限期改正；逾期不改正的，对直接负责的主管人员和其他直接责任人员依法给予行政处分。

寻衅滋事、阻碍乡村医生依法执业，侮辱、诽谤、威胁、殴打乡村医生，构成违反治安管理行为的，由公安机关依法予以处罚；构成犯罪的，依法追究刑事责任。

第四节　执业护士管理

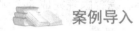 **案例导入**

南京市儿童医院：徐宝宝事件

2009 年 11 月 3 日早晨，患儿来到南京市儿童医院就诊，急诊医生初步诊断为右眼眼眶蜂窝组织炎，收治入院治疗。晚 7 时，患儿病情开始恶化，家长去值班室找医生未果，后于当晚 1 时半、3 时分别找该医生，均不予理睬。后找护理站值班护士，未去叫医生。凌晨 5 点，宝宝呼吸渐弱，另一科值班医生电话通知急救医生，孩子死亡。

问题：护士在医疗过程中有什么职责？

一、执业护士管理规定

卫生部于 1993 年颁布了《中华人民共和国护士管理办法》，是我国护士管理的一部基本规章。2008 年 1 月 31 日，国务院发布了《护士条例》，于 2008 年 5 月 12 日实施。随后，卫生部制定的《护士执业注册管理办法》等配套规章相继出台，标志着我国护士管理立法工作的一大进步。

护士，是指经执业注册取得护士执业证书，依法从事护理活动，履行保护生命、减轻痛苦、增进健康职责的卫生技术人员。

知识拓展

国际护士节的由来

1854 年至 1856 年间，英法联军与沙俄发生激战。在英国一家医院任护士主任的南丁格尔，带领 38 名护士奔走前线，参加护理伤病员的工作。因当时医疗管理混乱，护理质量很差，伤病员死亡率高达 50%。于是，南丁格尔就潜心改造病室的卫生条件，并加强护理，增加营养。半年之后，伤病员死亡率下降到 2.2%。这一事迹传遍全欧。1860 年，她在英国伦敦创办了世界上第一所正规护士学校，她的护士工作专著，成了医院管理、护士教育的基础教材。鉴于南丁格尔推动了世界各地护理工作和护士教育的发展，因此被誉为近代护理创始人。南丁格尔 1910 年逝世后，国际护士理事会把她的生日 5 月 12 日定为"国际护士节"。

（一）护士执业注册

护士执业，应当经执业注册取得护士执业证书。

1. 申请注册的条件　申请护士执业注册，应当具备下列条件：

（1）具有完全民事行为能力。

（2）在中等职业学校、高等学校完成国务院教育主管部门和国务院卫生主管部门规定的普通全日制 3 年以上的护理、助产专业课程学习，包括在教学、综合医院完成 8 个月以上护理临床实习，并取得相应学历证书。

（3）通过国务院卫生主管部门组织的护士执业资格考试。

（4）符合国务院卫生主管部门规定的健康标准。

2. 申请期限与批准程序

（1）申请期限　护士执业注册申请，应当自通过护士执业资格考试之日起 3 年内提出；逾期提出的，除应上述条件外，还应当在符合国务院卫生主管部门规定条件的医疗卫生机构接受 3 个月临床护理培训并考核合格。

（2）申请机构与批准程序　护士执业注册，应当向拟执业地省级人民政府卫生主管部门提出申请。收到申请的卫生主管部门自收到申请之日起 20 个工作日内做出决定，对具备《护士条例》规定条件的，准予注册，并发给护士执业证书；对不具备规定条件的，不予注册，并书面说明理由。护士执业注册有效期为 5 年。

3. 变更注册、延续注册、注销注册

（1）变更注册　护士在其执业注册有效期内变更执业地点的，应当向拟执业地省级卫生主管部门报告。收到报告的卫生主管部门应当自收到报告之日起 7 个工作日内为其办理变更手续。护士跨省、自治区、直辖市变更执业地点的，收到报告的卫生主管部门还应当向其原执业地省、自治区、直辖市人民政府卫生主管部门通报。

（2）延续注册　护士执业注册有效期届满需要继续执业的，应在护士执业注册有效期届满前 30 日向执业地省、自治区、直辖市人民政府卫生主管部门申请延续注册。收到申请的卫生主管部门对具备《护士条例》规定条件的，准予延续，延续执业注册有效期为 5 年；对不具备规定条件的，不予延续，并书面说明理由。

（3）注销注册 护士有《中华人民共和国行政许可法》（以下简称《行政许可法》）规定的应当予以注销执业注册情形的，原注册部门应当依照《行政许可法》的规定注销其执业注册。

知识拓展

《行政许可法》第七十条：有下列情形之一的，行政机关应当依法办理有关行政许可的注销手续：

（一）行政许可有效期届满未延续的；

（二）赋予公民特定资格的行政许可，该公民死亡或者丧失行为能力的；

（三）法人或者其他组织依法终止的；

（四）行政许可依法被撤销、撤回，或者行政许可证件依法被吊销的；

（五）因不可抗力导致行政许可事项无法实施的；

（六）法律、法规规定的应当注销行政许可的其他情形。

在行政许可的实施和监督管理活动中，注销、撤销和撤回是三个容易混淆的概念。所谓注销是指行政机关注明取消行政许可，是行政许可结束后由行政机关办理的手续。它与撤销的区别在于，撤销一般需要由行政机关做出决定，撤销的事由通常是行政许可的实施过程中有违法因素，即违法导致行政许可的撤销；而注销的事由不仅包括行政许可实施中具有违法因素，还包括其他使得被许可人从事行政许可事项的生产经营等活动终止的情形。所谓撤回既包括申请人在申请过程对其行政许可申请的撤回，也包括行政机关因为行政许可所依据的客观情形发生重大变化而对其行政许可决定的撤回。

4. 护士执业信息管理 县级以上地方人民政府卫生主管部门应当建立本行政区域的护士执业良好记录和不良记录，并将该记录记入护士执业信息系统。

护士执业良好记录包括护士受到的表彰、奖励以及完成政府指令性任务的情况等内容。护士执业不良记录包括护士因违反《护士条例》以及其他卫生管理法律、法规、规章或者诊疗技术规范的规定受到行政处罚、处分的情况等内容。

生命箴言

没有任何一个职业能像护士职业这样集人类心灵之美与行为之善与双手之巧与意态之柔于一体并让它们得到最充分的展现。

（二）护士的权利和义务

1. 护士的权利

（1）薪酬待遇权　护士执业，有按照国家规定获取工资报酬、享受福利待遇、参加社会保险的权利。任何单位或者个人不得克扣护士工资，降低或者取消护士福利等待遇。

（2）职业防护权　护士执业，有获得与其所从事的护理工作相适应的卫生防护、医疗保健服务的权利。从事直接接触有毒有害物质、有感染传染病危险工作的护士，有依照有关法律、行政法规的规定接受职业健康监护的权利；患职业病的，有依照有关法律、行政法规的规定获得赔偿的权利。

（3）专业学术发展权　护士有按照国家有关规定获得与本人业务能力和学术水平相应的专业技术职务、职称的权利；有参加专业培训、从事学术研究和交流、参加行业协会和专业学术团体的权利。

（4）履职与意见建议权　护士有获得疾病诊疗、护理相关信息的权利和其他与履行护理职责相关的权利，可以对医疗卫生机构和卫生主管部门的工作提出意见和建议。

知识拓展

中华护理学会的由来

1909年我国成立了中华护士会，并于1914年在上海召开第一届全国护士会议。会上根据英文"nurse"一词，首次将从事护理工作的人员称为"护士"，有保护、育成、爱护等意义，又有从事此职业特有的知识与技能，得到大会通过，沿用至今。1922年国际护士大会在日内瓦召开，中华护士会正式加入国际护士会，成为第11个成员国。1964年在北京召开第18届中华护士会，会议决定将中国护士学会更名为中华护理学会。

2. 护士的义务

（1）依法依规执业的义务　应当遵守法律、法规、规章和诊疗技术规范的规定。

（2）紧急救护的义务　护士在执业活动中，发现患者病情危急，应当立即通知医师；在紧急情况下为抢救垂危患者生命，应当先行实施必要的紧急救护。

（3）对违规医嘱提醒和报告的义务　护士发现医嘱违反法律、法规、规章或者诊疗技术规范规定的，应当及时向开具医嘱的医师提出；必要时，应当向该医师所在科室的负责人或者医疗卫生机构负责医疗服务管理的人员报告。

（4）尊重患者的义务　护士应当尊重、关心、爱护患者，保护患者的隐私。

（5）参加公共卫生和疾病防控、服从调遣的义务　护士有义务参与公共卫生和疾病预防控制工作。发生自然灾害、公共卫生事件等严重威胁公众生命健康的突发事件，护士应当服从县级以上人民政府卫生主管部门或者所在医疗卫生机构的安排，参加医疗救护。

（三）医疗卫生机构的职责

1. 依法配备护士　医疗卫生机构配备护士的数量不得低于国务院卫生主管部门规定的护士配备标准。

医疗卫生机构不得允许未取得护士执业证书的人员、未按规定办理执业地点变更手续的护士、执业注册有效期届满未延续执业注册的护士在本机构从事诊疗技术规范规定的护理活动。

在教学、综合医院进行护理临床实习的人员应当在护士指导下开展有关工作。

2. 依法保障护士权益

（1）进行卫生防护　医疗卫生机构应当为护士提供卫生防护用品，并采取有效的卫生防护措施和医疗保健措施。

（2）保证薪酬待遇　医疗卫生机构应当执行国家有关工资、福利待遇等规定，按照国家有关规定为在本机构从事护理工作的护士足额缴纳社会保险费用，保障护士的合法权益。

对在艰苦边远地区工作，或者从事直接接触有毒有害物质、有感染传染病危险工作的护士，所在医疗卫生机构应当按照国家有关规定给予津贴。

（3）实施在职培训　医疗卫生机构应制定、实施本机构护士在职培训计划，并保证护士接受培训。护士培训应当注重新知识、新技术的应用；根据临床专科护理发展和专科护理岗位的需要，开展对护士的专科护理培训。

（4）护士管理与监督　医疗卫生机构应当按照国务院卫生主管部门的规定，设置专门机构或者配备专（兼）职人员负责护理管理工作。

医疗卫生机构应当建立护士岗位责任制并进行监督检查。

护士因不履行职责或者违反职业道德受到投诉的，其所在医疗卫生机构应当进行调查。经查证属实的，医疗卫生机构应当对护士做出处理，并将调查处理情况告知投诉人。

（四）法律责任

1. 医疗卫生机构违反规定的处罚

（1）护士配备数量不足或允许未经注册的护士执业的　医疗机构违反《护士条例》规定，护士的配备数量低于规定的护士配备标准的；允许未取得护士执业证书的人员或者允许未按规定办理执业地点变更手续、延续执业注册有效期的护士在本机构从事诊疗技术规范规定的护理活动的。有上述情形之一的，由县级以上地方人民政府卫生主管部门依据职责分工责令限期改正，给予警告；逾期不改正的，根据国务院卫生行政部门规定的护士配备标准和在医疗卫生机构合法执业的护士数量核减其诊疗科目，或者暂停其6个月以上1年以下执业活动；国家举办的医疗卫生机构有上述情形之一、情节严重的，还应当对负有责任的主管人员和其他直接责任人员依法给予处分。

（2）护士的薪酬待遇权、安全防护权得不到保障的　医疗卫生机构未执行国家有关工资、福利待遇等规定的；对在本机构从事护理工作的护士，未按照国家有关规定足额缴纳社会保险费用的；未为护士提供卫生防护用品，或者未采取有效的卫生防护措施、医疗保健措施的；对在艰苦边远地区工作，或者从事直接接触有毒有害物质、有感染传染病危险工作的护士，未按照国家有关规定给予津贴。有上述情形之一的，依照有关法律、行政法规的规定给予处罚；国家举办的医疗卫生机构有上述情形之一、情节严重的，还应当对负有责任的主管人员和其他直接责任人员依法给予处分。

（3）未实施护士培训或履行护士管理职责的　医疗卫生机构未制定、实施本机构护士在职培训计划或者未保证护士接受培训的；未依照本条例规定履行护士管理职责的。有上述情形之一，由县级以上地方人民政府卫生主管部门依据职责分工责令限期改正，给予警告。

2. 护士违反规定的处罚　护士在执业活动中有下列情形之一的，由县级以上地方人民政府卫生主管部门依据职责分工责令改正，给予警告；情节严重的，暂停其6个月以上1年以下执业活动，直至由原发证部门吊销其护士执业证书：①发现患者病情危急未立即通知医师的；②发现医嘱违反法律、法规、规章或者诊疗技术规范的规定，未依照本条例第十七条的规定提出或者报告的；③泄露患者隐私的；④发生自然灾害、公共卫生事件等严重威胁公众生命健康的突发事件，不服从安排参加医疗救护的。

护士被吊销执业证书的，自执业证书被吊销之日起2年内不得申请执业注册。

3. 侵害护士合法权益的处罚　扰乱医疗秩序，阻碍护士依法开展执业活动，侮辱、威胁、殴打护士，或者有其他侵犯护士合法权益行为的，由公安机关依照《治安管理处罚法》的规定给予处罚；构成犯罪的，依法追究刑事责任。

二、护士涉外执业的考试与管理

世界贸易组织的产生与发展，为护士的跨国境服务奠定了国际法基础，护士到国外工作属于服务贸易中的自然人流动。

（一）法律保障

世贸组织的服务贸易总协定（GATS）为护士的跨国境流动提供以下法律保障。

1. 最惠国待遇　即一成员国对另一成员国的护理服务和服务提供者所采取的措施应无条件地适用于其他成员国。

2. 相互承认服务提供者的资格　即各国应相互承认护士执业资格证和执业许可证。

3. 市场准入的承诺　即各国成员承诺在医疗卫生部门，不得限制护理人员的数量，不得限制护理服务交易总额，不得限制护理服务总量，不得限制护理服务的运作方式，不得限制建立法律实体的数量和种类。

（二）护士涉外执业的考核和手续

护士涉外执业均需要考核和办理相关手续。

1. CGFNS考试　CGFNS（外国护校毕业生国际委员会）是1997年由美国护理协会（ANA）和美国全国护士联合会（NIN）联合创建的一个海外护士资格认证机构，该委员会的工作任务是对在美国境外国家接受护理教育的人员进行资格审核，以确保合格的人选在美国通过注册护士执照考试（NCLEX–RN）后从事护士职业。

CGFNS 考试的申请条件是：①国际注册护士或职业护士，能出具国家颁发的注册护士执照；②在国家注册的护士专业院校获得专业文凭；③在医疗单位从事护理工作。

CGFNS 每年举行 3 次考试，分别在 3 月、7 月和 11 月举行。目前，该机构在全世界 29 个国家（地区）和美国本土共设立了 40 个考试中心（包括中国的香港特别行政区及台湾地区），2003 年在北京开设考点。全世界 40 个中心所有考场在同一时间使用同一试题。考试分为上、下午两部分。

CGFNS 的护理知识考试是基于在美国从事护理工作时，护士必须了解和掌握的事情。所以考生必须了解美国的护理知识和临床领域，以及美国的护理文化和护理制度。护理知识部分的考题包括护理工作的五个传统临床领域，即：成人护理、儿童护理、母婴护理、精神健康护理和社区卫生护理。采取整体综合性考试，并不是各科分科考试。考试的题目为四选一的选择题，共有 260 道。在英文能力鉴定方面，CGFNS 已经授权给 ETS，用托福（TOEFL）成绩取代。

知识拓展

托福（The Test of English as a Foreign Language，简称 TOEFL），是由美国教育测验服务社（ETS）举办的英语能力考试，全名为"检定非英语为母语者的英语能力考试"，中文音译为"托福"。大多数的美国大学或研究所要求外国学生在申请时提供过一定标准的托福考试成绩。

TOEFL 成绩可以保留 2 年。所有进入美国从事护理工作的外籍护士，以职业移民身份申请赴美，申请人必须先通过 CGFNS 考试，取得 CGFNS 证书。外籍护士可以根据此证书办理移民签证进入美国，得到美国医院的聘用。同时，美国大多数州（80%）的护士局，要求在美国以外地区招收接受过护理教育的护士，这些护士要先取得 CGFNS 证书，方能参加美国注册护士执照考试（NCLEX–RN）（除加州、纽约州等少数州外）。凡取得了 CGFNS 证书的护士，再考美国注册护士执照，考试比例一般高达 85% ~ 90% 以上。

若考生通过 CGFNS 护理考试，同时又在 2 年内通过 TOEFL 考试，则会很快收到 CGFNS 机构颁发的美国护士资格证书即 CGFNS 证书。该证书无限期有效。

考生通过 CGFNS 护理考试，但 TOEFL 成绩不合格或还没考，其必须在 2 年之内通过 TOEFL 考试方可获得 CGFNS 证书。如果 2 年之内未能通过 TOEFL 考试，考生必须重新参加 CGFNS 护理考试，一切重新开始。

2. RN 考试　美国注册护士执照 NCLEX–RN 简称 RN。无论是美国本土护理院校毕业生还是外国护士通过 CGFNS 考试进入美国本土医疗机构工作后，都必须经过 RN 考试，才能合法从事注册护士工作。目前美国有三个州的护士局对报考 RN 的外国护士不需要提供 CGFNS 成绩。这是中国医护校（院）没有注册护士执照的毕业生直接参加报考 RN 的最佳捷径，也为护理院校毕业生直接出国就业增加了可操作性。

（1）获取 RN 证书的途径　一种是在北京通过 CGFNS 考试，由雇主申请赴美工作后再参加 RN 考试；另一种是直接申请 RN 考试，由美国雇主代办申请赴美签证。

（2）RN 考试报考程序　①按要求填写所报考的州护士局所有必需的申请表格；②将填写准确无误的申请表格，连同申请费用、相关证明文件、指纹卡等寄给报考州护士局；③按要求将相关表格寄给本人毕业的护理学校（院），向学校申请成绩单，填好后，连同考试费用，直接寄往全国护士局联合委员会（NCSBN），以获得准考证；④凭准考证 1 年内选择任意 1 天，确定约考时间；⑤持准考证，按照约考时间参加考试。

3. 赴英国与澳洲的条件　英国的注册护士执照不可以在英国以外的国家考取，只能通过学生签证、护理员的工作签证赴英国相关学校和培训机构学习，在医院实习、结业后通过评估转为英国注册护士。澳洲的注册护士执照同英国一样，不能在澳洲以外的国家考取，只能通过学生签证在澳洲的相关学校和培训机构学习，考试结业后评估为澳洲注册护士。此项目不适合没有注册护士执照的毕业生。

第五节　执业药师管理

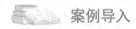 案例导入

近两年，执业药师成为医药卫生行业的热门词汇。很多在医疗机构从事医疗、护理、检验、甚至口腔、财会的人员都在关心同一个问题，即自己能不能报考执业药师？参加执业药师考试的报考人群在 2013 年前的近十年时间里每年稳定在十几万人，而 2013 年这一数字骤然增至 40 余万，2014 年更是直线上升至 80 余万人报考。

问题：什么是执业药师？执业药师如此广受关注，反映了执业药师管理中存在的哪些问题？在教师的引导下分析、讨论。

我国的卫生技术人员包括医、药、护、技四类人员。除药学技术人员外，其他三类人员以医疗卫生机构为主要的执业机构。药学人员的执业单位则比较多样和复杂。主要包含了药品生产企业、药品经营企业、医疗机构。药品是医疗卫生工作的物质基础，是医生临床医疗的必备武器。药学技术人员对保障药品的质量和安全、开展以病人为中心的合理用药及用药指导服务，正发挥着越来越重要的作用。

1994 年国家医药管理局与人事部联合颁发了《执业药师资格制度暂行规定》。这是我国以部门规章的形式首提执业药师制度。1999 年 4 月国家药品监督管理局与人事部联合重新修订了《执业药师资格制度暂行规定》（以下称《暂行规定》），同时，相继修订发布了配套规章《执业药师资格考试实施办法》《执业药师注册管理暂行办法》《执业

药师继续教育管理暂行办法》等一系列规范性文件。这些规范性文件的制定和出台，奠定了我国执业药师的法律地位，形成了较为规范的管理制度。同时也应该看到，由于《暂行条例》的法律效力较低，距离从法律的层面上更好地规范药师的执业准入和执业行为、更好地保障药师的合法权益尚有较远的差距。

一、执业药师考试制度

执业药师是指经全国统一考试合格，取得《执业药师资格证书》并经注册登记，在药品生产、经营、使用单位中执业的药学技术人员。

执业药师分为药学和中药学两个类别，统称为执业药师。

（一）考试的组织

执业药师资格实行全国统一大纲、统一命题、统一组织的考试制度。一般每年举行一次，国家食品药品监督管理总局负责组织拟定考试科目和考试大纲、编写培训教材、建立试题库及考试命题工作。按照培训与考试分开的原则，统一规划并组织考前培训。人事部负责组织审定考试科目、考试大纲和试题，会同国家食品药品监督管理总局对考试工作进行监督、指导并确定合格标准。

（二）报考条件

凡中华人民共和国公民和获准在我国境内就业的其他国籍的人员具备以下条件之一者，均可申请参加执业药师资格考试。

1. 取得药学、中药学或相关专业中专学历，从事药学或中药学专业工作满 7 年。

2. 取得药学、中药学或相关专业大专学历，从事药学或中药学专业工作满 5 年。

3. 取得药学、中药学或相关专业大学本科学历，从事药学或中药学专业工作满 3 年。

4. 取得药学、中药学或相关专业第二学士学位、研究生班毕业或取得硕士学位，从事药学或中药学专业工作满 1 年。

5. 取得药学、中药学或相关专业博士学位。

（三）免试条件

按照国家有关规定评聘为高级专业技术职务，并具备下列条件之一者，可免试药学（或中药学）专业知识（一）和（二）两个科目，只参加药事管理与法规、综合知识与技能两个科目的考试：①中药学徒，药学或中药学专业中专毕业，连续从事药学或中药学专业工作满 20 年；②取得药学、中药学专业或相关专业大专以上学历，连续从事药学或中药学专业工作满 15 年。

（四）颁发证书

执业药师资格考试合格者，由各省、自治区、直辖市人事（职改）部门颁发人事部统一的、人事部与国家食品药品监督管理总局印制的中华人民共和国《执业药师资格证书》。该证书全国范围内有效。

二、执业药师注册制度

（一）执业药师注册的管理机构

国家食品药品监督管理总局是全国执业药师注册的管理机构，各省、自治区、直辖市药品监督管理机构为注册机构。凡取得《执业药师资格证书》者，须按规定向所在省（区、市）药品监督管理局申请注册。经注册后，方可按照注册的执业类别、执业范围从事相应的执业活动。未经注册者，不得以执业药师身份执业。

（二）申请注册、批准注册、效期

申请注册者，必须同时具备下列条件：①取得《执业药师资格证书》；②遵纪守法，遵守药师职业道德；③身体健康，能坚持在执业药师岗位工作；④经所在单位考核同意。

经批准注册者，由各省、自治区、直辖市药品监督管理机构在《执业药师资格证书》中的注册情况栏内加盖专用印章，同时发给国家食品药品监督管理总局统一印制的中华人民共和国《执业药师注册证》，并报国家食品药品监督管理总局备案。执业药师只能在一个省、自治区、直辖市注册。执业药师变换执业地区、执业范围应及时办理变更手续。

执业药师注册有效期为3年，有效期满前3个月，持证者须到注册机构办理再次注册手续。再次注册者，还须有参加继续教育的证明。

（三）注销注册

执业药师有下列情形之一的，由所在单位向注册机构办理注销注册手续：①死亡或被宣告失踪的；②受刑事处罚的；③受取消执业资格处分的；④因健康或其他原因或不宜从事执业药师业务的。

三、执业药师继续教育制度

执业药师必须接受继续教育，实行继续教育登记制度。执业药师接受继续教育经考核合格后，由培训机构在证书上登记盖章，并以此作为再次注册的依据。

知识拓展

继续教育是面向学校教育之后所有社会成员特别是成人的教育活动，是终身学习体系的重要组成部分。由于世界经济社会对继续教育提出了更高的要求，继续教育实践领域不断发展，研究范畴也在不断地扩大和深入，特别是终身教育思想已经为越来越多的人所接受，对继续教育在经济、社会中的地位、作用、方法等都有一定的初步认识和实践，继续教育科学研究也有了重大发展。

四、药师的执业规则

根据《暂行规定》，执业药师必须遵守执业道德，忠于职守，以对药品质量负责、保证人民用药安全有效为基本准则。

1. 必须严格执行《药品管理法》及国家有关药品研究、生产、经营、使用的各项政策及法规。执业药师对违反《药品管理法》及有关规定的行为或决定，有责任提出劝告、制止、拒绝执行并向上级报告。

2. 在执业范围内负责对药品质量的监督和管理，参与制定、实施药品全面质量管理及对本单位违反规定的处理。

3. 负责处方的审核及监督调配，提供用药咨询与信息，指导合理用药，开展治疗药物的检测及药品疗效的评价等临床药学工作。

知识拓展

相关法规对执业药师配备的要求

《国家药品安全"十二五"规划》指出：加大执业药师配备使用力度，自2012年开始，新开办的零售药店必须配备执业药师；到"十二五"末，所有零售药店法人或主要管理者必须具备执业药师资格，所有零售药店和医院药房营业时有执业药师指导合理用药，逾期达不到要求的，取消售药资格。

2013年6月实施的新版《药品经营质量管理规范》（GSP）规定：药品批发企业质量负责人应当具有大学本科以上学历、执业药师资格和3年以上药品经营质量管理工作经历。企业质量管理部门负责人应当具有执业药师资格和3年以上药品经营质量管理工作经历。药品零售企业法定代表人或企业负责人应当具备执业药师资格。企业应按照国家有关规定配备执业药师，负责处方审核，指导合理用药。

该规范要求所有药品经营企业最迟于2015年底达到规范要求并通过GSP认证。逾期将取消经营资格。

五、法律责任

违反《药品管理法》和《执业药师资格制度暂行规定》的，必须承担相应的行政责任、民事责任或刑事责任。

1. 对未按规定配备执业药师的单位，应限期配备，逾期将追究单位负责人的行政责任。

2. 对已在需由执业药师担任的工作岗位，但尚未通过执业药师资格考试的人员，要进行强化培训，限期达到要求。对经过培训仍不能通过执业药师资格考试者，必须调离岗位。

3. 对涂改、伪造或以虚假和不正当手段获取《执业药师资格证书》或《执业药师注册证》的人员，发证机构应收回证书，取消其执业药师资格，注销注册。并对直接责任者根据有关规定给予行政处分，直至送交有关部门追究法律责任。

4. 对执业药师违反本规定有关条款的，所在单位须如实上报，由药品监督管理部门根据情况予以处分。注册机构对执业药师所受处分，应及时记录在其《执业药师资格证书》中的备注《执业情况记录》栏内。

执业药师在执业期间违反《药品管理法》及其他法律法规构成犯罪的，由司法机关依法追究其刑事责任。

本章小结

本章以我国医、药、护三类卫生技术人员管理的法律规定为主线，着重介绍了我国执业医师、执业护士、执业药师管理的法律规范，并对医疗卫生人员的专业技术资格和执业资格从法律法规层面进行了厘清。学生应通过学习，弄清专业技术资格和执业资格的联系与区别，明确执业医师、执业护士的资格取得条件与方法、执业注册的规定，熟悉医师、护士的执业规则。从而树立依法执业理念，为依法规范执业行为、培养执业能力奠定基础。

目标检测题

一、单项选择题

1. 具有高等学校医学专业专科学历，在执业医师指导下，在医疗、预防、保健机构中试用满（　　）的，可以参加执业医师资格考试。

    A. 1 年   B. 2 年   C. 3 年

    D. 5 年   E. 6 年

2. 具有下列情形之一的，不予注册（　　）

    A. 不具有完全民事行为能力的

    B. 单位病退或达到退休年龄的

    C. 吊销医师证书行政处罚后期限超过 2 年的

    D. 申请注销医师执业证书的

    E. 中止医师执业活动 2 年以上的

3. 在乡、民族乡、镇的医疗、预防、保健机构中工作的执业助理医师，根据医疗诊治情况和需要，（　　）。

    A. 可以独立从事一般的执业活动

    B. 不得单独从事诊疗活动

    C. 不得单独进行门诊

    D. 不得给予处方权

    E. 在执业医师指导下开展诊疗活动

4. 护士执业注册的有效期为（   ）

    A. 1 年   B. 2 年   C. 3 年

    D. 5 年   E. 6 年

5. 以下属于护士权利的是（   ）

    A. 遵守法律、法规、规章和诊疗技术规范的规定

    B. 保护患者隐私

    C. 对医疗卫生机构和卫生主管部门的工作提出意见和建议

    D. 发现患者病情危急，立即通知医生

    E. 参加医疗救护

二、多项选择题

1.《中华人民共和国执业医师法》主要适用于取得资格的（   ）

    A. 执业医师   B. 执业助理医师   C. 乡村医生

    D. 主治医师   E. 医师

2. 医师在执业活动中有下列权利（   ）

    A. 选择合理医疗、预防、保健方案

    B. 参加专业学术团体

    C. 接受继续医学教育

    D. 擅自涂改病历资料

    E. 人身安全不受侵犯

3. 医师在执业活动中有下列义务（   ）

    A. 遵守技术操作规范   B. 保护患者隐私   C. 提高专业技术水平

    D. 如实告知患者病情   E. 紧急情况采取急救措施

4. 医师应当使用经国家有关部门批准的药品、消毒剂和医疗器械。除正当诊断外不使用（   ）

    A. 麻醉药品   B. 医疗用毒性药品   C. 精神药品

    D. 放射性药品   E. 抗生素

5. 医师在执业活动中，有下列行为之一的，县以上卫生行政部门给予警告或者责令暂停六个月以上一年以下执业活动，情节严重的，吊销其执业证书（   ）

    A. 造成医疗责任事故

    B. 泄露患者隐私，造成严重后果的

    C. 隐匿、伪造或者擅自销毁医学文书及有关资料

    D. 擅自使用麻醉药品、毒性药品、精神药品和放射性药品

    E. 根据患者自诉，为患者开具病假证明的

三、是非题

1. 医师应当具备良好的职业道德和医疗执业水平，发扬人道主义精神，履行防病治病、救死扶伤、保护人民健康的职责。（　　　）

2.《中华人民共和国执业医师法》所称的医师，包括医士、主治医师、副主任医师、主任医师和乡村医师。（　　　）

3. 医师取得资格后，必须经卫生行政部门注册，取得医师执业证书后才能从事医疗执业活动。（　　　）

4. 对急危患者，医师应当采取紧急措施及时进行诊治；对无钱患者，为考虑医院利益，可不予处置。（　　　）

5. 为确保医院业务收入和避免医疗纠纷，医师在向患者介绍病情时，可以重点说明其严重性。（　　　）

四、名词解释

1. 执业医师
2. 执业护士
3. 执业药师

五、简答题

1. 为什么要实行医师资格考试和执业注册制度？
2. 简述医师的权利和义务。
3. 简述护士的权利和义务。

第五章　医疗事故处理法律法规

📖 学习目标

知识目标

1. 掌握医疗事故的概念和级别；医疗事故技术鉴定的鉴定机制；医疗事故的处理方式。

2. 熟悉医疗事故的预防与处置；医疗事故技术鉴定的鉴定程序；医疗事故争议的法律责任。

3. 了解医患法律关系的概念性质类型及构成；医疗事故的立法现状；不按医疗事故处理的情形。

技能目标

能运用所掌握知识进行医疗事故案例分析与解决实际问题。

第一节　医疗事故处理法律法规概述

📚 案例导入

案例 1：某甲因感冒去医院就诊，医生经诊断开出口服感冒中成药并注射"青霉素"的处方。经皮试实验后，某甲皮试针头处没有过敏反应，较为正常。医生又询问某甲以前是否有青霉素过敏史，某甲回答没有，并催促医生赶紧注射以便准时上班。后医生为某甲注射了正常剂量的青霉素。在注射完毕后，某甲便出现头晕、恶心、耳鸣等不良症状，随即开始出现呼吸困难、面色苍白、上唇微绀、双眼球上翻固定、双侧瞳孔散大，并出现颈动脉搏动消失、休克等现象。医生立即进行抢救，但终因某甲过敏反应严重，于3小时之后在医院死亡。后经尸检分析，某甲的死亡原因为青霉素注射过敏性休克导致的循环呼吸衰竭。某甲家属以医院处理不当导致某甲死亡构成医疗事故为由，向法院起诉要求赔偿。

案例 2：某乙因咽痛伴随发热到某医院就诊，医生诊断为扁桃体发炎，处方肌注青霉素。护士要为某乙做皮试，某乙却对护士说自己以前注射青霉素从未有过过敏现象，做皮试也是多挨一针，耽误时间，自己有急事要办，这次就别做皮试了，保证没问题。护士在某乙一再要求下，就没做皮试而直接给某乙注射了青霉素。结果某乙发生过敏性休克，终因抢救无效死亡。某乙家属以医院违反相关法律规定为由，要求卫生行政部门认定为医疗事故，并做出相应的处理决定。

案例3：陈某，男，20岁，高中毕业。1996年在本县中医院办的中医针灸班学习1年后，在未获准取得行医执业证书的情况下便回乡流动行医，某天下午6时左右，陈某来到邻县某村，吹嘘自己能用针灸治疗多种疾病，村民李某听后即叫陈某治疗自己的支气管炎。陈某用带电的银针分别刺扎病人的"天堂、风池、肺俞、定喘"等穴位，病人顿感气喘不适，脸色发青。家属见状急忙制止，陈某自己也觉得不对，说了声"治疗费不收了"便走。陈某走后，病人病情进一步加重，其儿子赶紧追回陈某让他抢救，经陈某一阵按摩针刺，结果无效，病人当场死亡。经法医尸检，病人是因锐器刺破左肺引起闭合性气胸而死亡。为此，家属诉请法院追究陈某刑事责任并赔偿丧葬费及未成年子女的抚养费。

案例4：有一青年外科医生，结婚不久其妻即有了外遇，双方因此离婚。不久，前妻因阑尾炎来院诊治，该医生给她做了手术。前妻出院后身体健康，但一直未怀孕，为此曾去数家医院检查，未果。由此又引起前妻与再婚丈夫的离婚诉讼。前妻托人求专家检查，并告知了自己婚前曾怀孕堕胎的隐私，经专家鉴定：她的输卵管已被切断并已无法恢复。后经司法机关审理此案，查明是其前夫在阑尾炎手术中故意所为。

案例5：某医院药房管理不善，砒霜包装的标签丢失，而负责管理的药剂师在接到内科提取芒硝的单据后，未做检验，就凭印象将砒霜当作芒硝发了出去，结果造成5人中毒、3人死亡的恶性事件。

问题：上述案例1～5是否构成医疗事故？构成医疗事故需要具备哪些法律要件？

一、医疗事故的概念及构成要件

医疗事故，是指医疗机构及其医务人员在医疗活动中，违反医疗卫生管理法律、行政法规、部门规章和诊疗护理规范、常规，过失造成患者人身损害的事故。

（一）主体是合法的医疗机构及其医务人员

医疗事故的主体是指医疗事故的实施者和责任承担者，包括医疗机构及其医务人员。

医疗机构，是指按照国务院1994年4月发布的《医疗机构管理条例》取得《医疗机构执业许可证》的机构。主要包括从事疾病诊断、治疗活动的医院、卫生院、疗养院、门诊部、诊所、卫生所（室）以及急救站等。

医务人员，是指经过考核和卫生行政部门批准或承认，依法取得执业资格的卫生技术人员。按照卫生部《卫生技术人员职称及晋升条例》的规定，医务人员根据业务性质，分为以下4类：①医疗防疫人员，包括中医、西医、卫生防疫、寄生虫、地方病防治、工业卫生、妇幼保健等技术人员；②药剂人员，包括中药、西药技术人员；③护理人员，包括护师、护士、护理员等；④其他技术人员，包括检验、理疗、病理、口腔、放射、营养、生物制品生产等技术人员。

没有取得合法资质的机构和没有取得合法资格的人员从事医疗活动的，因为其主体不合法，因此，不构成医疗事故。但其行为的性质属非法行医，比较医疗事故而言，其危害性更大，受到法律的惩处也更为严厉。

（二）行为具有违法性

医疗机构及其医务人员实施了违法行为是其构成医疗事故的前提。如果行为人的行为并不违法，那么，即使客观上产生了损害事实，也不构成医疗事故。比如，因不可抗力造成不良后果的，就不属于医疗事故。

1. 违法的内容　《医疗事故处理条例》明确指明了违法的范围，即违反医疗卫生管理法律、行政法规、部门规章和诊疗护理规范、常规等规范性法律文件。上述法律、法规、规章和规范就是医疗机构及其医务人员的行为依据和活动准则。如果违反了以上规范性法律文件的义务性规定，就构成违法。

上述医疗卫生管理法律、法规、规章是指分别由全国人大及其常委会、国务院以及国务院卫生行政部门等所制定的规范性法律文件，如《执业医师法》《医疗机构管理条例》《消毒管理办法》等；诊疗护理规范、常规是指由国务院卫生行政部门制定的关于诊疗护理等方面的卫生标准、技术准则、规章制度和操作规程等具有法律效力的技术性文件，如《流行性出血热防治方案》等。

2. 违法的形式　违法行为的表现形式多种多样，但可概括为作为和不作为两种基本形式。前者是指行为人实施了法律等所禁止的对社会有危险性的行为，比如在手术中医师错将患者的正常脏器加以切除，即属作为的违法行为；后者是指行为人有义务实施并且能够实施某种行为却消极地不去实施自己应当履行的义务的行为，如对临床各科诊治范围的急、危、重患者，业经确诊或能够确诊，而医务人员却借故推诿、敷衍塞责乃至拒绝诊治等，即构成不作为的违法。违法行为的形式虽然有差别，且无论是作为还是不作为，都不能抹杀其违法性。

（三）主观上具有过失

主观上具有过失，这是医疗机构及其医务人员构成医疗事故在主观上的必备要件。所谓过失，是指医疗机构及其医务人员应当预见自己的行为可能产生损害后果，但是由于疏忽大意而没有预见或者虽已预见但轻信能够避免的心理态度。

过失包括疏忽大意的过失和过于自信的过失。前者是指医疗机构及其医务人员应当预见到自己的行为可能给患者造成损害后果，因为疏忽大意而没有预见，以致发生损害后果的心理态度；后者则是指医疗机构及其医务人员已经预见到自己的行为可能给患者造成损害后果，但轻信能够避免，以致发生这种损害后果的心理态度。

需要注意的是，这里的过失是有前提的：首先，具有过失的诊疗行为的时间范围必须是在整个医疗活动中，而不能是在医疗活动前或后；其次，具有过失的诊疗行为的空间范围必须是在整个医疗活动中，而不能游离于医疗机构的控制范围；再次，该过失必须违反了卫生管理法律、行政法规、部门规章以及诊疗护理常规。违法是认定过失的根据，合法就不能认定为过失；最后，医疗事故中的主观心理不能是故意，否则依据其他法律处理。

（四）客观上造成患者明显人身损害

造成患者明显人身损害是构成医疗事故的客观要件。医疗机构及其医务人员即使过失地实施了违法的医疗行为，可若没有给患者造成人身损害或者"明显"的人身损害，也不构成医疗事故。"明显"的标准依据《医疗事故分级标准（试行）》认定。

人身损害是指侵害他人生命权或健康权而造成的不良后果，包括死亡和伤害。前者指人的生命之终结，后者指受害人的身体之生理学意义上的完好性受到破坏。医疗事故造成的损害也包括精神损害，如此规定既有利于保护受害人，也有利于促进医疗机构及其医务人员谨慎行医。《医疗事故处理条例》第五十条第（十一）项即对此作了明确规定，认为医疗事故同时给患者及其近亲属造成了精神损害的应当予以赔偿。

（五）侵害行为与损害后果之间具有因果关系

侵害行为与损害后果之间的因果关系是指侵害行为与损害后果之间引起和被引起的客观联系。因果关系是归责的前提和基础。医疗事故作为医疗侵权行为的结果，必须要求违法的医疗行为与损害后果之间具有因果关系。否则，如果产生的损害后果并非侵害行为所致，则不能认定为医疗事故。因而，因果关系是医疗事故构成中的必备环节。

二、医疗事故的分级

对医疗事故进行分级是公平公正处理医疗事故的关键之一。《医疗事故处理条例》根据对患者造成的人身损害程度将医疗事故划分为以下四级。

一级医疗事故：造成患者死亡、重度残疾的；

二级医疗事故：造成患者中度残疾、器官组织损伤导致严重功能障碍的；

三级医疗事故：造成患者轻度残疾、器官组织损伤导致一般功能障碍的；

四级医疗事故：造成患者明显人身损害的其他后果的。

为了科学划分医疗事故等级，正确处理医疗事故争议，保护患者和医疗机构及其医务人员的合法权益，根据《医疗事故处理条例》，卫生部于2002年7月19日发布了《医疗事故分级标准（试行）》，自2002年9月1日起施行。从而为医疗事故的等级划分确立了国家统一的具体标准。

三、不属于医疗事故的情形

医疗活动是一种高风险的活动，虽然现代医学科学有了很大的发展，但是因为诊疗对象和病症千差万别，仍然有些疾病是现代诊疗技术还无法完全治愈的。并且在医疗活动中，某些不良后果的出现是根本无法预见，也是防不胜防的。有些情况下，即便医疗机构和医务人员不存在违法违规的过失行为，进行医疗活动也可能发生患者人身损害的后果，这是由人体的特异性和复杂性、人类对疾病认识水平、医学科学发展水平的局限性等多种因素所决定的，这样的情形应当排除在医疗事故之外。因此，在医疗行为被确认为是引起损害后果的原因时，如果能够排除医疗机构和医务人员的主观过错，那么，医疗机构和医务人员的医疗行为则不构成侵权行为，也就不存在医疗事故。正因为如此，《医疗事故处理条例》规定了不属于医疗事故的几种情形，即医疗事故的抗辩事由，将类似情形排除在医疗事故之外。

（一）在紧急情况下为抢救生命垂危的患者而采取紧急医学措施造成不良后果的

该项规定充分考虑了医疗行业的特点，突出了"紧急"的特性，将此情形排除在医疗事故之外，有利于医疗机构及其医务人员在紧急情形下毫无顾忌地去抢救垂危患者的生命，使患者得以及时抢救，而不是畏首畏尾，甚至采取防卫性抢救措施。在患者生命垂危的时候，抢救行为具有急迫性。此时，很难要求医务人员做出全面的、非常准确的判断。在这种情况下，为了抢救患者的生命而采取的紧急医学措施所造成的不良后果，不构成医疗事故。

但需要注意的是，只有当采取了正确、恰当、合理的紧急医学措施仍然造成不良后果的情形下，医疗机构及其医务人员由于主观上无过错方能完全免责，其构成要件为：①必须是情况紧急，患者存在生命危险，这种危险迫在眉睫。②此时的紧急医疗措施应当限于是迫不得已的，如果抢救人员知晓该抢救措施可能给患者造成损害，则采取该种紧急措施应当是别无选择的。也就是说，在抢救的时候没有任何其他更好的救助措施可以实施。如果在救助的时候，明显存在对患者来说可能更好的救助措施，那么医务人员没有采取更好的医疗措施，而采用了给患者造成损害的医疗措施，此时，医疗机构和医务人员应当对患者的损害后果承担相应的责任。

（二）在医疗活动中由于患者病情异常或者患者体质特殊而发生医疗意外的

医疗意外，是指由于患者体质特殊而发生难以预料和防范的不良后果。医疗意外中的难以预料，是指医护人员根据当时的情况，对可能会产生的患者死亡、残疾或功能障碍等不良后果无法预见。医疗意外的发生是难以预料的，是由于患者自身体质变化和特殊病种病情结合突然发生的，是医护人员依靠现代医学科学技术所不能预见、防范和避免的，医护人员主观上不存在过失。

医疗意外常见的表现形式主要有：①医护人员抢救及时，措施得力或手术操作无误，但患者仍死亡或遗留严重后遗症；②患者为特异性体质，在治疗前知道或治疗后发现，但以目前科学技术难以解决而出现不良后果；③在基础麻醉或椎管阻滞麻醉时，使用规定剂量的麻药，仍导致呼吸抑制、血压下降或麻醉平面过高，虽经积极抢救，依然未能防止不良后果者；④诊断及手术适应证明确，操作无误，而在术中或术后发生意外如呼吸骤停、重要器官的功能衰竭等不良后果。

知识拓展

> 麻醉平面：椎管内麻醉时，感觉神经被阻滞后用针刺法测出的皮肤痛觉消失范围。

（三）在现有医学科学技术条件下，发生无法预料或者不能防范的不良后果

现有医学技术无法预料或者不能防范，可理解为"史无前例的、古今中外都解决不了的问题"，如艾滋病的治疗。也可认为是指在某一特定地区、特定部门的医学技术水平解决不了的问题。

不同地区乃至在同一地区的不同范围内，各医疗机构的医学科学技术条件是各不相同的。一方面，不同等级医疗机构的医学技术水平不能相提并论；另一方面，即使是同一等级医疗机构的医疗技术水平也难免有差别。而且，医疗机构对于求诊患者的医疗行为，只能依本医疗机构的技术水平来采取，而不能苛求其同其他地区或本地区其他医疗机构的技术水平相一致。因而，本着实事求是的原则，将"现有"一词理解为"在医疗机构及其医务人员现有的医学科学技术条件下"较为妥当。当然，"现有的医学科学技术条件"不能低于法律规定的标准。

（四）无过错输血感染造成不良后果的

无过错输血是指献血、采血、供血、输血等各环节都要遵守国家相关法律规定。在医疗过程中，如果医务人员严格依照规定履行了相应的操作手续，尽到了合理的注意义务，输血后患者仍然出现了不良后果，医疗机构及其医务人员因无过错不应承担医疗事故责任。

造成输血感染的医疗机构虽然无过错，但供血单位有过错的，医疗机构仍应承担责任；医疗机构承担责任后，可以向供血单位追偿。如果医疗机构、供血单位和患者三方均无过错，则根据公平原则，由医疗机构承担一定的责任。

（五）因患方原因延误诊疗造成不良后果的

这些患方原因包括患者不真实陈述病史病情，不按医嘱按时按量服药或私自服药，不接受医护人员的合理检查和治疗措施等。如果完全由于患方的这些行为而导致不良后果的，医护人员不承担责任，不能认定为医疗事故。

但在医患双方具有混合过错的前提下，即既有患方原因又有医方原因而延误诊疗导致不良后果发生的情形下，医疗机构及其医务人员具有过错而不能完全免责，并应按照其在不良后果的发生中所占的原因和所起的作用来确定其应承担的法律责任。否则，不加以具体的区分，而将全部和部分因患者原因延误治疗导致不良后果的情形笼统地规定为不属于医疗事故，是有失公平的。

（六）因不可抗力造成不良后果的

不可抗力是指不能预见、不能避免并不能克服的客观情况，一般指天灾人祸和自然灾害等。这些和医疗活动中的诊断治疗本身没有关系而不构成医疗事故。比如正在做手术时发生强烈地震，无影灯掉了下来，将患者砸成重伤，即属不可抗力。

此外，鉴于医疗事故仅是指医疗机构及其医务人员在医疗活动中发生的事故，因而《医疗事故处理条例》也明确将非法行医排除在医疗事故之外。所谓非法行医是指未经批准擅自开办医疗机构或者未取得医师执业资格而从事医务活动的行为。非法行医不受《医疗事故处理条例》的调整。因此而触犯刑律的，依法追究刑事责任；有关赔偿，受害人可直接向人民法院提起诉讼。

四、医疗事故处理立法现状

医疗事故处理法律法规是调整在处理医疗事故过程中医患关系的法律规范的总称。医疗事故的处理涉及保护医患双方的合法利益，维护医疗秩序，保障医疗安全，因而一直备受社会各界所关注。1987年6月29日国务院颁布了我国第一个处理医疗事故争议的专门法规《医疗事故处理办法》之后，卫生部根据该办法又陆续制定了若干部门规章，各省、自治区、直辖市人民政府也制定了相应的医疗事故处理办法实施细则。十多年来，有关医疗事故处理问题成为社会广泛关注的热点、焦点，社会各界对完善医疗事故处理法律制度给予了高度重视。

为了正确处理医疗事故，保护患者和医疗机构及其医务人员的合法权益，维护医疗秩序，2002年4月国务院颁布了《医疗事故处理条例》（本章简称《条例》）并于同年9月1日起正式实施，是我国当前处理医疗事故的基本依据。随后，卫生部相继发布了《医疗事故技术鉴定暂行办法》《医疗事故分级标准》《病历书写基本规范（试行）》《医疗机构病历管理规定》《医疗事故争议中尸检机构及专业技术人员资格认定办法》和《重大医疗过失行为和医疗事故报告制度的规定》等配套规章，对医疗事故的分级标准、技术鉴定、处理方式、法律责任和损害赔偿等问题都做了相关规定。

2011年修订的《中华人民共和国刑法》的部分条款规定了危害公共卫生罪，其中第三百三十五条规定了医疗事故罪。在民事赔偿上，由于有一部分医疗事故争议的处理最终要走向诉讼，因此，最高人民法院针对医疗诉讼也出台了一些司法解释，如自 2002 年 4 月 1 日起施行的《最高人民法院关于民事诉讼证据的若干规定》中第四条第一款第（八）项关于医疗侵权诉讼的举证责任倒置的规定；2003 年 1 月 6 日下发的《关于参照〈医疗事故处理条例〉审理医疗纠纷民事案件的通知》以及其他有关人身损害赔偿的司法解释等。2010 年 7 月 1 日起施行的《中华人民共和国侵权责任法》在第七章专门规定了医疗损害责任，对医疗机构及其医务人员承担责任的主观方面及权利义务做了详细的规定。

第二节　医患法律关系

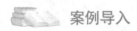 案例导入

某妇幼保健院照顾遗弃婴儿案

2005 年，一对农民夫妇在四川省某妇幼保健院妇产科顺产生下了一名男婴川川。孩子出生后母子平安，在出院后却被突然发现其左手不能上抬。经该妇保院检查后认为，婴儿抬不起手的原因是因为左锁骨骨折导致脖子上长了包块引起的。得知刚生下几天的孩子就锁骨骨折了，父母情绪很是激动，他们认定孩子锁骨骨折是保健院的责任。医院则坚持认为孩子骨折是发生在出院后，即使是医院接生时出现的，这种情形也应该属于正常医疗情况。一般骨折的地方不用特殊处理都会自然愈合，不会留下后遗症。协商不成，这对父母干脆将孩子扔在医院，并且提出接回孩子的条件是必须保证川川长大后没有后遗症。

医院的新生儿科 24 小时有医护人员值班，考虑到孩子的安全，医院就把孩子暂时放在了新生儿科，科室里的医生护士给予了川川无微不至的照顾。为了让孩子早一天被父母接回去，也为了明确孩子锁骨骨折的责任到底在谁，医院决定进行医疗事故鉴定。经鉴定，结论为新生儿锁骨骨折，系巨大儿分娩过程中不能完全避免的并发症，目前愈合良好，不属于医疗事故。得到这样的结果，川川的父母更生气了，孩子骨折了，医院怎么会没有责任呢？由于孩子父母不认可鉴定结果，所以仍然不肯接川川回家。因为不属于医疗事故，院方也不答应对方提出的要求，双方一直不能达成协议。就这样，川川在医院一住就是将近两年的时间。期间的费用也由医院负担。在此期间，川川的骨折早已长好，经拍片检查已和正常的右臂没有任何区别。

问题：该案例中医患双方是否是医疗服务合同关系？如果不是，应属于什么法律关系？

一、医患法律关系的概念及其构成要件

医患法律关系，是指医务人员受患者委托或者基于其他原因，对患者实施诊断、治

疗等医疗行为所形成的法律关系。

一般来说，医患法律关系均发生在平等民事主体之间，符合民法的一般要求，是一种以民事权利义务为内容的民事法律关系。医患法律关系是民法伴随医疗行为调整医患双方的人身关系和财产关系的结果，是医患双方间人身关系和财产关系与民事法律形式相结合的产物，其本质上是一种受民法保护的民事关系。

同其他民事法律关系一样，医患法律关系也由主体、内容和客体三个要素构成。医患法律关系的主体是医疗机构与医务人员，内容是医疗机构和患者依照相关法律或者双方约定而享有的权利和承担的义务，客体是医疗机构的医疗行为。

二、医患法律关系的类型

（一）医疗服务合同关系

一般而言，医患法律关系是患者与医疗机构之间的服务合同关系，该关系经由当事人的自由意思而成立，即医疗服务合同或医疗服务契约。

医疗服务合同是一种以医疗行为为内容，双方当事人约定的由一方当事人提供医疗服务，另一方接受医疗服务并支付医疗费用的合同。提供医疗服务的一方当事人通常是医疗机构或医务工作人员，我们称为医方；接受医疗服务的一方当事人是病人，一般称为患方。

医疗服务合同的成立与一般的合同一样，须经过要约和承诺达成合意而成立，即患者向医疗机构提出医疗的要约，医疗机构向患者做出承诺，医疗服务合同方得以成立。

医疗服务合同与其他类型服务合同相比较，因其给付的内容诊疗行为具有侵袭、救命和专门的性质，以及给付对象具有医疗结果的不确定性，而具有以下法律特征。

1. 医疗服务合同对提供医疗服务的主体具有资格限制性　因医疗服务关乎患者的身体健康及生命安危，不具备专门医学知识的人不得为之，故以证照制度排除未受教育、训练者行医。因提供医疗服务需要专门知识，对提供医疗服务的人在资格上有严格的限制性。这种限制性主要表现在医师名称使用及医师业务资格两个方面。医师名称使用指非领有医师证书或专科医师证书者，不得使用医师或专科医师名称；医师业务资格指不具合法医师资格者，被禁止擅自行医。

2. 医疗服务合同可因强制缔约的方式成立　因医疗服务行为具有"救死扶伤、治病救人"的社会责任，关乎每一个人的身体健康，具有社会公益的性质，因此医疗机构或医务工作者对于患者请求诊疗的要约，医方无正当理由不得拒绝，即使患者要求诊疗的疾病不属于该医方的专业领域，也不能拒绝。表现在法律上，医方负有"强制缔约义务"。此外，在决定和变更合同内容上也对医方做出了相应的限制。

3. 医疗服务的专门性和当事人在约定医疗服务的内容时在地位上不具有对等性　作为医方的给付内容的医疗服务，要求高度专门性的知识和技术。作为一方当事人的医师是医学上的专家，而作为另一方当事人的患者通常是缺乏医学知识的普通人，这就意味着合同当事人在缔约时约定医疗服务的内容的地位难以平等。患者不能约定诊疗的具体内容，只能期待医师出于良心和道德实施医学上认为是适当的诊疗。

4. 医方尊重患方决定权 由于医疗服务具有高度专门性，医方在履约过程中具有高度裁量权，他们通常不需要按照患方的要求和指标来履行义务。由于诊疗是以患者自身不可替代的生命、身体为对象进行的，而且通常会对患者身体产生侵袭和痛苦，而双方又无法对医疗结果进行约定。随着人们法律意识提高和医学知识的普及，越来越多的病人要求参与医疗，尊重病人的自主权已成为医学道德的重要原则，成为构建现代医患关系的基础。病人对自己疾病的病因、诊断方法、治疗原则以及可能的医疗结果，有向诊疗医师"知情权利"，对于医师诊疗方案及相关问题还有决定权。

5. 医疗服务合同是双务、有偿、诺成、不要式合同 医疗服务合同中的当事人双方都负担对待给付义务。医方主要的义务是提供医疗服务，患方主要义务支付医疗费用，故为双务合同；且双方当事人的义务互为对价，故为有偿合同。医方和患方之间意思表示一致，合同即可成立，无须医方提供完毕医疗服务为合同成立要件，有时即使医方与患方之间表示不一致，医疗服务合同也可因强制缔约而成立，故为诺成合同。对于医疗服务合同的形式，法律并无特别要求。当事人可以口头、书面或其他方式订立医疗服务合同，此为不要式合同。

（二）无因管理关系

无因管理是指没有法定的或约定的义务，为避免他人利益遭受损失，自愿管理他人事务或为他人提供服务的行为。医疗领域的无因管理则是指医疗机构或医务人员在没有法定义务或约定义务情况下，为避免患者的生命健康利益受到损害，自愿为患者提供医疗服务的行为。这种管理他人事务的行为也使医疗机构或医务人员与患者之间产生了一种特殊的医患法律关系。

《中华人民共和国民法通则》规定：没有法定的或者约定的义务，为避免他人利益受损失进行管理或者服务的，有权要求受益人偿付由此而支付的必要费用。可见，在无因管理关系的医患法律关系中，管理人有权向受益患者要求支付管理费用。在临床实践中，常见的无因管理关系主要有以下三种情形：①医务人员在医疗机构外，发现患者而加以治疗；②对自杀未遂而不愿就医者，予以救治；③无监护人在场的情况下，医疗机构直接针对无行为能力的"非急危"患者进行的诊疗行为。管理人员有管理意思，但其管理事务却违反本人的管理要求或社会常识，使管理效果不利于本人，则不构成无因管理。管理人如有过错，应按侵权行为承担赔偿责任。但是，由于无因管理行为是法律所要鼓励支持的合法行为，因此在法律上对管理人的注意义务要求较低，且对管理人的法律责任要求比较宽松。

某妇幼保健院照顾遗弃婴儿案例中，医患之间实际上就是一种无因管理关系。因为从医疗机构的角度，在孩子符合出院条件的情况下，医疗机构告知其法定监护人领孩子出院，医疗服务合同即告履行完毕。在后来孩子法定监护人拒绝领孩子出院的情况下，医疗机构继续照顾孩子的生活，实际上与孩子之间就是一种无因管理关系。

（三）强制医疗关系

强制医疗关系是指国家基于医疗的特殊性和对人民生命和身体健康的维护，在法律上赋予医疗机构或医务人员以强制医疗权力，明确患者强制受诊义务为主要内容的特殊医疗法律关系。这在医疗法律关系中属特殊的情况，此为公权力（power）的行使，即医疗机构或医务人员作为国家公权力的使用人、代理人，医疗法律关系存在于国家和患者之间，这种医疗法律关系可称之为强制医疗关系。如，针对《中华人民共和国传染病防治法》所规定的鼠疫、霍乱、肺炭疽等传染病病人的治疗。

第三节 医疗事故的预防与处置

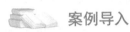 案例导入

女童腹泻就医 14 天后身亡法院判赔 20 万

女儿因为腹泻被送到医院就诊，仍持续多日高烧不退，转院后孩子的病情依然没有起色，最终不治身亡。对于孩子的父母来说，这是一个无法接受的事实，孩子是来治病的，怎么能越治越坏，甚至给"治死"了呢？于是一纸诉状将两医院告上法庭。

1. 延误孩子治疗时机 2013 年 8 月 2 日，患儿因腹泻住进某县中医院治疗，医院诊断为上呼吸道感染，采取了相应的治疗措施，但是孩子仍然高烧不退，且右腿不爱动，右手明显肿胀。眼看治疗没有效果，夫妻二人准备为孩子转院，医院建议再留院看看，却一直没有给孩子进行全面的检查。

2. 不做检查轻易手术 8 月 11 日，患儿病情开始加重，被转到省立儿童医院。医生查看病情并做了 B 超检查，确诊为右腿髋关节有积液，需要住院治疗。当天晚上 8 时，医院在没有对孩子做心电图、B 超的情况下给孩子进行了手术，术后也没有安排相应的医护人员看护，一整夜没有医生查看孩子的病情进展，第二日上午，孩子抢救无效死亡。

3. 与孩子死亡存在关联性 夫妻两人将两医院告上法庭后，司法鉴定结果显示，孩子是重症感染的基础上并发大量脑出血压迫脑干终致循环、呼吸衰竭而死。鉴定认为，某县中医院对婴儿病患的处理经验不足，应及时安排转院，延迟诊治存在过失。省立儿童医院对孩子的病情重视不够，在没有做足够的检查前轻易动手术，而且手术后无医生查房，对孩子的死亡存在轻微关联性。

根据以上司法鉴定，某县法院一审判决某县中医院赔偿孩子的父母169652.38 元；判决省立儿童医院赔偿孩子的父母35986.87 元。

问题：医疗机构是否有义务预防医疗事故发生？怎样预防？

一、医疗事故的预防

医疗事故重在预防。《条例》也确立了预防为主的原则，并对医疗机构预防医疗事故的措施做出了具体规定。

（一）依法从事医疗活动

由于医疗事故是医疗机构及其医务人员在医疗活动的职务行为中，因违反医疗卫生管理法律、法规、规章及诊疗护理规范、常规而造成的事故，行为的违法性是判断是否构成医疗事故的根本标准。因而医疗机构及其医务人员在医疗活动中，必须严格遵守医疗卫生管理法律和技术规范，恪守医疗服务职业道德，这是预防医疗事故发生的根本措施。

（二）注重卫生守法教育

保证依法从事医疗活动最终还是要依靠对行为主体的守法教育。因而，一方面，医疗机构应当对其医务人员进行医疗卫生管理法律、行政法规、部门规章和诊疗护理规范、常规的培训及医疗服务职业道德教育；另一方面，医疗机构及其医务人员也要注重对自己依法从事医疗活动进行自身教育。

（三）落实制度保障

有效预防医疗事故还需要有一定制度作为保障。为此，一方面医疗机构应当设置医疗服务质量监控部门或者配备专（兼）职人员，具体负责监督本医疗机构医务人员的医疗服务工作，检查医务人员执业情况，接受患者对医疗服务的投诉，向患者提供咨询服务等活动；另一方面医疗机构应当防患于未然，制定防范、处理医疗事故的预案，以预防医疗事故的发生，减轻医疗事故造成的损害。另外，医务人员在医疗活动中发生可能引起医疗事故的医疗过失行为或者发生医疗事故争议的，应当立即向所在科室负责人报告，科室负责人应当及时向本医疗机构负责医疗服务质量监控的部门或者专（兼）职人员报告；负责医疗服务质量监控的部门或者专（兼）职人员接到报告后，应当立即进行调查、核实，将有关情况如实向本医疗机构的负责人报告，并向患者通报、解释。

（四）加强病历管理

病历是指患者在医院中接受问诊、查体、诊断、治疗、检查、护理等医疗过程的所有医疗文书资料，是记录医疗行为和医疗过程的重要文书。对病历实施科学管理并保证病历内容客观、真实、完整，对于加强医务人员从事医疗活动的责任心、减少医疗过失，从而预防医疗事故都具有一定的作用。因而《条例》对病历的书写和保管等做出了明确规定，即医疗机构应当按照国务院卫生行政部门规定的要求，书写并妥善保管病历资料；因抢救急危患者，未能及时书写病历的，有关医务人员应当在抢救结束后6小时内据实补记，并加以注明；严禁对病历资料进行涂改、伪造、隐匿、销毁或者抢夺。

（五）保障患者知情权

切实保障患者的知情权，对于督促和监督医疗机构及其医务人员依法、认真从事医疗活动，预防医疗事故具有重要的作用和意义。《条例》对患者知情权的保障主要体现在以下两个方面。

1. 病历复制 患者有权复印或者复制其门诊病历、住院志、体温单、医嘱单、化验单（检验报告）、医学影像检查资料、特殊检查同意书、手术同意书、手术及麻醉记录单、病理资料、护理记录以及国务院卫生行政部门规定的其他病历资料。患者依照前述规定要求复印或者复制病历资料的，医疗机构应当提供复印或者复制服务并在复印或者复制的病历资料上加盖证明印记；复印或者复制病历资料时，应当有患者在场；医疗机构应患者的要求，为其复印或者复制病历资料，可以按照规定收取工本费，具体收费标准由省、自治区、直辖市人民政府价格主管部门会同同级卫生行政部门规定。

2. 病情告知 在医疗活动中，医疗机构及其医务人员应当将患者的病情、医疗措施、医疗风险等如实告知患者，及时解答患者咨询，但是应当避免对患者产生不利后果。

 案例链接

医患之间的冲突越来越激烈。2011年9月15日下午3时许，患者王宝洺携带菜刀来到北京同仁医院，追砍该院耳鼻喉科主任医师徐文。徐文被砍18刀，其身体损伤程度经鉴定为重伤。王宝洺随后逃跑，两小时后，在北苑附近被警方控制。

2012年3月23日，哈医大附一院医生工作室内发生了恶性伤害事件，一名患者用水果刀追砍医护人员，致一死三伤。

2013年10月25日，浙江温岭一名患者持刀闯入第一人民医院，接连向三名正在为病人看病的医生捅去，最终导致一死两伤。

2012年全国共发生恶性伤医案件11起，造成35人伤亡，其中死亡7人，受伤28人（其中患者及陪护人员11名、医护人员16名、保安1名），涉及北京、黑龙江等8省市。温岭杀医事件后，据中国医师协会11月1日的统计显示，近10天全国共发生6起患者伤医事件。

专家指出，实际上，医患信息严重的不对称，是医疗纠纷高发的一个重要原因。

二、医疗事故的处置

医疗事故的处置，是指医疗事故发生后医疗机构所采取的医疗措施。具体包括：

（一）报告

医务人员在医疗活动中发生、发现医疗事故或者发生医疗事故争议的，应当立即向所在科室负责人报告；科室负责人应当及时向本医疗机构负责医疗服务质量监控的部门或者专（兼）职人员报告；负责医疗服务质量监控的部门或者专（兼）职人员接到报告后，应当立即进行调查、核实，将有关情况如实向本医疗机构的负责人报告，并向患者通报、解释（图 5-1）。

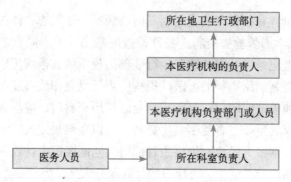

图 5-1　医疗事故争议逐级上报流程示意图

发生医疗事故的，医疗机构应当按照规定向所在地卫生行政部门报告。发生下列重大医疗过失行为的，医疗机构应当在 12 小时内向所在地卫生行政部门报告：①导致患者死亡或者可能为二级以上的医疗事故；②导致 3 人以上人身损害后果；③国务院卫生行政部门和省、自治区、直辖市人民政府卫生行政部门规定的其他情形。

（二）控制损害

发生或者发现医疗过失行为，医疗机构及其医务人员应当立即采取有效措施，避免或者减轻对患者身体健康的损害，防止损害扩大。

（三）病历资料的书写、保管、查阅、复制和封存

病历资料又称病案，是对患者的疾病发生、发展情况和医务人员对患者的疾病诊断、检查和治疗情况的客观记录，同时也是一种重要的书证，在医患之间就患者的诊断和治疗问题发生争议时，病历资料对于认定医疗机构及其医务人员是否存在医疗过失起着其他证据难以替代的证明作用。《条例》就病历资料的书写、保管、查阅、复制和封存进行了详细的规定，尤其是允许患者查阅并复制病历对保护患者权益具有重大的意义。

根据《条例》规定，患者的医疗病历资料由医疗机构书写并加以保管。医务人员应当及时书写病历，但在抢救病情急危患者的情况下可以事后据实补记。严禁医务人员涂改、伪造、隐匿、销毁病历资料，否则将会受到行政处分，严重者将受到卫生行政部门吊销执业许可证或执业医师资格的行政处罚。与此同时，《条例》还规定患者及其家属不得强夺病历。

《条例》规定患者有权复印或者复制其部分病历资料，包括门诊病历、住院志、体

温单、医嘱单、化验单（检验报告）、医学影像检查报告、特殊检查同意书、手术同意书、手术及麻醉记录单、病理报告单、护理记录以及国务院卫生行政部门规定的其他病历资料。这对于保护患者的利益，提高医疗服务过程的透明度，减少医患之间不必要的误解具有重要的意义。

《条例》还规定了病历资料的封存与启封程序。即在发生医疗事故争议时，患者的死亡病历讨论记录、疑难病例讨论记录、上级医师查房记录、会诊记录、病程记录应当在医患双方在场的情况下封存和启封，并由医疗机构负责保管。

（四）可疑物品的封存与检验

在解决医疗纠纷的过程中，尤其是在诉讼程序中，除了病历资料外，相关的物证亦有重要的作用，如可疑药物、容器、器械等物品。因此，《条例》规定在疑似输液、输血、注射、药物等引起不良后果时，医患双方应当共同对现场实物进行封存与启封。对于需要检验的，由双方共同商定或由卫生行政部门指定检验机构进行检验。对于疑似输血引起不良后果的，医疗机构还应当通知提供该血液的采供血机构派员到场。

（五）尸体解剖检查

患者死亡，医患双方当事人不能确定死因或者对死因有异议的，应当在患者死亡后48小时内进行尸检；具备尸体冻存条件的，可以延长至7日。尸检应当经死者近亲属同意并签字。尸检应当由按照国家有关规定取得相应资格的机构和病理解剖专业技术人员进行。医疗事故争议双方当事人可以请法医病理学人员参加尸检，也可以委派代表观察尸检过程。拒绝或者拖延尸检，超过规定时间，影响对死因判定的，由拒绝或者拖延的一方承担责任。

患者在医疗机构内死亡的，尸体应当立即移放太平间。死者尸体存放时间一般不得超过2周。逾期不处理的尸体，经医疗机构所在地卫生行政部门批准，并报经同级公安部门备案后，由医疗机构按照规定进行处理。

第四节　医疗事故的技术鉴定

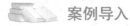 案例导入

案例1：一例案件，两种鉴定为哪般

因不满身材走样，2011年4月下旬，南京市民小云（化名）去南京某美容医院接受了腰腹部抽脂手术。手术中，因麻醉穿刺不太顺利，随后小云被医生重新麻醉，并最终完成手术，术后她却躺在床上没起来。后来，小云被送到专业医院继续治疗，确诊为腰椎髓损伤和神经损伤。

40多天后，小云才出院，她认为美容医院难辞其咎。而省市两个医学鉴定结论却相反，其中一个认为美容医院麻醉方式选择正确，但在硬膜外穿刺

过程中，穿刺针进针过深，进入了脊髓腔，导致了神经损伤。鉴定书中明确写道："目前存在左腓神经损伤后果，与医疗行为有关。属于硬膜外麻醉难以完全避免的并发症，医方对此医疗损害负主要责任。"据此最终结论是，构成四级医疗事故，医方承担主要责任。

另外一个认为，美容医院的麻醉方式正确，麻醉操作符合常规，诊疗过程中不存在医疗过失。至于神经损伤，鉴定书认为属麻醉并发症，最终结论就是"不属于医疗事故"。

专家表示，两个专家组的专家都是经过审核，符合法定条件入选专家库的专家，他们都有丰富的临床技术水平，但在如何应用法学理论来认定医疗事故有偏差，在同一起医疗伤害纠纷案例鉴定时，不同的专家可能在鉴定标准的把握上存在差异，导致最终结论不同。

问题：什么是医疗事故技术鉴定？医疗事故由谁鉴定？

案例 2：北大医学教授死亡案二审

北大医学教授熊某死于北大医院的案件 2009 年 11 月 5 日在市高级法院二审开庭。北大医院试图推翻一审时的司法鉴定结论，申请由医学会重新进行医疗事故技术鉴定。

北大医院要求重新做医疗事故鉴定，根据医学会的法定医学鉴定专家的结论做出判决，因为一审法院直接委托进行了医疗过错的司法鉴定，存在程序违法。医院代理人称，作司法鉴定的法医只在临床实习过 8 天，没有医生执照，没做过临床医生，法医临床鉴定局限于尸体解剖、伤情和残疾等级，不具有临床医学判断能力和资质。这份由法大法医做出的过错鉴定漏洞百出，没有查清事实。

由于院方提出重新鉴定申请及一些事实需要确认，法庭最终宣布择日二次开庭。

问题：什么是司法鉴定？司法鉴定与医疗事故鉴定有什么不同？

医疗事故技术鉴定是指根据《条例》的相关规定，对发生的医疗事故进行鉴别和定性，即通过调查研究，分析原因，判定性质，对是否构成医疗事故及构成医疗事故的等级做出结论。

一、医疗事故技术鉴定机构

（一）设置

医疗事故技术鉴定工作由医学会组织进行，一般分为两级。

首次鉴定由设区的市级地方医学会和省、自治区、直辖市直接管辖的县（市）地方医学会负责组织。当事人对首次鉴定结论不服的，可在收到首次鉴定结论之日起 15 日内向原受理医疗事故争议处理申请的卫生行政部门提出再次鉴定的申请，或由双方当事人共同委托省、自治区、直辖市医学会组织再次鉴定。必要时，对疑难、复杂并在全国有重大影响的医疗事故争议，省级卫生行政部门可以商请中华医学会组织医疗事故技术鉴定。但是否允许，由人民法院决定。

（二）专家库

负责组织医疗事故技术鉴定工作的医学会应当建立专家库。

专家库由具有良好的业务素质和执业品德且受聘于医疗卫生机构或者医学教学、科研机构并担任相应专业高级技术职务3年以上的医疗卫生专业技术人员组成。具有良好的业务素质和执业品德并具备高级技术任职资格的法医也可以受聘进入专家库。

符合条件的医疗卫生专业技术人员和法医有义务受聘进入专家库，并承担医疗事故技术鉴定工作。负责组织医疗事故技术鉴定工作的医学会依照《条例》规定聘请医疗卫生专业技术人员和法医进入专家库，可以不受行政区域的限制。

（三）专家鉴定组

医疗事故技术鉴定，由负责组织医疗事故技术鉴定工作的医学会组织专家鉴定组进行。

1. 专家的产生和回避　参加医疗事故技术鉴定的相关专业的专家，由医患双方在医学会主持下从专家库中随机抽取。在特殊情况下，医学会根据医疗事故技术鉴定工作的需要，可以组织医患双方在其他医学会建立的专家库中随机抽取相关专业的专家参加鉴定或者函件咨询。

专家鉴定组成员有下列情形之一的，应当回避，当事人也可以口头或书面的方式申请其回避：①是医疗事故争议当事人或当事人的近亲属的；②与医疗事故争议有利害关系的；③与医疗事故争议当事人有其他关系，可能影响公正鉴定的。

2. 鉴定方式　专家鉴定组进行医疗事故技术鉴定，实行合议制。专家鉴定组人数为单数，涉及的主要学科的专家一般不得少于鉴定组成员的二分之一；涉及死因、伤残等级鉴定的，应当从专家库中随机抽取法医参加专家鉴定组。

3. 职责　专家鉴定组依照医疗卫生管理法律、行政法规、部门规章及诊疗护理规范、常规，运用医学科学原理和专业知识，独立进行医疗事故技术鉴定，对医疗事故进行鉴别和判定，为处理医疗事故争议提供医学依据。专家鉴定组成员不得接受双方当事人的财物或者其他利益。任何单位或者个人不得干扰医疗事故技术鉴定工作，不得威胁、利诱、辱骂、殴打专家鉴定组成员。

二、医疗事故技术鉴定程序

（一）启动

启动医疗事故的技术鉴定程序有以下两种情况。

1. 移交启动　卫生行政部门接到医疗机构关于重大医疗过失行为的报告或者医疗事

故争议当事人要求处理医疗事故争议的申请后，对需要进行医疗事故技术鉴定的，应当移交负责医疗事故技术鉴定工作的医学会组织鉴定。

2. 委托鉴定　医患双方协商解决医疗事故争议，需要进行医疗事故技术鉴定的，由双方当事人共同委托负责医疗事故技术鉴定工作的医学会组织鉴定。

由卫生行政部门委托的属于行政鉴定，解决的是行政处理医疗纠纷中的专门性问题，即是否属于医疗事故的问题和赔偿调解问题。由医患双方当事人共同委托的属于自行委托的鉴定，其作用在于给双方当事人一个"判定的标准"。

（二）调查

负责组织医疗事故技术鉴定工作的医学会可以向双方当事人调查取证。专家鉴定组应当认真审查双方当事人提交的材料，听取双方当事人的陈述及答辩并进行核实。

双方当事人应当按照《条例》的规定如实提交进行医疗事故技术鉴定所需要的材料。在医疗机构建有病历档案的门诊、急诊患者，其病历资料由医疗机构提供；没有在医疗机构建立病历档案的，由患者提供。医疗机构无正当理由未依照规定如实提供相关材料，导致医疗事故技术鉴定不能进行的，应当承担责任。

医疗机构需要提交的有关医疗事故技术鉴定的材料应当包括下列内容：住院患者的病程记录、死亡病例讨论记录、疑难病例讨论记录、会诊意见、上级医师查房记录等病历资料原件；住院患者的住院志、体温单、医嘱单、化验单（检验报告）、医学影像检查资料、特殊检查同意书、手术同意书、手术及麻醉记录单、病理资料、护理记录等病历资料原件；抢救急危患者，在规定时间内补记的病历资料原件；封存保留的输液、注射用物品和血液、药物等实物，或者依法具有检验资格的检验机构对这些物品、实物做出的检验报告；与技术鉴定有关的其他材料。

双方当事人应当积极配合调查。当事人任何一方不予配合，影响医疗事故技术鉴定的，由不予配合的一方承担责任。

（三）期限

为保证及时做出鉴定结论，在医疗事故的技术鉴定程序中应当遵循以下期限规定：负责组织医疗事故技术鉴定工作的医学会应当自受理医疗事故技术鉴定之日起5日内通知医疗事故争议双方当事人提交进行医疗事故技术鉴定所需的材料；当事人应当自收到医学会的通知之日起10日内提交有关医疗事故技术鉴定的材料、书面陈述及答辩；负责组织医疗事故技术鉴定工作的医学会应当自接到当事人提交的有关医疗事故技术鉴定的材料、书面陈述及答辩之日起45日内组织鉴定并出具医疗事故技术鉴定书；当事人对首次医疗事故技术鉴定结论不服的，可以自收到首次鉴定结论之日起15日内向医疗机构所在地卫生行政部门提出再次鉴定的申请。

（四）结论

医疗事故的鉴定是一项科学性、技术性很强的工作，而且是卫生行政部门处理医疗事故的依据。因而，专家鉴定组应当遵循以事实为依据、符合医学科学原理的原则，坚持依法办事，在事实清楚、证据确凿的基础上，综合分析患者的病情和个体差异，做出科学而公正的鉴定结论，并制作医疗事故技术鉴定书。

鉴定结论以专家鉴定组成员的过半数通过。鉴定过程应当如实记载。

医疗事故技术鉴定书应当包括下列主要内容：双方当事人的基本情况及要求；当事人提交的材料和负责组织医疗事故技术鉴定工作的医学会的调查材料；对鉴定过程的说明；医疗行为是否违反医疗卫生管理法律、行政法规、部门规章和诊疗护理规范、常规；医疗过失行为与人身损害后果之间是否存在因果关系；医疗过失行为在医疗事故损害后果中的责任程度；医疗事故等级；对医疗事故患者的医疗护理医学建议。

> **知识拓展**
>
> ### 医疗事故技术鉴定和司法鉴定的区别
>
> 从我国目前的鉴定体制和司法审判实践来看，医疗纠纷的鉴定主要有两种方式：一是医疗事故技术鉴定，一是医疗过错司法鉴定。两者的区别主要有：
>
> 1. 鉴定主体不同。医疗事故由医学会组织鉴定，司法鉴定则由司法鉴定机构进行鉴定。
>
> 2. 鉴定内容不同。医疗事故鉴定主要是判断其是否属于医疗事故，如果构成医疗事故，医疗事故的级别以及院方的责任大小、责任程度分成四个级别：完全责任、主要责任、次要责任和轻微责任。而司法医疗鉴定的内容主要是判断院方对患者的医疗行为是否存在司法过错，以及医疗过错与损害结果之间的因果关系、责任比例或损失参与度。
>
> 3. 鉴定程序不同。医疗事故鉴定一般分为两级。而司法鉴定仅有一级鉴定，其结论具有最终性。任何一方当事人对初次鉴定结论不服的，可以申请补充鉴定、重新鉴定或复核鉴定，但要符合一定条件。
>
> 4. 法庭质证不同。医疗事故技术鉴定结论作为证据在法庭质证时，双方当事人可以自由表达赞成或反对意见，但不能申请人民法院传唤鉴定专家到庭接受质询。《人民法院对外委托司法鉴定管理规定》中明确要求鉴定人应当履行出庭质证义务，因此质证司法鉴定结论时，司法鉴定人经人民法院依法通知，应当出庭作证，回答与鉴定事项有关的问题。

三、医疗事故技术鉴定费用

鉴定费用，是指医患双方当事人委托或者申请对医疗事故进行技术鉴定时，应当向鉴定机构缴纳的一定数额的费用。开展医疗事故的技术鉴定必然需要一定的工作费用，用以支付专家鉴定组的劳务费和交通费，调查取证人员的差旅费，鉴定机构的日常办公费等开销。因此，为保证医疗事故技术鉴定工作的顺利进行，《医疗事故处理条例》规定医疗事故技术鉴定可以收取鉴定费用。

经鉴定，属于医疗事故的，鉴定费用由医疗机构支付；不属于医疗事故的，鉴定费用由提出医疗事故处理申请的一方支付。鉴定费用标准由省、自治区、直辖市人民政府价格主管部门会同同级财政部门、卫生行政部门规定。

第五节　医疗事故的行政处理和监督

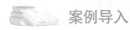 案例导入

案例1：医院死人与卫生局有关吗

2009 年 11 月 11 日，一篇"最牛卫生局长：医院死人关我什么事"的帖子，出现在很多网站论坛上，引起网民的广泛关注。经媒体采访后了解到，此事由一新生儿窒息死亡引发，家属索要赔偿，但未与医院达成一致，便向天门市卫生局投诉。当事副局长阎某称：我的原话不是这样的。当时，死者的一个家属找到我，问医院死人我管不管。我说，医院是救死扶伤的地方，不可能不死人，不是每次死人卫生局都要管。结果这句话被断章取义了。

问题：卫生局长的话为什么遭到质疑？家属该不该找卫生局，为什么？

案例2：一起医疗事故行政处罚案

2006 年 5 月 29 日，某患者因"左胸疼一小时"由 120 救护车送入某医院急诊科，后分别转入内一科、普通外科、ICU 病房，7 天后经治无效死亡。2007 年 6 月 5 日该区医学会做出医疗事故技术鉴定书，结论为构成一级甲等医疗事故，医方负轻微责任。2007 年 9 月 20 日该市医学会再次做出医疗事故技术鉴定书，结论为该病例属一级甲等医疗事故，医方负次要责任。

2008 年 4 月 7 日，该区卫生局依据《医疗事故处理条例》第五十五条第一款的规定，对该医院违反了第五条规定的行为，给予"警告"的行政处罚，并责令立即改正违法行为。2010 年 5 月 24 日，患者家属到卫生局卫生监督所，要求对该医疗事故中负有责任的医务人员进行处理。因医疗事故技术鉴定书中没有对医务人员的责任程度进行认定，卫生局卫生监督所未对医务人员进行行政处罚。

2011 年 2 月患者家属向该区人民法院提起行政诉讼，起诉卫生局不履行法定职责，2011 年 7 月 19 日区人民法院做出判决，认为"医疗事故技术鉴定书是被告对相关医务人员做出行政处理的基础性依据，但并非唯一依据，被告不应以医疗事故技术鉴定书中是否明确认定相关医务人员的责任为由，而应依法定职责积极行使调查职责，并根据调查情况做出相关处理，对相关医务人员的责任情况未履行调查、处理职责，该行为已经构成不履行法定职责，应当予以纠正"。责令该区卫生局对患者家属就医疗事故有关医务人员的投诉重新做

出处理。该区卫生局按照该区人民法院行政判决书的要求对该投诉重新处理，并于 2011 年 10 月 10 日做出行政处理决定书，决定：给予责任人行政警告处分。并同意该医院给予责任人的处理。

问题：什么是医疗事故的行政处理？卫生行政部门对医疗事故的处理有哪些职责和义务？

一、医疗事故的行政处理

医疗事故的行政处理是指卫生行政主体针对发生医疗事故的医疗机构及其医务人员单方做出的、能对其实体权利和义务产生影响的具体行政行为，包括行政处理机关、行政处理管辖、行政处理程序和行政处理结果等。其中，行政处理的结果主要表现为医疗机构及其医务人员因发生医疗事故所应承担的行政法律责任，本书将其放于本章第七节着重阐述。

（一）医疗事故的行政处理机关

《条例》规定：卫生行政部门应当依照本条例和有关法律、行政法规、部门规章的规定，对发生医疗事故的医疗机构和医务人员做出行政处理。由此可以看出，卫生行政机关即对医疗事故进行处理的机关。

（二）医疗事故的行政处理管辖

是指不同的卫生行政机关在医疗事故处理中的权限分工。具体如下：发生医疗事故争议，当事人申请卫生行政部门处理的，由医疗机构所在地的县级人民政府卫生行政部门受理。医疗机构所在地是直辖市的，由医疗机构所在地的区、县人民政府卫生行政部门受理。

有下列情形之一的，县级人民政府卫生行政部门应当自接到医疗机构的报告或者当事人提出医疗事故争议处理申请之日起 7 日内移送上一级人民政府卫生行政部门处理：患者死亡；可能为二级以上的医疗事故；国务院卫生行政部门和省、自治区、直辖市人民政府卫生行政部门规定的其他情形。

（三）医疗事故的行政处理程序

1. 启动　这是医疗事故行政处理程序的开始，包括因报告而开始和因申请而开始两种情况。具体规定为：

卫生行政部门接到医疗机构关于重大医疗过失行为的报告后，除责令医疗机构及时采取必要的医疗救治措施，防止损害后果扩大外，应当组织调查，判定是否属于医疗事故；对不能判定是否属于医疗事故的，应当依照《条例》有关规定交由负责医疗事故技术鉴定工作的医学会组织鉴定。

发生医疗事故争议，当事人自知道或者应当知道其身体健康受到损害之日起 1 年内，可以向卫生行政部门提出医疗事故争议处理申请。当事人申请卫生行政部门处理的，应当提出书面申请。申请书应当载明申请人的基本情况、有关事实、具体请求及理由等。

2. 审查与受理　　卫生行政部门应当自收到医疗事故争议处理申请之日起10日内进行审查，做出是否受理的决定。对符合《条例》规定而予以受理，需要进行医疗事故技术鉴定的，应当自做出受理决定之日起5日内将有关材料交由负责医疗事故技术鉴定工作的医学会组织鉴定并书面通知申请人；对不符合本条例规定而不予受理的，应当书面通知申请人并说明理由。

当事人对首次医疗事故技术鉴定结论有异议，申请再次鉴定的，卫生行政部门应当自收到申请之日起7日内交由省、自治区、直辖市医学会组织再次鉴定。

当事人既向卫生行政部门提出医疗事故争议处理申请，又向人民法院提起诉讼的，卫生行政部门不予受理；卫生行政部门已经受理的，应当终止处理。

二、医疗事故的监督

医疗事故的监督是指卫生行政部门对医疗事故的发生、技术鉴定、处理等所采取的监察和督促，主要包括对医疗事故技术鉴定的审核、要求医疗机构对医疗事故的解决予以报告、对医疗事故的发生及其行政处理上报等。

（一）审核

卫生行政部门收到负责组织医疗事故技术鉴定工作的医学会出具的医疗事故技术鉴定书后，应当对参加鉴定的人员资格和专业类别、鉴定程序进行审核；必要时，可以组织调查，听取医疗事故争议双方当事人的意见。

卫生行政部门经审核，对符合《条例》规定做出的医疗事故技术鉴定结论，应当作为对发生医疗事故的医疗机构和医务人员做出行政处理以及进行医疗事故赔偿调解的依据；经审核，发现医疗事故技术鉴定不符合《条例》规定的，应当要求重新鉴定。

（二）报告

医疗事故争议由双方当事人自行协商解决的，医疗机构应当自协商解决之日起7日内向所在地卫生行政部门做出书面报告，并附具协议书。

医疗事故争议经人民法院调解或者判决解决的，医疗机构应当自收到生效的人民法院的调解书或者判决书之日起7日内向所在地卫生行政部门做出书面报告，并附具调解书或者判决书。

（三）上报

县级以上地方人民政府卫生行政部门应当按照规定逐级将当地发生的医疗事故以及依法对发生医疗事故的医疗机构和医务人员做出行政处理的情况，上报国务院卫生行政部门。

第六节 医疗事故赔偿

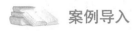 案例导入

选择调解，就选择了《医疗事故处理条例》

2010 年 10 月 17 日，家住攀枝花的刘超勇带着妻子到当地一家医院进行剖腹产手术。孩子生下 4 小时后就死于严重贫血。此后，刘超勇和医院因为赔偿的事情开始了长达近 1 个月的协商。医院认为按照《医疗事故处理条例》进行医疗事故技术鉴定，认定为医疗事故再进行赔偿。而患者家属认为应当按照 2010 年 7 月 1 日施行的《中华人民共和国侵权责任法》，即医院有过错就应该承担赔偿。两个法律法规对医患纠纷的处理方式和结果截然不同。

省卫生厅有关人士表示，《医疗事故处理条例》是国务院 2002 年颁布的行政法规，现在一直在使用，所以医院按照《医疗事故处理条例》来处理并没有错，但按照《中华人民共和国侵权责任法》处理也可以。不过在具体实施过程中却出现了争议，在法院审理医患纠纷案件时，首要会选择《中华人民共和国侵权责任法》来判定。但大部分患者认为走司法途径费力、耗时，不愿意打官司，出事后都是找医院协商解决。但在协商的过程中，由于两种法律法规并没有明确规定，所以造成双方无法达成一致意见。

问题：为什么说选择调解，就选择了《医疗事故处理条例》？患方依法主张权利，获得应有赔偿的途径有哪些？

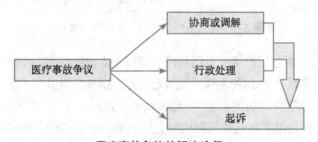

医疗事故争议的解决途径

一、赔偿争议的解决途径

（一）双方协商

这是指医患双方通过平等、自愿协商，自行解决争议。协商解决是医患双方共同选择的结果，其基础是双方自愿和意思表示一致。协商的内容可以包括是否构成医疗事故、构成哪一级医疗事故和赔偿的数额等。医患双方协商解决医疗事故赔偿争议，体现了医患双方依法处分民事权利、确认民事义务的自主权，可以使赔偿争议得以及时有效

地解决，因而为解决争议的途径之首选。

双方协商解决医疗事故的赔偿等民事责任争议的，应当制作协议书。协议书应当载明双方当事人的基本情况和医疗事故的原因，双方当事人共同认定的医疗事故等级以及协商确定的赔偿数额等，并由双方当事人在协议书上签名。

（二）申请调解

1. 卫生行政部门调解　是指医患双方当事人可以向卫生行政部门提出调解申请，由卫生行政部门对赔偿问题进行调解（图5-2）。这一途径是医患双方不同意协商或者协商达不成一致意见的前提下而做出的选择。行政调解作为一种诉讼外活动，其目的就是在卫生行政机关的主持下，根据自愿和合法的原则，促使双方当事人友好协商、互谅互让而达成和解协议。

已确定为医疗事故的，卫生行政部门应医疗事故争议双方当事人请求，可以进行医疗事故赔偿调解。调解时，应当遵循当事人双方自愿原则，并应当依据《条例》的规定计算赔偿数额。经调解，双方当事人就赔偿数额达成协议的，制作调解书，双方当事人应当履行；调解不成或者经调解达成协议后一方反悔的，卫生行政部门不再调解。

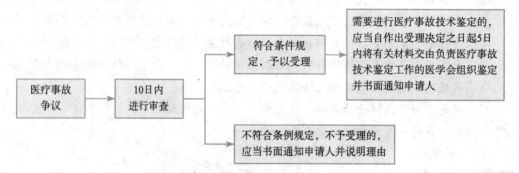

图5-2　向卫生行政部门申请调解的流程

2. 第三方调解　医疗纠纷第三方调解指"第三人依据纠纷事实和社会规范（风俗、惯例、道德、法律规范等），在纠纷主体之间沟通信息、摆事实明道理，促成纠纷主体相互谅解、相互妥协、达成解决纠纷的合意"。此种调解方式具有灵活、简捷、经济、公平等优势，美、德、日等发达国家在此种调解机制上已积累了丰富的理论和实践经验。我国的一些地区也在积极探索医疗纠纷第三方调解机制，并且形成了自己的模式。但是，因为此种机制在我国还是新兴事物，没有经验可以借鉴，在实践运行中还存在一些不足和缺陷。

> ### 知识拓展
>
> #### 我国第三方调解的不足和缺陷
>
> 1. 中立性不够。中立性是第三方调解机构的立足之本，只有调解机构保持中立性才能取得医患双方的信任，才能真正实现调解的公平、公正。然而，我国一

些调处模式在人员构成和制度设计上存在不足，导致其很难真正实现中立性。专业组织调处模式因其单独接受某一主体委托或者其专业组织自身特点致使其存在中立性不够的可疑之处。

2.运营经费及赔偿来源没有保障。目前，一些调处模式中，调解机构的经费来源没有保障，靠自筹经费来运营，步履维艰，十分困难。

3.权威性与公益性不够突出。

在容忍缺陷存在的情况下，借鉴国外的先进理论和有益经验，积极探索适合我国国情的医疗纠纷第三方调处模式是有意义的。首先从制度设计上保证第三方调解机制的中立性。第三方调解机制的探索就是想通过真正中立医患双方的第三方作为调节者来客观、公平、公正的处理纠纷，这就要求我们的设计者在对第三方调解机制的制度设计、机构定位、人员构成等问题上来保证其中立性。其次应加强政府投入、完善医疗责任保险制度。再则应通过立法树立第三方调解机制的权威性、体现其公益性。

（三）民事诉讼

医患关系从本质上讲是民事法律关系，属于我国《民法通则》的调整范围。医患双方当事人在经过协商、调解达不成一致意见时可以向人民法院提起民事诉讼。也可以不经协商、调解而直接向人民法院提起诉讼，以此来解决其间的赔偿纠纷。诉讼是解决医疗事故赔偿等民事责任争议的最终途径。

1.诉讼案由　在涉及医疗事故损害赔偿诉讼时，需要先厘清两个概念，即医疗损害与医疗事故损害。前者是指医疗机构及其医务人员所实施的医疗行为侵害患者生命权或健康权而造成的不良后果；而后者则是指医疗机构及其医务人员所实施的医疗行为侵害患者生命权或健康权而造成的属于医疗事故的不良后果。医疗损害的范围既包括医疗事故损害，也包括不属于医疗事故的其他医疗损害；而医疗事故损害属于行政认定的结果，只是医疗损害的一个方面。

关于医疗损害的民事案由，根据最高人民法院2008年2月4日发布的《民事案件案由规定》体现为两个：医疗损害赔偿纠纷和医疗服务合同纠纷。当发生医疗事故时，既可理解为医疗机构及其医务人员因为医疗过失行为侵犯了患者的生命权或健康权而构成侵权，又可以理解为医疗机构及其医务人员因为没有依法适当地履行对患者的治疗义务而构成违约。因此，医疗机构及其医务人员的同一医疗过失行为既能承担侵权责任，又能承担违约责任，这就是民法上的责任竞合。对此，如果同一医疗过失行为同时承担两种责任，这对医疗机构及其医务人员而言显然是不公平的。因此，《中华人民共和国合同法》第一百二十二条规定："因当事人一方的违约行为侵害对方人身、财产权益的，受损害方有权选择依照本法要求其承担违约责任或者依照其他法律要求其承担侵权责任。"这一规定表明，我国承认责任竞合，并允许当事人选择行使诉权，即发生医疗事故后，当事人可以医疗损害赔偿纠纷为由或者以医疗服务合同纠纷为由向法院提起诉讼。

2. 举证责任　当事人主张诉权时需要承担举证责任。所谓举证责任，是指当事人应就其主张的事实提供证据加以证明的责任。其基本原则是"谁主张谁举证"。如果以医疗服务合同纠纷作为案由，则举证责任分配为：在合同纠纷案件中，主张合同关系成立并生效的一方当事人对合同订立和生效的事实承担举证责任；主张合同关系变更、解除、终止、撤销的一方当事人对引起合同关系变动的事实承担举证责任；对合同是否履行发生争议的，由负有履行义务的一方当事人承担举证责任。对此基本不存争议，但以医疗损害赔偿纠纷作为案由时的举证责任则比较特殊。

医疗损害赔偿案件采用举证责任倒置原则。《关于民事诉讼证据的若干规定》第四条第一款第（八）项规定：因医疗行为引起的侵权诉讼，由医疗机构就医疗行为与损害结果之间不存在因果关系及不存在医疗过错承担举证责任。

按照一般的举证责任原则，医疗损害赔偿案件的原告如欲要求法院支持其诉讼请求，判令被告医疗机构承担侵权责任，则不仅要证明存在客观的损害事实和医务人员的主观过错，还要证明医务人员的过错行为与损害后果之间具有因果关系。但是，这种证明责任的分配对患者一方是不公平的。首先，医疗是门专业性极强的行业，一般患者或家属不具备医学专业知识，因而无法判断或正确判断医疗机构及其医务人员是否存在医疗过错及医疗行为与损害后果之间是否存在因果关系。其次，由于患者据以证明医疗机构医疗过失的最重要的证据——病历资料是由医疗机构所掌握，在这种情况下，患者难以履行其举证义务。因此，目前许多国家在医疗损害赔偿案件中适用举证责任倒置原则，我国最高人民法院的上述规定也明确了在医疗损害赔偿案件中，适用举证责任倒置原则。这一原则充分考虑了医患双方的平等二重性，侧重于保护患者和督促医疗机构及其医务人员依法、审慎地实施医疗行为。

3. 法律适用　关于医疗损害的赔偿标准，《医疗事故处理条例》与《民法通则》及最高法院《关于审理人身损害赔偿案件适用法律的解释》所规定的赔偿项目、赔偿标准不一致，前者的赔偿项目比后者少，典型缺少的项目便是死亡赔偿金，且无论在计算方法还是赔偿标准上都低于后者。对于具体的某个医疗损害而言，如果按医疗事故纠纷来处理，法院在审理时要参照《条例》第五十条的规定而实行限额赔偿的计算方法，由此体现出国家对医疗机构的保护。而如果按医疗服务合同违约或不属于医疗事故的损害赔偿纠纷来处理，法院在审理时要依据《民法通则》《中华人民共和国合同法》或最高人民法院《关于审理人身损害赔偿案件适用法律若干问题的解释》采用足额赔偿的计算方法，由此而体现出国家对受害患者的保护。

二、影响医疗事故赔偿的因素

影响医疗事故赔偿的因素是指贯穿于处理具体医疗事故争议案件中的赔偿问题过程中所应遵循的基本准则。解决医疗事故的民事责任争议，无论采取何种途径，都应按照这些原则来计算和确定医疗事故的具体赔偿数额。

医疗事故赔偿应考虑的因素包括：医疗事故等级；医疗过失行为在医疗事故损害后

果中的责任程度；医疗事故损害后果与患者原有疾病状况之间的关系。

医疗事故赔偿的前提是行为主体构成医疗事故，然后才涉及对医疗事故所应承担的民事赔偿责任。因而，不属于医疗事故的，医疗机构依据《条例》的规定不承担医疗事故的赔偿责任。

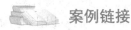 **案例链接**

虽不构成医疗事故　医院仍须承担责任

患者春梅，因腰椎间盘突出入院接受治疗。医院经诊查，按腰椎滑脱、腰椎间盘突出行牵引术及丹参注射液注射治疗。后患者病情突然恶化，手术抢救仍不治身亡。家属以医院未尽到注意义务，忽视了其妻子患有血液病，以致延误了诊疗时机，医院措施不力，才导致其妻子最终抢救无效死亡等理由诉至法院。医院委托市医学会所作的医疗事故技术鉴定认为：①整个医疗过程中医方行为没有违反医疗卫生管理法律、行政法规、部门规章和诊疗护理规范、常规。②结合患者的头颅CT及在手术中的血肿情况，患者的死亡原因是慢性硬膜下血肿引起的脑疝死亡；医方对患者的血小板减少症没有及时诊断，对丹参的使用欠妥，对患者的头痛也没有及时全面检查，但这些与患者的死亡并没有直接因果关系。③医方对患者的死亡没有责任。最后鉴定结论为：本病例不属于医疗事故。

法院审理后认为：患者春梅因疾病到该医院就诊并住院治疗，双方已形成了医疗服务关系。市医学会医疗事故鉴定书认定医院在对患者的整个医疗过程中没有医疗违法行为，患者的死亡原因是慢性硬膜血肿引起脑疝所致，本病例不属医疗事故。但同时也认为医院对患者的血小板减少症未能及时诊断，对丹参的使用也欠妥，对患者的头痛亦未及时全面检查。法院认为该鉴定结论较为科学、客观，故予以采信。本案中，医院在医疗过程中未能全面及时地履行医疗服务合同的义务，其医疗行为存在一定程度的过失。因此医院应当承担相应的赔偿责任。患者家属要求医院赔偿医疗费、丧葬费、死亡赔偿金之请求，可根据医院的过失程度及本案的具体情况综合确定。

三、医疗事故赔偿的项目和标准

《医疗事故处理条例》参照《民法通则》中关于人身损害赔偿的法律条款，对医疗事故赔偿的项目和标准作了明确而具体的规定。具体如下：

1. 医疗费　按照医疗事故对患者造成的人身损害进行治疗所发生的医疗费用计算，凭据支付，但不包括原发病医疗费用。结案后确实需要继续治疗的，按照基本医疗费用支付。

2. 误工费　患者有固定收入的，按照本人因误工减少的固定收入计算，对收入高于医疗事故发生地上一年度职工年平均工资3倍以上的，按照3倍计算；无固定收入的，按照医疗事故发生地上一年度职工年平均工资计算。

3. 住院伙食补助费　按照医疗事故发生地国家机关一般工作人员的出差伙食补助标准计算。

4. 陪护费　患者住院期间需要专人陪护的，按照医疗事故发生地上一年度职工年平均工资计算。

5. 残疾生活补助费　根据伤残等级，按照医疗事故发生地居民年平均生活费计算，自定残之月起最长赔偿30年；但是，60周岁以上的，不超过15年；70周岁以上的，不超过5年。

6. 残疾用具费　因残疾需要配置补偿功能器具的，凭医疗机构证明，按照普及型器具的费用计算。

7. 丧葬费　按照医疗事故发生地规定的丧葬费补助标准计算。

8. 被扶养人生活费　以死者生前或者残疾者丧失劳动能力前实际扶养且没有劳动能力的人为限，按照其户籍所在地或者居所地居民最低生活保障标准计算。对不满16周岁的，扶养到16周岁；对年满16周岁但无劳动能力的，扶养20年；但是，60周岁以上的，不超过15年；70周岁以上的，不超过5年。

9. 交通费　按照患者实际必需的交通费用计算，凭据支付。

10. 住宿费　按照医疗事故发生地国家机关一般工作人员的出差住宿补助标准计算，凭据支付。

11. 精神损害抚慰金　按照医疗事故发生地居民年平均生活费计算。造成患者死亡的，赔偿年限最长不超过6年；造成患者残疾的，赔偿年限最长不超过3年。

此外，考虑到患者近亲属由于参加医疗事故处理或死亡患者的丧葬活动而造成的经济损失，《条例》也确立了给予必要赔偿的原则。具体规定为：参加医疗事故处理的患者近亲属所需交通费、误工费、住宿费，参照上述有关规定计算，计算费用的人数不超过2人。医疗事故造成患者死亡的，参加丧葬活动的患者的配偶和直系亲属所需交通费、误工费、住宿费，参照上述有关规定计算，计算费用的人数不超过2人。

四、医疗事故赔偿的结算方式

医疗事故赔偿费用，实行一次性结算，由承担医疗事故责任的医疗机构支付。对于医疗事故的赔偿费用实行一次性结算虽然不太准确，但是简便易行，符合处理医疗事故及时、便民的原则，因而为《条例》所采纳。

第七节　违反医疗事故处理条例的法律责任

一、行政责任

卫生行政部门的工作人员在处理医疗事故过程中违反《条例》的规定，利用职务上的便利收受他人财物或者其他利益，滥用职权，玩忽职守，或者发现违法行为不予查处，尚不够刑事处罚的，依法给予降级或者撤职的行政处分。

卫生行政部门违反《条例》的规定，有下列情形之一的，由上级卫生行政部门给予警告并责令限期改正；情节严重的，对负有责任的主管人员和其他直接责任人员依法给予行政处分：接到医疗机构关于重大医疗过失行为的报告后，未及时组织调查的；接到医疗事故争议处理申请后，未在规定时间内审查或者移送上一级人民政府卫生行政部门处理的；未将应当进行医疗事故技术鉴定的重大医疗过失行为或者医疗事故争议移交医学会组织鉴定的；未按照规定逐级将当地发生的医疗事故以及依法对发生医疗事故的医疗机构和医务人员的行政处理情况上报的；未依照本条例规定审核医疗事故技术鉴定书的。

医疗机构发生医疗事故的，由卫生行政部门根据医疗事故等级和情节，给予警告；情节严重的，责令限期停业整顿直至由原发证部门吊销执业许可证；对负有责任的医务人员尚不够刑事处罚的，依法给予行政处分或者纪律处分，并可以责令其暂停6个月以上1年以下执业活动，情节严重的，吊销其执业证书。

医疗机构违反《条例》的规定，有下列情形之一的，由卫生行政部门责令改正；情节严重的，对负有责任的主管人员和其他直接责任人员依法给予行政处分或者纪律处分：未如实告知患者病情、医疗措施和医疗风险的；没有正当理由，拒绝为患者提供复印或者复制病历资料服务的；未按照国务院卫生行政部门规定的要求书写和妥善保管病历资料的；未在规定时间内补记抢救工作病历内容的；未按照本条例的规定封存、保管和启封病历资料和实物的；未设置医疗服务质量监控部门或者配备专（兼）职人员的；未制定有关医疗事故防范和处理预案的；未在规定时间内向卫生行政部门报告重大医疗过失行为的；未按照本条例的规定向卫生行政部门报告医疗事故的；未按照规定进行尸检和保存、处理尸体的。

参加医疗事故技术鉴定工作的人员违反《条例》的规定，接受申请鉴定双方或者一方当事人的财物或者其他利益，出具虚假医疗事故技术鉴定书，尚不够刑事处罚的，由原发证部门吊销其执业证书或者资格证书。

医疗机构或者其他有关机构违反《条例》的规定，有下列情形之一的，由卫生行政部门责令改正，给予警告；对负有责任的主管人员和其他直接责任人员依法给予行政处分或者纪律处分；情节严重的，由原发证部门吊销其执业证书或者资格证书：承担尸检任务的机构没有正当理由，拒绝进行尸检的；涂改、伪造、隐匿、销毁病历资料的。

以医疗事故为由，寻衅滋事、抢夺病历资料，扰乱医疗机构正常医疗秩序和医疗事故技术鉴定工作，尚不够刑事处罚的，依法给予治安管理处罚。

二、民事责任

违反《条例》的民事责任，亦即医疗事故的赔偿责任，内容详见本章第六节。

三、刑事责任

卫生行政部门的工作人员在处理医疗事故过程中违反《条例》的规定，利用职务上的便利收受他人财物或者其他利益，或者参加医疗事故技术鉴定工作的人员违反《条例》的规定，接受申请鉴定双方或者一方当事人的财物或者其他利益，出具虚假医疗事故技术鉴定书，造成严重后果的，构成受贿罪，依照《刑法》第三百八十五、三百八十六、三百八十三条的规定进行处罚。

卫生行政部门的工作人员在处理医疗事故过程中违反《条例》的规定，滥用职权，玩忽职守，或者发现违法行为不予查处，造成严重后果的，构成滥用职权罪或玩忽职守罪，依照《刑法》第三百九十七条的规定处三年以下有期徒刑或者拘役；情节特别严重的，处三年以上七年以下有期徒刑。

医务人员因严重不负责任，造成就诊人死亡或严重损害就诊人身体健康的，构成医疗事故罪，依照《刑法》第三百三十五条的规定处三年以下有期徒刑或拘役。

以医疗事故为由，寻衅滋事、抢夺病历资料，扰乱医疗机构正常医疗秩序和医疗事故技术鉴定工作，情节严重的，构成聚众扰乱社会秩序罪或寻衅滋事罪，依照《刑法》第二百九十条或第二百九十三条的规定进行处罚。

第八节　建立医疗责任保险制度的探讨

医疗事故处理法律制度的核心和落脚点是医疗事故的赔偿。2010年7月1日《中华人民共和国侵权责任法》的实施，进一步明确规定了医疗机构及其医务人员应当承担赔偿责任的范围，这在保护患者人身权利的同时，无疑加重了医疗机构及其医务人员的医疗风险。

借鉴国外的先进理念和做法，通过建立医疗责任保险制度来实现对医疗事故损害的合理赔偿，分担医疗风险，让医疗机构及其医务人员在繁杂的医疗纠纷中解脱出来，以更好地提高医疗服务水平，这在当前看来具有重要的探讨价值和迫切的现实意义。

一、医疗责任保险的概念

责任保险是指以被保险人对第三者依法应负的赔偿责任为保险标的的保险。责任保险具有支持国民经济发展、维护社会稳定、保障人民群众生命财产安全的社会管理功能。而医疗责任保险属于责任保险的一个险种。

医疗责任保险是指医疗机构或医务人员作为投保人和被保险人，向保险公司缴纳相应的保费，在保险期限内或追溯期及承保范围内，在从事与其资格相符的诊疗护理工作时因过失发生医疗事故或医疗差错后依法应当承担的赔偿责任由保险公司承担的一种保险业务或保险产品。

二、国外医疗责任保险制度介绍

从国外发展情况看，医疗责任保险是开办较早、发展较为成熟的险种，也是现代医疗服务体系的重要组成部分。医疗责任险在国际上始于20世纪20年代，60年代前后在欧美发达国家得到迅速发展，在美国、英国、德国、瑞典、日本等发达国家，都已建立强制性的医疗责任保险制度，已将医疗责任险列入其法定的责任保险范围，积累了成熟的经验，取得了良好的效果，目前该险已成为职业责任保险中最主要的险种。

在保险业发展程度较高的欧美国家，医疗责任保险非常普及，同时也比较成熟。对于保险人而言，除配备具有医学专业知识的核保核赔人员外，有些保险公司还派员到承保医院常驻，参与医院的风险管理，及时反馈可能存在的风险和发生损失的情况，一般与医院有很好的沟通。在险种的承保方式上，由于医疗风险具有潜伏期长和存在期长的特点，基本上都是采用期内索赔制，即受害人的索赔必须首次在保险期内向被保险人提出，而不论保险事故在以前何时发生。尽管保险责任较大，但是国外保险公司仍然愿意承保这一险种，究其原因：一是该险种的社会影响力较大，保险公司开展此险种是履行社会义务的一种表现，良好的社会效益对于保险公司来说也是一种财富；二是该险种市场规模较大，可以使保险公司积累一笔可观的保险基金，同时医疗事故纠纷最终解决的时间较长，保险公司尽可利用时间差来调剂资金，以便获得投资收益。

早在 1892 年，英国成立了世界性的医生保护协会（Medical Protection Society，简称 MPS），旨在服务医生，以保障其合法权益免受侵犯。参加该协会的国家和地区有中国香港、英国、爱尔兰、澳大利亚、新西兰、南非、以色列、新加坡、马来西亚等几十个国家和地区。这是一个以医生为会员的互助机构而非赢利性保险公司。其功能包括：医疗过失赔偿责任；处理报章杂志对医生的恶意诽谤；协助医生辩护患方的刑事控告（如医疗误杀罪等）；帮助开业医生控告供应商（如药厂等）；当立法、行政机关制定对医生执业有影响的法律政策时，MPS 会代表医生的利益，对有关的议员或政府官员进行游说。

1899 年，美国出现了医疗责任保险公司。1975 年 12 月，加利福尼亚州《医疗损害赔偿改革法》诞生。华盛顿州、阿拉斯加州、蒙大拿州、爱达荷州在 80 年代也通过了一些侵权损害赔偿法律制度的改革措施。美国医疗事故处理系统主要包括：医生责任保险制度、医疗民事赔偿制度、侵权诉讼、独立医疗事故鉴定委员会和医生管理的公众监督委员会。通过这个系统的运作，大多数的医疗纠纷无须进入诉讼程序就解决了，只有小部分最后通过保险索赔与侵权诉讼的途径解决。

美国经历了一百多年医疗职务保险制度的发展，积累了不少先进经验，建立了一个较完整的体系。投保的医生每年交纳一定金额的保险费，当发生医疗纠纷时，由独立医疗评审与监督委员会负责医疗事故鉴定，由保险公司负责处理赔偿事宜，从而能比较系统、客观、公正地处理有关纠纷。

三、我国建立医疗责任保险制度的意义

目前，我国尚未建立统一的医疗责任保险制度。个别保险公司尝试设立了医疗保险条款，并且将医师责任也包含了进去，如 2000 年 1 月中国人民保险公司申报的《医疗责任保险条款》，经中国保险监督管理委员会核准备案，这是我国出台的第一个医疗职业保险条款。我国一些地区也对此进行了有益的尝试，如北京市卫生局于 2004 年 11 月 3 日出台了《关于北京市实施医疗责任保险的意见》，决定从 2005 年 1 月 1 日起，北京

市所有非营利性医院将统一实施医疗责任保险。

建立有效的、统一的医疗责任保险制度对医疗机构及其医务人员、患者和全社会都具有积极的意义。

（一）建立和谐的医患关系

医疗责任保险是医疗风险社会分担机制的重要方式，力求建立医患双方对医疗损害的处理都能接受的第三方解决机制，有利于化解医患矛盾，预防和减少医疗事故及纠纷的发生，维护社会安定大局，实现和谐医患关系。

（二）保护医疗机构及其医务人员

医疗责任保险制度的推行，可使医疗机构本应承担的赔偿责任乃至巨额赔偿责任转由保险公司承担，极大地降低了赔偿压力；也可使受害患者能接受相应的处理尤其是赔偿，从而大量减少医疗纠纷、维护医疗机构正常的工作秩序、保护医务人员的人身权益免遭报复性侵害等。

（三）保护患者的利益

一方面，如果有健全的医疗责任保险制度，当医疗损害发生后，受害患者可从保险公司获得最大限度的充分赔偿，保障了患者的利益；另一方面，由于医疗诊治的过程中，有许多不确定因素，在没有风险保障的情况下，医务人员难免为了自我保护而选择对医方最安全的保守治疗方案，甚至是不治疗，这显然对患者不利。

（四）有效分散医疗风险

医疗责任保险是发达国家普遍采用的风险分散机制，其功能就在于使医疗机构的赔偿责任向保险公司转移，从而实现风险承担的社会化。医疗行业是个高风险的行业，建立医疗责任保险制度可借助全社会的力量，有效降低、分散医疗风险，从而实现对公民健康权利保障的可持续发展，符合社会整体利益。

四、我国推行医疗责任保险制度的探讨

医疗责任保险制度对于冲抵举证责任倒置的负面效应、分担社会风险、缓解医患关系等，都有积极意义，应对其进行深入、有益的探讨。

（一）充分认识建立医疗责任保险法律制度的必要性

近年来医疗纠纷的发生显著增加，医患关系成为社会关注热点，解决医疗纠纷成为难点问题。医疗责任保险是管理医疗风险、缓解医患矛盾、解决医患纠纷的重要途径和有力工具，也是顺利推进医疗卫生体制改革、促进医疗事业健康发展的有力保障。我国的医疗责任险始于 1999 年，在 2002 年 9 月《医疗事故处理条例》实施前后得到了一定的发展。2004 年，保监会与卫生部就医师、院方职业责任保险等进行联

合调研，并在北京、上海、广东、深圳等 9 省市启动了各类责任保险的试点工作。云南、上海、深圳、北京、四川等地也已通过规范性文件探索实施医疗责任保险制度。2007 年 6 月 21 日，卫生部、国家中医药管理局、中国保监会联合下发《关于推动医疗责任保险有关问题的通知》，对进一步扩大医疗责任保险的覆盖面，建立和完善相应制度提出了要求，但仍有许多地区对医疗责任险持观望态度。由于体制环境、宣传、认识等多方面原因，医疗责任保险发展十分迟缓，在解决医患纠纷中的特殊作用未能得到发挥。

（二）更新医疗责任保险观念

医疗责任保险在发达国家已成为普遍做法，解决医疗纠纷的功能显著，促进了医疗卫生服务体系的发展，积累了成熟的运作模式和经验。近年来我国宏观保险体系已逐步建立，责任保险在近几年有了长足的发展，医疗体制又正处于改革的关键时刻，建立医疗责任保险制度十分必要。然而该保险制度的建立是非常复杂的社会系统工程，有赖于社会保障体系的完善。同时也取决于国家医疗体制改革的进一步深入。国家应组织相关医疗机构、卫生行政部门、劳动和社会保障部门、立法机构及法院等部门的人员充分协商，借鉴发达国家的经验，建立一个符合中国国情的医疗责任保险制度，以利于卫生事业的发展。

（三）建立、完善我国医疗责任保险制度

医疗责任保险在我国目前仍然处于一个起步阶段，有大量的工作亟须开展，如把民事赔偿制度和强制保险制度结合起来，明确赔偿责任范围、责任保险金的来源及赔偿责任主体等。当前完善我国医疗责任保险制度的核心内容和切入点应是将医疗责任保险规定为强制性保险。

在西方许多国家，如美国，医疗责任保险是每一个执业医生所必须投保的，不投保该险不能执业。其初衷就在于确保医务人员的医疗专业服务水平，强化其为患者服务的医疗责任意识，一旦其在执业时因过失行为给患者造成损害，则由保险公司予以赔偿，一方面既降低了医务人员的赔偿责任风险，另一方面也确保受害患者的获赔权益。这一成功经验应该值得我们借鉴。

推行强制性医疗责任保险在我国尚任重而道远。目前应着重从以下方面着手进行研究、建立和完善：①根据保险大数法则，由政府出面进行组织，要求医疗机构及其医务人员统一参保；②为医疗责任保险的推行营造良好的法律环境，获得各方对医疗责任保险的信任；③建立由医学、法律、保险等专家组成的中立的第三方解决机构，对有争议的医疗纠纷赔偿公正裁决；④培养专门保险人才，完善医疗责任保险产品；⑤合理厘定保险费率，立足公益与公平；⑥划定最低投保限额，尽量保障受害患者的求偿权；⑦建立合理的保险索赔机制，力求方便易行、公平合理；⑧组建医疗责任保险社会配套服务机构等。

本章小结

本章以《医疗事故处理条例》为重点，着重介绍了医疗事故的概念与分级、医疗事故的预防与处置、医疗事故技术鉴定、医疗事故赔偿等相关制度，并对我国推行医疗责任保险制度进行了探讨。

目标检测题

一、单项选择题

1. 医疗事故是指（　　　）在医疗活动中违反医疗卫生管理法律、行政法规、部门规章和诊疗护理规范、常规，过失造成患者人身损害的事故。

　　A. 医疗机构

　　B. 医疗机构及其医务人员

　　C. 卫生机构及其工作人员

　　D. 从事医疗服务的机构及其工作人员

　　E. 卫生行政机关及其工作人员

2. 根据《医疗事故处理条例》的规定，医疗机构发生重大医疗事故时，主管部门接到报告后应立即（　　　）

　　A. 逐级报告　　　　　　B. 赔偿损失　　　　　　C. 提起诉讼

　　D. 责令当事人书面检查　　　E. 处理现场

3. 医疗事故包括下列情形，除了（　　　）

　　A. 擅离职守，贻误诊治时机而造成过失

　　B. 遇复杂难题，不执行上级医师指导，擅自处理造成过失

　　C. 上级医师接到下级医师报告后不及时处理造成过失

　　D. 由于相应职称的一般水平，能力不足而造成的过失

　　E. 抢救时延误治疗而造成过失

4. 青年李某，右下腹疼痛难忍，到医院就诊。经医师检查、检验，当即诊断为急性阑尾炎，遂对其实行阑尾切除术。手术情况正常，但拆线时发现伤口愈合欠佳，有淡黄色液体渗出。手术医师告知，此系缝合切口的羊肠线不为李某人体组织吸收所致，在临床中少见。经过近 1 个月的继续治疗，李某获得痊愈。根据《医疗事故处理条例》规定，李某被拖延近 1 个月后才得以痊愈这一客观后果，应属于（　　　）

　　A. 二级医疗事故

　　B. 三级医疗事故

　　C. 四级医疗事故

　　D. 因患者体质特殊而发生的医疗事故

E. 因不可抗力而造成的不良后果

5. 内科医生王某，在春节探家的火车上遇到一位产妇临产，因车上无其他医务人员，王某遂协助产妇分娩。在分娩过程中，因牵拉过度，导致新生儿左上肢臂丛神经损伤。王某行为的性质为（　　　）

　　A. 属于违规操作，构成医疗事故

　　B. 属于非法行医，不属于医疗事故

　　C. 属于超范围执业，构成医疗事故

　　D. 属于见义勇为，不构成医疗事故

　　E. 虽造成不良后果，但不构成医疗事故

二、多项选择题

1. 依据《医疗事故处理条例》，属于医疗事故的是（　　　）

　　A. 医疗机构违反规章造成患者重度残疾

　　B. 在医疗活动中，由于患者病情异常而发生医疗意外

　　C. 医务人员违反诊疗常规，造成患者一般功能性障碍

　　D. 医务人员违反护理常规，造成患者轻度残疾

　　E. 药房等非临床科室因过失导致患者人身损害

2. 处理医疗事故，应当遵循（　　　）的原则

　　A. 公开　　　　　　　　B. 公平　　　　　　　　C. 公正

　　D. 及时　　　　　　　　E. 便民

3. 属于三级医疗事故的是（　　　）

　　A. 造成患者中度残疾

　　B. 造成器官组织损伤导致严重功能障碍

　　C. 造成患者轻度残疾

　　D. 造成患者组织损伤导致一般功能障碍

　　E. 造成患者明显人身损害的其他后果的

4. 专家鉴定组成员在哪些情形下，应当回避，当事人也可以以口头或者书面的方式申请其回避（　　　）

　　A. 是医疗事故争议当事人

　　B. 是医疗事故争议当事人的近亲属

　　C. 与医疗事故争议有利害关系的

　　D. 是医疗事故争议当事人的同学

　　E. 与医疗事故争议当事人有其他关系，可能影响公正鉴定的

5. 不属于医疗事故的是（　　　）

　　A. 因不可抗力造成的不良后果的

　　B. 在紧急情况下为抢救垂危患者生命而采取紧急医学措施造成不良后果的

　　C. 因患方原因延误诊疗导致不良后果的

D. 在现有医学科学技术条件下，发生无法预料或者不能防范的不良后果的

E. 药房等非临床科室因过失导致患者人身损害的

三、是非题

1. 医疗事故的违法性是指行为人在诊疗护理中违反了卫生法律。（　　　）

2.《医疗事故处理条例》将医疗事故分为五级。（　　　）

3. 非法行医，造成患者人身损害，患者可以按照医疗事故处理方式进行处理。（　　　）

4. 患者依照规定要求复印或者复制的病历资料的，医疗机构应当提供复印或者复制服务并在复印或者复制的病历资料上加盖证明印记。复印或者复制病历资料时，应当有患者在场。（　　　）

5. 医务人员在医疗活动中发生或者发现医疗事故，应当立即向所在科室负责人报告。科室负责人应当及时向医务科或分管院领导报告。（　　　）

四、简答题

1. 请简述医疗事故的概念及其构成要件。

2. 请简述医疗事故技术鉴定的程序。

3. 医疗事故赔偿的项目和标准是什么？

五、案例分析

付某在担任宁河县某医院医生期间，于 2003 年 12 月 24 日 13 时许，在该院为郑某做剖宫产手术时，未通过器械护士和巡回护士，违反规程擅自下手术台从敷料储槽取出一块纱布垫（39cm×18cm），放置在郑某已经打开的腹腔内，用于挡肠管。关闭腹腔前，因为肠翻转，这片纱布垫被遮挡。护士在清点手术包器械敷料无误后，手术完成，致使该纱布垫遗留在郑某的腹腔内。术后，郑某因腹痛、腹胀且长时间不能缓解，于 2004 年 1 月 8 日到宁河县医院就诊，经县医院剖腹探查，发现了这片纱布垫并取出，同时发现郑某继发屈氏韧带下 170cm 以下小肠全部变黑坏死。

试分析：付某的行为是否构成医疗事故？

第六章　药品管理法律法规

学习目标

知识目标

1. 掌握药品的概念、药品生产、经营管理、医疗机构药剂管理、特殊药品管理的重点规定以及药品不良反应报告制度。

2. 熟悉药政管理机构及其职责，新药、进口药的评审，药品分类管理制度。

3. 了解《药品管理法》的适用范围、药品标准、法律责任。

技能目标

能运用所掌握知识辨识药品和非药品，对药品购销渠道的合法性做出正确判断。

药品是医疗卫生工作重要的物质基础，是人类防病治病必不可少的有力武器。因其直接关系到人的健康乃至生命安全，历来都是国家监管的重要领域。现行《中华人民共和国药品管理法》（以下简称《药品管理法》）是在 1984 年药品管理法基础上修订而来，于 2001 年 12 月 1 日施行。作为新中国成立以来第一部也是唯一一部药品管理法律，它用法典的形式将党和国家有关药品监督管理的方针政策和原则以及基本制度纳入法律的范畴，对公民的用药安全提供了重要的保证，是我国药品监督管理进入法制化的重要标志。以《药品管理法》为核心，国务院、国务院各部委制定发布的药事管理法规、规章等规范性文件为补充，已形成了我国较为完善的药品监督管理法律法规体系。

第一节　药品与药品监督

案例导入

2014 年 8 月，深圳市药监、公安部门联合查处了一个利用淘宝网销售假药的窝点。据介绍，深圳市药监局直属分局日前收到群众投诉举报称在淘宝网上买到了假药。执法人员立即启动前期侦查，通过试买、实地暗访确定了犯罪分子具体住址，药监执法人员联合南湖派出所对边检小区内一民宅进行突击检查，发现有200余种常见的港药，如"保济丸""黄道益活络油""痛风灵"等，查扣涉案药品16件，货值逾十万元，南湖派出所对犯罪嫌疑人张某予以现场控制。深圳市食品药品监管部门以此案提醒广大市民，药品是特殊商品，目前经我国药监部门批准在网上合法销售药品的药品零售企业有184家。未获国家食品药品监督管理总局批准的网站是不能销售药品的。而且"网上药店"仅限销售非处方药。"白加黑""新康泰克"这类含麻黄碱类的复方制剂、处方药都是网上药店禁止销售的。

问题：为什么说药品是特殊商品？药品由哪个部门管辖？什么是处方药、非处方药？怎样识别是不是假药？什么样的药品才能在药店出售？

一、药品的概念与药品的特殊性

（一）药品的概念

我国《药品管理法》规定：药品，是指用于预防、治疗、诊断人的疾病，有目的地调节人的生理机能并规定有适应证或者功能主治、用法和用量的物质，包括中药材、中药饮片、中成药、化学原料药及其制剂、抗生素、化学药品、放射性药品、血清、疫苗、血液制品和诊断用药品等。

这一药品定义包含了以下主要含义：①药品是一种物质，而不是一种仪器、设备或是器械。②使用目的和使用方法是区别药品和食品、毒品、保健品、化妆品等其他物质的基本点。当人们为了防治疾病，遵照医嘱或说明书，按照一定方法使用某种物质，达到治疗、预防和诊断人的某种疾病的目的，或能有目的地调节某些生理机能时，称该物质为药品。而食品、毒品、保健品、化妆品等物质的使用目的与药品有明显不同，使用方法也不完全相同。③《药品管理法》所管理的是人用药品，在我国，人用药品与农药和兽药严格区分，所依据的法律、管理机构、生产销售等管理规定均不相同。④药品包括传统药（中药材、中药饮片、中成药）、现代药（化学药品等）以及医疗机构制剂等。

（二）药品的特殊性

药品作为商品，具有一般商品的特征。但同时，药品还具有与人的生命健康相关、两重性、专属性、质量标准严格等特殊性质，是特殊的商品。药品主要有以下几方面特殊性。

1. 专属性　药品用于治病救人，要在医生指导下使用，什么病用什么药，不像一般商品那样，彼此之间可互相替代。

2. 两重性　两重性是指药品在防病治病的同时，也会发生不良反应，如：毒性反应、继发性反应、后遗症反应、特异反应、耐受与成瘾性、致畸作用等。

药品管理得当，可以治病；若失之管理，使用不当，则可致病，甚至致命。例如盐酸吗啡，使用合理时是镇痛良药，管理不善、滥用则会成为使健康人成瘾的毒品。

药品要求安全有效，安全是前提。对药品宣传应实事求是，科学严谨，不能言过其实，要指出副作用和不良反应；用药过量会发生危险，而其他商品就不像药品剂量这样重要，所以为了安全，药品必须规定剂量、杂质限量。

3. 质量的重要性　药品直接关系到人们的身体健康甚至生命存亡，是治病救人的特殊商品，因此，其质量不得有半点马虎，只有符合法定质量标准的药品才能保证疗效。药品只能有合格品，不能像其他商品那样划分出等外品和次品等。为此，国家制订了严格的药事法律法规，对药品实行严格监督管理，并制订和颁布了国家药品标准，规定了严格的检验制度。

《药品管理法》规定，所有不合格药品不准出厂，不准销售，不准使用。

4. 限时性　人只有患病时才需用药，但药品生产、经营部门平时就应有适当储备。只能药等人，不能病等药，有些药品虽然用量少、效期短，宁可到期报废，也要有所储备；有些药品即使无利可图，也必须保证生产、供应。

在以上特性中，最重要的是质量的严格性。作为药品，质量出不得任何差错，一旦出现质量问题，就可能危害我们的生命。因此在生产过程中，要严格控制药品质量，把可能影响产品质量的因素在生产过程中一一消除。

二、药品与假药、劣药

药品只有合格品与不合格品的区分，不合格的药品即是假药、劣药。《药品管理法》对假药、劣药进行了明确规定。

1.《药品管理法》第四十八条：禁止生产（包括配制，下同）、销售假药。

有下列情形之一的，为假药：

（1）药品所含成分与国家药品标准规定的成分不符的。

（2）以非药品冒充药品或者以他种药品冒充此种药品的。

有下列情形之一的药品，按假药论处：

（1）国务院药品监督管理部门规定禁止使用的。

（2）依照本法必须批准而未经批准生产、进口，或者依照本法必须检验而未经检验即销售的。

（3）变质的。

（4）被污染的。

（5）使用依照本法必须取得批准文号而未取得批准文号的原料药生产的。

（6）所标明的适应证或者功能主治超出规定范围的。

2.《药品管理法》第四十九条：禁止生产、销售劣药。

药品成分的含量不符合国家药品标准的，为劣药。

有下列情形之一的药品，按劣药论处：

（1）未标明有效期或者更改有效期的。

（2）不注明或者更改生产批号的。

（3）超过有效期的。

（4）直接接触药品的包装材料和容器未经批准的。

（5）擅自添加着色剂、防腐剂、香料、矫味剂及辅料的。

（6）其他不符合药品标准规定的。

三、药品与非药品

目前，非药品冒充药品出售，非药品被消费者当成药品购买、使用的现象非常普遍。所谓的非药品，是指在法律上没有被批准为药品，但却在产品的标签、说明书中宣称其具有功能主治、适应证或者明示暗示其具有预防疾病、治疗功能、药用疗效或者采用与药品名称相同或名称类似的产品。这些非药品虽然外观、宣传与药品类似，却不是药品，不能当成药品使用。非药品的范围比较广，如医疗器械、食品、保健食品、化妆品、消毒品等。正确区分药品，可以从以下三个方面加以识别。

（一）看标签、说明书

药品的概念决定了药品是一种能够针对疾病发挥特定的预防、治疗、诊断功能，而且必须是明确标明功能主治或适应证、用法和用量的物质。药品的标签、说明书上标明的所有事项，是按照国家药品标准的规定且须经国家药品监管部门批准后才能进行标注的。而食品、保健品、化妆品、消毒等产品，不得在标签、说明书中宣称具有功能主治、适应证或者明示预防疾病、治疗功能或药用疗效等。

（二）看药品批准文号

根据《药品管理法》的规定，除部分中药材和中药饮片外，药品都应有药品批准证明文件，国产药实施了药品批准文号管理，进口药品需要取得《进口药品注册证》或《医药产品注册证》。因此，除未实施批准文号管理的部分中药材、中药饮片外，商品上如果有合法的药品批准文号、《进口药品注册证》或《医药产品注册证》，就可以确定是药品，否则就是非药品。事实上，部分非药品也实施文号管理，格式繁多，因此要区分药品与非药品，最重要的是知道如何确定药品。表6-1列举了药品及部分非药品的文号格式。

（三）进行数据查询

国家食品药品监督管理总局网站提供了强大的数据查询功能。所有在市场上销售的药品，都应是获得国家药品监督管理部门正式上市许可的药品，数据库会进行及时更新，因此可以认为，在该数据库药品栏查询到的，且药品名称、批准文号、生产厂家等相关信息都正确无误的，可以确认是合格药品。反之，在该数据库药品栏查不到的，则不是药品。查到了但信息不正确的，则是假药。其他属于国家食品药品监督管理部门监管的产品，如保健食品、医疗器械、化妆品也可以通过该功能查询。

表 6-1 药品与非药品的文号格式列表

药品	药品批准文号	国药准字 H（Z、S、J）＋4 位年号＋4 位顺序号
	进口药品注册证	H（Z、S）＋4 位年号＋4 位顺序号
	医药产品注册证	H（Z、S）C＋4 位年号＋4 位顺序号
非药品	保健食品	国食健字 G×××××××或国食健字 J×××××××（2003 年以后） 卫食健字（××××）第××××号（2003 年及以前）
	医疗器械[1]	×1 械注 ×2×××3×4××5××××6（2014 年 6 月以后）
	化妆品	国妆特字 G+4 位年度 +4 位编码 卫妆特字 +（4 位年份）+第××××号（原卫生部批准仍在有效期内） 国妆特（备）进字 J+4 位年度 +4 位编码 卫妆特（备）进字 +（4 位年份）+第××××号（原卫生部批准仍在有效期内）
	消毒产品[2]	消毒剂、消毒器械批准文号的格式为：卫消字（年份）第××××号，卫消进字（年份）第××××号
	生产包装的食品[3]	QS 标志，食品生产许可证编号由英文大写 QS 与 12 位阿拉伯数字组成

注[1]：×1 为注册审批部门所在地的简称（境内第三类医疗器械、进口第二类、第三类医疗器械为"国"字；境内第二类医疗器械为注册审批部门所在地省、自治区、直辖市简称），×2 为注册形式，×××3 为首次注册年份，×4 为产品管理类别，××5 为产品分类编码，××××6 为首次注册流水号。

医疗器械的注册形式为："准"字适用于境内医疗器械；"进"字适用于进口医疗器械；"许"字适用于香港、澳门、台湾地区的医疗器械。

注[2]：消毒产品包括消毒剂、消毒器械、卫生用品和一次性使用医疗用品。卫生用品和一次性使用医疗用品不需要取得批准文号，在投放市场前应当向省级卫生行政部门备案，备案文号格式为：（省、自治区、直辖市简称）卫消备字（发证年份）第 XXXX 号。

注[3]：QS 标志的文字由质量安全改为生产许可。

四、处方药与非处方药

《药品管理法》规定：国家实行处方药和非处方药分类管理制度。《处方药和非处方药分类管理办法（试行）》（以下简称《办法》）于 2000 年 1 月 1 日起施行。《办法》规定：为了保障人民用药安全、有效、使用方便，根据药品品种、规格、适应证、剂量、给药途径的不同，对药品分别按处方药和非处方药进行管理。药品分类管理的核心是要加强处方药的管理，规范非处方药的管理，减少不合理用药的发生，切实保证人民用药的安全有效。

（一）处方药与非处方药的概念

处方药，是指必须凭执业医师或者执业助理医师的处方才可调配、购买和使用的药品；非处方药（OTC），是指不需要凭执业医师或者执业助理医师的处方即可自行判断、购买和使用的药品。

根据非处方药品的安全性，将非处方药分为甲类非处方药和乙类非处方药。

（二）非处方药遴选

自 1999 年首批非处方药目录公布以来，国家药品监管部门多次组织专家进行非处方药品遴选筛查，截止到 2004 年，相继公布了六批非处方药目录，被列入目录品种有 4462 个，其中包括化学药品 954 个，中成药 3484 个，基本完成了对上市药物进行了处方药与非处方药的分类。

2004 年起，我国实施处方药与非处方药转换评价工作，并对非处方药目录实行动态管理，非处方药的品种数量增速有所放缓，OTC 化学药和中成药品种增长趋于稳定水平。我国非处方药物协会统计数据显示，我国现有非处方药近 5000 个品种，覆盖维生素类用药、感冒用药、肠胃用药、咽喉类用药、解热镇痛用药、皮肤外用药、消化类用药等多个用药领域。在品种选择方面，由于我国传统医学在公众自我保健方面具有明显的优势，因此中成药占据了我国非处方药品的主体位置，约占我国整个药品目录的 80% 左右。非处方药生产企业 3000 余家，非处方药品种已具备较广的可获得性和普及性。

（三）处方药与非处方药管理规定

处方药与非处方药的分类管理规定主要体现在标签和说明书、非处方药专有标识、零售及广告宣传方面。

1. 标签、说明书、包装、警示语的规定　非处方药标签和说明书除符合规定外，用语应当科学、易懂，便于消费者自行判断、选择和使用。非处方药标签和说明书必须经国家食品药品监督管理总局批准。非处方药的包装必须印有国家指定的非处方药专有标识，必须符合质量要求，方便储存、运输和使用。

进入药品流通领域的处方药和非处方药，其相应的警示语或忠告语应由生产企业醒目地印制在药品包装或药品使用说明书上。相应的警示语或忠告语如下：

处方药：凭医师处方销售、购买和使用！

甲类非处方药、乙类非处方药：请仔细阅读药品使用说明书并按说明使用或在药师指导下购买和使用！

2. 非处方药专有标识的规定　非处方药专有标识由国家食品药品监督管理总局公布，经营非处方药药品的企业在使用非处方药专有标识时，须按国家食品药品监督管理总局公布的坐标比例和色标要求使用。

非处方药专有标识图案分为红色和绿色，红色专有标识（图6–1）用于甲类非处方药药品，绿色专有标识（图6–2）用于乙类非处方药药品和用作指南性标志。

使用非处方药专有标识时，药品的使用说明书和大包装可以单色印刷，标签和其他包装必须按照国家食品药品监督管理总局公布的色标要求印刷。单色印刷时，非处方药专有标识下方必须标示"甲类"或"乙类"字样。

非处方药药品标签、使用说明书和每个销售基本单元包装印有中文药品通用名称（商品名称）的一面（侧），其右上角是非处方药专有标识的固定位置。

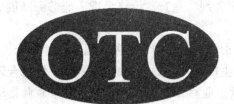 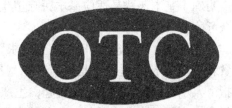

图6–1　甲类非处方药标识（红底白字）　　图6–2　乙类非处方药标识（绿底白字）

3. 处方药与非处方药零售的有关规定

（1）非处方药零售企业的规定：经营处方药、甲类非处方药的零售企业必须具有《药品经营许可证》。在药品零售网点数量不足、布局不合理的地区，普通商业企业可以销售乙类非处方药，但必须经过当地地市级以上药品监督管理部门审查、批准、登记，符合条件的颁发乙类非处方药准销标志。具体实施办法由省级药品监督管理部门制定。

（2）应配备药学技术人员的规定：经营处方药、甲类非处方药的药品零售企业，必须配有执业药师或者其他依法经过资格认定的药学技术人员。质量负责人应有一年以上（含一年）药品经营质量管理工作经验。

经营处方药、甲类非处方药的药品零售企业，应当配备执业药师或者其他依法经资格认定的药学技术人员。经营乙类非处方药的药品零售企业，以及农村乡镇以下地区设立药品零售企业的，应当配备经设区的市级药品监督管理机构或者省、自治区、直辖市人民政府药品监督管理部门直接设置的县级药品监督管理机构组织考核合格的业务人员。有条件的应当配备执业药师。

企业营业时间，以上人员应当在岗。

经营处方药和甲类非处方药的药品零售企业，执业药师或者其他依法经资格认定的药学技术人员不在岗时，应当挂牌告知，并停止销售处方药和甲类非处方药。

零售乙类非处方药的商业企业必须配备专职的具有高中以上文化程度，经专业培训后，由省级药品监督管理部门或其授权的药品监督管理部门考核合格并取得上岗证的人员。

（3）处方药、非处方药应分区陈列、分柜摆放，并有处方药、非处方药专用标识。

（4）处方药不得采用开架自选的方式陈列和销售；药品生产、经营企业不得以搭售、买药品赠药品、买商品赠药品等方式向公众赠送处方药或者甲类非处方药。

4. 处方药与非处方药广告的规定　处方药只准在专业性医药报刊进行广告宣传，非处方药经审批可以在大众传播媒介进行广告宣传。

五、国家基本药物

（一）国家基本药物的概念

基本药物的理念是世界卫生组织在1977年首次提出的，我国从1979年开始引入"基本药物"的概念。2009年，深化医改将建立基本药物制度作为五项重点改革任务之一，明确了基本药物是适应基本医疗卫生需求，剂型适宜，价格合理，能够保障供应，公众可公平获得的药品。

具体来说，"适应基本医疗卫生需求"是指优先满足群众的基本医疗卫生需求，避免贪新求贵；"剂型适宜"是指药品剂型易于生产保存，适合大多数患者；"价格合理"是指个人承受得起，国家负担得起，生产经营企业有合理的利润空间；"能够保障供应"是指生产和配送企业有足够的数量满足群众用药需要；"公众可公平获得"是指人人都有平等获得的权利。

（二）国家基本药物制度及其作用

国家基本药物制度是为维护人民群众健康、保障公众基本用药权益而确立的一项重大国家医药卫生政策，是国家药品政策的核心和药品供应保障体系的基础，涉及基本药物遴选、生产、流通、使用、定价、报销、监测评价等多个环节。这一药品制度首先在政府主办的基层医疗卫生机构实施，主要内容包括国家基本药物目录的遴选调整、生产供应保障、集中招标采购和统一配送、零差率销售、全部配备使用、医保报销、财政补偿、质量安全监管以及绩效评估等等相关政策办法。

1. 节省费用　基本药物实行统一招标采购、统一配送、统一价格，在政府办基层医疗卫生机构零差率销售，价格比较低廉，而且报销比例高于非基本药物，能够明显降低群众负担。

2. 用药合理　国家要求基层医疗卫生机构全部配备和使用基本药物，其他类型医疗卫生机构必须按规定配备使用基本药物并确定合理比例。

3. 安全有效　基本药物是经过长期临床实践检验证明安全有效的首选药物。国家对基本药物实行全品种覆盖抽验，保证群众基本用药更安全。

4. 方便可及　群众在基层医疗卫生服务机构就能获得，使用方便。

（三）基本药物制度的主要国家政策

1. 建立国家基本药物目录遴选调整管理机制 中央政府统一制定和发布国家基本药物目录，合理确定品种和数量，制订国家基本药物遴选和管理办法，基本药物目录定期调整和更新。

国家基本药物制度目录的制定原则是安全、必需、有效、价廉、中西药并重、基本保障、临床首选。

以下药品不能纳入国家基本药物目录遴选范围：一是含有国家濒危野生动植物的；二是主要用于滋补保健的；三是非临床治疗首选的；四是因严重不良反应，国家食品药品监督管理部门明确规定暂停生产、销售或使用的；五是违背国家法律法规或不符合医学伦理要求的。此外，国家基本药物工作委员会还可以规定不能纳入遴选范围的其他情况。

《国家基本药物目录·基层医疗卫生机构配备使用部分（2012 版）》包括化学药品和生物制品 317 个品种，中成药 203 个品种，共计 520 种。

2. 初步建立基本药物供应保障体系

（1）基本药物实行公开招标采购，统一配送，减少中间环节，保障群众基本用药。

（2）推动药品生产流通企业兼并重组，发展统一配送，实现规模经营。

（3）鼓励零售药店发展连锁经营，完善执业药师制度。

（4）国家制定基本药物零售指导价格，在指导价格内由省级人民政府根据招标情况确定本地区的统一采购价格。政府举办的基层医疗卫生机构按购进价格实行零差率销售。

3. 建立基本药物优先选择和合理使用制度

（1）规范基本药物使用，制定基本药物临床应用指南和基本药物处方集。

（2）所有零售药店和医疗机构均应配备和销售国家基本药物。

（3）政府举办的城乡基层医疗卫生机构应全部配备、使用基本药物，其他各类医疗机构也要将基本药物作为首选药物并确定使用比例。

（4）基本药物全部纳入基本医疗保障药物报销目录，报销比例明显高于非基本药物。

六、药品监督管理机构

药品监督，是指药品监督管理的行政主体，依法定职权，对行政相对方是否遵守法律、法规、行政命令、决定和措施所进行的监督检查活动。根据药品监督工作的性质和职能，通常将药品监督管理分为行政监督和技术监督。对应的监督机构则称为行政机构和技术机构。

（一）药品监督管理行政机构

我国的药品监督管理行政机构（图 6-3），也称药品监督管理部门。《药品管理法》规定，国务院药品监督管理部门主管全国药品监督管理工作。

1998 年 4 月，国家药品监督管理局（State Drug Administration，简称 SDA）正式挂

牌成立。这是自新中国成立后成立的第一个独立的药品监督管理部门，实现了药品质量监管与行业管理的彻底分离。

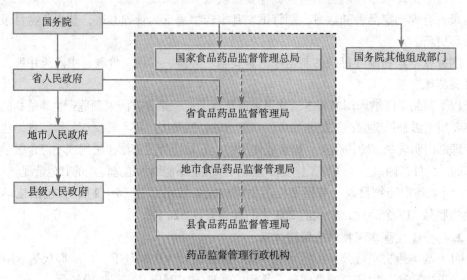

注：——▶ 表示行政隶属的上下级关系　----▶ 表示技术指导的上下级关系

图 6-3　我国药品监督管理行政机构示意图

2003 年 3 月，根据国务院机构改革方案，在国家药品监督管理局基础上组建了国家食品药品监督管理局（State Food and Drug Administration，简称 SFDA）。将食品、保健品、化妆品安全管理的综合监督、组织协调和依法组织开展对重大事故查处的职责划归国家食品药品监督管理局，同时原属卫生部的保健品的审批职责也由国家食品药品监督管理局承担。

2008 年 3 月，国务院机构实行"大部制"改革，国家食品药品管理局改制为由卫生部管理的国家局。当年，食品药品监管体制由省及省以下药监机构"垂直管理"改为"地方政府分级管理"，划属地方相关部门。

2013 年 3 月，国务院新的机构改革方案决定设立国家食品药品监督管理总局（正部级）（China Food and Drug Administration，简称 CFDA），为国务院直属机构。

国家、省（自治区、直辖市）、市（地区、州、自治州、盟）、县（市、区、旗、自治县）四级食品药品监督管理局组成我国的药品监督管理行政机构。各级食品药品监督管理局依法对药品的研制、生产、经营、使用实施监督检查。

2013 年 5 月 15 日，中央机构编制委员会办公室发布了《国家食品药品监督管理总局主要职责内设机构和人员编制规定》，其中关于国家食品药品监督管理总局职能转变的主要内容有：

取消的职责：①将药品生产行政许可与药品生产质量管理规范认证两项行政许可逐步整合为一项行政许可。②将药品经营行政许可与药品经营质量管理规范认证两项行政许可逐步整合为一项行政许可。③将化妆品生产行政许可与化妆品卫生行政许可两项行政许可整合为一项行政许可。④取消执业药师的继续教育管理职责，工作由中国执业药师协会承担。⑤根据《国务院机构改革和职能转变方案》需要取消的其他职责。

下放的职责：①将药品、医疗器械质量管理规范认证职责下放省级食品药品监督管理部门。②将药品再注册以及不改变药品内在质量的补充申请行政许可职责下放省级食品药品监督管理部门。③将国产第三类医疗器械不改变产品内在质量的变更申请行政许可职责下放省级食品药品监督管理部门。④将药品委托生产行政许可职责下放省级食品药品监督管理部门。⑤将进口非特殊用途化妆品行政许可职责下放省级食品药品监督管理部门。⑥根据《国务院机构改革和职能转变方案》需要下放的其他职责。

整合的职责：①将原卫生部组织制定药品法典的职责，划入国家食品药品监督管理总局。②将原卫生部确定食品安全检验机构资质认定条件和制定检验规范的职责，划入国家食品药品监督管理总局。③将国家质量监督检验检疫总局化妆品生产行政许可、强制检验的职责，划入国家食品药品监督管理总局。④将国家质量监督检验检疫总局医疗器械强制性认证的职责，划入国家食品药品监督管理总局并纳入医疗器械注册管理。⑤整合国家质量监督检验检疫总局、原国家食品药品监督管理局所属食品安全检验检测机构，推进管办分离，实现资源共享，建立法人治理结构，形成统一的食品安全检验检测技术支撑体系。

加强的职责：①转变管理理念，创新管理方式，充分发挥市场机制、社会监督和行业自律作用，建立让生产经营者成为食品药品安全第一责任人的有效机制。②加强食品安全制度建设和综合协调，完善药品标准体系、质量管理规范，优化药品注册和有关行政许可管理流程，健全食品药品风险预警机制和对地方的监督检查机制，构建防范区域性、系统性食品药品安全风险的机制。③推进食品药品检验检测机构整合，公平对待社会力量提供检验检测服务，加大政府购买服务力度，完善技术支撑保障体系，提高食品药品监督管理的科学化水平。④规范食品药品行政执法行为，完善行政执法与刑事司法有效衔接的机制，推动加大对食品药品安全违法犯罪行为的依法惩处力度。

（二）药品监督管理技术机构

1. 药品检验机构　《药品管理法》规定：药品监督管理部门设置或者确定的药品检验机构，承担依法实施药品审批和药品质量监督检查所需的药品检验工作。《药品管理法实施条例》规定：国务院药品监督管理部门设置国家药品检验机构。省、自治区、直辖市人民政府药品监督管理部门可以在本行政区域内设置药品检验机构。地方药品检验机构的设置规划由省、自治区、直辖市人民政府药品监督管理部门提出，报省、自治区、直辖市人民政府批准。国务院和省、自治区、直辖市人民政府的药品监督管理部门可以根据需要，确定符合药品检验条件的检验机构承担药品检验工作。

我国目前的药品检验机构有：①国务院药品监督管理部门设置的药品检验机构——中国食品药品检定研究院；②省、自治区、直辖市人民政府药品监督管理部门设置的药品检验机构——省级食品药品检验所；③由省、自治区、直辖市人民政府药品监督管理部门提出，报省、自治区、直辖市人民政府批准设置的——地市级食品药品检验所。

2. 药品检验机构的职责　根据《药品管理法》的规定，药品检验机构的主要职责是依法实施药品审批和药品质量监督检查所需的药品检验工作。

第二节　药品管理

 案例导入

2015 年 1 月，山东济南警方在美里村的民房里抓获了正在制作假药的团伙，查获了大量成品药和胶囊。主犯刘某低价大量买进快要过期和已经过期的药，用这样的药作为原料来制售假药。

犯罪嫌疑人承认自己从未从事过与药品生产相关的工作，在做假药时完全是没有章法的乱弄，但为了让自己的药以假乱真，他专门制作了药品使用说明书、标签和包装盒，在这些药品的包装上标注着国药准字、成分、功能主治、用法用量等信息，生产企业名称、地址、电话也是一应俱全。

刘某交代，不仅批准文号、生产企业名称和地址是编的，就连上面的药物成分和功能主治也是从同类正规药上复制下来的。犯罪嫌疑人表示，制作的几种假药分别是治疗风湿、哮喘、止咳的，但这几种药在制作时没有区别。同样成分的粉末，被装进不同药名和药效的包装里，就变成了不同品种的药。

这些假药的制作成本低廉，批发到药店每盒大约 5 元到 8 元，价格上也就有竞争力。刘某也很清楚，这样的假药不是哪都能卖，他通过物流将这些药销往了黑龙江、内蒙古、河北等偏远地区的诊所和药房。

一些从刘某这里进药的单位并没有履行《药品管理法》的明确规定，单纯看到假药价格低，销售利润高，完全不顾药品安全，让刘某的假药有了销路；而即便是购药单位索要药品生产和经营资质，刘某也有所准备，他特意制作了一整套生产销售药品的假资质。

问题：讨论本案，回答药品的监督管理应该包括哪些方面？这些方面怎样影响用药安全？应怎样监管？

药品质量的形成是一个复杂的过程，从最初的新药设计研发、临床试验到药品生产过程、药品经营过程，甚至在使用过程中，药品的质量都可能受到多种因素影响，存在设计缺陷、生产缺陷、储存不当、不正确使用等多种显现或隐藏的风险。对药品质量风险加以管控，使风险降低，人民用药安全得到保障，药品的研发、生产、经营和使用各环节的监督管理都必须法制化、标准化、规范化。因此世界各国都建立了药品监督管理部门，制定相应的法律法规，来建立健全药事管理。在我国，经过几十年的发展，已形成了从研发、上市许可、生产、经营、使用到不良反应报告和监测、召回等对药品全程监管的法律法规体系，并不断完善。

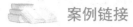 案例链接

"反应停"事件

1961 年发生了震惊世界的"反应停"事件，这是 20 世纪波及世界的最大的药物灾难事件。

1961 年，一种曾用于妊娠反应的药物"反应停"，导致成千上万的畸胎，波及世界各地，受害人数超过 15000 人。出生的婴儿没有臂和腿，手直接连在躯体上，形似海豹，被称为"海豹肢"，这样的畸形婴儿死亡率达 50% 以上。在市场上流通了 6 年的该药品未经严格的临床试验，并且最初生产该药的药厂曾隐瞒了收到的有关该药毒性的一百多例报告，致使一些国家如日本迟至 1963 年才停止使用反应停，导致了近千例畸形婴儿的出生。而美国是少数幸免于难的国家之一，原因是 FDA 在审查此药时发现该药品缺乏足够的临床试验资料而拒绝进口。正是该事件促使了药品注册制度和生产管理规范 GMP 的诞生。

一、药品注册管理

药品注册，是指国家食品药品监督管理总局根据药品注册申请人的申请，依照法定程序，对拟上市销售的药品的安全性、有效性、质量可控性等进行系统评价，并决定是否同意其申请的审批过程。通过注册的发给药品注册证书（2003 年后为药品注册批件）。通过注册并具备生产条件的，国家药品监督管理部门同时发给药品批准文号，即通常所说的"国药准字号"。批准文号是药品生产合法性的标志，是药品身份的证明，是识别真假药的重要依据。

注册是控制药品市场准入的前置性管理制度，包括药品临床试验许可和生产上市许可两个阶段。

我国对药品注册进行规范的依据是国家食品药品监督管理总局在 2007 年 7 月发布的《药品注册管理办法》和 2008 年 1 月发布的《中药注册管理补充规定》。

（一）药品注册申请

药品注册申请包括新药申请、仿制药申请、进口药品申请、补充申请、再注册申请。

新药，是指未曾在中国境内上市销售的药品。已上市药品改变剂型、改变给药途径、增加新适应证的，按照新药申请管理。

仿制药，是指国家食品药品监督管理总局已批准上市的已有国家标准的药品。

进口药品是指境外生产的药品在中国境内上市销售。

针对新药、仿制药、进口药品应提出不同的申请。

补充申请，是指新药申请、仿制药申请或者进口药品申请经批准后，改变、增加或取消原批准事项或者内容的注册申请。

再注册申请，是指取得国家食品药品监督管理总局核发的药品批准文号，5 年有效期届满，需要继续生产的，在有效期届满前 6 个月提出的申请。

药品注册申请人（以下简称申请人），是指提出药品注册申请，承担相应法律责任，并在该申请获得批准后持有药品批准证明文件的机构。境内申请人应当是在中国境内合法登记的法人机构，境外申请人应当是境外合法制药厂商。办理药品注册申请事务的人员应当是相应的专业技术人员，并熟悉药品注册管理法律、法规和技术要求。申请人应当提供充分可靠的研究数据，证明药品的安全性、有效性和质量可控性，并对全部资料的真实性负责。

公民以个人名义不能注册新药。

申请进口药品注册，如果境外生产企业在中国没有合法办事机构，必须委托中国的专业机构代理注册。

（二）注册管理机构

国家食品药品监督管理总局主管全国药品注册管理工作，负责对药物临床研究、药品生产和进口的审批。省、自治区、直辖市食品药品监督管理局受国家食品药品监督管理总局的委托，对药品注册申报资料的完整性、规范性和真实性进行审核。

国家食品药品监督管理总局主管全国药品注册管理工作，负责对药物临床研究、药品生产和进口的审批。省、自治区、直辖市食品药品监督管理局受国家食品药品监督管理总局的委托，对药品注册申报资料的完整性、规范性和真实性进行审核。申请药品注册，申请人应当向所在地省、自治区、直辖市食品药品监督管理局提出，并报送有关资料和药物实样。

（三）注册申请的要求

申请人在提出药品注册申请时，应当承诺所有试验数据均为自行取得并保证其真实性。申请人委托其他机构进行药物研究或者进行单项试验、检测、样品的试制、生产等，应当与被委托方签订合同。申请人应当对申报资料中的药物研究数据的真实性负责。

申请新药注册所报送的资料应当完整、规范，数据必须真实、可靠；申请人应当承诺所有试验数据均为自行取得并保证其真实性。

申请人应当对其申请注册的药物或者使用的处方、工艺、用途等，提供在中国的专利及其权属状态的说明；他人在中国存在专利的，申请人应当提交对他人的专利不构成侵权的保证书，承诺对可能的侵权后果负责。对申请人提交的说明或者声明，药品监督管理部门应当在行政机关网站予以公示。药品注册申请批准后发生专利权纠纷的，当事人应当自行协商解决，或者依照有关法律、法规的规定，通过司法机关或者专利行政机关解决。

对他人已获得中国专利权的药品，申请人可以在该药品专利期届满前 2 年内提出注册申请。国家食品药品监督管理总局按照本办法予以审查，符合规定的，在专利期满后核发药品批准文号、《进口药品注册证》或者《医药产品注册证》。

（四）新药、仿制药管理

1. 新药管理 新药从研究到生产，大致需经过临床前研究、临床研究和生产上市三个阶段。

为申请药品注册而进行的药物临床前研究，包括药物的合成工艺、提取方法、理化性质及纯度、剂型选择、处方筛选、制备工艺、检验方法、质量指标、稳定性、药理、毒理、动物药代动力学等。中药制剂还包括原药材的来源、加工及炮制等；生物制品还包括菌毒种、细胞株、生物组织等起始材料的质量标准、保存条件、遗传稳定性及免疫学的研究等。

药物的临床试验（包括生物等效性试验），必须经过国家食品药品监督管理总局批准，且必须执行《药物临床试验质量管理规范》。药品监督管理部门应当对批准的临床试验进行监督检查。

申请新药注册，应当进行临床试验。仿制药申请和补充申请，根据注册管理办法附件规定进行临床试验。临床试验分为 I、II、III、IV 期。

临床试验用药物应当在符合《药品生产质量管理规范》的车间制备。申请人对临床试验用药物的质量负责。

申请人在药物临床试验实施前，应当将已确定的临床试验方案和临床试验负责单位的主要研究者姓名、参加研究单位及其研究者名单、伦理委员会审核同意书、知情同意书样本等报送国家食品药品监督管理总局备案，并抄送临床试验单位所在地和受理该申请的省、自治区、直辖市药品监督管理部门。

临床试验过程中发生严重不良事件的，研究者应当在 24 小时内报告有关省、自治区、直辖市药品监督管理部门和国家食品药品监督管理总局，通知申请人，并及时向伦理委员会报告。

经临床验证后，通过新药鉴定，由国家药品监督管理部门批准，发给新药证书和批准文号，方能生产新药。

药品注册过程中，药品监督管理部门应当对非临床研究、临床试验进行现场核查、有因核查，以及批准上市前的生产现场检查，以确认申报资料的真实性、准确性和完整性。

国家食品药品监督管理总局根据保护公众健康的要求，可以对批准生产的新药品种设立监测期。监测期自新药批准生产之日起计算，最长不得超过 5 年。监测期内的新药，国家食品药品监督管理总局不批准其他企业生产、改变剂型和进口。

2. 仿制药管理 仿制药申请人应当是药品生产企业，其申请的药品应当与《药品生产许可证》载明的生产范围一致。

仿制药应当与被仿制药具有同样的活性成分、给药途径、剂型、规格和相同的治疗作用。已有多家企业生产的品种，应当参照有关技术指导原则选择被仿制药进行对照研究。

2007 版《药品注册管理办法》清晰界定了仿制药的概念，严格界定了"新药"与"新药申请"，提高了仿制药审批的门槛；审批时间从原来的 80 天延长到 160 天；提高了对简单改剂型申请的技术要求，更加关注其技术合理性和研制必要性；提高了仿制药品的技术要求，强调仿制药应与被仿药在安全性、有效性及质量上保持一致。对某些仿制药品种还要求其做临床试验，是国家药品监督管理部门为改变我国仿制药门槛低、低水平重复、同质化严重等问题所采取的有效措施。

3. 进口药品管理　申请进口的药品，应当获得境外制药厂商所在生产国家或者地区的上市许可；未在生产国家或者地区获得上市许可，但经国家食品药品监督管理总局确认该药品安全、有效而且临床需要的，可以批准进口。

申请进口的药品，其生产应当符合所在国家或者地区药品生产质量管理规范及中国《药品生产质量管理规范》的要求。进口药品注册应先申请临床试验，符合规定的，发给《药物临床试验批件》。临床试验获得批准后，申请人按有关规定和要求进行临床试验。临床试验结束后，应申请进口药品上市。符合规定的，发给《进口药品注册证》。中国香港、澳门和台湾地区的制药厂商申请注册的药品，参照进口药品注册申请的程序办理，符合要求的，发给《医药产品注册证》。

进口药品分包装，是指药品已在境外完成最终制剂生产过程，在境内由大包装规格改为小包装规格，或者对已完成内包装的药品进行外包装、放置说明书、粘贴标签等。

申请进口药品分包装，应当符合下列要求：①该药品已经取得《进口药品注册证》或者《医药产品注册证》；②该药品应当是中国境内尚未生产的品种，或者虽有生产但是不能满足临床需要的品种；③同一制药厂商的同一品种应当由一个药品生产企业分包装，分包装的期限不得超过《进口药品注册证》或者《医药产品注册证》的有效期；④除片剂、胶囊外，分包装的其他剂型应当已在境外完成内包装；⑤接受分包装的药品生产企业，应当持有《药品生产许可证》，进口裸片、胶囊申请在国内分包装的，接受分包装的药品生产企业还应当持有与分包装的剂型一致的《药品生产质量管理规范》认证证书；⑥申请进口药品分包装，应当在该药品《进口药品注册证》或者《医药产品注册证》的有效期届满1年前提出。

境外制药厂商应当与境内药品生产企业签订进口药品分包装合同，并填写《药品补充申请表》。进口分包装药品的说明书和标签必须与进口药品的说明书和标签一致，并且应当标注分包装药品的批准文号和分包装药品生产企业的名称。

提供药品的境外制药厂商应当对分包装后药品的质量负责。分包装后的药品出现质量问题的，国家食品药品监督管理总局可以撤销分包装药品的批准文号，必要时可以依照《药品管理法》第四十二条的规定，撤销该药品的《进口药品注册证》或者《医药产品注册证》。

二、药品生产管理

药品生产是药品质量形成的第一关，对药品的生产实施严格的管理是各个国家普遍的做法。我国《药品管理法》及其《实施条例》对药品生产企业作了以下规定。

（一）药品生产许可

开办药品生产企业，须经企业所在地省、自治区、直辖市人民政府药品监督管理部门批准并发给《药品生产许可证》，凭《药品生产许可证》到工商行政管理部门办理登记注册。无《药品生产许可证》的，不得生产药品。

《药品生产许可证》应当标明有效期和生产范围，到期重新审查发证。

（二）开办药品生产企业应具备的条件

开办药品生产企业，必须具备以下条件：

1. 具有依法经过资格认定的药学技术人员、工程技术人员及相应的技术工人；
2. 具有与其药品生产相适应的厂房、设施和卫生环境；
3. 具有能对所生产药品进行质量管理和质量检验的机构、人员以及必要的仪器设备；
4. 具有保证药品质量的规章制度。

（三）药品生产要求

1. 除中药饮片的炮制外，药品必须按照国家药品标准和国务院药品监督管理部门批准的生产工艺进行生产，生产记录必须完整准确。药品生产企业改变影响药品质量的生产工艺的，必须报原批准部门审核批准。

中药饮片必须按照国家药品标准炮制；国家药品标准没有规定的，必须按照省、自治区、直辖市人民政府药品监督管理部门制定的炮制规范炮制。省、自治区、直辖市人民政府药品监督管理部门制定的炮制规范应当报国务院药品监督管理部门备案。

2. 生产药品所需的原料、辅料，必须符合药用要求。

3. 药品生产企业必须对其生产的药品进行质量检验；不符合国家药品标准或者不按照省、自治区、直辖市人民政府药品监督管理部门制定的中药饮片炮制规范炮制的，不得出厂。

4. 经国务院药品监督管理部门或者国务院药品监督管理部门授权的省、自治区、直辖市人民政府药品监督管理部门批准，药品生产企业可以接受委托生产药品。

（四）GMP 认证

在过去很长一段时间里，我们理解的药品质量就是狭义的最终产品检验是否合格，仅靠抽样样品的检验结果来判断药品质量，决定是否可以出厂。由于检验抽样带有局限性，不能够完全代表每个产品，而我们又不能做到逐盒逐瓶的检查，药品质量存在着极大的质量风险。抽样是否具有代表性，检验是否准确等，都影响着结果的判定。药品的质量靠设计赋予、生产过程保障、检验结果来体现，药品的质量不是检验出来的，而是设计和生产出来的，这些认识和理念对现代企业管理产生了深刻的影响，推动了新的、科学有效的管理制度和方法的产生。现在药品出厂不仅检验结果要符合规定，而且生产过程要符合规范要求。我们迫切需要生产全过程的质量管理规范来保证我们产品的质量。这就是《药品生产质量管理规范》（GMP）。

GMP 是英文 Good Manufacturing Practice 的缩写，中文的意思是"良好作业规范"

或是"优良制造标准",是药品生产和质量管理的基本准则,适用于药品制剂生产的全过程和原料药生产中影响成品质量的关键工序。大力推行药品 GMP,是为了最大限度地避免药品生产过程中的污染和交叉污染,降低各种差错的发生,是提高药品质量的重要措施。

《药品管理法》规定:药品生产企业必须按照国务院药品监督管理部门依据本法制定的《药品生产质量管理规范》组织生产。药品监督管理部门按照规定对药品生产企业是否符合《药品生产质量管理规范》的要求进行认证;对认证合格的,发给认证证书。

我国《药品生产质量管理规范》(2011 版)自 2011 年 3 月起施行。中国新版 GMP 与 1998 版相比从管理和技术要求上有相当大的进步。特别是对无菌制剂和原料药的生产方面提出了很高的要求,新版 GMP 以欧盟 GMP 为基础,考虑到国内差距,以 WHO2003 版为底线。

新版 GMP 认证有两个时间节点:药品生产企业血液制品、疫苗、注射剂等无菌药品的生产,应在 2013 年 12 月 31 日前达到新版药品 GMP 要求;其他类别药品的生产均应在 2015 年 12 月 31 日前达到新版药品 GMP 要求。未达到新版药品 GMP 要求的企业(车间),在上述规定期限后不得继续生产药品。

从产业长远健康发展角度看,实施新版 GMP,有利于促进我国医药产业结构调整和增强我国药品生产企业的国际竞争能力,加快我国医药产品进入国际市场。

我国现有的原料药及制剂生产企业在整体上呈现多、小、散、低的格局,生产集中度较低,自主创新能力不足。实施新版 GMP,是顺应国家战略新兴产业发展和转变经济发展方式的要求,有利于促进医药行业资源向优势企业集中,淘汰落后生产力;有利于调整医药经济结构,以促进产业升级。

三、药品经营管理

药品经营的实质是实现药品从制药企业到医疗机构或是消费者的转移。作为药品质量链条中不可缺少的中转环节,药品经营同样受到国家法律法规的硬性约束。

药品经营企业根据经营方式的不同分为药品批发企业和药品零售企业。《药品管理法》及其《实施条例》对药品经营企业作了以下规定。

(一)药品经营许可

开办药品批发企业,须经企业所在地省、自治区、直辖市人民政府药品监督管理部门批准并发给《药品经营许可证》;开办药品零售企业,须经企业所在地县级以上地方药品监督管理部门批准并发给《药品经营许可证》,凭《药品经营许可证》到工商行政管理部门办理登记注册。无《药品经营许可证》的,不得经营药品。

《药品经营许可证》应当标明有效期和经营范围,到期重新审查发证。

(二)药品经营企业的开办条件

开办药品经营企业必须具备以下条件:

1. 具有依法经过资格认定的药学技术人员；

2. 具有与所经营药品相适应的营业场所、设备、仓储设施、卫生环境；

3. 具有与所经营药品相适应的质量管理机构或者人员；

4. 具有保证所经营药品质量的规章制度。

药品监督管理部门批准开办药品经营企业，除符合上述条件外，还应当遵循合理布局和方便群众购药的原则。

（三）药品经营的要求

1. 进货检查验收制度 药品经营企业购进药品，必须建立并执行进货检查验收制度，验明药品合格证明和其他标识；不符合规定要求的，不得购进。

2. 有真实完整的购销记录 药品经营企业购销药品，必须有真实完整的购销记录。购销记录必须注明药品的通用名称、剂型、规格、批号、有效期、生产厂商、购（销）货单位、购（销）货数量、购销价格、购（销）货日期及国务院药品监督管理部门规定的其他内容。

3. 正确销售药品 药品经营企业销售药品必须准确无误，并正确说明用法、用量和注意事项；调配处方必须经过核对，对处方所列药品不得擅自更改或者代用。对有配伍禁忌或者超剂量的处方，应当拒绝调配；必要时，经处方医师更正或者重新签字，方可调配。

4. 药品经营企业销售中药材，必须标明产地

5. 药品保管制度、出入库检查制度 药品经营企业必须制定和执行药品保管制度，采取必要的冷藏、防冻、防潮、防虫、防鼠等措施，保证药品质量。药品入库和出库必须执行检查制度。

6. 城乡集贸市场销售中药材的规定 城乡集市贸易市场可以出售中药材，国务院另有规定的除外。城乡集市贸易市场不得出售中药材以外的药品，但持有《药品经营许可证》的药品零售企业在规定的范围内可以在城乡集市贸易市场设点出售中药材以外的药品。具体办法由国务院规定。

（四）GSP 认证

GSP 是英文 Good Supplying Practice 的缩写，直译为"良好的药品供应规范"，在中国称为《药品经营质量管理规范》。它是指在药品流通过程中，针对药品采购、收货验收、储存、销售及售后服务等环节而制定的保证药品符合质量标准的一项管理制度。其核心是通过严格的管理制度来约束企业的行为，对药品经营全过程进行质量控制，保证向用户提供优质的药品。

《药品管理法》规定：药品经营企业必须按照国务院药品监督管理部门依据本法制定的《药品经营质量管理规范》经营药品。药品监督管理部门按照规定对药品经营企业是否符合《药品经营质量管理规范》的要求进行认证；对认证合格的，发给认证证书。

我国《药品经营质量管理规范》（2012 版）自 2013 年 6 月施行。新修订 GSP 强化了药品监管的两个重点环节，即药品购销渠道和仓储温湿度控制，以及三个难点，即票据管理、冷链管理和药品运输。提高了对企业经营质量管理的要求，增强了流通环节药品质量风险控制能力，是我国药品流通监管政策的一次较大调整。

对药品经营企业而言，将最迟于 2015 年 12 月 31 日，达到新版 GSP 的规定要求。2016 年 1 月 1 日起，未达到新修订药品 GSP 要求的，不得继续从事药品经营活动。

四、医疗机构药剂管理

（一）医疗机构制剂的概念

医疗机构制剂，也称医院制剂。是医疗机构根据本单位临床需要经批准而配制、自用的固定处方制剂。

（二）制剂配制许可

医疗机构配制制剂，须经所在地省、自治区、直辖市人民政府卫生行政部门审核同意，由省、自治区、直辖市人民政府药品监督管理部门批准，发给《医疗机构制剂许可证》。医疗机构配制制剂，必须具有能够保证制剂质量的设施、管理制度、检验仪器和卫生条件。

（三）制剂管理

医疗机构配制的制剂，应当是本单位临床需要而市场上没有供应的品种，并须经所在地省、自治区、直辖市人民政府药品监督管理部门批准后方可配制。配制的制剂必须按照规定进行质量检验；合格的，凭医师处方在本医疗机构使用。医疗机构配制的制剂，不得在市场销售。

（四）医疗机构的其他药剂工作规定

医疗机构必须配备依法经过资格认定的药学技术人员。非药学技术人员不得直接从事药剂技术工作。

医疗机构购进药品，必须建立并执行进货检查验收制度，验明药品合格证明和其他标识；不符合规定要求的，不得购进和使用。

医疗机构的药剂人员调配处方，必须经过核对，对处方所列药品不得擅自更改或者代用。对有配伍禁忌或者超剂量的处方，应当拒绝调配；必要时，经处方医师更正或者重新签字，方可调配。

医疗机构必须制定和执行药品保管制度，采取必要的冷藏、防冻、防潮、防虫、防鼠等措施，保证药品质量。

卫生部于 2007 年 2 月发布的《处方管理办法》、2010 年 2 月发布的《医院处方点评管理规范（试行）》、2012 年 4 月发布的《抗菌药物临床应用管理办法》等规章对医疗机构的合理用药加强了管理，是医疗机构药学工作必须遵循的规范性文件。

五、药品价格、广告管理

（一）药品价格管理

根据我国《药品管理法》的规定，我国药品价格实行政府定价、政府指导价和市场调节价。

1. 政府定价、政府指导价药品的定价原则 依法实行政府定价、政府指导价的药品，政府价格主管部门应当依照《中华人民共和国价格法》规定的定价原则，依据社会平均成本、市场供求状况和社会承受能力合理制定和调整价格，做到质价相符，消除虚高价格，保护用药者的正当利益。

药品的生产企业、经营企业和医疗机构必须执行政府定价、政府指导价，不得以任何形式擅自提高价格。药品生产企业应当依法向政府价格主管部门如实提供药品的生产经营成本，不得拒报、虚报、瞒报。

2. 市场调节价药品的定价原则 依法实行市场调节价的药品，药品的生产企业、经营企业和医疗机构应当按照公平、合理和诚实信用、质价相符的原则制定价格，为用药者提供价格合理的药品。

药品的生产企业、经营企业和医疗机构应当遵守国务院价格主管部门关于药价管理的规定，制定和标明药品零售价格，禁止暴利和损害用药者利益的价格欺诈行为。药品的生产企业、经营企业、医疗机构应当依法向政府价格主管部门提供其药品的实际购销价格和购销数量等资料。医疗机构应当向患者提供所用药品的价格清单；医疗保险定点医疗机构还应当按照规定的办法如实公布其常用药品的价格，加强合理用药的管理。

3. 禁止账外暗中给予、收受回扣 禁止药品的生产企业、经营企业和医疗机构在药品购销中账外暗中给予、收受回扣或者其他利益。禁止药品的生产企业、经营企业或者其代理人以任何名义给予使用其药品的医疗机构的负责人、药品采购人员、医师等有关人员以财物或者其他利益。禁止医疗机构的负责人、药品采购人员、医师等有关人员以任何名义收受药品的生产企业、经营企业或者其代理人给予的财物或者其他利益。

（二）药品广告管理

1. 药品广告的审批 药品广告须经企业所在地省、自治区、直辖市人民政府药品监督管理部门批准，并发给药品广告批准文号；未取得药品广告批准文号的，不得发布。

发布进口药品广告，应当向进口药品代理机构所在地省、自治区、直辖市人民政府药品监督管理部门申请药品广告批准文号。

2. 药品广告的备案 省、自治区、直辖市人民政府药品监督管理部门核发药品广告批准文号的，应当同时报国务院药品监督管理部门备案。

在药品生产企业所在地和进口药品代理机构所在地以外的省、自治区、直辖市发布药品广告的，发布广告的企业应当在发布前向发布地省、自治区、直辖市人民政府药品监督管理部门备案。接受备案的省、自治区、直辖市人民政府药品监督管理部门发现药品广告批准内容不符合药品广告管理规定的，应当交由原核发部门处理。

3. 药品广告的审查与监督 未经省、自治区、直辖市人民政府药品监督管理部门批准的药品广告，使用伪造、冒用、失效的药品广告批准文号的广告，或者因其他广告违法活动被撤销药品广告批准文号的广告，发布广告的企业、广告经营者、广告发布者必须立即停止该药品广告的发布。

对违法发布药品广告，情节严重的，省、自治区、直辖市人民政府药品监督管理部门可以予以公告。

省、自治区、直辖市人民政府药品监督管理部门应当对其批准的药品广告进行检查，对于违反本法和《中华人民共和国广告法》的广告，应当向广告监督管理机关通报并提出处理建议，广告监督管理机关应当依法做出处理。

《中华人民共和国广告法》规定：县级以上工商行政管理部门为广告监督管理机关。

4. 不得发布广告的药品 《药品广告审查发布标准》规定，下列药品不得发布广告：①麻醉药品、精神药品、医疗用毒性药品、放射性药品；②医疗机构配制的制剂；③军队特需药品；④国家食品药品监督管理总局依法明令停止或者禁止生产、销售和使用的药品；⑤批准试生产的药品。

5. 药品广告不得出现的情形 《药品管理法》规定：药品广告的内容必须真实、合法，以国务院药品监督管理部门批准的说明书为准，不得含有虚假的内容。药品广告不得含有不科学的表示功效的断言或者保证；不得利用国家机关、医药科研单位、学术机构或者专家、学者、医师、患者的名义和形象作证明。非药品广告不得有涉及药品的宣传。

药品广告内容涉及药品适应证或者功能主治、药理作用等内容的宣传，不得出现下列情形：①含有不科学地表示功效的断言或者保证的；②说明治愈率或者有效率的；③与其他药品的功效和安全性进行比较的；④违反科学规律，明示或者暗示包治百病、适应所有症状的；⑤含有"安全无毒副作用""毒副作用小"等内容的，含有明示或者暗示中成药为"天然"药品，因而安全性有保证等内容的；⑥含有明示或者暗示该药品为正常生活和治疗病症所必需等内容的；⑦含有明示或暗示服用该药能应付现代紧张生活和升学、考试等需要，能够帮助提高成绩，使精力旺盛、增强竞争力、增高、益智等内容的；⑧其他不科学的用语或者表示，如"最新技术""最高科学""最先进制法"等。

《药品广告审查发布标准》规定，药品广告应当宣传和引导合理用药，不得直接或者间接怂恿任意、过量地购买和使用药品，不得含有以下内容：①含有不科学的表述或者使用不恰当的表现形式，引起公众对所处健康状况和所患疾病产生不必要的担忧和恐惧，或者使公众误解不使用该药品会患某种疾病或加重病情的；②含有免费治疗、免费赠送、有奖销售、以药品作为礼品或者奖品等促销药品内容的；③含有"家庭必备"或者类似内容的；④含有"无效退款""保险公司保险"等保证内容的；⑤含有评比、排序、推荐、指定、选用、获奖等综合性评价内容的。

药品广告不得含有利用医药科研单位、学术机构、医疗机构或者专家、医生、患者的名义和形象作证明的内容。药品广告不得使用国家机关和国家机关工作人员的名义。药品广告不得含有军队单位或者军队人员的名义、形象。不得利用军队装备、设施从事药品广告宣传。药品广告不得含有涉及公共信息、公共事件或其他与公共利益相关联的内容，如各类疾病信息、经济社会发展成果或医药科学以外的科技成果。药品广告不得在未成年人出版物和广播电视频道、节目、栏目上发布。药品广告不得以儿童为诉求对象，不得以儿童名义介绍药品。

六、药品不良反应报告和监测管理

目前，我国药品安全监管的工作重点正在从药品上市前严格审批到上市前严格把关与上市后安全性监测、再评价两者并重转移，药品不良反应（ADR）监测与再评价逐渐成为药品安全监管、促进公众合理用药、保护公众用药安全的重要技术保障。

据国家食品药品监督管理总局通报称，近年来，尤其是 2006 年以来，亮菌甲素（齐二药事件）、鱼腥草注射剂、盐酸克林霉素磷酸酯（欣弗事件）、静丙（广州佰易事件）、甲氨蝶呤、阿糖胞苷（上海华联事件），以及康泰克、万络、关木通、肝素钠、茵栀黄、双黄连、糖脂宁、痔血胶囊等药品因为不良反应事件严重而被停用。回溯全部事件，在每起事件的发现、报告、评价、控制等环节，建设中的 ADR 监测体系和药品严重不良事件应急处理机制发挥了至关重要的作用。

《药品管理法》规定了"国家实行药品不良反应报告制度"，ADR 监测是全社会的共同义务，是所有涉药单位的法律职责，是各级政府主管部门的法定职能。卫生部《药品不良反应报告和监测管理办法》于 2011 年 5 月发布，自 2011 年 7 月 1 日起施行。

（一）药品不良反应的概念

ADR 是指合格药品在正常用法用量情况下出现的与用药目的无关的有害反应。药品不良事件（ADE）是指药物治疗期间所发生的任何不利的医学事件，但该事件并非一定与用药有因果关系。

ADR 报告和监测指 ADR 的发现、报告、评价和控制的过程。为了最大限度地降低人群的用药风险，本着"可疑即报"的原则，实际上对用药期间出现的任何医学事件都要进行监测，即逐步实现药品整个生命周期的风险管理。

（二）管理机构

1.行政管理机构 国家食品药品监督管理总局负责全国药品不良反应报告和监测的管理工作，省、自治区、直辖市药品监督管理部门，设区的市级、县级药品监督管理部门负责本行政区域内药品不良反应报告和监测的管理工作。

2. 技术管理机构　国家药品不良反应监测中心负责全国药品不良反应报告和监测的技术工作，省级药品不良反应监测机构、设区的市级、县级药品不良反应监测机构负责本行政区域内的药品不良反应报告和监测的技术工作。

（三）报告主体

《药品不良反应报告和监测管理办法》规定，药品生产企业（包括进口药品的境外制药厂商）、药品经营企业、医疗机构应当按照规定报告所发现的药品不良反应。

药品生产、经营企业和医疗机构应当建立药品不良反应报告和监测管理制度。药品生产企业应当设立专门机构并配备专职人员，药品经营企业和医疗机构应当设立或者指定机构并配备专（兼）职人员，承担本单位的药品不良反应报告和监测工作。

从事药品不良反应报告和监测的工作人员应当具有医学、药学、流行病学或者统计学等相关专业知识，具备科学分析、评价药品不良反应的能力。

（四）药品不良反应的报告时限和要求

药品生产、经营企业和医疗机构获知或者发现可能与用药有关的不良反应，应当通过国家药品不良反应监测信息网络报告；不具备在线报告条件的，应当通过纸质报表报所在地药品不良反应监测机构，由所在地药品不良反应监测机构代为在线报告。

报告内容应当真实、完整、准确。

药品生产、经营企业和医疗机构发现或者获知新的、严重的药品不良反应应当在15日内报告，其中死亡病例须立即报告；其他药品不良反应应当在30日内报告。有随访信息的，应当及时报告。

个人发现新的或者严重的药品不良反应，可以向经治医师报告，也可以向药品生产、经营企业或者当地的药品不良反应监测机构报告，必要时提供相关的病历资料。

（五）药品群体不良事件的报告和要求

药品生产、经营企业和医疗机构获知或者发现药品群体不良事件后，应当立即通过电话或者传真等方式报所在地的县级药品监督管理部门、卫生行政部门和药品不良反应监测机构，必要时可以越级报告；同时填写《药品群体不良事件基本信息表》，对每一病例还应当及时填写《药品不良反应/事件报告表》，通过国家药品不良反应监测信息网络报告。

药品生产企业获知药品群体不良事件后应当立即开展调查，详细了解药品群体不良事件的发生、药品使用、患者诊治以及药品生产、储存、流通、既往类似不良事件等情况，在7日内完成调查报告，报所在地省级药品监督管理部门和药品不良反应监测机构；同时迅速开展自查，分析事件发生的原因，必要时应当暂停生产、销售、使用和召回相关药品，并报所在地省级药品监督管理部门。

药品经营企业发现药品群体不良事件应当立即告知药品生产企业，同时迅速开展自查，必要时应当暂停药品的销售，并协助药品生产企业采取相关控制措施。

　　医疗机构发现药品群体不良事件后应当积极救治患者，迅速开展临床调查，分析事件发生的原因，必要时可采取暂停药品的使用等紧急措施。

　　药品监督管理部门可以采取暂停生产、销售、使用或者召回药品等控制措施。卫生行政部门应当采取措施积极组织救治患者。

　　卫生部特别要求，医疗机构要严格执行《药品不良反应报告和监测管理办法》的有关规定，指定专、兼职人员负责本单位使用药品的 ADR 报告和监测工作，发现可能与用药有关的 ADR 要详细记录、调查、分析、评价、处理，并在规定期限内向所在地的省级 ADR 监测中心报告，必要时可以按规定越级报告。各级卫生主管部门在职责范围内，依法对已确认的 ADR 采取相关的紧急措施。

第三节　特殊管理药品的管理

 案例导入

　　某市公安局民警接到报警，现场抓获了偷种罂粟的犯罪嫌疑人。没想到犯罪嫌疑人竟然是位一把年纪的大爷，面对警方的质询还连连喊冤："没种罂粟，种的是药！"这名嫌疑人姓马，86 岁，他在自家附近的空地上，足足种了1200 多株罂粟。面对警方的质询，马大爷更委屈："这是医生给我的草药，专治气管炎的，为什么不能种？"原来，马大爷虽然身体硬朗，却有个气管炎的老毛病，一发作起来就喘不上气，求医问药也没什么效果。去年，有个江湖郎中给了他一包"神药"，说泡茶喝就能缓解气管炎症状，坚持长期喝，治愈也是有可能的。这"神药"，就是几颗果实，看着有点像超市里卖的碧根果。按照"医嘱"，马大爷每次犯病就拿一个泡水喝，居然有效。马大爷赶紧想多买几包，结果那个江湖郎中说，自己是要到处行医的，怕走了以后马大爷不好买药，干脆把种子卖给他，叫马大爷自己回家种。于是今年开春，马大爷把一包种子全种了。4 月份，"草药"开花，红艳艳的一大片，有认识罂粟的邻居看看苗头不对，赶紧给江南街道派出所打了电话。一直到民警赶到现场清除罂粟时，马大爷还是没搞明白：神医给的"碧根果"，咋成罂粟了呢？

　　问题：罂粟是不是药？为什么不能种植？种植罂粟犯什么法？会受到什么处罚？

　　《药品管理法》规定：国家对麻醉药品、精神药品、医疗用毒性药品、放射性药品实行特殊管理，管理办法由国务院制定。

　　对麻醉药品、精神药品、医疗用毒性药品和放射性药品实行特殊管理，是由于这四类药品具有特殊的生理、药理作用，若管理或使用不当则会引发诸如公共卫生、社会治安和经济等方面的严重问题。因此世界各国对这四类药品都采取了严格的管理措施，以防止这些药品滥用或流入非法渠道（图 6-4）。

麻醉药品
■ 蓝　□ 白

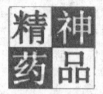
精神药品
■ 绿　□ 白

毒性药品
■ 黑　□ 白

放射药品
■ 红　▨ 黄

图 6-4　特殊管理药品专用标识

一、麻醉药品和精神药品的管理

国务院发布了《麻醉药品和精神药品管理条例》（本章简称《条例》），于 2005 年 11 月 1 日起实施。《条例》所称麻醉药品和精神药品，是指列入麻醉药品目录、精神药品目录（以下称目录）的药品和其他物质。精神药品分为第一类精神药品和第二类精神药品。

（一）麻醉药品和精神药品的定义

1. 麻醉药品的定义　麻醉药品是指具有依赖性潜力，连续使用后易产生生理依赖性，能成瘾癖的药品。生理依赖性，又称躯体依赖性，是指机体对该药产生适应，突然断药会产生异常反应，医学上称为戒断症状。麻醉药品在医疗上作为强效镇痛药，能在不影响患者意识的状态下选择性地解除和减轻疼痛，并同时缓解疼痛引起的不愉快情绪，如临床经常使用的吗啡、哌替啶，但其作用强，能使人精神麻醉，且易成瘾癖。

麻醉药品与麻醉药（剂）不同，麻醉药（剂）是指医疗上用于全身麻醉和局部麻醉的药品，如乙醚、氯仿或普鲁卡因、利多卡因等，这些药品在药理上虽具有麻醉作用，但不会产生依赖性，不会产生瘾癖嗜好，所以不需要特殊管理，也就不属于麻醉药品。而可卡因则是个特例，它既是局部麻醉药，又由于其有依赖性也作为麻醉药品来管理。

2. 精神药品的定义　精神药品是指直接作用于中枢神经系统，使之兴奋或抑制，连续使用能产生依赖性的药品。精神药品所产生的依赖性是精神依赖性，它不同于麻醉药品所致的生理依赖性。

有些抗精神病药如氯丙嗪、中枢兴奋药尼可刹米、洛贝林等虽也直接作用于中枢神经系统，使之兴奋或抑制，但因连续使用不产生依赖性，则不属于精神药品。

如果麻醉药品、精神药品不是作为医疗、科研、教学上的正当需要，而是为了嗜好供吸毒使用，就失去了药品的属性而成为毒品。所以区别药品与毒品的根本点是使用目的和使用方法。

（二）麻醉药品和精神药品的品种范围

麻醉药品包括阿片类、可卡因类、大麻类、合成药类及国家食品药品监督管理总局指定的其他易成瘾癖的药品、药用原植物及其制剂。

《麻醉药品品种目录（2013 年版）》《精神药品品种目录（2013 年版）》由国家食品

药品监督管理总局、公安部、国家卫生计生委于 2013 年 11 月 11 日发布，自 2014 年 1 月 1 日起施行。

我国生产和使用的麻醉药品品种有：可卡因、罂粟浓缩物（包括罂粟果提取物、罂粟果提取物粉）、芬太尼、二氢埃托啡、地芬诺酯、氢可酮、氢吗啡酮、美沙酮、吗啡（包括吗啡阿托品注射液）、阿片（包括复方樟脑酊、阿桔片）、哌替啶、罂粟壳、瑞芬太尼、羟考酮、舒芬太尼、蒂巴因、布桂嗪、可待因、右丙氧芬、双氢可待因、福尔可定、乙基吗啡等共 27 个品种。

我国生产和使用的一类精神药品品种有：哌醋甲酯、司可巴比妥、丁丙诺啡、γ–羟丁酸（GHB）、氯胺酮、马吲哚、三唑仑共 7 个品种。

我国生产和使用的二类精神药品品种有：异戊巴比妥、格鲁米特、喷他佐辛、戊巴比妥、阿普唑仑、巴比妥、氯硝西泮、地西泮、艾司唑仑、氟西泮、劳拉西泮、甲丙氨酯、咪达唑仑、硝西泮、奥沙西泮、匹莫林、苯巴比妥、唑吡坦、丁丙诺啡透皮贴剂、布托啡诺及其注射剂、咖啡因、安钠咖、地佐辛及其注射剂、麦角胺咖啡因片、氨酚氢可酮片、曲马多、扎来普隆共 27 个品种。

（三）麻醉药品和精神药品的管理

《条例》对麻醉药品和精神药品从药用原植物种植、实验研究、生产、经营、使用、储存、运输、邮寄、价格每个环节的监督管理做出规定。既要保证麻醉药品和精神药品医疗上的正常需要，又要防止流于非法用途。

1. 麻醉药品药用原植物种植、实验研究、生产管理　国家对麻醉药品药用原植物的种植、麻醉药品和精神药品的生产实行总量控制。国务院药品监督管理部门根据麻醉药品和精神药品的需求总量制定年度生产计划。国务院药品监督管理部门和国务院农业主管部门根据麻醉药品年度生产计划，制定麻醉药品药用原植物年度种植计划。

麻醉药品药用原植物种植企业根据年度种植计划，种植麻醉药品药用原植物。其他未经批准的单位和个人不得种植麻醉药品药用原植物。

知识拓展

《中华人民共和国治安管理处罚法》关于非法种植罂粟的法律规定

第七十一条：有下列行为之一的，处十日以上十五日以下拘留，可以并处三千元以下罚款；情节较轻的，处五日以下拘留或者五百元以下罚款：

（一）非法种植罂粟不满五百株或者其他少量毒品原植物的；

（二）非法买卖、运输、携带、持有少量未经灭活的罂粟等毒品原植物种子或者幼苗的；

（三）非法运输、买卖、储存、使用少量罂粟壳的。

有前款第一项行为，在成熟前自行铲除的，不予处罚。

《全国人民代表大会常务委员会关于禁毒的决定》(1990 年 12 月 28 日)

六、非法种植罂粟、大麻等毒品原植物的，一律强制铲除。有下列情形之一的，处五年以下有期徒刑、拘役或者管制，并处罚金：

（一）种植罂粟五百株以上不满三千株或者其他毒品原植物数量较大的；

（二）经公安机关处理后又种植的；

（三）抗拒铲除的。

非法种植罂粟三千株以上或者其他毒品原植物数量大的，处五年以上有期徒刑，并处罚金或者没收财产。

非法种植罂粟不满五百株或者其他毒品原植物数量较小的，由公安机关处十五日以下拘留，可以并处三千元以下罚款。

非法种植罂粟或者其他毒品原植物，在收获前自动铲除的，可以免除处罚。

开展麻醉药品和精神药品实验研究活动应以医疗、科学研究或者教学为目的；有保证实验所需麻醉药品和精神药品安全的措施和管理制度；单位及其工作人员 2 年内没有违反有关禁毒的法律、行政法规规定的行为，并经国务院药品监督管理部门批准。麻醉药品和第一类精神药品的临床试验，不得以健康人为受试对象。

国家对麻醉药品和精神药品实行定点生产制度。发生重大突发事件，定点生产企业无法正常生产或者不能保证供应麻醉药品和精神药品时，国务院药品监督管理部门可以决定其他药品生产企业生产麻醉药品和精神药品。

2. 麻醉药品和精神药品的经营管理 国家对麻醉药品和精神药品实行定点经营制度。

药品经营企业不得经营麻醉药品原料药和第一类精神药品原料药。

麻醉药品和第一类精神药品不得零售。

经批准的实行统一进货、统一配送、统一管理的药品零售连锁企业可以从事第二类精神药品零售业务。第二类精神药品零售企业应当凭执业医师出具的处方，按规定剂量销售第二类精神药品，并将处方保存 2 年备查；禁止超剂量或者无处方销售第二类精神药品；不得向未成年人销售第二类精神药品。

3. 麻醉药品和精神药品的使用管理

（1）麻醉药品、第一类精神药品购用印鉴卡 医疗机构需要使用麻醉药品和第一类精神药品的，应当经所在地设区的市级人民政府卫生主管部门批准，取得麻醉药品、第一类精神药品购用印鉴卡（以下称印鉴卡）。医疗机构应当凭印鉴卡向本省、自治区、直辖市行政区域内的定点批发企业购买麻醉药品和第一类精神药品。

设区的市级人民政府卫生主管部门发给医疗机构印鉴卡时，应将取得印鉴卡的医疗机构情况抄送所在地设区的市级药品监督管理部门，并报省、自治区、直辖市人民政府卫生主管部门备案。省、自治区、直辖市人民政府卫生主管部门应当将取得印鉴卡的医疗机构名单向本行政区域内的定点批发企业通报。

医疗机构取得印鉴卡应当具备下列条件：①有专职的麻醉药品和第一类精神药品管理人员；②有获得麻醉药品和第一类精神药品处方资格的执业医师；③有保证麻醉药品和第一类精神药品安全储存的设施和管理制度。

（2）麻醉药品和第一类精神药品的处方权　医疗机构按照国务院卫生主管部门的规定，对本单位执业医师进行有关麻醉药品和精神药品使用知识的培训、考核，经考核合格的，授予麻醉药品和第一类精神药品处方资格。执业医师取得麻醉药品和第一类精神药品的处方资格后，方可在本医疗机构开具麻醉药品和第一类精神药品处方，但不得为自己开具该种处方。

医疗机构应当将具有麻醉药品和第一类精神药品处方资格的执业医师名单及其变更情况，定期报送所在地设区的市级人民政府卫生主管部门，并抄送同级药品监督管理部门。

医务人员应当根据国务院卫生主管部门制定的临床应用指导原则，使用麻醉药品和精神药品。

（3）满足患者合理用药需求　具有麻醉药品和第一类精神药品处方资格的执业医师，根据临床应用指导原则，对确需使用麻醉药品或者第一类精神药品的患者，应当满足其合理用药需求。在医疗机构就诊的癌症疼痛患者和其他危重患者得不到麻醉药品或者第一类精神药品时，患者或者其亲属可以向执业医师提出申请。具有麻醉药品和第一类精神药品处方资格的执业医师认为要求合理的，应当及时为患者提供所需麻醉药品或者第一类精神药品。

（4）专用处方及单张处方限量　执业医师应当使用专用处方开具麻醉药品和精神药品，单张处方的最大用量应当符合国务院卫生主管部门的规定。

对麻醉药品和第一类精神药品处方，处方的调配人、核对人应当仔细核对，签署姓名，并予以登记；对不符合规定的，处方的调配人、核对人应当拒绝发药。

知识拓展

《处方管理办法（试行）》关于处方颜色和限量的规定

处方颜色：1.普通处方的印刷用纸为白色。2.急诊处方印刷用纸为淡黄色，右上角标注"急诊"。3.儿科处方印刷用纸为淡绿色，右上角标注"儿科"。4.麻醉药品和第一类精神药品处方印刷用纸为淡红色，右上角标注"麻、精一"。5.第二类精神药品处方印刷用纸为白色，右上角标注"精二"。

处方限量：

门（急）诊：

麻醉药品、第一类精神药品——注射剂：1次；其他剂型：3日；控缓释制剂：7日。

第二类精神药品——7日、特殊情况可延长。

门（急）诊癌痛：

麻醉药品、第一类精神药品——注射剂：3日；其他剂型：7日；控缓释制剂：15日。

（5）处方专册登记与保存　医疗机构应对麻醉药品和精神药品处方进行专册登记，加强管理。麻醉药品处方至少保存 3 年，精神药品处方至少保存 2 年。

（6）紧急借用和备案　医疗机构抢救病人急需麻醉药品和第一类精神药品而本医疗机构无法提供时，可以从其他医疗机构或者定点批发企业紧急借用；抢救工作结束后，应当及时将借用情况报所在地设区的市级药品监督管理部门和卫生主管部门备案。

（7）配制制剂　对临床需要而市场无供应的麻醉药品和精神药品，持有医疗机构制剂许可证和印鉴卡的医疗机构需要配制制剂的，应当经所在地省、自治区、直辖市人民政府药品监督管理部门批准。医疗机构配制的麻醉药品和精神药品制剂只能在本医疗机构使用，不得对外销售。

（8）携带与出入境　因治疗疾病需要，个人凭医疗机构出具的医疗诊断书、本人身份证明，可以携带单张处方最大用量以内的麻醉药品和第一类精神药品。携带麻醉药品和第一类精神药品出入境的，由海关根据自用、合理的原则放行。

医务人员为了医疗需要携带少量麻醉药品和精神药品出入境的，应当持有省级以上人民政府药品监督管理部门发放的携带麻醉药品和精神药品证明。海关凭携带麻醉药品和精神药品证明放行。

4. 麻醉药品和精神药品的储存管理　麻醉药品药用原植物种植企业、定点生产企业、全国性批发企业和区域性批发企业以及国家设立的麻醉药品储存单位，应当设置储存麻醉药品和第一类精神药品的专库。该专库应安装专用防盗门，实行双人双锁管理；具有相应的防火设施；具有监控设施和报警装置，报警装置应当与公安机关报警系统联网。

麻醉药品和第一类精神药品的使用单位应当设立专库或者专柜储存麻醉药品和第一类精神药品。专库应当设有防盗设施并安装报警装置；专柜应当使用保险柜。专库和专柜应当实行双人双锁管理。

以上单位储存麻醉药品和第一类精神药品，应配备专人负责管理工作，并建立储存麻醉药品和第一类精神药品的专用账册。药品入库双人验收，出库双人复核，做到账物相符。专用账册的保存期限应当自药品有效期期满之日起不少于 5 年。

第二类精神药品经营企业应当在药品库房中设立独立的专库或者专柜储存第二类精神药品，并建立专用账册，实行专人管理。专用账册的保存期限应当自药品有效期期满之日起不少于 5 年。

5. 麻醉药品和精神药品的运输、邮寄　托运或者自行运输麻醉药品和第一类精神药品的单位，应当向所在地省、自治区、直辖市人民政府药品监督管理部门申请领取运输证明。运输证明有效期为 1 年。

运输证明应当由专人保管，不得涂改、转让、转借。

没有运输证明或者货物包装不符合规定的，承运人不得承运。承运人在运输过程中应当携带运输证明副本，以备查验。

通过铁路运输麻醉药品和第一类精神药品的，应当使用集装箱或者铁路行李车运输，没有铁路需要通过公路或者水路运输麻醉药品和第一类精神药品的，应当由专人负责押运。

　　邮寄麻醉药品和精神药品，寄件人应当提交所在地省、自治区、直辖市人民政府药品监督管理部门出具的准予邮寄证明。邮政营业机构应当查验、收存准予邮寄证明；没有准予邮寄证明的，邮政营业机构不得收寄。

　　省、自治区、直辖市邮政主管部门指定符合安全保障条件的邮政营业机构负责收寄麻醉药品和精神药品。邮政营业机构收寄麻醉药品和精神药品，应当依法对收寄的麻醉药品和精神药品予以查验。

二、医疗用毒性药品的管理

（一）医疗用毒性药品的概念

　　医疗用毒性药品，是指毒性剧烈、治疗剂量与中毒剂量相近，使用不当会致人中毒或者死亡的药品。

（二）医疗用毒性药品管理

　　为了防止医疗用毒性药品使用不当，致人中毒或死亡，1988 年 12 月 27 日国务院发布了《医用毒性药品管理办法》，内容主要涉及医用毒性药品的概念、生产、供应、经营、使用等方面。

> **知识拓展**
>
> **医疗用毒性药品的品种范围**
>
> 　　医疗用毒性药品包括毒性中药和毒性西药。毒性中药指原药材和饮片，毒性西药指原料药。均不包含制剂。
>
> 　　毒性中药：砒石（红砒、白砒）、砒霜、水银、生马钱子、生川乌、生草乌、生白附子、生附子、生半夏、生南星、生巴豆、斑蝥、青娘虫、红娘虫、生甘遂、生狼毒、生藤黄、生千金子、生天仙子、闹阳花、雪上一枝蒿、红升丹、白降丹、蟾酥、洋金花、红粉、轻粉、雄黄共 28 种。
>
> 　　毒性西药：去乙酰毛花苷丙、洋地黄毒苷、阿托品、氢溴酸后马托品、三氧化二砷、毛果芸香碱、升汞、水杨酸毒扁豆碱、亚砷酸钾、氢溴酸东莨菪碱、士的宁共 11 种。

　　医疗用毒性药品的年度生产、收购、供应、配制计划，由省级医药管理部门根据医疗需要制定，经省级卫生行政部门审核后，由医药管理部门下达给指定的毒性药品生产、收购、供应单位，并抄报国家卫生计生委、国家食品药品监督管理总局和国家中医药管理局。生产单位不得擅自改变生产计划自行销售。药厂必须由医药专业人员负责生产、配制和质量检验，并建立严格的管理制度，严防与其他药品混杂。每次配料，必须经 2 人以上复核无误，并详细记录每次生产所用原料和成品数。经手人要签字备查。所用工具、容器要处理干净，以防污染其他药品。标示量要准确无误，包装容器要有毒性标志。

生产毒性药品及其制剂，必须严格执行生产工艺操作规程，在本单位药品检验人员的监督下准确投料，并建立完整的生产记录，保存 5 年备查。在生产毒性药品过程中产生的废弃物，必须妥善处理，不得污染环境。收购、经营、加工、使用毒性药品的单位必须建立健全保管、验收、领发、核对等制度，严防收假、发错，严禁与其他药品混杂，做到划定仓间或仓位，专柜加锁并由专人保管。毒性药品的包装容器上必须印有毒性标志。在运输毒性药品过程中，应当采取有效措施，防止发生事故。

加工炮制毒性中药，必须按《中华人民共和国药典》或者省级卫生行政部门制定的《炮制规范》的规定进行。药材符合要求的，方可供应、处方和用于中成药生产。医疗单位供应和调配毒性药品，凭医生签名的正式处方；国营药店供应和调配毒性药品，凭盖有医生所在医疗单位公章的正式处方。每次剂量不得超过 2 日极量。调配处方必须认真负责，计量准确，按医嘱注明要求，并由配方人员及具有药师以上技术职称的复核人员签名盖章后方可发出。对处方未注明"生用"的毒性药品，应当付炮制品。如发现处方有疑问，须经原处方医生重新审定后再行调配。处方有效期 1 年，取药后处方保存 2 年备查。

科研和教学单位所需的毒性药品，必须持本单位证明信，经单位所在地县级以上卫生行政部门批准后，供应单位才可发售。群众自配民间单、秘、验方需用毒性中药，购买时要持本单位或城市街道办事处、乡（镇）人民政府的证明信，供应单位才可发售。每次购用量不得超过 2 日极量。

三、放射性药品的管理

放射性药品，是指用于临床诊断或者治疗的放射性核素制剂或者其标记药物。国务院 1989 年 1 月 13 日发布的《放射性药品管理办法》，对放射性新药的研制，临床研究和审批制度，放射性药品的生产、经营出口制度，放射性药品的包装运输制度，放射性药品的使用、放射性药品的标准和检验等进行规定。

（一）放射性药品的生产、经营管理规定

放射性药品的生产、经营企业，必须向能源部报送年度生产计划，并抄送卫生部；国家根据需要对放射性药品实行合理布局、定点生产制度；申请开办放射性药品生产、经营的企业，应征得能源部同意后，方可按规定办理筹建手续。开办放射性药品生产、经营的企业必须符合国家放射卫生防护基本标准，履行环境影响报告审批手续，经能源部审查同意、卫生部批准后，取得《放射性药品生产企业许可证》《放射性药品经营企

业许可证》，方可从事放射性药品的生产、经营。

放射性药品的生产、经营企业，必须配备与生产、经营放射性药品相适应的专业技术人员，具有安全、防护和废气、废物、废水处理设施，并有严格的质量管理制度。放射性药品的生产、经营企业，必须建立质量检验机构，严格实行生产全过程的质量控制和检验。产品出厂前，必须经过质量检验，不符合国家药品标准的一律不准出厂。

（二）放射性药品的包装运输制度

放射性药品的包装必须安全实用，符合放射性药品质量要求，具有和放射性剂量相适应的防护装置。包装必须分内包装和外包装两部分，外包装必须贴有商标、标签、说明书和放射性药品标志，内包装必须贴有标签。

标签必须注明药品品名、放射性比活度、装量；说明书除必须注明药品品名、放射性比活度、装量外，还必须注明生产单位、批准文号、批号、主要成分、出厂日期、放射性核素半衰期、适应证、用法、用量、禁忌证、有效期、注意事项。

放射性药品的运输，必须按国家运输、邮寄等部门制定的有关规定执行；严禁任何单位和个人随身携带放射性药品乘坐公共交通工具。

（三）放射性药品的使用

医疗机构使用放射性药品，必须符合国家放射性同位素卫生防护管理的有关规定；所在单位的省级公安、环保、卫生行政部门，应当根据医疗机构的核医疗技术人员的水平、设备条件，核发相应等级的《放射性药品使用许可证》。无《放射性药品使用许可证》的医疗机构不得临床使用放射性药品。

医疗单位设置核医学科、室（同位素室），必须配备与其医疗任务相适应的并经过核医学技术培训的技术人员。非核医学专业技术人员未经培训，不得从事放射性药品使用工作。

放射性药品使用的废物（包括患者排出物），必须按国家有关规定妥善处置。

第四节　违反药品管理法的法律责任

一、行政责任

行政责任包括行政处分和行政处罚。行政处分种类有：警告、记过、记大过、降职、撤职、开除留用、开除公职。药品监督涉及的行政处罚有：警告、罚款、没收药品和违法所得、撤销药品证明文件、停产（停业）整顿、吊销许可证或资格（即《药品生产许可证》《药品经营许可证》《医疗机构制剂许可证》、医疗机构执业许可证书、药物临床试验机构的资格）。

二、民事责任

药品的生产企业、经营企业、医疗机构违反《药品管理法》规定，给药品使用者造成损害的，依法承担赔偿责任。药品检验机构出具的检验结果不实，造成损失的，应当承担相应的赔偿责任。

三、刑事责任

《刑法》第一百四十一条规定：生产、销售假药，足以严重危害人体健康的，处三年以下有期徒刑或者拘役，并处或者单处销售金额百分之五十以上二倍以下罚金；对人体健康造成严重危害的，处三年以上十年以下有期徒刑，并处销售金额百分之五十以上二倍以下罚金；致人死亡或者对人体健康造成特别严重危害的，处十年以上有期徒刑、无期徒刑或者死刑，并处销售金额百分之五十以上二倍以下罚金或者没收财产。

《刑法》第一百四十二条规定：生产、销售劣药，对人体健康造成严重危害的，处三年以上十年以下有期徒刑，并处销售金额百分之五十以上二倍以下罚金；后果特别严重的，处十年以上有期徒刑或者无期徒刑，并处销售金额百分之五十以上二倍以下罚金或者没收财产。

2011年5月1日实施的《中华人民共和国刑法修正案（八）》将《刑法》第一百四十一条第一款修改为："生产、销售假药的，处三年以下有期徒刑或者拘役，并处罚金；对人体健康造成严重危害或者有其他严重情节的，处三年以上十年以下有期徒刑，并处罚金；致人死亡或者有其他特别严重情节的，处十年以上有期徒刑、无期徒刑或者死刑，并处罚金或者没收财产。"取消了《刑法》第一百四十一条"足以严重危害人体健康"的限定，降低了入罪门槛。

2014年12月1日施行的"两高"《关于办理危害药品安全刑事案件若干问题的解释》进一步明确了行政责任与刑事责任的界限，对生产、销售假药罪不再设置入罪门槛，除"销售少量根据民间传统配方私自加工的药品，或者销售少量未经批准进口的国外、境外药品，没有造成他人伤害后果或者延误诊治，情节显著轻微危害不大的，不认为是犯罪"的以外，对生产、销售假药的行为都应该追究刑事责任。

本章小结

本章以《药品管理法》为重点，以医务人员应知应会的药品管理的法律法规规定为线索，着重介绍了药品的概念、药品生产企业、经营企业、医疗机构药剂管理规定、特殊药品管理规定、药品不良反应报告制度以及违反药品管理法的法律责任等知识和要点。

目标检测题

一、单项选择题

1. 下面哪个是药品批准文号的格式（　　　）
   A. 国药证字 H（Z、S）+4 位年号 +4 位顺序号
   B. H（Z、S）C+4 位年号 +4 位顺序号
   C. H（Z、S）+4 位年号 +4 位顺序号
   D. 国药准字 H（Z、S、J）+4 位年号 +4 位顺序号
   E. 国药健字 H（Z、S、J）+4 位年号 +4 位顺序号

2. 以下以假药处理的情况是（　　　）
   A. 被污染的不能药用的药品
   B. 超过有效期的药品
   C. 试生产期的药品
   D. 药品成分的含量不符合国家标准规定的药品
   E. 没有生产批号的药品

3. 在零售药店不须凭处方销售的药品是（　　　）
   A. 含麻醉药品复方制剂
   B. 含麻黄碱的非处方药
   C. 抗生素
   D. 二类精神药品
   E. 罂粟壳

4. 医疗单位内可以配制、供应药品的只有（　　　）
   A. 内、外科室
   B. 护理部和供应部
   C. 药剂科和同位素室
   D. 医务处和中医科
   E. 急症室和检验科

5. 不得零售的药品是（　　　）
   A. 麻醉药品
   B. 精神药品
   C. 医疗用毒性药品
   D. 麻醉药品和一类精神药品
   E. 二类精神药品

二、多项选择题

1. 特殊管理的药品是（　　）

 A. 戒毒药品

 B. 麻醉药品

 C. 精神药品

 D. 毒性药品

 E. 放射性药品

2. 有责任报告本单位生产、经营、使用的药品发生的不良反应的是（　　）

 A. 药品生产企业

 B. 药品经营企业

 C. 医疗机构

 D. 药品研究单位

 E. 学校

3. 医疗单位配制的制剂说法不正确的是（　　）

 A. 只限于在本单位临床和科研使用

 B. 凭处方在本单位销售

 C. 在指定的市场销售

 D. 可在医院之间使用

 E. 疗效好的可到集贸市场上销售

4. 药品广告不得含有（　　）

 A. 不科学的表示功效的断言或保证

 B. 说明治愈率

 C. 与其他药品功效进行比较

 D. 说明该药品毒副作用小

 E. 说明可先试后买、无效退款

5. 以下不全是麻醉药品和精神药品的是（　　）

 A. 阿片、吗啡、可卡因

 B. 哌替啶、羟考酮、安定

 C. 曲马多、三唑仑、咖啡因

 D. 苯巴比妥、氯仿、回苏灵

 E. 美沙酮、消炎痛、氯胺酮

三、是非题

1. 药品的监督管理部门是国家卫生和计划生育委员会。（　　）

2. 生产新药或者已有国家标准的药品的，须经国务院卫生行政部门批准，并发给药品批准文号。（　　）

3. 城乡集市贸易市场可以出售中药材及中药材以外的药品。（　　）

4. 从事生产、销售假药的企业，其直接负责的主管人员和其他直接负责人员 10 年内不得从事药品生产、经营活动。（　　）

5. 销售药品或调配处方时，除非处方医师更正或者重新签名，否则应拒绝调配超剂量或有配伍禁忌的处方。（　　）

四、名词解释

1. 药品

2. 非处方药

3. 国家基本药物

4. 医疗用毒性药品

5. 药品不良反应

五、简答题

1. 简答药品有哪些特殊性？

2. 药品的质量特征是什么？

3. 处方药和非处方药分类管理的要点是什么？

4. 医疗机构使用麻醉药品和一类精神药品应遵守哪些法律规定？

第七章　医疗器械监督管理法律法规

📖 学习目标

知识目标

1. 掌握医疗器械的概念、分类管理；医疗器械的生产经营和使用管理规定。

2. 熟悉医疗器械监督管理机构及其职责；医疗器械产品注册制度。

3. 了解医疗器械监督管理立法概况；医疗器械的研制；医疗器械进口管理。

技能目标

正确区分医疗器械与药品；依法实施医疗器械的生产、经营及使用行为；具备医疗器械法规检索及信息查询的能力。

医疗器械作为医疗服务体系、公共卫生体系建设中的基础装备，是医疗卫生活动不可缺少的辅助工具，在防治疾病、保护人体健康方面发挥了积极作用。但是，医疗器械用于人体时可能具有潜在的风险，为了加强对医疗器械的监督管理，保证医疗器械的安全、有效，保障人体健康和生命安全，国务院于 2000 年 1 月 4 日发布了《医疗器械监督管理条例》，并于同年 4 月 1 日起施行，这是我国第一部关于医疗器械监督管理的行政法规。2014 年 2 月 12 日国务院第 39 次常务会议通过了修订的《医疗器械监督管理条例》，并于 2014 年 6 月 1 日起施行，标志着我国进入规范医疗器械研制、生产、经营和使用活动，加强医疗器械监督管理，提高我国医疗器械质量和安全整体水平的全新阶段。继《医疗器械监督管理条例》（2000 年）之后，国家药品监督管理局（国家食品药品监督管理局）先后发布了一系列法规文件，主要包括：《医疗器械分类规则》（2000 年 4 月 10 日起施行）、《医疗器械生产企业质量体系考核办法》（2000 年 7 月 1 日起施行）、《一次性使用无菌医疗器械监督管理办法（暂行）》（2000 年 8 月 17 日起施行）、《医疗器械标准管理办法（试行）》（2002 年 5 月 1 日起施行）、《医疗器械临床试验规定》（2004 年 4 月 1 日起施行）、《国家医疗器械质量监督抽验管理规定（试行）》（2006 年 9 月 7 日起施行）、《医疗器械不良事件监测和再评价管理办法（试行）》（2008 年 12 月 29 日起施行）、《医疗器械生产质量管理规范（试行）》（2011 年 1 月 1 日起施行）；卫生部颁布了《医疗器械广告审查办法》（2009 年 5 月 20 日起施行）、《医疗器械广告审查发布标准》（2009 年 5 月 20 日起施行）、《医疗器械召回管理办法（试行）》（2011 年 7 月 1 日起施行）等规章。国家食品药品监督管理总局修订，并于 2014 年 7 月 30 日公布了《医疗器械注册管理办法》《体外诊断试剂注册管理办法》《医疗器械说明书和标签管理规定》《医疗器械生产监督管理办法》《医疗器械经营监督管理办法》等五部规章，于 2014 年 10 月 1 日起施行。

第一节　医疗器械的概念及分类

案例导入

国家食品药品监督管理总局在医疗器械不良事件信息通报（2011 年第 1 期）中发布了"警惕血液透析装置的使用风险"的警戒。其中提到，国家药品不良反应中心自 2002 年至 2010 年共收到有关血液透析装置的可疑医疗器械不良事件报告 487 份，可疑不良事件主要表现为器械故障和患者损害。表现为患者损害的，患者出现痉挛、抽搐、手足麻木、恶心、呕吐、低血压、胸闷、心悸、头晕，个别发生呼吸心跳骤停等。为防止不良事件导致的伤害事件重复发生，在通报中，国家食品药品监督管理部门对医务人员及使用者做出提醒。

问题：什么是医疗器械？医疗器械用于人体时是否存在风险？国家对医疗器械如何实行分类管理？国家立法对医疗器械实施监管的意义何在？

一、医疗器械的概念

医疗器械，是指直接或者间接用于人体的仪器、设备、器具、体外诊断试剂及校准物、材料以及其他类似或者相关的物品，包括所需要的计算机软件。其效用主要通过物理等方式获得，不是通过药理学、免疫学或者代谢的方式获得，或者虽然有这些方式参与，但是只起辅助作用。其目的是：

1. 疾病的诊断、预防、监护、治疗或者缓解；
2. 损伤的诊断、监护、治疗、缓解或者功能补偿；
3. 生理结构或者生理过程的检验、替代、调节或者支持；
4. 生命的支持或者维持；
5. 妊娠控制；
6. 通过对来自人体的样本进行检查，为医疗或者诊断目的提供信息。

二、医疗器械的分类

国家对医疗器械按照风险程度实行分类管理。评价医疗器械风险程度，应当考虑医疗器械的预期目的、结构特征、使用方法等因素。

第一类是风险程度低，实行常规管理可以保证其安全、有效的医疗器械。

第二类是具有中度风险，需要严格控制管理以保证其安全、有效的医疗器械。

第三类是具有较高风险，需要采取特别措施严格控制管理以保证其安全、有效的医疗器械。

我国实行的医疗器械分类方法是分类规则指导下的目录分类制，分类规则和分类目录并存。

知识拓展

医疗器械的结构特征分为：有源医疗器械和无源医疗器械。根据不同的预期目的，将医疗器械归入一定的使用形式。预期目的：指产品说明、标签或宣传资料载明的，使用医疗器械应当取得的作用。根据使用中对人体产生损伤的可能性、对医疗效果的影响，医疗器械使用状况可分为接触或进入人体器械和非接触人体器械。原国家药品监督管理局2002年制定并实施的《医疗器械分类目录》，明确了包括基础外科手术器械、医用高频仪器设备等在内的43个医学专业组医疗器械产品管理类别的划分。

三、医疗器械的研制

《医疗器械监督管理条例》规定，医疗器械的研制应当遵循安全、有效和节约的原则。国家鼓励医疗器械的研究与创新，发挥市场机制的作用，促进医疗器械新技术的推广和应用，推动医疗器械产业的发展。

医疗器械产品应当符合医疗器械强制性国家标准；尚无强制性国家标准的，应当符合医疗器械强制性行业标准。

四、医疗器械监督管理机构及其职责

（一）国务院食品药品监督管理部门

国务院食品药品监督管理部门负责全国医疗器械监督管理工作。具体职责包括：①负责起草医疗器械监督管理的法律法规草案，拟订政策规划，制定部门规章。②负责组织制定、公布医疗器械标准、分类管理制度并监督实施。③负责制定医疗器械研制、生产、经营、使用质量管理规范并监督实施。④负责医疗器械注册并监督检查。⑤建立医疗器械不良事件监测体系，并开展监测和处置工作。⑥负责制定医疗器械监督管理的稽查制度并组织实施，组织查处重大违法行为。⑦建立问题产品召回和处置制度并监督实施。

全国医疗器械监督管理的具体工作主要由国家食品药品监督管理总局下设的医疗器械注册管理司和医疗器械监管司负责。

知识拓展

国家食品药品监督管理总局受理的行政许可事项

1.境内第三类医疗器械产品的首次注册、重新注册、注册证书变更审批。

2.进口第一类医疗器械的备案管理。

3.进口第二类、第三类医疗器械的首次注册、重新注册、注册证书变更审批。

4.境内第三类及境外第二类、第三类体外诊断试剂的注册管理。

（二）县级以上地方人民政府食品药品监督管理部门

县级以上地方人民政府食品药品监督管理部门负责本行政区域的医疗器械监督管理工作。其职责主要包括：贯彻执行国家有关医疗器械的法律、法规和规章；负责辖区内医疗器械的注册和备案；医疗器械生产、经营企业的备案、许可；医疗器械生产、经营和使用环节的监督检查；医疗器械的监督抽验；医疗器械不良事件监测、再评价和安全风险评估工作；违法违规行为的查处等。

（三）其他有关部门

国务院有关部门在各自的职责范围内负责与医疗器械有关的监督管理工作。

县级以上地方人民政府有关部门在各自的职责范围内负责与医疗器械有关的监督管理工作。

第二节　医疗器械产品注册与备案

 案例导入

某公司生产、销售未注册的医疗器械案

2001年5月9日，某药监局接到举报，反映某公司涉嫌生产、经营未经注册的颅脑碎吸包。某药监局经过暗访及突击检查，于某公司库房发现举报材料中提及的血肿碎吸包及电动开颅钻等产品均未取得医疗器械注册证。该药监局对可疑产品依法进行封存扣押，并到上海市药监局、上海某医疗器械厂及颅脑碎吸包的经营单位核实取证。经查明，认定该公司存在未办理《医疗器械生产企业许可证》的情况下，向上海市某医疗器械厂定制生产了1000套血肿碎吸针，经配置相关器械包装灭菌后开始销售血肿碎吸包；销售未取得《医疗器械注册证》的三类医疗器械血肿碎吸针；未经批准将无证血肿碎吸包用于临床试用等违法事实。某药监局对某公司做出责令停止生产、经营无医疗器械注册

证的医疗器械产品，没收违法所得，并处罚款，吊销《医疗器械经营企业许可证》等行政处罚。

问题：什么是《医疗器械注册证》？该案中某公司的行为违反了医疗器械注册管理的哪些规定？申请人应当向哪个部门提出注册申请？

一、医疗器械分类注册与备案管理

国家对医疗器械实行产品注册与备案制度，第一类医疗器械实行备案管理，第二类、第三类医疗器械实行注册管理。《医疗器械注册管理办法》规定，在中华人民共和国境内销售、使用的医疗器械，应当按照规定申请注册或者办理备案。

境内第一类医疗器械备案，备案人向设区的市级食品药品监督管理部门提交备案资料。境内第二类医疗器械由省、自治区、直辖市食品药品监督管理部门审查、批准后发给《医疗器械注册证》。境内第三类医疗器械由国家食品药品监督管理总局审查，批准后发给《医疗器械注册证》。进口第一类医疗器械备案，备案人向国家食品药品监督管理总局提交备案资料。进口第二类、第三类医疗器械，由国家食品药品监督管理总局审查，批准后发给医疗器械注册证。香港、澳门、台湾地区医疗器械的注册、备案，参照进口医疗器械办理。

二、产品注册与备案的申请及审批

（一）基本要求

医疗器械注册申请人和备案人应当建立与产品研制、生产有关的质量管理体系，并保持有效运行。申请人或者备案人申请注册或者办理备案，应当遵循医疗器械安全有效的基本要求，保证研制过程规范，所有数据真实、完整和可溯源。申请人、备案人对资料的真实性负责。

申请注册或者办理备案的进口医疗器械，应当在申请人或者备案人注册地或者生产地址所在国家（地区）已获准上市销售。

（二）产品技术要求和注册检验

1. 产品技术要求 产品技术要求主要包括医疗器械成品的性能指标和检验方法，在中国上市的医疗器械应当符合经注册核准或者备案的产品技术要求。申请人或者备案人应当编制拟注册或者备案医疗器械的产品技术要求。

2. 注册检验 申请第二类、第三类医疗器械注册，应当进行注册检验。医疗器械检验机构依据产品技术要求对相关产品进行注册检验。注册检验样品的生产应当符合医疗器械质量管理体系的相关要求，注册检验合格的方可进行临床试验或者申请注册。

办理第一类医疗器械备案的，备案人可以提交产品自检报告。

（三）临床评价

医疗器械临床评价是指申请人或者备案人通过临床文献资料、临床经验数据、临床试验等信息对产品是否满足使用要求或者适用范围进行确认的过程。需要进行临床试验的，提交的临床评价资料应当包括临床试验方案和临床试验报告。

办理第一类医疗器械备案，不需进行临床试验。申请第二类、第三类医疗器械注册，应当进行临床试验。符合《医疗器械注册管理办法》所规定的条件的，可以免于进行临床试验。免于进行临床试验的医疗器械目录由国家食品药品监督管理总局制定、调整并公布。

知识拓展

医疗器械临床试验知识

医疗器械临床试验是指：获得医疗器械临床试验资格的医疗机构对申请注册的医疗器械在正常使用条件下的安全性和有效性按照规定进行试用或验证的过程。

医疗器械临床试验分医疗器械临床试用和医疗器械临床验证。医疗器械临床试用的范围是市场上尚未出现过，安全性、有效性有待确认的医疗器械。医疗器械临床验证的范围是同类产品已上市，其安全性、有效性需要进一步确认的医疗器械。

（四）产品注册的申请与审批

申请医疗器械注册，申请人应当按照要求向食品药品监督管理部门报送申报资料。食品药品监督管理部门受理注册申请后，将申报资料转交技术审评机构，在技术审评结束后做出决定。对符合安全、有效要求的，准予注册，发给医疗器械注册证。

医疗器械注册证有效期为5年。持证单位应当在有效期届满6个月前向原注册部门提出延续注册的申请。

知识拓展

医疗器械注册查询

食品药品监督管理部门依法及时公布医疗器械注册、备案相关信息。申请人可以查询审批进度和结果，公众可以查阅审批结果。医疗器械注册可以通过国家食品药品监督管理总局网站（http://www.sda.gov.cn/WS01/CL0001/）进行查询。

例如，查询某国产医疗器械的详细信息，进入国家食品药品监督管理总局网站后，在"信息公开"项下找到"数据查询"，进入页面后依次点击医疗器械——国产医疗器械，见到如图所示信息栏：

快速查询		高级查询	
医疗器械 ▼		注册号	
国产器械 ▼		产品名称	
	查询	生产单位	查询

　　在"快速查询"中输入某产品医疗器械注册号，点击"查询"，也可在"高级查询"中输入注册号、产品名称、生产单位中的任何一项，网页上即显示该医疗器械的详细信息。

三、医疗器械注册证、备案凭证编号的编排方式

　　医疗器械注册证、备案凭证编号格式由国家食品药品监督管理总局统一制定。

　　1. 医疗器械注册证编号格式　注册证编号的编排方式为：×1械注×2×××××3×4××5××××6。其中，×1为注册审批部门所在地的简称（境内第三类医疗器械、进口第二类、第三类医疗器械为"国"字；境内第二类医疗器械为注册审批部门所在地省、自治区、直辖市简称）；×2为注册形式；××××3为首次注册年份；×4为产品管理类别；××5为产品分类编码；××××6为首次注册流水号。

　　医疗器械的注册形式为："准"字适用于境内医疗器械；"进"字适用于进口医疗器械；"许"字适用于香港、澳门、台湾地区的医疗器械。

　　2. 医疗器械备案凭证编号格式　第一类医疗器械备案凭证编号的编排方式为：×1械备××××2××××3号。其中，×1为备案部门所在地的简称（进口第一类医疗器械为"国"字；境内第一类医疗器械为备案部门所在地省、自治区、直辖市简称加所在地设区的市级行政区域的简称；无相应设区的市级行政区域时，仅为省、自治区、直辖市的简称）；××××2为备案年份；××××3为备案流水号。

第三节　医疗器械生产、经营和使用的管理

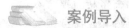 案例导入

　　案例1：未经许可擅自生产医疗器械案

　　根据群众举报，某局执法人员依法对一非法加工生产固定义齿的窝点进行了查处。当场查封扣押自动可编程真空烤瓷炉、喷砂机、铸造机等设备以及义

齿牙冠树脂（I 型）、牙科磷酸盐铸造包埋材料（烤瓷）、自凝牙托粉等材料。同时在现场还发现义齿加工设计单、加工流程表等资料。经查证，涉案当事人为王某，其在未取得《医疗器械生产企业许可证》、医疗器械产品注册证书的情况下，租用民宅，雇佣工作人员，自购原辅材料以及相应的仪器设备、生产工具等，事先到牙科诊所等使用单位联系加工业务，然后进行非法生产加工固定义齿的活动。

　　问题：本案中生产固定义齿的行为是否构成违法？生产固定义齿是否需要申请生产许可？申请什么许可？本案中还存在哪些违法行为？

　　案例 2： 未取得《医疗器械经营企业许可证》经营隐形眼镜案

　　隐形眼镜（软性角膜接触镜）、护理液都是直接接触人体角膜的产品，属于第三类医疗器械，若配戴不当或产品质量有问题，会出现眼睛酸涩、充血、模糊、溃烂、角膜变形等现象，严重的会导致失明。根据有关规定，凡经营隐形眼镜的企业，必须取得《医疗器械经营企业许可证》。2006 年 3 月，浙江省 A 市食品药品监督管理局对辖区内某镇一家眼镜店进行检查时发现，该眼镜店未取得《医疗器械经营企业许可证》，从 2006 年 1 月 3 日至 2 月 19 日期间擅自经营隐形眼镜、护理液等三类医疗器械，A 市食品药品监督管理局对该眼镜店的行为做出了处罚。

　　问题：本案中食品药品监督管理部门的处罚依据是什么？国家对从事第二类和第三类医疗器械经营的企业有哪些管理规定？

一、医疗器械生产监督管理

　　国家加强医疗器械生产监督管理，规范医疗器械生产行为，保证医疗器械安全、有效。国家食品药品监督管理总局负责全国医疗器械生产监督管理工作。县级以上食品药品监督管理部门负责本行政区域的医疗器械生产监督管理工作。

（一）生产许可与备案管理

　　1. 从事医疗器械生产应当具备的条件　从事医疗器械生产活动，应当具备下列条件：①有与生产的医疗器械相适应的生产场地、环境条件、生产设备以及专业技术人员；②有对生产的医疗器械进行质量检验的机构或者专职检验人员以及检验设备；③有保证医疗器械质量的管理制度；④有与生产的医疗器械相适应的售后服务能力；⑤产品研制、生产工艺文件规定的要求。

　　2. 生产许可与备案的申请　开办第二类、第三类医疗器械生产企业的，应当向所在地省、自治区、直辖市食品药品监督管理部门申请生产许可，并按要求提交相应资料。开办第一类医疗器械生产企业的，应当向所在地设区的市级食品药品监督管理部门办理第一类医疗器械生产备案，并按要求提交相应资料。

　　3. 生产许可与备案的审批　省、自治区、直辖市食品药品监督管理部门收到开办第二类、第三类医疗器械生产企业的生产许可申请后，根据下列情况分别做出处理：

（1）受理　申请事项属于其职权范围，申请资料齐全、符合法定形式的，应当受理申请，并出具受理通知书。

（2）告知　申请资料不齐全或者不符合法定形式的，应当当场或者在5个工作日内一次告知申请人需要补正的全部内容，逾期不告知的，自收到申请资料之日起即为受理。

（3）当场更正　申请资料存在可以当场更正的错误的，应当允许申请人当场更正。

（4）不予受理　申请事项不属于本部门职权范围的，应当即时做出不予受理的决定，出具不予受理的通知书，并告知申请人向有关行政部门申请。

省、自治区、直辖市食品药品监督管理部门应当自受理之日起30个工作日内对申请资料进行审核，并按照医疗器械生产质量管理规范的要求开展现场核查。符合规定条件的，依法做出准予许可的书面决定，并于10个工作日内发给《医疗器械生产许可证》；不符合规定条件的，做出不予许可的书面决定，并说明理由。审批流程见图7-1。

对开办第一类医疗器械生产企业的备案申请，食品药品监督管理部门当场对企业提交资料的完整性进行核对，对符合规定条件的予以备案，发给第一类医疗器械生产备案凭证。

《医疗器械生产许可证》有效期为5年，有效期届满延续的，医疗器械生产企业应当自有效期届满6个月前，向原发证部门提出延续申请。

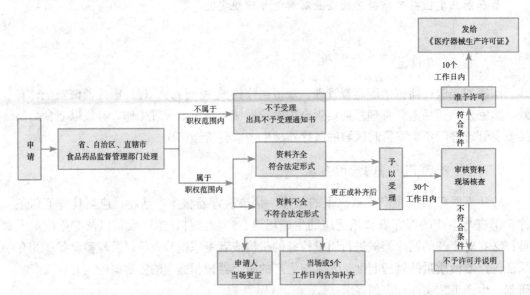

图7-1　医疗器械生产许可证申请审批流程

（二）生产质量管理

医疗器械生产环节是决定医疗器械整体质量状况的基础性环节，《医疗器械监督管理条例》规定，医疗器械生产企业应当按照医疗器械生产质量管理规范的要求，建立健全与所生产医疗器械相适应的质量管理体系并保证其有效运行；严格按照经注册或者备案的产品技术要求组织生产，保证出厂的医疗器械符合强制性标准以及经注册或者备案的产品技术要求。

生产一次性使用无菌医疗器械应执行国家食品药品监督管理总局颁布的《无菌医疗器具生产管理规范》及无菌器械的《生产实施细则》。一次性使用无菌医疗器械必须严格按标准进行检验，未经检验或检验不合格的不得出厂。

知识拓展

美国医疗器械监管简介

美国医疗器械监管至今已有一百多年的历史，其监管部门美国食品药品监督管理局（FDA）也已从 1862 年美国农业部的一个化学办公室发展成为世界上重要的食品、药品、医疗器械监管机构。由于美国最早立法管理医疗器械，其创立的分类管理办法已被普遍接受，因此美国管理医疗器械的法规和模式在国际上有很大的影响力。1976 年美国国会正式通过了《食品、药品和化妆品法》（FD&C Act）修正案，加强了对医疗器械进行监督和管理的力度，并确立了对医疗器械实行分类管理的办法。在后续的 30 多年间，美国国会又先后通过了医疗器械安全法案（SMDA）、医疗器械申报费用和现代化法案（MDUFMA）等一系列规定。

器械与放射健康中心（CDRH）是美国 FDA 的下属部门，除血源筛查的医疗器械外，医疗器械产品均由器械与放射健康中心负责管理。美国现行的《医疗器械质量体系规范》（QSR820），是由美国 FDA 于 1996 年 10 月 7 日颁布的，也被称为美国医疗器械行业的现行良好规范（cGMP）。全文共分 15 个章节：A 总则；B 质量体系要求；C 设计控制；D 文件控制；E 采购控制；F 识别与可追溯性；G 生产与过程控制；H 验收活动；I 不合格产品；J 纠正与预防措施；K 标签与包装控制；L 搬运、存储、发运与安装；M 记录；N 服务；O 统计技术。

二、医疗器械经营监督管理

医疗器械经营，是指以购销的方式提供医疗器械产品的行为，包括采购、验收、贮存、销售、运输、售后服务等。我国主要通过对医疗器械经营企业设置准入条件，实施经营许可与备案管理，开展日常经营行为检查监督等措施，保证医疗器械经营的规范化。

（一）医疗器械经营的分类管理

按照医疗器械风险程度，医疗器械经营实施分类管理。经营第一类医疗器械不需许可和备案，经营第二类医疗器械实行备案管理，经营第三类医疗器械实行许可管理。

国家食品药品监督管理总局负责全国医疗器械经营监督管理工作。县级以上食品药品监督管理部门负责本行政区域的医疗器械经营监督管理工作。

（二）经营许可与备案管理

1. 从事医疗器械经营活动应当具备的条件 从事医疗器械经营，应当具备以下条件：①具有与经营范围和经营规模相适应的质量管理机构或者质量管理人员，质量管理人员应当具有国家认可的相关专业学历或者职称；②具有与经营范围和经营规模相适应的经营、贮存场所；③具有与经营范围和经营规模相适应的贮存条件，全部委托其他医疗器械经营企业贮存的可以不设立库房；④具有与经营的医疗器械相适应的质量管理制度；⑤具备与经营的医疗器械相适应的专业指导、技术培训和售后服务的能力，或者约定由相关机构提供技术支持。

从事第三类医疗器械经营的企业还应当具有符合医疗器械经营质量管理要求的计算机信息管理系统，保证经营的产品可追溯。国家鼓励从事第一类、第二类医疗器械经营的企业建立符合医疗器械经营质量管理要求的计算机信息管理系统。

2. 经营许可与备案的申请 从事第三类医疗器械经营的，经营企业应当向所在地设区的市级食品药品监督管理部门提出申请，并提交相应资料。从事第二类医疗器械经营的，经营企业应当向所在地设区的市级食品药品监督管理部门备案，填写第二类医疗器械经营备案表，并提交相应资料。

3. 经营许可与备案的审批 对于申请人提出的第三类医疗器械经营许可申请，设区的市级食品药品监督管理部门应当根据下列情况分别做出处理：

（1）受理 申请事项属于其职权范围，申请资料齐全、符合法定形式的，应当受理申请，并出具受理通知书。

（2）告知 申请资料不齐全或者不符合法定形式的，应当当场或者在5个工作日内一次告知申请人需要补正的全部内容，逾期不告知的，自收到申请资料之日起即为受理。

（3）当场更正 申请资料存在可以当场更正的错误的，应当允许申请人当场更正。

（4）不予受理 申请事项不属于本部门职权范围的，应当即时做出不予受理的决定，出具不予受理的通知书，并告知申请人向有关行政部门申请。

设区的市级食品药品监督管理部门应当自受理之日起30个工作日内对申请资料进行审核，并按照医疗器械经营质量管理规范的要求开展现场核查。符合规定条件的，依法做出准予许可的书面决定，并于10个工作日内发给《医疗器械经营许可证》；不符合规定条件的，做出不予许可的书面决定，并说明理由。审批流程见图7-2。

从事第二类医疗器械经营的企业申请备案的，设区的市级食品药品监督管理部门应当当场对企业提交资料的完整性进行核对，符合规定的予以备案，发给第二类医疗器械经营备案凭证，并在医疗器械经营企业备案之日起3个月内，按照医疗器械经营质量管理规范的要求对第二类医疗器械经营企业开展现场核查。

《医疗器械经营许可证》有效期为5年，有效期届满需要延续的，医疗器械经营企业应当在有效期届满 6 个月前，向原发证部门提出延续申请。

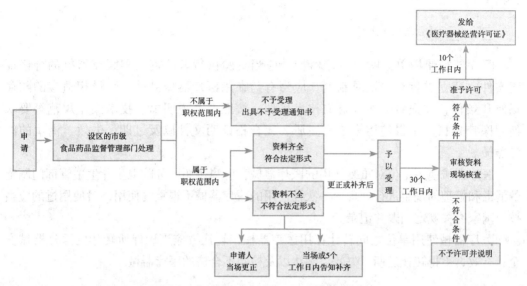

图 7-2　医疗器械经营许可证申请审批流程

（三）经营质量管理

从事医疗器械经营活动，应当有与经营规模和经营范围相适应的经营场所和贮存条件，以及与经营的医疗器械相适应的质量管理制度和质量管理机构或者人员。医疗器械经营企业购进医疗器械，应当查验供货者的资质和医疗器械的合格证明文件，建立进货查验记录制度。从事第二类、第三类医疗器械批发业务以及第三类医疗器械零售业务的经营企业，还应当建立销售记录制度。不得经营未依法注册、无合格证明文件以及过期、失效、淘汰的医疗器械。运输、贮存医疗器械，应当符合医疗器械说明书和标签标示的要求；对温度、湿度等环境条件有特殊要求的，应当采取相应措施，保证医疗器械的安全、有效。

> **知识拓展**
>
> 医疗器械经营企业的进货查验记录和销售记录应当保存至医疗器械有效期后 2 年；无有效期的，不得少于 5 年。植入类医疗器械进货查验记录和销售记录应当永久保存。从事医疗器械批发业务的企业，其购进、贮存、销售等记录应当符合可追溯要求。

经营一次性使用无菌医疗器械的企业应具有与其经营无菌器械相适应的营业场地和仓库、产品储存区域。经营企业应建立无菌器械质量跟踪制度，做到从采购到销售能追查到每批产品的质量情况。保存完整的无菌器械购销记录和有效证件到产品有效期满后2年。

三、医疗器械使用管理

医疗器械使用单位购进医疗器械，应当查验供货者的资质和医疗器械的合格证明文件，建立进货查验记录制度。应当有与在用医疗器械品种、数量相适应的贮存场所和条件，加强对工作人员的技术培训，按照产品说明书、技术操作规范等要求使用医疗器械。不得使用未依法注册、无合格证明文件以及过期、失效、淘汰的医疗器械。

医疗器械使用单位对重复使用的医疗器械，应当按照国务院卫生计生主管部门制定的消毒和管理的规定进行处理。一次性使用的医疗器械不得重复使用，对使用过的应当按照国家有关规定销毁并记录。

医疗器械使用单位之间转让在用医疗器械，转让方应当确保所转让的医疗器械安全、有效，不得转让过期、失效、淘汰以及检验不合格的医疗器械。

四、医疗器械的召回

医疗器械召回，是指医疗器械生产企业按照规定的程序对其已上市销售的存在缺陷的某一类别、型号或者批次的产品，采取警示、检查、修理、重新标签、修改并完善说明书、软件升级、替换、收回、销毁等方式消除缺陷的行为。医疗器械的缺陷，是指医疗器械在正常使用情况下存在可能危及人体健康和生命安全的不合理的风险。

（一）控制与消除医疗器械缺陷的主体

医疗器械生产企业应当依法建立和完善医疗器械召回制度，收集医疗器械安全的相关信息，对可能存在缺陷的医疗器械进行调查、评估，及时召回存在缺陷的医疗器械。医疗器械经营企业、使用单位应当协助医疗器械生产企业履行召回义务，按照召回计划的要求及时传达、反馈医疗器械召回信息，控制和收回存在缺陷的医疗器械。

（二）医疗器械召回的分级

根据医疗器械缺陷的严重程度，医疗器械召回分为：一级召回：使用该医疗器械可能或者已经引起严重健康危害的；二级召回：使用该医疗器械可能或者已经引起暂时的或者可逆的健康危害的；三级召回：使用该医疗器械引起危害的可能性较小但仍需要召回的。

（三）医疗器械召回的方式

医疗器械召回分为主动召回和责令召回，符合召回条件的医疗器械，由生产企业主动召回；生产企业应当召回而未主动召回的，由食品药品监督管理部门责令召回。

第四节　违反医疗器械管理规定的法律责任

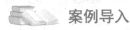 **案例导入**

2008 年 3 月 12 日，安徽省某市食品药品监督管理局执法人员对辖区内某医院进行日常监督检查时发现：该院使用的肝素帽（标示生产单位为德国某公司）外包装无中文标识，医院提供的医疗器械产品注册证显示该产品注册证号为"国食药监械（进）字 2006 第 3660266 号"，执法人员对其合法性产生怀疑，依法对上述医疗器械进行查封扣押。经查得知：上述产品在中国境内的合法经销商为 A 公司，A 公司向执法部门回函证明，涉案产品不属于其公司进口、经销的由德国某公司生产且在中国大陆境内注册的合法产品。经查，该院使用的标示德国某公司生产的肝素帽（批号：7C16018101、7B13018101）是从 B 公司购进的，B 公司曾被授权经销由德国某公司生产的肝素帽，但授权期限已过，该医院共购进上述两个批号的肝素帽 8000 支。至案发时，已使用肝素帽 7000 支，获违法所得 20125 元。某市食品药品监督管理局认定涉案器械属于未经注册的医疗器械，责令医院改正违法行为，并给予没收违法使用的医疗器械、没收违法所得、处以罚款等行政处罚。

问题：本案中某医院实施了何种违法行为？医疗器械生产经营企业及使用单位违反医疗器械监督管理的法律规定，需要承担什么法律责任？

一、行政责任

1. 有下列情形之一的，由县级以上人民政府食品药品监督管理部门没收违法所得、违法生产经营的医疗器械和用于违法生产经营的工具、设备、原材料等物品，并处罚款；情节严重的，5 年内不受理相关责任人及企业提出的医疗器械许可申请：①生产、经营未取得医疗器械注册证的第二类、第三类医疗器械的；②未经许可从事第二类、第三类医疗器械生产活动的；③未经许可从事第三类医疗器械经营活动的。有第一项情形，情节严重的，由原发证部门吊销医疗器械生产许可证或者医疗器械经营许可证。

2. 未依照规定备案的，由县级以上人民政府食品药品监督管理部门责令限期改正；逾期不改正的，向社会公告未备案单位和产品名称，可以处 1 万元以下罚款。备案时提供虚假资料的，由县级以上人民政府食品药品监督管理部门向社会公告备案单位和产品名称；情节严重的，直接责任人员 5 年内不得从事医疗器械生产经营活动。

3. 有下列情形之一的，由县级以上人民政府食品药品监督管理部门责令改正，没收违法生产、经营或者使用的医疗器械，并处罚款；情节严重的，责令停产停业，直至由原发证部门吊销医疗器械注册证、医疗器械生产许可证、医疗器械经营许可证：①生产、经营、使用不符合强制性标准或者不符合经注册或者备案的产品技术要求的医疗器械的；②医疗器械生产企业未按照经注册或者备案的产品技术要求组织生产，或者未依照规定建立质量管理体系并保持有效运行的；③经营、使用无合格证明文件，过期、失效、淘汰的医疗器械，或者使用未依法注册的医疗器械的；④食品药品监督管理部门责令其依照规定实施召回或者停止经营后，仍拒不召回或者停止经营医疗器械的；⑤委托不具备规定条件的企业生产医疗器械，或者未对受托方的生产行为进行管理的。

二、刑事责任

违反医疗器械管理规定，构成犯罪的，依法追究刑事责任。《刑法》第一百四十五条规定：生产不符合保障人体健康的国家标准、行业标准的医疗器械、医用卫生材料，或者销售明知是不符合保障人体健康的国家标准、行业标准的医疗器械、医用卫生材料，足以严重危害人体健康的，处三年以下有期徒刑或者拘役，并处销售金额百分之五十以上二倍以下罚金；对人体健康造成严重危害的，处三年以上十年以下有期徒刑，并处销售金额百分之五十以上二倍以下罚金；后果特别严重的，处十年以上有期徒刑或者无期徒刑，并处销售金额百分之五十以上二倍以下罚金或者没收财产。

三、民事责任

违反医疗器械管理规定，造成人身、财产或者其他损害的，依法承担赔偿责任。召回的医疗器械已经植入人体的，医疗器械生产企业应当与医疗机构和患者共同协商，根据召回的不同原因，提出对患者的处理意见和应采取的预案措施。召回的医疗器械给患者造成损害的，患者可以向生产企业请求赔偿，也可以向医疗器械经营企业、使用单位请求赔偿。患者向医疗器械经营企业、使用单位请求赔偿的，医疗器械经营企业、使用单位赔偿后，有权向负有责任的生产企业追偿。

本章小结

本章介绍了医疗器械监督管理的内容。国家对医疗器械按照风险程度实行分类管理，医疗器械实施分类注册与备案管理，医疗器械的生产实行生产许可与备案管理，医疗器械的经营实施分类管理，生产、经营企业根据所生产、经营的医疗器械的管理类别进行备案或取得《医疗器械生产许可证》《医疗器械经营许可证》。医疗器械使用单位严格依法购进、使用医疗器械。国家设立医疗器械召回制度。

目标检测题

一、单项选择题

1.《医疗器械生产许可证》有效期限为（　　　　）

    A. 2 年   B. 4 年   C. 5 年

　　D. 7 年　　　　　　　　　　E. 10 年

2. 医疗器械法律监管应当具体贯彻在哪些环节（　　　）

　　A. 研制环节　　　　　　B. 生产环节　　　　　　C. 经营环节

　　D. 使用环节　　　　　　E. 以上各环节均包括

3. 以下符合第一类医疗器械判定条件的是（　　　）

　　A. 具有中度风险，实行常规管理可以保证其安全、有效的医疗器械

　　B. 具有较高风险，需要严格控制管理以保证其安全、有效的医疗器械

　　C. 风险程度低，需要严格控制管理以保证其安全、有效的医疗器械

　　D. 风险程度低，实行常规管理可以保证其安全、有效的医疗器械

　　E. 具有中度风险，需要采取特别措施严格控制管理以保证其安全、有效的医疗
　　　器械。

4. 省、自治区、直辖市食品药品监督管理部门对受理的医疗器械生产许可申请的审
查时限是（　　　）

　　A. 10 个工作日　　　　B. 20 个工作日　　　　C. 30 个工作日

　　D. 60 个工作日　　　　E. 90 个工作日

5. 在医疗器械召回中，使用该医疗器械可能或者已经引起严重健康危害的，属于几
级召回（　　　）

　　A. 一级召回　　　　　　B. 二级召回　　　　　　C. 三级召回

　　D. 四级召回　　　　　　E. 五级召回

二、多项选择题

1. 国家对医疗器械实行注册与备案管理，有关食品药品监督管理部门受理医疗器械
注册或备案申请，以下说法正确的是（　　　）

　　A. 境内第一类医疗器械的备案申请由县级食品药品监督管理部门受理

　　B. 境内第二类医疗器械由省、自治区、直辖市食品药品监督管理部门审查

　　C. 境内第三类医疗器械由国家食品药品监督管理总局审查

　　D. 境外医疗器械我国食品药品监督管理部门无权审查

　　E. 香港、澳门、台湾地区医疗器械的注册无需审查

2. 国家对医疗器械的生产过程进行依法监督，监督的目的是（　　　）

　　A. 规范医疗器械生产行为

　　B. 提高企业知名度

　　C. 控制医疗器械的生产规模

　　D. 增加医疗器械销量

　　E. 保证医疗器械安全、有效

3. 关于《医疗器械生产企业许可证》，以下说法正确的是（　　　）

　　A. 开办任何类别医疗器械的生产企业，都必须申请《医疗器械生产企业许可证》

　　B. 开办第二类医疗器械生产企业，应当向省、自治区、直辖市食品药品监督管

理部门提出申请

　　C. 开办第三类医疗器械生产企业，应当向国家食品药品监督管理总局提出申请

　　D. 《医疗器械生产许可证》有效期为 4 年

　　E. 《医疗器械生产许可证》在有效期届满 6 个月前提出延续申请

4. 在以下医疗机构采购、使用医疗器械的行为中，符合法律规定的是（　　　）

　　A. 医院查验供货者的资质和医疗器械的合格证明文件

　　B. 某三级甲等医院向区级医院转让了一批过期的医疗器械

　　C. 医疗机构对使用过的一次性医疗器械及时消毒、毁形

　　D. 医院发现使用的医疗器械存在缺陷，及时向所在地卫生部门和药监部门报告

　　E. 医疗机构按照医疗器械说明书使用医疗器械

5. 医疗器械生产企业在生产中应当做到（　　　）

　　A. 建立健全与所生产医疗器械相适应的质量管理体系

　　B. 定期对质量管理体系的运行情况进行自查

　　C. 保证质量管理体系的有效运行

　　D. 严格按照经注册或者备案的产品技术要求组织生产

　　E. 保证生产的医疗器械符合强制性标准以及经注册或者备案的产品技术要求

三、是非题

1. 申请注册或者办理备案的进口医疗器械，可以在申请人或者备案人注册地或者生产地址所在国家（地区）尚未获准上市销售。（　　　）

2. 符合召回条件的医疗器械，一律由食品药品监督管理部门责令召回。（　　　）

3. 开办第二类、第三类医疗器械生产企业的，应当向国家食品药品监督管理总局申请生产许可（　　　）

4. 并非经营所有类别的医疗器械都需要取得《医疗器械经营许可证》。（　　　）

5. 为了节约，医疗机构可以对一次性使用的医疗器械经过消毒后重复使用。（　　　）

四、简答题

1. 国家如何对医疗器械实行分类管理？

2. 从事医疗器械生产应当具备哪些条件？

3. 什么是医疗器械召回？简述医疗器械的召回制度？

4. 医疗器械经营企业应当依照什么质量管理要求开展经营活动？

第八章　健康相关产品管理法律法规

📖 **学习目标**

知识目标

1. 掌握食品生产经营的法律规定。

2. 熟悉食品安全的法律责任。

3. 了解化妆品的质量要求和生产经营的法律规定。

技能目标

依法鉴别生活中食品、化妆品的消费方式，增强食品、化妆品的消费安全意识和自我保护能力；依法进行食品卫生监督与管理。

健康相关产品，见于卫生部《健康相关产品命名规定》（2001）、《健康相关产品国家卫生监督抽检规定》（2005）、《健康相关产品卫生行政许可程序》（2006）等部门规章。《健康相关产品命名规定》所指的健康相关产品指保健食品、化妆品、涉及饮用水卫生安全产品、消毒产品等由卫生部审批的健康相关产品。《健康相关产品国家卫生监督抽检规定》所指的健康相关产品是指相关法律、法规规定的食品、化妆品、涉及饮用水卫生安全产品和消毒产品。《健康相关产品卫生行政许可程序》则是指卫生部许可的食品、消毒剂、消毒器械、化妆品、涉及饮用水卫生安全产品等与人体健康相关的产品。为了加强对健康相关产品的管理，国家制定了相应的法律规范，根据这些法律规范建立起来的制度统称为健康相关产品卫生法律制度。本章主要介绍食品、化妆品等健康相关产品管理的法律法规。

第一节　食品安全法律法规

 案例导入

案例1： 2012年7月13日上午，某市卫生局接到市民张某的举报电话，称凯旋路16号某食品公司生产的蛋糕变质，张某前去退货，被服务员拒绝。市卫生局立即派卫生监督员前往检查，卫生监督员发现张某所买的蛋糕包装盒上仅印有英文 Marry 字样，盒底部标明的生产日期为 2012 年 7 月 12 日，盒内的蛋糕有明显的刺鼻气味，但服务人员称这种蛋糕的保质期为 3 至 4 天，不可能 1 天之内变质。卫生监督员又对店内尚未售出的蛋糕进行检查，发现有的蛋糕盒底部标明的生产日期为 2012 年 7 月 14 日，还有的蛋糕盒标明的生产日期是 2012 年 7 月 15 日。最后，市卫生局责令该食品公司为张某退换蛋糕，改正尚未出售的蛋糕包装盒上的生产日期，并用中文注明名称、主要成分和保质期限，同时对该食品公司处以 6000 元罚款。

问题：食品生产经营者从事食品生产经营活动应遵守哪些卫生法律法规制度？市卫生局依据违法事实，按照相关法律规定，给予该食品公司行政处罚是否正确？

案例 2：2008 年 6 月 28 日，兰州市的解放军第一医院收治了首例患"肾结石"病症的婴幼儿。据家长们反映，孩子从出生起就一直食用河北省石家庄三鹿集团所产的三鹿婴幼儿奶粉。9 月 13 日，卫生部证实，不法分子为增加原料奶或奶粉的蛋白含量，人为加入三聚氰胺。2008 年 10 月 31 日，32 名涉嫌犯罪人员被依法逮捕。同时，国家及各地政府开展了对各类奶粉的检查，22 家婴幼儿奶粉生产企业的 69 批次产品，检出了添加含量不等的三聚氰胺，暴露出奶粉业的严重问题。经调查查实，三鹿奶粉事件总共有 6 名婴儿因喝毒奶致死，逾 30 万儿童患病。三鹿公司停产后宣告破产。2009 年人民法院对 21 名犯罪嫌疑人分别判处死刑、死缓、无期徒刑及 15 年至 2 年不等有期徒刑。从国家机关到地方政府的有关官员被严加问责，或被免职、引咎辞职，或受到行政处分。

问题：在查处毒奶粉事件中，食品安全监管部门的职责是什么？三鹿集团作为生产销售有毒有害食品的企业需要承担怎样的民事赔偿责任？

一、概述

（一）我国食品安全立法

人类的生存离不开食品，在我们的现实生活中，每个人每天都要消费食品，它是维持人类生命活动、促进生长发育所必需的物质。为了保证食品安全，防止食品安全事故对人体的危害，保障人体健康，国家高度重视食品安全的法制建设，已建立起以《中华人民共和国食品安全法》（以下简称《食品安全法》）为核心、有关法律法规相衔接、部门规章为配套、地方法规规章为补充的食品安全法律体系。2014 年 7 月，全国人大常委会办公厅全文公布了《食品安全法》修订草案，并广泛向社会征求意见，实施仅五年的食品安全法即将面临重大修订。相较修订前，在食品安全管理方面会要求更严，从生产源头到消费者手中各个环节权责更为明确。

1982 年全国人大常委会审议通过《中华人民共和国食品卫生法（试行）》，这是我国第一部食品卫生法律，它明确了国家实行食品卫生监督制度。1995 年八届全国人大常委会第 16 次会议审议通过了经过修订的《中华人民共和国食品卫生法》，自公布之日起施行，规定了我国食品卫生的基本原则和基本制度，是食品卫生管理监督的法律依据。2009 年第十一届全国人大常委会第七次会议审议通过了《食品安全法》，自 2009 年 6 月 1 日起施行，《中华人民共和国食品卫生法》同时废止，标志着我国食品安全法制的进一步规范和完善。

（二）食品安全及食品安全法

食品，是指各种供人食用或饮用的成品和原料以及按照传统既是食品又是药品的物品，但是不包括以治疗为目的的物品。它涉及面很广，既包括经过加工能够直接食用的各种食物，如饮料、糖果、糕点、酒类等，也包括半成品和一切原料，如蔬菜、粮油、肉蛋类、水产品等。另外，中华民族历史悠久的药食同源文化，使得人们将诸如丁香、花椒、乌梅、百合、山药、山楂等物品既作食用、又作药用，按照传统既是食品又是药材的物质目录由国务院卫生行政部门制定、公布，目前已制定公布了 100 余种。

食品安全，是指食品无毒、无害，符合应当有的营养要求，对人体健康不造成任何急性、亚急性或者慢性危害。食品的"无毒、无害"指不造成食品食用者的任何急性、亚急性或者慢性的疾病，或食物中虽然含有微量有毒有害物质，但符合食品、食品添加剂、食品用产品的卫生标准和要求，在正常食用或者食用的情况下不致危害人体健康。"符合应当有的营养要求"是指食品应包括一定的营养成分，同时应具有相应的消化吸收率和维持人体正常生理功能的作用。

食品安全法是指调整保证食品安全，防止、控制和消除食品污染以及食品中有害因素对人体的危害，预防和减少食源性疾病的发生，保障人民群众生命安全和身体健康，增强人民群众体质的活动中产生的各种社会关系的法律规范的总称。

（三）食品安全法的适用范围

《食品安全法》规定，在中华人民共和国领域内从事下列活动，应当遵守食品安全法。

1.食品及其相关产品的生产和经营　食品、食品添加剂以及用于食品的包装材料、容器、洗涤剂、消毒剂和用于食品生产经营的工具、设备（以下称食品相关产品）的生产、经营。其中，食品生产和加工称为食品生产，食品流通和餐饮服务称为食品经营。

2.食品添加剂、食品相关产品的使用　食品生产经营者使用食品添加剂、食品相关产品。

3.食品、食品添加剂、食品相关产品的安全管理　对食品、食品添加剂和食品相关产品的安全管理适用。其中还规定供食用的源于农业的初级产品（以下称食用农产品）如乳品、转基因食品、生猪屠宰、酒类和食盐的质量安全管理，应遵守农产品质量安全法的规定；但是，制定有关食用农产品的质量安全标准、公布食用农产品的安全有关信息，应当遵守《食品安全法》的有关规定。转基因食品的安全管理，还应当遵守有关行政法规的规定。

二、食品安全风险监测和评估

（一）食品安全风险监测

为了全面掌握食品安全状况，有针对性地对食品安全进行监管，并将结果作为制定食品安全标准、确定检查对象和检查频率的科学依据，国家建立食品安全风险监测制度，对食源性疾病、食品污染以及食品中的有害因素进行监测。

食品安全风险监测的内容主要包括以下几个方面：一是食源性疾病，指食品中致病因素进入人体后引起的感染性、中毒性疾病。二是食品污染，指生物性（细菌、寄生虫）、化学性（有毒有害物质）的污染。三是食品中的有害因素，指食品污染物、食品添加剂、天然存在的有害物质、加工保存中产生的有害物质等。

（二）食品安全风险评估

食品安全风险评估，是指对食品、食品添加剂、食品相关产品中的生物性、化学性和物理性危害对人体健康可能造成的不良影响所进行的科学评估，包括危害识别、危害特征描述、暴露评估、风险特征描述等四个部分。

食品安全风险评估专家委员会负责食品安全风险评估，评估专家委员会应由医学、农业、粮食、食品、营养等方面的专家组成。农药、肥料、生长调节剂、兽药、饲料和饲料添加剂等的安全性评估，也应当有食品安全风险评估专家委员会的专家参加。

食品安全风险监测和评估是预防食品安全危害发生的重要制度。这一制度的确立，体现了食品安全监督管理"预防在先"的理念，表明防范食品安全危害的发生成了食品安全监督管理中的一项重要内容。

三、食品安全标准与食品检验

（一）食品安全标准

食品安全标准是指为了保证食品安全，对食品生产经营过程中影响食品安全的各种要素以及各关键环节所规定的统一技术要求。其制定宗旨是保障公众身体健康；制定原则是科学合理、公开透明、安全可靠。食品安全标准是强制执行性标准，除此之外不得制定其他强制性标准，因此在实施过程中带有强制性和唯一性的特点。我国的食品安全标准可分为国家标准、地方标准和企业标准三种。

食品安全标准应当包括下列内容：

1.食品、食品添加剂、食品相关产品中的致病性微生物、农药残留、兽药残留、重金属、生物毒素、污染物质、放射性物质以及其他危害人体健康物质的限量规定。

2.食品添加剂的品种、使用范围、用量。

3.专供婴幼儿和其他特定人群的主辅食品的营养成分要求。

4.对与食品安全、营养有关的标签、标识、说明书的要求。

5.与食品安全有关的质量要求。

6.食品检验方法与规程。

7.其他需要制定为食品安全标准的内容。

（二）食品检验

食品检验是依据物理、化学、生物化学的一些基本理论和各种技术，按照制订的技术标准，对原料、辅助材料、成品的质量进行检验。

食品检验活动应由符合条件并按照国家有关认证认可的规定取得资质认定的食品检验机构承担。食品检验机构的资质认定条件和检验规范，由国务院食品药品监督管理部门规定并监督实施。食品检验由食品检验机构指定的检验人独立进行。

1.食品检验实行食品检验机构与检验人负责制　食品检验报告应当加盖食品检验机构公章，并有检验人的签名或者盖章。食品检验机构和检验人对出具的食品检验报告负责。

2.食品安全监督管理部门对食品不得实施免检　县级以上食品安全监督管理部门应当对食品进行定期或者不定期的抽样检验，并依据有关规定公布检验结果。进行抽样检验，应当购买抽取的样品，不收取检验费和其他任何费用。

3.委托食品检验机构检验　县级以上食品安全监督管理部门在执法工作中需要对食品进行检验的，应当委托符合本法规定的食品检验机构进行，并支付相关费用。检验结果表明相关食品不符合食品安全标准的，食品生产经营者应当立即停止生产经营。

4.申请复检　食品生产经营者对检验结论有异议的，自收到检验结果之日起 5 日内，可以向组织实施食品抽检的食品安全监督管理部门或者上级食品安全监督管理部门申请复检，并说明理由。食品生产经营者申请复检，复检结论合格的，费用由抽样检验的部门承担；复检结论不合格的，费用由食品生产经营者承担。

5.企业、行业组织、消费者的食品检验规定　食品生产经营企业可以自行对所生产的食品进行检验，也可以委托符合《食品安全法》规定的食品检验机构进行检验。食品行业协会等组织、消费者需要委托食品检验机构对食品进行检验，应当委托符合本法规定的食品检验机构进行。

四、食品生产经营

（一）食品生产经营的规定

食品生产经营应当符合食品安全标准和食品生产经营管理规范，并符合下列要求：

1.具有与生产经营的食品品种、数量相适应的食品原料处理和食品加工、包装、贮存等场所，保持该场所环境整洁，并与有毒、有害场所以及其他污染源保持规定的距离。

2. 具有与生产经营的食品品种、数量相适应的生产经营设备或者设施，有相应的消毒、更衣、盥洗、采光、照明、通风、防腐、防尘、防蝇、防鼠、防虫、洗涤以及处理废水、存放垃圾和废弃物的设备或者设施。

3. 有食品安全专业技术人员、管理人员和保证食品安全的规章制度。

4. 具有合理的设备布局和工艺流程，防止待加工食品与直接入口食品、原料与成品交叉污染，避免食品接触有毒物、不洁物。

5. 餐具、饮具和盛放直接入口食品的容器，使用前应当洗净、消毒，炊具、用具用后应当洗净，保持清洁。

6. 贮存、运输和装卸食品的容器、工具和设备应当安全、无害，保持清洁，防止食品污染，并符合保证食品安全所需的温度等特殊要求，不得将食品与有毒、有害物品一同运输。

7. 直接入口的食品应当有小包装或者使用无毒、清洁的包装材料、餐具。

8. 食品生产经营人员应当保持个人卫生，生产经营食品时，应当将手洗净，穿戴清洁的工作衣、帽；销售无包装的直接入口食品时，应当使用无毒、清洁的售货工具。

9. 用水应当符合国家规定的生活饮用水卫生标准。

10. 使用的洗涤剂、消毒剂应当对人体安全、无害。

11. 法律、法规规定的其他要求。食品生产经营管理规范由国务院食品药品监督管理部门制定。

（二）禁止食品生产经营活动中有下列行为

1. 用非食品原料生产食品，或者用回收的食品、超过保质期的食品作为原料生产食品。

2. 添加食品添加剂以外的化学物质和其他可能危害人体健康的物质。

3. 采购、贮存国家公布的食品中可能违法添加的非食用物质。

4. 超范围、超限量使用食品添加剂。

5. 生产经营致病性微生物、农药残留、兽药残留、重金属、生物毒素、污染物质、放射性物质以及其他危害人体健康的物质含量超过食品安全标准限量的食品。

6. 生产经营营养成分不符合食品安全标准的专供婴幼儿和其他特定人群的主辅食品。

7. 生产经营腐败变质、油脂酸败、霉变生虫、污秽不洁、混有异物、掺假掺杂或者感官性状异常的食品。

8. 生产经营病死、毒死或者死因不明的禽、畜、兽、水产动物肉类及其制品。

9. 生产经营未经检疫或者检疫不合格的肉类，或者未经检验或者检验不合格的肉类制品。

10. 生产经营被包装材料、容器、运输工具、餐饮具等污染的食品。

11. 经营超过保质期的食品、食品添加剂、食品相关产品。

12. 生产经营无标签、标签及说明书不符合要求的预包装食品，以及未按规定标识的散装食品。

13. 生产经营国家为防病等特殊需要明令禁止生产经营的食品。

14. 利用废弃、回收等不符合要求的材料生产加工食品相关产品。

15. 伪造、变造证照、标签、标识、说明书、检验报告、检疫证明等。

16. 其他不符合法律法规要求的行为。

（三）食品生产经营制度

1. 食品生产经营许可制度　国家对食品生产经营实行许可制度。从事食品生产经营活动，应当依法取得食品生产经营许可。

凡从事食品生产加工小作坊、小食品店、小餐饮店、食品摊贩等食品生产经营活动，应当符合本法规定的与其生产经营规模、条件相适应的食品安全要求，保证所生产经营的食品卫生、无毒、无害，有关部门应当对其加强监督管理，具体管理办法由省、自治区、直辖市人民代表大会常务委员会或者省、自治区、直辖市人民政府依照本法制定。

县级以上地方人民政府鼓励和支持食品生产加工小作坊、小食品店、小餐饮店、食品摊贩改进生产经营条件；鼓励和支持食品摊贩进入集中交易市场、店铺等固定场所经营。

2. 从业人员健康管理制度　食品生产经营者应当建立并执行从业人员健康管理制度。食品从业人员每年应当进行健康检查，取得健康合格证明后方可从事食品生产经营活动。

患有痢疾、伤寒、病毒性肝炎等消化道传染病的人员，以及患有活动性肺结核、化脓性或者渗出性皮肤病等有碍食品安全的疾病的人员，不得从事接触直接入口食品的工作。

3. 进货查验记录制度　食品经营者应当建立进货查验记录制度，采购食品应当查验供货者的许可证、食品合格证明文件和产品标识，保存相关凭据，如实记录食品的名称、规格、数量、生产日期、保质期、进货日期以及供货者的名称、地址及联系方式等内容。

食品进货查验记录应当真实，保存期限不得少于两年。

实行统一配送经营方式的食品经营企业，可以由企业总部统一查验供货者的许可证和食品合格的证明文件，进行食品进货查验记录，保存相关凭据。食品进货查验记录应当在其分店可以查询。

4. 出厂检验记录制度　食品生产企业应当建立食品出厂检验记录制度，查验出厂食品的检验合格证和安全状况，并如实记录食品的名称、规格、数量、生产日期、生产批号、检验合格证号、购货者名称及联系方式、销售日期等内容。检验记录应当真实，保存期限不得少于两年。

5. 食品安全自查制度　食品生产经营者应当建立食品安全自查制度，定期对本单位食品安全状况进行检查并记录。

鼓励食品生产经营者聘请食品安全社会专业机构，定期对本单位食品安全管理体系进行评价。食品生产经营者发现存在重大食品安全隐患时，应当及时进行处理，并报告县级以上食品安全监督管理部门。

6. 食品安全有奖举报制度　县级以上食品安全监督管理部门建立食品安全投诉举报系统，对查证属实的，给予举报人奖励。县级以上地方人民政府应当落实财政专项奖励资金。

县级以上食品安全监督管理部门接到咨询、投诉、举报，对属于本部门职责的，应当受理，并及时进行答复、核实、处理；对不属于本部门职责的，应当书面通知并移交有权处理的部门处理。有权处理的部门应当及时处理，不得推诿；属于食品安全事故的，依照本法有关规定进行处置。

（四）食品贮存和销售

食品生产经营者应当按照保证食品安全的要求贮存、运输和配送食品，定期检查库存食品，及时清理变质或者超过保质期的食品。

食品经营者贮存散装食品，应当在贮存位置或者在散装食品的容器、外包装上标明食品的名称、生产日期、保质期、生产者名称及联系方式等内容。

食品经营者销售散装食品，应当在散装食品的容器、外包装上标明食品的名称、成分或者配料表、生产日期、保质期、生产经营者名称及联系方式等内容。

（五）食品标签和说明书

预包装食品的包装上应当有标签。标签应当标明下列事项：名称、规格、净含量、生产日期；成分或者配料表；生产者的名称、地址、联系方式；保质期；产品标准代号；贮存条件；所使用的食品添加剂在国家标准中的通用名称；生产许可证编号；法律、法规或者食品安全标准规定必须标明的其他事项。

专供婴幼儿和其他特定人群的主辅食品，其标签还应当标明主要营养成分及其含量。

食品的标签、说明书中不得含有虚假、夸大的内容；不得涉及疾病预防、治疗功能。生产者对标签、说明书上所载明的内容负责。

食品的标签、说明书应当清楚、明显，容易辨识。

食品的标签、说明书所载明的内容与形式应相符，不符的不得上市销售。

（六）食品添加剂的生产经营管理

食品添加剂，指改善食品色、香、味等品质，以及为防腐和加工工艺的需要而加入食品中的化合物质或者天然物质。目前我国食品添加剂有 23 个类别，2000 多个品种，包括酸度调节剂、抗结剂、消泡剂、抗氧化剂、漂白剂、膨松剂、着色剂、护色剂、酶制剂、增味剂、营养强化剂、防腐剂、甜味剂、增稠剂、香料等。

《食品安全法》规定，食品添加剂应当在技术上确有必要且经过风险评估证明安全可靠，方可列入允许使用的范围。食品生产者应当依照食品安全标准中关于食品添加剂的品质、适用范围、用量的规定使用食品添加剂；不得在食品生产中使用食品添加剂以外的化学物质和其他可能危害人体健康的物质。

国家对食品添加剂的生产实行许可制度，由国务院卫生行政部门审查许可申请；对符合食品安全要求的，依法决定准予许可并予以公布；对不符合食品安全要求的，决定不予许可并书面说明理由。

（七）保健食品和婴幼儿配方食品

保健食品是指声称具有特定保健功能或者以补充维生素、矿物质为目的的食品，即适宜于特定人群食用，具有调节机体功能，不以治疗疾病为目的，并且对人体不产生任何急性、亚急性或者慢性危害的食品。

国家对保健食品、婴幼儿配方食品实行严格监督管理。

对在我国首次上市新品种、使用新原料和首次进口的保健食品实行注册管理；对其他声称具有特定保健功能的食品实行备案管理。具体管理办法由国务院制定。保健食品不得对人体产生急性、亚急性或者慢性危害，其标签、说明书内容必须真实，应当载明适宜人群、不适宜人群、功效成分或者标志性成分及其含量等，并载明"本产品不具有疾病预防、治疗功能"字样；产品的功能和成分必须与标签、说明书相一致。保健食品生产者对其声称的产品功能的真实性、有效性负责。

食品生产企业生产婴幼儿配方食品应当将生产原料、产品配方及标签等向食品安全监督管理部门备案。不得以委托、贴牌、分装方式生产婴幼儿配方食品。

（八）对网络食品交易的管理

网络食品交易第三方平台提供者，应当取得食品生产经营许可；应当查验入网食品经营者的许可证或者对入网食品经营者实行实名登记，承担食品安全管理责任；发现入网食品经营者有违反本法规定的行为的，应当及时制止，并立即报告网络食品交易第三方平台提供者食品生产经营许可证颁发地食品安全监督管理部门。

网络食品交易第三方平台提供者未履行规定义务，使消费者的合法权益受到侵害的，应当承担连带责任，并先行赔付。

网络食品交易第三方平台提供者食品生产经营许可证颁发地食品安全监督管理部门负责对网络食品交易第三方平台提供者实施监督管理。

（九）食品召回制度

《食品安全法》规定，国家建立食品召回制度。食品召回是指食品生产者按照规定程序，对由其生产原因造成的某一批次或类别的不安全食品，通过换货、退货、补充或修正消费说明等方式，及时消除或减少食品安全危害的活动。

1. 主动召回 食品生产者发现其生产的食品不符合食品安全标准，应当立即停止生产，召回已经上市销售的食品，通知相关生产经营者和消费者，并记录召回和通知情况。

食品经营者发现其经营的食品不符合食品安全标准，应当立即停止经营，通知相关生产经营者和消费者，并记录停止经营和通知情况。食品生产者认为应当召回的，应当立即召回。

2. 责令召回 食品安全监督管理部门在日常监督检查中发现食品不符合食品安全标准，可以责令食品生产经营者召回其生产经营的食品。食品生产经营者应当将食品召回和停止生产经营情况向县级以上食品安全监督管理部门报告。

食品生产经营者未依照本条规定召回或者停止经营不符合食品安全标准的食品的，县级以上食品安全监督管理部门应当按照职责分工责令其召回或者停止经营。

食品生产经营企业应当对召回、超过保质期等市场退出的食品采取补救、无害化处理、销毁等措施。

（十）食品广告的管理

食品广告的内容应当真实合法，不得含有虚假、夸大的内容；不得涉及疾病预防、治疗功能；食品生产经营者应当对其食品广告内容的真实性、合法性负责。

明知或者应知食品广告虚假仍设计、制作、发布，使消费者的合法权益受到损害的，广告的设计者、制作者、发布者与食品生产经营者承担连带责任。

食品安全监督管理部门或者承担食品检验职责的机构、食品行业协会、消费者协会不得以广告或其他形式向消费者推荐食品。社会团体或者其他组织、个人在虚假广告中向消费者推荐食品，使消费者的合法权益受到损害的，与食品生产经营者承担连带责任。

（十一）交易市场的管理

集中交易市场的开办者、柜台出租者和展销会举办者，应当审查入场食品经营者的许可证，承担入场食品经营者的食品安全管理责任，定期对入场食品经营者的经营环境和条件进行检查，发现食品经营者有违反本法规定的行为的，应当及时制止并立即报告所在地县级食品安全监督管理部门。

集中交易市场的开办者、柜台出租者和展销会举办者未履行前款规定义务，发生食品安全事故的，应当承担连带责任。

（十二）进出口食品的管理

1. 安全标准 进口的食品、食品添加剂以及食品相关产品应当符合我国食品安全国家标准。

2. 程序 进出口的食品应当经出入境检验检疫机构检验合格后，海关凭出入境检验检疫机构签发的通关证明放行。进口的食品应当随附检验合格证明材料。

3. 风险评估 进口尚无食品安全国家标准的食品，进口商应当向国务院卫生行政部门提出所执行的有关国家的食品安全标准或者国际标准、食品检验结果、生产国合法生产证明等材料，由国务院卫生行政部门组织审查，经审查同意的，指定适用标准。首次进口食品添加剂新品种、食品相关产品新品种，进口商应当向国务院卫生行政部门提出申请并提交相关的安全性评估材料。

4. 进口食品标签、说明书　进口的预包装食品应当有中文标签、中文说明书。标签、说明书应当符合《食品安全法》以及我国其他有关法律、行政法规的规定和食品安全国家标准的要求，载明食品的名称、规格、净含量、生产日期、成分或者配料表、保质期、贮存条件、适用标准、原产地以及生产企业和境内代理商的名称、地址、联系方式。预包装食品没有中文标签、中文说明书或者标签、说明书不符合本条规定的，不得进口。

5. 进口和销售记录　进口商应当建立食品进口和销售记录制度，如实记录食品的名称、规格、数量、生产日期、生产或者进口批号、保质期、出口商和购货者名称、联系方式、交货日期等内容。食品进口和销售记录应当真实，保存期限不得少于两年。

6. 进口食品的召回　进口的食品不符合我国食品安全国家标准，或者可能对人体健康和生命安全造成损害的，进口商应当立即停止进口，召回已经销售的食品，通知相关生产经营者和消费者，并将召回和处理情况向国家出入境检验检疫部门报告。未按照规定召回或者停止进口的，国家出入境检验检疫部门应当责令其召回、停止进口。

五、食品安全事故处置与食品安全监督管理

（一）食品安全事故处置

食品安全事故，指食物中毒、食源性疾病、食品污染等源于食品而对人体健康有危害或者可能有危害的事故。食品安全事故处置是食品监管中的末端，是发生食品安全事故后，相关责任组织及时控制事故蔓延，避免损害扩大的措施。

《食品安全法》规定，国家建立食品安全事故应急处置制度。按照分类管理、分级负责、条块结合、属地为主的原则，建立食品安全应急管理体系和运行机制。

1. 食品安全事故应急预案　国务院组织制定国家食品安全事故应急预案。2011 年10 月 5 日，国务院修订了 2006 年制定的《国家重大食品安全事故应急预案》。该应急预案将食品安全事故分为四级，即特别重大食品安全事故、重大食品安全事故、较大食品安全事故和一般食品安全事故。事故等级的评估核定，由食品药品监督管理部门会同有关部门依照有关规定进行。

2. 食品安全事故的报告与通报　发生食品安全事故的单位应当立即予以处置，防止事故扩大。发生食品安全事故的单位对导致或者可能导致食品安全事故的食品及原料、工具、设备等，应当立即采取封存等控制措施，并自事故发生之时起 2 小时内向所在地县级食品药品监督管理、卫生行政部门报告。

农业行政、质量监督检验检疫部门在日常监督管理中发现食品安全事故，或者接到有关食品安全事故的举报，应当立即向食品药品监督管理部门通报。

发生食品安全事故的，接到报告的县级食品药品监督管理部门应当按照规定向本级

人民政府和上级人民政府食品药品监督管理部门报告。县级人民政府和上级人民政府食品药品监督管理部门应当按照规定上报。

任何单位或者个人不得对食品安全事故隐瞒、谎报、缓报，不得隐匿、伪造、毁灭有关证据。

3. 食品安全事故应急措施　县级以上地方人民政府接到食品安全事故的报告后，应当立即组织食品安全监督管理部门以及有关部门进行调查处理，并采取下列措施，防止或者减轻社会危害：

（1）开展应急救援工作，对因食品安全事故导致人身伤害的人员，卫生行政部门应当立即组织救治。

（2）封存可能导致食品安全事故的食品及其原料，并立即进行检验；对确认属于被污染的食品及其原料，责令食品生产经营者依照本法第六十一条的规定予以召回、停止经营并销毁。

（3）封存被污染的食品用工具及用具，并责令进行清洗消毒。

（4）做好信息发布工作，依法对食品安全事故及其处理情况进行发布，并对可能产生的危害加以解释、说明。

发生食品安全事故的，县级以上人民政府应当按照有关规定立即成立食品安全事故处置指挥机构，启动应急预案，依照前款规定进行处置。

4. 食品安全事故的处置　发生食品安全事故，设区的市级以上人民政府食品药品监督管理部门应当按照有关规定会同有关部门进行事故责任调查，督促有关部门履行职责，向本级人民政府提出事故责任调查处理报告。重大食品安全事故涉及两个以上省、自治区、直辖市的，由国务院食品药品监督管理部门依照前款规定组织事故责任调查。

发生食品安全事故，县级以上疾病预防控制机构应当协助卫生行政部门和有关部门对事故现场进行卫生处理，并对与食品安全事故有关的因素开展流行病学调查。疾病预防控制机构应当及时向卫生行政、食品药品监督管理部门提交流行病学调查报告。

调查食品安全事故，除了查明事故单位的责任，还应当查明负有监督管理和认证职责的监督管理部门、认证机构的工作人员失职、渎职情况。

（二）食品安全监督管理

为了保证食品安全，保障公众身体健康和生命安全，2009 年的《食品安全法》第四条中对我国的食品安全监督管理体制做出了明确规定，确定了食品安全分段管理体制，即质量监督部门负责食品生产加工环节的监督管理，工商行政管理部门负责食品流通环节的监督管理，食品药品监督管理部门负责对餐饮服务活动实施监督管理。2014年的《食品安全法（修订草案）》明确将分段监管体制修改为由食品药品监管部门统一负责食品生产、流通和餐饮服务监管的相对集中的体制，以消除监管盲区、提升监管效率，最终为"舌尖上的安全"提供统一、常态、高效的保障。

知识拓展

　　《国务院办公厅关于进一步加强食品药品监管体系建设有关事项的通知》（2014.9）要求：各省级人民政府按照党中央、国务院有关文件要求，健全从中央到地方直至基层的食品药品监管体制，建立覆盖从生产加工到流通消费全过程的最严格监管制度。按照党的十八届三中全会关于完善统一权威的食品药品监管机构和国发〔2013〕18号文件关于省、市、县三级组建食品药品监管机构、对食品药品实行集中统一监管的要求，抓紧完成地方各级食品药品监管机构组建工作，加强基层监管执法和技术力量，健全食品药品风险预警、检验检测、产品追溯等技术支撑体系，确保各级食品药品监管机构有足够力量和资源有效履行职责。要把监管触角延伸到基层和乡镇（社区），尽量缩短改革过渡期，打通监管执法的"最后一公里"，消除监管死角盲区，着力防范区域性、系统性风险。

　　《食品安全法（修订草案）》规定，县级以上地方人民政府组织本级食品药品监督管理、农业行政、质量监督等部门制定本行政区域的食品安全年度监督管理计划，并按照年度计划组织开展工作。县级以上人民政府食品药品监督管理、质量监督部门履行各自食品安全监督管理职责，有权采取下列措施：

　　1. 进入生产经营场所实施现场检查。

　　2. 对生产经营的食品、食品添加剂、食品相关产品进行抽样检验。

　　3. 查阅、复制有关合同、票据、账簿以及其他有关资料。

　　4. 查封、扣押、责令停止生产经营有证据证明不符合食品安全标准或者有证据证明存在安全隐患的食品，违法使用的食品原料、食品添加剂、食品相关产品，以及用于违法生产经营或者被污染的工具、设备。

　　5. 查封违法从事食品生产经营活动的场所。

六、法律责任

（一）食品生产经营者、从事与食品有关活动者的责任

　　1. 违反《食品安全法》的规定，未经许可从事食品生产经营活动，或者未经许可生产食品添加剂的，由食品安全监督管理部门按照各自职责分工，没收违法所得、违法生产经营的食品、食品添加剂和用于违法生产经营的工具、设备、原料等物品；违法生产经营的食品、食品添加剂货值金额不足一万元的，并处二千元以上五万元以下罚款；货值金额一万元以上的，并处货值金额五倍以上十倍以下罚款。

　　2. 违反本法规定，有下列情形之一的，由食品安全监督管理部门按照各自职责分工，没收违法所得、违法生产经营的食品和用于违法生产经营的工具、设备、原料等物品；违法生产经营的食品货值金额不足一万元的，并处五万元以上十五万元以下罚款；货值金额一万元以上的，并处货值金额十五倍以上三十倍以下罚款；情节严重的，吊销

许可证，并由公安机关对直接责任人给予行政拘留；构成犯罪的，依法追究刑事责任：

（1）用非食品原料生产食品，或者用回收的食品、超过保质期的食品作为原料生产食品。

（2）在食品中添加食品添加剂以外的化学物质或者其他可能危害人体健康的物质。

（3）生产经营营养成分不符合食品安全标准的专供婴幼儿和其他特定人群的主辅食品。

（4）以委托、贴牌、分装方式生产婴幼儿配方食品。

（5）生产经营病死、毒死或者死因不明的禽、畜、兽、水产动物肉类及其制品。

（6）经营未经检疫或者检疫不合格的肉类，或者生产经营未经检验或者检验不合格的肉类制品。

（7）生产经营掺假掺杂的食品。

（8）在食品生产经营活动中添加药品。

（9）生产的食品、食品添加剂的标签、说明书或者广告涉及疾病预防、治疗功能。

（10）生产经营国家为防病等特殊需要明令禁止生产经营的食品。

（11）利用废弃、回收等不符合要求的材料生产加工食品相关产品。

（12）伪造、变造证照、标签、标识、说明书、检验报告、检疫证明以及其他违背诚信义务的行为。

3.违反本法规定，有下列情形之一的，由食品安全监督管理部门按照职责分工，没收违法所得、违法生产经营的食品；违法生产经营的食品货值金额不足一万元的，并处二千元以上五万元以下罚款；货值金额一万元以上的，并处货值金额五倍以上十倍以下罚款；情节严重的，吊销许可证；构成犯罪的，依法追究刑事责任：

（1）生产经营致病性微生物、农药残留、兽药残留、重金属、生物毒素、污染物质、放射性物质以及其他危害人体健康的物质含量超过食品安全标准限量的食品。

（2）生产经营腐败变质、油脂酸败、霉变生虫、污秽不洁、混有异物或者感官性状异常的食品。

（3）经营超过保质期的食品、食品添加剂、食品相关产品。

（4）利用新的食品原料从事食品生产或者从事食品添加剂新品种、食品相关产品新品种生产，未经过安全性评估。

（5）食品生产经营者在有关主管部门责令其召回或者停止生产经营不符合食品安全标准的食品后，仍拒不召回或者停止生产经营的。

（6）采购、贮存国家公布的食品中可能违法添加的非食用物质。

食品生产经营者故意实施前款所列行为的，按照本法的规定予以处罚。

4.违反本法规定，有下列情形之一的，由食品安全监督管理部门按照职责分工，责令改正，给予警告；情节较重的，没收违法所得、违法生产经营的食品；违法生产经营的食品货值金额不足一万元的，并处五千元以上五万元以下罚款；货值金额一万元以上的，并处货值金额二倍以上五倍以下罚款；情节严重的，责令停产停业，直至吊销许可证；构成犯罪的，依法追究刑事责任：

（1）生产经营被包装材料、容器、运输工具等污染的食品。

（2）生产经营无标签的预包装食品、食品添加剂或者标签、说明书不符合本法规定的食品、食品添加剂，以及未按规定标识的散装食品。

（3）食品生产经营者采购、使用不符合食品安全标准的食品原料、食品添加剂、食品相关产品。

（4）生产经营过程中超范围、超限量使用食品添加剂。

（5）食品生产经营者未依法履行召回义务。

（6）食品生产经营用水不符合国家有关规定。

（7）生产经营其他不符合食品安全标准或者要求的食品、食品添加剂、食品相关产品。

5. 违反本法规定，有下列情形之一的，由食品安全监督管理部门按照各自职责分工，责令改正，给予警告；拒不改正的，处二千元以上二万元以下罚款；情节严重的，责令停产停业，直至吊销许可证：

（1）未按规定配备食品安全管理人员，未按规定设立食品安全管理机构，未明确分管负责人。

（2）从业人员未经培训或者培训考核不合格。

（3）食品生产经营者安排未取得健康合格证明的人员从事生产经营活动，或者安排患有本法所列疾病的人员从事接触直接入口食品的工作。

（4）未建立并遵守查验记录制度、出厂检验记录制度；未制定食品安全事故处置方案。

（5）婴幼儿配方食品生产企业未将生产原料、产品配方、标签等向食品安全监督管理部门备案。

（6）未对生产的食品、食品添加剂、食品相关产品进行检验和记录。

（7）制定食品安全企业标准未依照本法规定备案。

（8）未按规定要求贮存、销售食品或者清理库存食品。

（9）餐具、饮具和盛放直接入口食品的容器，使用前未经洗净、消毒或者清洗消毒不合格。

（10）未定期对食品安全状况开展自查并记录。

（11）未按规定投保食品安全责任强制保险。

（12）其他违反食品生产经营管理规范的行为。

6. 违反本法规定，事故单位在发生食品安全事故后未进行处置、报告的，由有关主管部门按照各自职责分工，责令改正，给予警告；隐匿、伪造、毁灭有关证据的，责令停产停业，没收违法所得，并处十万元以上五十万元以下罚款；造成严重后果的，吊销许可证；构成犯罪的，依法追究刑事责任。

7. 违反本法规定，有下列情形之一的，依照本法的相关规定给予处罚：

（1）进口不符合我国食品安全国家标准的食品，或者未随附检验合格证明材料。

（2）进口尚无食品安全国家标准的食品，未经审查并指定适用标准，或者首次进口食品添加剂新品种、食品相关产品新品种，未经过安全性评估。

（3）出口商未遵守本法的规定出口食品。

（4）进口商在有关主管部门责令其召回不符合食品安全标准的食品后，仍拒不召回。

（5）进口的预包装食品没有中文标签、中文说明书，或者标签、说明书不符合本法以及我国其他有关法律、行政法规的规定和食品安全国家标准的要求。

（6）进口商未建立并遵守食品进口和销售记录制度、进口食品境外出口商或生产企业审核制度。

8. 违反本法规定，集中交易市场的开办者、柜台出租者、展销会的举办者、网络食品交易第三方平台提供者允许未取得许可的食品经营者进入市场或在网络交易平台销售食品，或者未履行实名登记、检查、报告等义务的，由有关主管部门处二千元以上五万元以下罚款；造成严重后果的，责令停业，直至吊销许可证。

9. 违反本法规定，未按照要求进行食品、食品添加剂运输、配送的，由食品药品监督管理部门责令改正，给予警告；拒不改正的，责令停产停业，并处二千元以上五万元以下罚款；情节严重的，吊销许可证。

10. 拒绝、阻挠食品安全监督管理部门及其工作人员依法开展监督检查、抽样检验的，由食品安全监督管理部门按照各自职责分工，责令停产停业，并处二千元以上五万元以下罚款；情节严重的，吊销许可证；扰乱公共秩序的，由公安机关依照《治安管理处罚法》给予处罚；构成犯罪的，依法追究刑事责任。

11. 被吊销食品生产经营许可证的单位，其主要负责人和食品安全管理人员自处罚决定做出之日起五年内不得从事食品生产经营管理工作。

因食品安全犯罪被判处有期徒刑以上刑罚的，终身不得从事食品生产经营管理工作。

食品生产经营者聘用不得从事食品生产经营管理工作的人员从事管理工作的，吊销许可证。

（二）食品安全监督管理部门、食品检验机构、食品行业协会等主体的行政责任

1. 违反本法规定，承担食品安全风险监测、风险评估工作的技术机构、技术人员出具虚假监测、评估报告的，依法对技术机构直接负责的主管人员和技术人员给予撤职或者开除的处分；构成犯罪的，依法追究刑事责任。

2. 违反本法规定，食品检验机构、食品检验人员出具虚假检验报告的，由有关部门没收所收取的检验费用，并处检验费用三至五倍的罚款，由授予其资质的主管部门或者机构撤销该检验机构的检验资格；依法对检验机构直接负责的主管人员和食品检验人员给予撤职或者开除的处分；构成犯罪的，依法追究刑事责任。

违反本法规定，受到刑事处罚或者开除处分的食品检验机构人员，自刑罚执行完毕或者处分决定做出之日起十年内不得从事食品检验工作。食品检验机构聘用不得从事食

品检验工作的人员的，由授予其资质的主管部门或者机构撤销该检验机构的检验资格。

食品检验机构出具虚假检验报告，使消费者的合法权益受到损害的，应当承担赔偿责任。

3. 违反本法规定，认证机构出具虚假认证结论，由认证认可监督管理部门没收所收取的认证费用，给予认证费用三至五倍的罚款、责令停业或者撤销认证机构批准文件等处罚，并予公布；对直接负责的主管人员和负有直接责任的认证人员，撤销其执业资格；构成犯罪的，依法追究刑事责任。

认证机构出具虚假认证结论，使消费者的合法权益受到损害的，应当承担赔偿责任。

4. 违反本法规定，在广告中对食品作虚假宣传，欺骗消费者的，依照《中华人民共和国广告法》的规定给予处罚。

违反本法规定，食品安全监督管理部门或者承担食品检验职责的机构、食品行业协会、消费者协会以广告或者其他形式向消费者推荐食品的，由有关主管部门没收违法所得，依法对直接负责的主管人员和其他直接责任人员给予记大过、降级或者撤职的处分，情节严重的，给予开除的处分。

5. 违反本法规定，编造、散布食品安全虚假信息，扰乱公共秩序的，由公安机关依照《治安管理处罚法》给予处罚；构成犯罪的，依法追究刑事责任。

编造、散布食品安全虚假信息，或者发布未经核实的食品安全信息，使食品生产经营者的合法权益受到损害的，依法承担民事责任。

6. 违反本法规定，县级以上地方人民政府在食品安全监督管理中未履行职责，有下列情形之一，本行政区域出现重大食品安全事故、造成严重社会影响的，依法对地方人民政府直接负责的主管人员和其他直接责任人员给予记大过、降级、撤职或者开除的处分；构成犯罪的，依法追究刑事责任。

（1）未落实食品安全监督管理责任制，未按照规定开展食品安全工作评议考核。

（2）未按照规定落实食品安全监管能力建设标准，或者未按照规定保障食品安全工作经费。

（3）未按照规定组织制定并实施食品安全年度监督管理计划。

（4）未按照规定报告和组织处置食品安全事故。

（5）未依法履行法律法规规定的其他职责。

违反本法规定，本行政区域出现重大食品安全事故、造成严重社会影响的，对地方人民政府主要负责人依法问责。

7. 违反本法规定，县级以上食品安全监督管理部门或者其他有关行政部门有下列行为之一，不履行本法规定的职责或者滥用职权、玩忽职守、徇私舞弊的，依法对直接负责的主管人员和其他直接责任人员给予记大过或者降级的处分；造成严重后果的，给予撤职或者开除的处分；构成犯罪的，依法追究刑事责任。

（1）未按照规定的条件予以许可，造成严重后果的。

（2）未依法开展监督检查，造成严重后果的。

（3）未按照规定报告或者通报重大食品安全信息。

（4）未按照规定查处食品安全事故，或者查处食品安全事故时收受贿赂。

（5）瞒报、谎报、缓报、漏报重大食品安全事故。

（6）参与、包庇或者纵容食品安全违法犯罪。

（7）未依法履行法律法规规定的其他职责。

违反本法规定，出现重大食品安全事故、造成严重社会影响的，对有关部门主要负责人依照有关规定问责。

（三）民事责任

违反《食品安全法》规定，造成人身、财产或者其他损害的，依法承担赔偿责任。

生产不符合食品安全标准的食品或者销售明知是不符合食品安全标准的食品，消费者除要求赔偿损失外，还可以向生产者或者销售者要求支付价款十倍或者损失三倍的赔偿金。赔偿金额不足一千元的，赔偿一千元。

违反《食品安全法》的规定，应当承担民事赔偿责任和缴纳罚款、罚金，其财产不足以同时支付时，先承担民事赔偿责任。

（四）刑事责任

违反《食品安全法》的规定，构成犯罪的，依法追究刑事责任。

第二节　化妆品管理法律法规

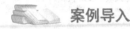 案例导入

　　2007 年 11 月 9 日，原卫生部办公厅关于立即查处美韵风情洋甘菊抗敏爽肤水等化妆品的紧急通知（卫办监督发【2007】191 号）披露：浙江省卫生厅在监督检查中发现，标识为广州诗美化妆品有限公司制造的美韵风情系列产品和标识为番禺莴拉美美容品有限公司制造的抗敏保湿面膜等化妆品，违法添加了"地塞米松""氯霉素""甲硝唑"或"醋酸氢化可的松"等禁用原料，违反了《化妆品卫生监督条例》和《化妆品卫生标准》的有关规定，浙江省卫生厅已依法对当地销售违法产品的经营单位进行了立案查处。

　　问题：相关公司违反了哪些规定？应如何依法处罚？

一、概述

化妆品是指以涂擦、喷洒或者其他类似的方法，散布于人体表面任何部位（皮肤、毛发、指甲、口唇等），以达到清洁、消除不良气味、护肤、美容和修饰目的的日用化学工业产品及天然植物产品。

化妆品种类繁多，分类也比较复杂。我国推荐的化妆品的分类标准是根据产品的主要功能及主要使用部位进行分类，化妆品可分为：清洁类化妆品、护理类化妆品及美容修饰类化妆品等。

化妆品与药品不同，人们对于化妆品的使用并非是以使人体生理机能的改变或改善为目的的。美丽可以给人们带来精神的、社会生活的满足状态，同样应属于健康的一部分。为保障人体健康，我国对化妆品实行卫生质量监督制度。

知识拓展

目前我国实施的有关法规、规章主要包括《化妆品卫生监督条例》《化妆品卫生监督条例实施细则》《化妆品卫生规范》《化妆品卫生标准》《化妆品标识管理规定》《化妆品广告管理办法》《消费品使用说明及化妆品通用标签》等。2014年5月，国家食品药品监督管理总局起草了《化妆品监督管理条例（修改草案）》，目前正处于征求意见、修改完善之中。

二、化妆品的卫生要求

化妆品卫生标准是评价化妆品质量的依据。1999年12月1日，新修订的《化妆品卫生标准》开始实施。该标准从三个不同角度对化妆品的质量提出了明确要求。

（一）化妆品的一般要求

1. 化妆品必须外观良好，不得有异味、异臭。
2. 化妆品不得对皮肤和黏膜产生刺激和损伤作用。
3. 化妆品必须无感染性，使用安全。

（二）化妆品原料的规定

1. 禁用物质　有421种（类），均为剧毒性物质。

2. 限用物质　有67种限用原料、55种防腐剂限用量、21种紫外线吸收剂限用量。主要规定最大允许浓度、允许使用范围及限制条件、标签上的必要说明等。

3. 暂用物质　有157种用于化妆品的暂用着色剂，对其允许使用范围及限制条件均作了明确的分类和规定。

（三）化妆品卫生质量的规定

1. 微生物学质量要求　眼部、口唇、口腔黏膜用化妆品以及婴儿和儿童用化妆品，菌落（细菌）总数不得大于500cfu/mL或500cfu/g；其他化妆品不得大于1000cfu/mL或1000cfu/g；粪大肠菌群、金黄色葡萄球菌、绿脓杆菌不得检出。

2.化妆品中所含有毒物质的限量　汞 <1ppm，铅 <40ppm，砷 <10ppm，甲醇 <0.2%。上述 8 项指标中只要有一项超标，即为不合格产品。

三、化妆品生产和经营

化妆品的生产经营，必须取得生产经营许可和卫生许可。化妆品生产经营必须遵守有关法律法规，包括《中华人民共和国产品质量法》《中华人民共和国反不正当竞争法》《中华人民共和国消费者权益保护法》以及有关工商管理法规和卫生法规关于生产经营的规定。

（一）化妆品生产的法律规定

1.实行卫生许可证制度　国家对化妆品生产企业实行卫生许可证制度。许可证由省级食品药品监督管理部门批准并颁发。许可证有效期为 4 年，每 2 年进行一次复核。凡未取得化妆品生产企业卫生许可证的单位，不得从事化妆品生产。

2.企业生产条件的要求

（1）生产企业应建在清洁区域内，其生产车间距有毒有害污染源不少于 30 米。

（2）生产企业厂房的建筑应当坚固、清洁。车间内天花板、墙壁、地面应当采取光洁建筑材料，应当具有良好的采光（或照明），并应当具有防止和消除鼠害和其他有害昆虫及其滋生条件的设施和措施。

（3）生产企业应设有与产品品种、数量相适应的化妆品原料、加工、包装、储存等厂房或场所。

（4）生产车间应当有适合产品特点的相应的生产设备，工艺流程应符合卫生要求。

（5）生产企业必须具有对生产的化妆品进行微生物检验的仪器设备和检验人员。

3.原料、材料的要求　生产化妆品所需的原料、辅料以及直接接触化妆品的容器和包装材料必须符合国家卫生标准；使用化妆品新原料，即在国内首次使用于化妆品生产的天然或人工原料，必须经国务院卫生行政部门批准。

4.产品的要求　企业生产的化妆品投放市场前，必须按照国家《化妆品卫生标准》对产品进行卫生质量检验，对质量合格的产品应当附有合格标记。未经检验或者不符合卫生标准的产品不得出厂。

生产特殊用途的化妆品，必须经国务院食品药品监督管理部门批准，取得批准文号后方可生产。特殊用途化妆品是指用于育发、染发、烫发、脱毛、美乳、健美、除臭、祛斑、防晒的化妆品。

5.标签要求　化妆品标签上应注明产品名称、厂名，并注明生产企业卫生许可证编号，小包装或者说明书上应注明生产日期和有效使用期限；特殊用途的化妆品，还应当注明批准文号；对可能引起不良反应的化妆品，说明书上应注明使用方法、注意事项；化妆品标签、小包装或者说明书上不得注有适应证，不得宣传疗效，不得使用医疗术语。

6.从业人员的卫生要求　直接从事化妆品生产的人员，必须每年进行健康检查，取得健康证后方可从事化妆品的生产活动；凡患有手癣、指甲癣、手部湿疹、发生于手部的银屑病或者鳞屑、渗出性皮肤病以及患有痢疾、伤寒、病毒性肝炎、活动性肺结核等传染病的人员，不得直接从事化妆品生产活动。

知识拓展

国家食品药品监督管理总局 2011 年 4 月发布《关于印发国产非特殊用途化妆品备案管理办法的通知》（以下称《办法》）规定：自 2011 年 10 月 1 日起首次投放市场的国产非特殊用途化妆品，应当按照办法要求备案。2011 年 10 月 1 日前已投放市场但未按《化妆品卫生监督条例》及其实施细则有关要求备案的，应在 2012 年 12 月 31 日前，按照办法的有关要求备案。已投放市场且已按《化妆品卫生监督条例》及其实施细则有关要求备案的，不需要重新提交资料进行备案，但应在 2012 年 12 月 31 日前办理《国产非特殊用途化妆品备案登记凭证》。申请国产非特殊用途化妆品备案的，可自行选择经各省级食品药品监督管理部门指定的检验机构进行检验，检验报告在全国范围内有效。

（二）化妆品经营的法律规定

1. 化妆品经营单位和个人不得销售下列化妆品
（1）未取得化妆品生产企业卫生许可证的企业所生产的化妆品。
（2）无质量合格标记的化妆品。
（3）标签、小包装或者说明书不符合产品出厂法定要求的化妆品。
（4）未取得批准文号的特殊用途的化妆品。
（5）超过使用期限的化妆品。
2. 进口化妆品的卫生管理　首次进口的化妆品，进口单位必须提供该化妆品的说明书、质量标准、检验方法等有关资料和样品，以及出口国（地区）批准生产的证明文件，经国务院卫生行政部门批准，方可签订进口合同；经国家商检部门检验合格方准进口。

（三）化妆品广告的管理

化妆品的生产企业和经营单位可以利用各种媒介或者形式发布化妆品的广告。化妆品的广告宣传不得有下列内容：
1. 化妆品名称、制法、成分、效用或者性能有虚假夸大的。
2. 使用他人名义保证或者以暗示方法使人误解其效用的。
3. 宣传医疗作用或者使用医疗术语的。
4. 违反其他法律、法规规定的。

四、化妆品的监督管理机构及其职责

化妆品的监督管理职能经过 2003 年、2008 年、2013 年数次机构变革后的职能重新配置，已由卫生行政部门划转食品药品监督管理部门。

2013 年国务院决定组建成立国家食品药品监督管理总局，内设机构中设置药品化妆品注册管理司化妆品处、药品化妆品监管局化妆品监管处，具体承担化妆品有关的监管职能。

（一）化妆品处的职责

1. 承担化妆品行政许可管理工作，拟订化妆品行政许可规范并监督实施。
2. 承担化妆品新原料和特殊用途化妆品审批。
3. 拟订进口非特殊用途化妆品许可、国产非特殊用途化妆品备案管理办法并监督实施。
4. 指导督促下级行政机关化妆品许可相关工作。
5. 组织研究分析化妆品许可管理形势、存在问题并提出措施建议。

（二）化妆品监管处的职责

1. 掌握分析化妆品生产经营监督管理形势、存在问题并提出完善制度机制和改进工作的建议。
2. 拟订化妆品生产许可管理制度并监督实施，拟订化妆品生产经营技术规范并监督实施。
3. 拟订化妆品生产检查制度并监督实施。
4. 组织开展对化妆品生产经营的监督检查，对发现的问题及时采取处理措施。
5. 拟订化妆品不良反应监测管理制度并监督实施。
6. 组织开展上市后化妆品不良反应监测、化妆品监督抽验和安全风险监测工作，起草化妆品安全信息公告。
7. 拟订问题化妆品召回和处置制度，指导督促地方相关工作。
8. 督促下级行政机关严格依法实施行政许可、履行监督管理责任，及时发现、纠正违法和不当行为。

五、法律责任

（一）行政责任

有下列情形之一的，由食品药品监督管理部门予以行政处罚：
1. 未取得《化妆品生产企业卫生许可证》而擅自生产化妆品的企业。
2. 生产未取得批准文号的特殊用途的化妆品，或者使用化妆品禁用原料和未经批准的化妆品的新原料。

3. 进口或者销售不符合国家卫生标准的化妆品。

4. 违反《化妆品卫生监督条例》其他有关规定的。

行政处罚由县以上食品药品监督管理部门决定；有关违反广告管理的行政处罚，由工商行政管理部门决定；吊销化妆品生产企业卫生许可证由省级食品药品监督管理部门决定；撤销特殊用途化妆品批准文号由国家食品药品监督管理部门决定。

（二）民事责任

凡违反化妆品卫生监督法规，造成人体损伤或者发生中毒事故的，有直接责任的生产企业和经营单位或者个人，对受害者承担民事赔偿责任。

（三）刑事责任

《刑法》第一百四十八条规定：生产不符合卫生标准的化妆品，或者销售明知是不符合卫生标准的化妆品，造成严重后果的，处三年以下有期徒刑或者拘役，并处或者单处销售金额百分之五十以上二倍以下罚金。

本章小结

本章以食品和化妆品的生产经营的法律规定及法律责任为重点，以食品、化妆品的监督管理为线索，着重介绍了我国食品安全风险监测与评估、食品安全标准与食品检验、食品安全事故处置、化妆品的质量要求及化妆品卫生监督的基本知识。

目标检测题

一、单项选择题

1. 公民发现某饭店对外销售的熟制品有质量问题，应当向哪个部门投诉（　　　）

　　A. 质量技术监督部门　　　　B. 食品药品监管部门　　　　C. 工商行政管理部门

　　D. 卫生行政部门　　　　　　E. 农业部门

2. 生产经营的食品中不得添加下列哪种物质（　　　）

　　A. 药品

　　B. 既是食品又是药品的中药材

　　C. 食品防腐剂

　　D. 天然食用色素

　　E. 食品漂白剂

3. 食品广告的内容应当真实合法，不得含有虚假、夸大的内容，不得涉及（　　　）

　　A. 明星代言　　　　　　　　B. 产品标准代号　　　　　　C. 疾病预防、治疗功能

　　D. 制作成分　　　　　　　　E. 生产企业名称

4. 生产不符合食品安全标准的食品或者销售明知不符合食品安全标准的食品，消费者除了要求赔偿损失外，还可以向生产者或者销售者要求支付价款几倍的赔偿金（　　）

A. 二倍　　　　　　　　B. 三倍　　　　　　　　C. 五倍

D. 十倍　　　　　　　　E. 十二倍

5. 下列不属于化妆品的作用的是（　　）

A. 清洁作用　　　　　　B. 预防皮肤疾病　　　　C. 消除不良气味

D. 美容和修饰作用　　　E. 营养作用

二、多项选择题

1. 各级食品药品监管部门依照《食品安全法》和各级政府规定的职责，对下列哪个领域实施监督管理（　　）

A. 餐饮服务　　　　　　B. 食品生产　　　　　　C. 食品流通

D. 药品检验　　　　　　E. 药品流通

2. 食品经营者贮存散装食品，应当在贮存位置或者在散装食品的容器、外包装上标明（　　）

A. 食品名称　　　　　　B. 生产日期　　　　　　C. 保质期

D. 生产者名称　　　　　E. 生产地址

3. 声称具有特定保健功能的食品不得对人体产生急性、亚急性或者慢性危害，其标签、说明书不得涉及疾病预防、治疗功能，内容必须真实，并应当载明（　　）

A. 适宜人群　　　　　　B. 不适宜人群　　　　　C. 功效成分

D. 标志性成分及其含量　E. 生产日期

4. 发生食品安全事故的单位，应当（　　）

A. 立即予以处置

B. 防止事故扩大

C. 向食品药品监管部门报告

D. 向县级卫生行政部门报告

E. 向县级人民政府报告

5. 下列哪项说明不得出现在化妆品标签、小包装或说明书上（　　）

A. 有效使用期限　　　　B. 疗效　　　　　　　　C. 适应证

D. 医疗术语　　　　　　E. 产品名称、厂名

三、是非题

1. 食品和食品添加剂与其标签、说明书所载的内容不符的，不得上市销售。（　　）

2. 食品安全监督管理部门根据情况可以对优质食品实施免检。（　　）

3. 名人明星在虚假广告中向消费者推荐食品，使消费者的合法权益受到损害的，应当与食品生产经营者承担连带责任。（　　）

4. 食品安全监督管理部门或者承担食品检验职责的机构、食品行业协会、消费者协会可向消费者推荐食品。（　　）

5. 化妆品广告不得使用他人名义保证或者暗示使得消费者误解其效用。（　　）

四、简答题

1. 食品生产经营者应当符合哪些食品安全条件？

2. 违反法律规定，未经许可从事食品生产经营活动，或者未经许可生产食品添加剂的，应如何处罚？

3. 化妆品经营单位和个人不得销售哪些化妆品？

五、案例分析

案例介绍：上海福喜食品安全事件

2014 年 7 月 20 日，号称"世界上最大的肉类及蔬菜加工集团"的美国福喜集团旗下上海福喜食品有限公司，因涉嫌加工过期劣质肉被媒体曝光，进而牵涉到了麦当劳、必胜客等多家知名洋快餐企业。产品涉及麦乐鸡、迷你小牛排、烟熏风味肉饼、猪肉饼等多种肉制品。该新闻曝出当晚，上海食药监部门立刻进厂调查，并要求上海所有肯德基、麦当劳问题产品全部下架。同晚，麦当劳以及肯德基、必胜客的母公司百胜中国紧急发出声明，其中麦当劳称，"第一时间通知全国所有餐厅，立即停用并封存由上海福喜提供的所有肉类食品"。该丑闻事件一经曝光，舆论哗然。

媒体调查发现，上海福喜食品有限公司，通过对"过期食品回锅重做""更改保质期标印"等手段，大量加工过期劣质肉类，再将生产出来的鸡块、牛排、汉堡肉等销售给肯德基、麦当劳、星巴克、棒约翰、吉野家、德克士、7-11 等洋快餐品牌。媒体记者偷拍的上海福喜生产车间场景被评价为"触目惊心"，其中，过期半个月的冰鲜鸡皮和鸡胸肉被掺入原料当中，制成黄灿灿的"麦乐鸡"；已经发霉发绿、过期 7 个多月的冷冻小牛排，经过处理后再重新包装，并更改延长了保质期。福喜公司主要存在三大问题：违规篡改生产日期、将过期或变质原料回炉后再生产，以及将次品混入合格产品中出售。从 7 月 20 日被曝光，到 23 日涉事五责任人被刑拘，因为牵扯到肯德基和麦当劳两大豪门，福喜过期肉事件无疑成为 2014 年最受关注的食品安全事件。

问题：作为一家上规模的美国跨国公司的子公司，上海福喜为何如此大胆，故意作假，罔顾食品安全？麦当劳、肯德基等涉事采购品牌，怎么没有发现供应商的严重违规？广泛收集食品安全事件与资料，在老师的引导下，与同学讨论解决食品安全问题的对策。

第九章　中医药管理法律法规

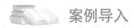 学习目标

知识目标

1. 掌握中药的概念。

2. 熟悉中医、中药管理的主要内容、中医医疗机构的从业要求。

3. 了解中医药现状及立法意义、民族医药的概念。

技能目标

1. 具备中医药事业发展意识，主动遵守中医药岗位操作规范，依法执业，积极运用中医药方法和技术预防与控制疾病。

2. 树立中药生产、经营管理守法意识与责任意识。

中医药（民族医药）是我国各族人民在几千年生产生活实践和与疾病作斗争中逐步形成并不断丰富发展的医学科学，是中华民族的瑰宝。中医药和西医药互相补充、协调发展，共同担负着维护和增进人民健康的任务，是中国特色医药卫生事业不可或缺的重要组成部分。新中国成立以来，党和国家高度重视中医药工作，作为中医药事业重要内容的中医药法制建设也取得了长足的进展，逐步制定、形成了一系列旨在保护、扶持和发展中医药的方针政策。《中华人民共和国宪法》第二十一条明确规定"发展现代医药和我国传统医药"，为中医药发展提供了根本的法律依据。

目前，我国与中医药有关的法律与法规主要有《执业医师法》《药品管理法》《中药品种保护条例》《野生药材资源保护管理条例》《中华人民共和国中医药条例》等。这些法律法规的相继颁布，对规范行业规则、促进中医药发展产生了积极的作用。

第一节　中医的管理

案例导入

2010 年 7 月初，北京某区卫生局卫生监督所接到群众举报，称一药店非法开展中医诊疗活动。卫生监督员赶赴现场进行调查发现，该药店门外挂有标

注中医坐诊的红色条幅，在药店大厅内设有一张诊桌，桌上放有血压计、听诊器及中医处方20余张。经过对药店负责人进行调查询问，得知该药店未取得《医疗机构执业许可证》而开展中医诊疗行为2个多月，该药店聘请的大夫有乡村医生证书。

该药店未取得《医疗机构执业许可证》而开展中医诊疗活动，卫生监督所要求该诊所立即停止诊疗活动，并对该药店给予罚款人民币1000元的行政处罚。

问题：我国药品零售企业能否设置中医坐堂医诊所？设置中医坐堂医诊所的药品零售企业必须具备哪些条件？

《中华人民共和国中医药条例》（以下简称《中医药条例》）于2003年4月7日由国务院发布，自2003年10月1日起施行，是第一部对中医药进行系统管理和规范的行政法规。《中医药条例》的颁布、施行，为中医药事业的发展进一步提供了法律保障，是中医药发展史上的一件大事。

2006年，针对社会上出现的"中医是伪科学""废除中医"等观点，国家科技部等十六部委联合发布了《中医药创新发展规划纲要（2006－2020年）》，是继2002年国务院办公厅转发《中药现代化发展纲要》后，又一事关中医药创新发展全局的纲领性文件。

2009年4月21日，国务院正式发布了《关于扶持和促进中医药事业发展的若干意见》（以下简称《若干意见》）。《若干意见》作为深化医药卫生体制改革的重要配套文件之一，对中医药在医改中充分发挥作用，具有现实指导意义。为中医药事业在新世纪新阶段又好又快发展提供了坚实的制度保障，创造了更好的政策环境，在中医药发展史上具有里程碑意义。

2012年6月，《中医药事业发展"十二五"规划》发布。《规划》主要阐明"十二五"期间国家中医药事业发展的总体思路，明确中医药工作重点，是"十二五"期间我国中医药事业发展的纲领性文件，是政府履行制度、规划、筹资、服务、监管等方面职责的重要依据。2012年11月，《中医药标准化中长期发展规划纲要（2011—2020年）》发布，成为"十二五"及今后一个时期指导中医药标准化工作的基本依据。

知识拓展

认识中医

中医（traditional chinese medicine）指中国的传统医学，是研究人体生理、病理以及疾病的诊断和防治等的一门科学。它承载着中国古代人民同疾病作斗争的经验和理论知识，是在古代朴素的唯物论和自发的辩证法思想指导下，通过长期医疗实践逐步形成并发展成的医学理论体系。在研究方法上，以整体观、相似观为主导思想，以脏腑经络的生理、病理为基础，以辨证论治为诊疗依据，具有朴素的系统论、控制论、分形论和信息论内容。

中医一般指中国以汉族劳动人民创造的传统医学为主的医学，所以也称汉医。中国其他传统医学，如藏医、蒙医、苗医等等则被称为民族医学。

日本的汉方医学、韩国的韩医学、朝鲜的高丽医学、越南的东医学都是以中医为基础发展起来的。在现今世界的医疗体系中，中医学被归类为替代医学中的一支。

中医学以阴阳五行作为理论基础，将人体看成是气、形、神的统一体，通过望、闻、问、切四诊合参的方法，探求病因、病性、病位，分析病机及人体内五脏六腑、经络关节、气血津液的变化，判断邪正消长，进而得出病名，归纳出证型，以辨证论治原则，制定"汗、吐、下、和、温、清、补、消"等治法，使用中药、针灸、推拿、按摩、拔罐、气功、食疗等多种治疗手段，使人体达到阴阳调和而康复。

传统的中医学思维模式与源于欧洲的现代科学并不相容，然而，当今之科学期刊已多有论文研究之，并试图用现代医学的角度分析中医中的部分现象和治疗机理。

美国食品药品监督管理局在定义"完整医药体系"这个概念时提到中医学。NCCAM（美国国家补充与另类医学中心）把完整医药体系描述为："完整医药体系是与对抗疗法（常规）医学独立地或平行地演变的完整的理论和实践体系。这些可能反映了独特的文化体系，比如中医学和印度的阿输吠陀医学。完整医药体系都有一些共同的元素，相信机体有自愈的能力，这种自愈可能涉及了应用情绪、身体和精神的治疗方法。"

一、国家发展中医药的方针、原则

（一）方针

国家保护、扶持、发展中医药事业，实行中西医并重的方针，鼓励中西医相互学习、相互补充、共同提高，推动中医、西医两种医学体系的有机结合，全面发展我国中医药事业。

（二）原则

发展中医药事业应当遵循继承与创新相结合的原则，保持和发扬中医药特色和优势，积极利用现代科学技术，促进中医药理论和实践的发展，推进中医药现代化。主要有以下五个方面。

1. 坚持中西医并重，把中医药与西医药摆在同等重要的位置　坚持中医药与西医药在思想认识上、法律地位上、学术发展上和实践应用上的平等地位，促进中西医药协调发展，更好地维护和增进人民健康。

2. 坚持继承与创新的辩证统一，既要保持特色优势又要积极利用现代科技　继承是中医药事业发展的基础，创新是中医药事业发展的动力，要在继承中医药学术的科学内涵、保持中医药特色优势的基础上，充分吸收借鉴现代科学知识和方法手段，创新发展中医药理论与实践。

3. 坚持中医与西医相互取长补短、发挥各自优势，促进中西医结合　要尊重我国中医与西医两种医学体系并存发展的这一特色，坚持中西医相互学习，促进中医、西医两种医学体系的有机结合，推进医学进步。

4. 坚持统筹兼顾，推进中医药医疗、保健、科研、教育、产业、文化全面发展　中医药事业发展要以科学发展观为指导，把中医药医疗、保健、科研、教育、产业、文化作为一个有机的整体，统筹规划，协调发展。

5. 坚持发挥政府扶持作用，动员各方面力量共同促进中医药事业发展　中医药事业关系民生，是我国经济社会发展的重要方面，是党和政府工作的重要内容，必须不断加强和改善领导，创新体制机制，完善制度措施，为中医药事业的发展创造物质条件和政策环境，同时中医药事业的发展也需要社会各方的关心和重视，要汇聚社会各方力量发展中医药事业。

二、中医药管理机构

1998 年国务院成立国家中医药管理局，负责全国中医药管理工作。国务院有关部门在各自的职责范围内负责与中医药有关的工作。

县级以上地方人民政府负责中医药管理的部门负责本行政区域内的中医药管理工作。县级以上地方人民政府有关部门在各自的职责范围内负责与中医药有关的工作。

三、中医医疗机构管理

（一）管理规定

1. 依法开办　开办中医医疗机构，应当符合国务院卫生行政部门制定的中医医疗机构设置标准和当地区域卫生规划，并按照《医疗机构管理条例》的规定办理审批手续，取得医疗机构执业许可证后，方可从事中医医疗活动。

2. 中医医疗服务要求　中医医疗机构从事医疗服务活动，应当充分发挥中医药特色和优势，遵循中医药自身发展规律，运用传统理论和方法，结合现代科学技术手段，发挥中医药在防治疾病、保健、康复中的作用，为群众提供价格合理、质量优良的中医药服务。

依法设立的社区卫生服务中心（站）、乡镇卫生院等城乡基层卫生服务机构，应当能够提供中医医疗服务。

3. 广告宣传　发布中医医疗广告，医疗机构应当按照规定向所在地省级人民政府负责中医药管理的部门申请并报送有关材料。省级人民政府负责中医药管理的部门应当自收到有关材料之日起 10 个工作日内进行审查，并做出是否核发中医医疗广告批准文号的决定。对符合规定要求的，发给中医医疗广告批准文号。未取得中医医疗广告批准文号的，不得发布中医医疗广告。

发布的中医医疗广告，其内容应当与审查批准发布的内容一致。

（二）中医医疗服务体系建设

中医医疗服务体系是我国医疗服务体系的重要组成部分。在城市，综合性中医医院、中医专科医院、综合医院中医科、社区卫生服务机构及中医门诊部和中医诊所构成了城市中医药服务网络。在农村，县级中医医院、乡镇卫生院中医科和村卫生室构成了农村中医药服务网络。

新中国成立以来，特别是改革开放以来，我国的中医医疗机构建设取得了突出成就。初步建立了中医医疗服务体系，中医药服务可及性有了较大提高。大力开展了以县中医医院为龙头、乡镇卫生院为枢纽、村卫生室为基础的农村三级中医药服务网络建设，推进以社区为基础的新型城市中医药服务体系建设，社会力量兴办中医医疗机构发展迅速。"十一五"期间，全国中医医院从 2005 年的 3009 所增长到 2010 年的 3232 所，年平均增长 1%。中医医院诊疗人次数从 2005 年的 2.34 亿人次增加到 3.60 亿人次，年均增长比例为 9%。

"十二五"规划提出了"中医医疗服务体系基本健全，中医预防保健服务网络初步构建，中医药服务能力显著增强，中医药特色优势更加突出，在基本医疗卫生制度建设中发挥越来越重要的作用"的总体目标及主要的任务指标（表 9-1）。

1. 主要任务指标

（1）中医药医疗资源　到 2015 年，力争 100% 的地市建有地市级中医医院，70%的县中医医院达到二级甲等中医医院水平，95% 以上的社区卫生服务中心和 90% 乡镇卫生院设立中医科、中药房，70% 以上的社区卫生服务站和 65% 以上的村卫生室能够提供中医药服务，每万人口中医床位数力争达到 4.78 张，每万人口卫生机构中医执业（助理）医师数力争达到 2.4 人。

（2）中医药服务　到 2015 年，中医医院总诊疗人次争取超过 5.5 亿人次，中医医院总诊疗人次占医院总诊疗人次比重力争达到 18.5%；中医医院出院总人数争取超过 2000 万人，中医医院出院人数占医院出院人数比重力争达到 15%。

2. 以城乡基层为重点，加强中医医疗服务体系建设

"十二五"期间，中医医疗服务体系建设重点如下。

（1）中医医院标准化建设工程　依据《中医医院建设标准》，对全国未达标的政府举办的中医医院（重点是县级中医医院）进行业务用房改扩建和配置基本医疗设备，改善服务条件，提高服务能力，在"十二五"期末力争使公立中医医院基础设施条件基本达到国家标准。

（2）市县级中医医院能力建设　到 2015 年，力争完成中西部地区、新疆生产建设兵团以及东部地区边境县、少数民族县、扶贫县和部分革命老区、原中央苏区县级中医医院，西部地区地市级中医医院设备维修改造和更新任务。

表 9-1 "十二五"时期中医药发展主要指标简表

具体指标	2010 年	2015 年	年均增长（%）	属性
中医医院（所）	3232	3397	1	预期性
中医医院床位数（万张）	47.1	69.2	8	预期性
中医医院病床使用率（%）	84	94	—	预期性
中医医院诊疗人次数（亿人次）	3.6	5.5	9	预期性
中医医院诊疗人次占医院诊疗人次比重（%）	17.6	18.5	1	预期性
中医医院出院人数（万人）	1275.7	2248.2	12	预期性
中医医院出院人数占医院出院人数比重（%）	13.5	15.0	2	预期性
卫生机构中医类别执业（助理）医师（万人）	29.4	37.5	5	预期性
卫生机构中药师（士）（万人）	9.7	14.2	8	预期性
中药工业总产值（亿元）	3172	5590	12	预期性
高等院校中医药类专业在校生人数（万人）	55.3	70.6	5	预期性

（3）农村医疗机构特色中医专科（专病）建设 到 2015 年，再建一批农村医疗机构特色中医专科（专病），力争每个县级中医医院都有特色中医专科（专病）。

（4）基层医疗卫生机构中医药服务能力示范建设 "十二五"期间，结合基层医疗卫生服务体系建设项目，在乡镇卫生院和社区卫生服务中心建设一批标准化中医药综合服务区和标准化中医科中药房。

（5）全国基层中医药工作先进单位建设 到 2015 年，全国农村中医工作先进单位达到全国县（市）行政区划总数的 30%，全国社区中医药工作先进单位达到全国市辖区总数的 30%。

（6）基层常见病多发病中医药适宜技术推广能力建设 到 2015 年，依托现有中医药资源，每个省（区、市）建好至少 1 个省级中医药适宜技术推广基地，每个县（市、区）建好 1 个县级基层常见病多发病中医药适宜技术推广基地。

（7）综合医院中医药服务能力示范建设 "十二五"期间，筛选一批综合医院开展中医药服务能力示范建设。

3. 积极发展中医预防保健服务 充分发挥中医预防保健特色优势，将中医药服务纳入国家基本公共卫生服务项目，在疾病预防与控制、妇幼保健中积极运用中医药方法和技术。构建中医预防保健服务网络，政府举办的中医医院均设立中医预防保健服务科室，有条件的政府举办的综合医院、妇幼保健院、城乡基层医疗卫生机构配置中医预防保健的必要人员、设备和技术，提供中医预防保健服务。鼓励社会资本举办中医预防保健机构，规范服务行为。制定中医预防保健服务机构、人员准入条件和服务规范，加强引导和管理。加强中医预防保健知识宣传与教育。

（1）中医预防保健服务能力建设 "十二五"期间，在中医医院及有条件的综合医院、妇幼保健院建设中医预防保健服务科室（"治未病"中心），整体提升中医预防保健服务能力。

（2）中医药预防保健服务网络试点建设　"十二五"期间，在全国选择代表性区域试点开展中医药预防保健服务网络建设，提供方便可及的中医药预防保健服务。

（3）中医药基本公共服务试点　"十二五"期间，选择中医药资源丰富的市辖区开展基本公共服务中医药服务试点工作。

4. 加强中医药卫生应急和重大疾病防治网络建设　将中医药纳入卫生应急体系总体规划，进一步完善中医药参与突发公共事件应急网络，建立和完善中医药参与突发公共事件卫生应急工作协调机制，进一步加强中医医院急诊科建设，建立充分发挥中医药特色与优势的卫生应急方案并加强演练，培养和建设一支中医药卫生应急队伍，储备中医药卫生应急物资，提高中医药参与突发事件卫生应急能力。加强中医药防治传染病能力建设，建好全国中医药防治传染病临床研究中心，在传染病医院设立中医药科室，依托中医医院和传染病医院建设一批省级中医药防治传染病临床研究基地，力争每个地市都有一个中医药防治传染病临床基地。以国家中医临床研究基地和重点研究室为主体，结合重点学科、重点专科开展中医药防治临床科研体系建设，重点加强心脑血管病、糖尿病、恶性肿瘤、慢性呼吸系统疾病、肾病等重大慢病和艾滋病、病毒性肝炎、新发传染病以及妇女儿童健康问题等的中医药防治临床研究，建立有中医药特点的疗效评价标准，形成具有国内外公认循证证据的高水平综合防治方案。

（1）现代重大疑难疾病中医药防治攻关　以国家中医临床研究基地为基础平台，遴选确定10余种现代重大疑难疾病进行中医药防治研究攻关，以提高现代重大疑难疾病防治方案的实用性和有效性为目标，开展临床验证与评价研究，实现防治方案的优化和推广应用。到2015年，力争有3个现代重大疑难疾病防治达到国际领先水平。

（2）常见病中医药防治规范推广　选择中医药具有疗效优势的30种常见病，对其病证结合诊断标准、辨证规范、临床实用技术操作规范、中医药诊疗手段和方法等进行系统整理研究，形成规范并加以推广。

（3）中医重点专科（专病）建设　到2015年，继续建设一批中医重点专科（专病），在全国形成完整的中医重点专科（专病）网络。

（4）中医优势病种临床诊疗协作中心建设　"十二五"期间，以重点专科（专病）为基础，建设一批中医优势病种的临床诊疗协作中心，全面、系统地梳理和临床验证中医优势病种，优化形成中医临床诊疗方案和临床路径。

（5）中医药应急能力建设　到2015年，以中医药防治传染病临床基地为依托，加强中医药卫生应急能力建设。

（三）非公立中医医疗机构的扶持政策

非公立中医医疗机构是中医医疗服务体系中不可或缺的重要组成部分，具有中医专科专病优势突出、服务方式多样、运行机制灵活等特点。但在发展中还存在机构规模普遍较小，综合服务能力不高；人才结构单一，缺乏可持续发展的人才梯队；服务水平和质量参差不齐，还需加强规范管理以及在医保定点、税收及人员职称评定、人员培训、科研立项等方面还不能享受公立医疗机构同等待遇等许多问题和困难。

《中共中央国务院关于深化医药卫生体制改革的意见》和《国务院关于扶持和促进中医药事业发展的若干意见》，对非公立中医医疗机构的发展提出新的政策措施。一是积极促进非公立中医医疗机构发展，形成投资主体多元化、投资方式多样化的办医格局。鼓励民营资本依法举办非营利性中医院，落实非营利性医院（包括非营利性中医院）税收优惠政策；二是非公立中医医疗机构在医保定点、科研立项、职称评定和继续教育等方面，与公立中医医疗机构享受同等待遇，对其在服务准入、监督管理等方面一视同仁；三是鼓励有资质的中医专业技术人员特别是名老中医依法开办中医诊所或个体行医；四是允许符合条件的药品零售企业举办中医坐堂医诊所。

（四）药品零售企业举办中医坐堂医诊所的政策措施

"坐堂医"是中医传统的行医方式，方便群众看病就医。"中医坐堂医"曾经被禁止。2001 年 12 月 5 日，卫生部、国家中医药管理局等部门联合下发了《关于严禁在药品零售企业中非法开展医疗活动的通知》（以下简称《通知》），要求严禁在药品零售企业内以"坐堂医""义诊""医疗咨询"等名义非法开展医疗活动。禁止的原因是，一些从事药品、保健品、医疗器械生产和销售的人员在药店以"坐堂医"名义进行所谓的"健康咨询"和"义诊"，肆意夸大病情，甚至出具假诊断报告，谋取不正当利益。

《通知》发出后，引起了广泛争议。有不少人认为，这种做法不利于中医的发展。2007 年 10 月 11 日，国家中医药管理局和卫生部联合下发《关于开展药品零售企业设置中医坐堂医诊所试点工作的通知》，决定从当年 12 月 1 日起，在深圳、石家庄、沈阳、南昌、长沙、齐齐哈尔、漳平、洛阳、宝鸡等九个地区展开为期 4 个月的试点，禁止近 6 年的中医坐堂被重新允许试点。同时还制定了供试点地区使用的《中医坐堂医诊所管理办法》（以下简称《办法》）和《中医坐堂医诊所基本标准》。

1. 机构设置与执业登记　《办法》规定，设置中医坐堂医诊所，须按照医疗机构设置规划，由县级卫生、中医药行政管理部门根据《医疗机构管理条例》《医疗机构管理条例实施细则》和本《办法》及《中医坐堂医诊所基本标准》的有关规定进行设置审批和执业登记。中医坐堂医诊所的法定代表人由药品零售企业负责人担任。

中医坐堂医诊所登记注册的诊疗科目为《医疗机构诊疗科目名录》"中医科"科目下设的二级科目。

中医坐堂医诊所的命名由识别名称和通用名称依次组成。识别名称：药品零售企业名称和街道名称，通用名称：中医坐堂医诊所。

中医坐堂医诊所配备的医师必须取得中医执业医师资格后从事 5 年以上临床工作。中医坐堂医诊所可以作为中医执业医师的第二执业地点进行注册。中医执业医师未经在中医坐堂医诊所注册的，不得在该中医坐堂医诊所执业。

2. 申办条件与要求

（1）供试点用的《中医坐堂医诊所基本标准》规定：中医坐堂医诊所由中药饮片品种不少于 400 种的药店设置，只允许提供中药饮片服务。①人员：配备的医师必须是取得中医执业医师资格后从事 5 年以上临床工作的医师；②房屋：设置的诊室必须独立隔开，诊室不超过 2 个，每个诊室的建筑面积不少于 15 平方米；③设备：必须设有诊察桌、诊察床、诊察凳和与开展的诊疗科目相适应的设备设施；④制定各项规章制度、人员岗位责任制，有国家制定或认可的医疗技术操作规程，并成册可用。

（2）申请设置中医坐堂医诊所的药品零售企业，必须同时具备以下条件：①具有《药品经营质量管理规范认证证书》《药品经营许可证》和营业执照；②有独立的中药饮片营业区，饮片区面积不得少于 50 平方米；③中药饮片质量可靠，品种齐全，数量不少于 400 种。

3. 执业规则与业务管理　中医坐堂医诊所执业，必须严格遵守国家有关法律、法规、规章和技术规范，加强对医务人员的教育，预防医疗事故，确保服务质量和医疗安全。

在中医坐堂医诊所只允许提供中药饮片处方服务，不得随意改变或扩大执业范围。同一时间坐诊的中医执业医师不超过 2 人。

中医坐堂医诊所对患者就诊要有登记。要使用有关部门统一印制的收费票据，严格执行中医病历书写、处方管理的有关规定。

中医坐堂医诊所应在显著位置悬挂《医疗机构执业许可证》、诊疗科目、诊疗手段、诊疗时间以及收费标准。中医坐堂医诊所发生医疗事故，按国家有关规定处理。

4. 行业监管　县级卫生、中医药行政管理部门负责对中医坐堂医诊所实施日常监督与管理，建立健全监督考核制度，实行信息公示和奖惩制度。

县级卫生、中医药行政管理部门应建立社会民主监督制度，定期收集接受服务公民的意见和建议，将接受服务公民的满意度作为考核中医坐堂医诊所和从业人员的重要标准。

四、中医技术人员管理

据统计，至"十一五"末，2010 年，卫生机构中医类别执业（助理）医师 29.4 万人，卫生机构中药师（士）9.7 万人，中医药科研机构从业人员 17049 人。中医药类高等院校 46 所，中医药类专业在校生人数 55.3 万人。"十二五"规划中对中医药人力资源制定的任务指标为：到 2015 年，中医药人员增量占全国卫生人员增量的比重争取达到 18%，中医类别全科医生占基层全科医生的比重争取达到 20%，中医医院中医类别执业医师占执业医师比重超过 60%。

"十二五"规划指出，应加强中医药人才队伍建设，积极推动中医药院校教育改革，构建中医药院校教育质量评价体系，推进中医临床类本科生招生与培养改革试点。建设中医临床教学基地，加强中医药重点学科、专业和课程建设，加强中医药职业教育和毕业后教育，开展中医住院医师、中医类别全科医生规范化培训。

（一）管理规定

1. 依法执业　中医从业人员，应当依照有关卫生管理的法律、行政法规、部门规章的规定通过资格考试，并经注册取得执业证书后，方可从事中医服务活动。

以师承方式学习中医学的人员以及确有专长的人员，应当按照国务院卫生行政部门的规定，通过执业医师或者执业助理医师资格考试，并经注册取得医师执业证书后，方可从事中医医疗活动。

2. 规范执业　中医从业人员应当遵守相应的中医诊断治疗原则、医疗技术标准和技术操作规范。全科医师和乡村医生应当具备中医药基本知识以及运用中医诊疗知识、技术，处理常见病和多发病的基本技能。

（二）将农村具有中医药一技之长的人员纳入乡村医生管理

为充分发挥农村具有中医药一技之长的人员在农村卫生服务中的作用，弥补农村中医药服务人员不足，根据时任国务院副总理吴仪同志关于解决具有一技之长和实际本领中医（含民族医）人员执业资格认定问题的指示精神，从2007年4月开始，国家中医药管理局会同卫生部先后在7个省（区）54个县市开展了两批农村中医药一技之长人员纳入乡村医生管理试点工作。试点表明，将农村中具有中医药一技之长人员纳入乡村医生管理在一定程度上解决了农村居民看病就医问题，发挥了中医药简、便、验、廉的作用，受到了农村居民的欢迎。

纳入乡村医生管理的农村中医药一技之长人员应具备以下条件：①经多年中医实践，在某一中医专业领域具有特长，临床疗效较好；②得到农村居民认可；③2004年1月1日时年龄在40周岁至65周岁之间；④有村卫生室同意聘任其执业的意向。

符合上述条件的人员提出申请，通过临床技能考核、群众评议、社会公示、岗前培训等程序取得乡村医生执业证书后，在聘请其执业的村卫生室为执业地点开展执业证书上注明的临床技术专长服务，在乡村医生基本用药目录规定的范围内使用与其临床技术专长相关的药品。经注册执业的一技之长中医人员自种、自采、自用中草药，按照《关于加强乡村中医药技术人员自种自采自用中草药管理的通知》（国中医药发〔2006〕44号）的相关规定执行。

（三）中医药师承教育

师承教育是千百年来中医药人才培养的重要途径，也是传承中医药学术思想、经验和技术专长的有效方式。历代中医药名家的独到经验需要一代又一代的后学者长期跟师实践，通过口传心授，反复揣摩，才能逐步领会，掌握真谛。师承教育符合中医药人才成长规律，直到今天仍然发挥着重要的作用。

目前师承教育主要有两个层次：一是通过师承教育的方式，系统掌握中医药基本理论和技能，按照执业医师法的有关规定参加执业医师资格考试，取得执业资格；二是通过老中医药专家学术经验继承工作，继承老中医药专家的学术经验和技术专长，培养高层次中医药人才。

"十二五"规划制定了"继续开展全国老中医药专家学术经验继承工作，落实完善与临床医学专业学位授予相衔接的政策，遴选700名老中医药专家为指导教师，配备1400名继承人；开展全国优秀中医临床人才培养工作，遴选1000名优秀中青年中医临床人才进行培养；造就一批国家中医中青年领军人才和创新团队。到2015年，建成

1000个名老中医药专家传承工作室和100个中医药学术流派传承基地（工作室）"等高层次中医药人才培养和传承工作室建设目标。

1990年、1995年和2003年，国家中医药管理局会同人事部、卫生部等有关部委先后开展了第一、二、三批全国老中医药专家学术经验继承工作，出台了一系列政策措施。三批共聘任指导老师1603人次，培养了2285名继承老中医药专家学术思想和特长的中医临床和中药技术人才。在总结前三批继承工作经验的基础上，国家中医药管理局2008年启动了第四批全国老中医药专家学术经验继承工作。第四批师承工作最突出的特点就是实现了师承与临床医学专业学位的衔接，专门设立了临床医学（中医师承）专业学位，这是中医师承教育与专业学位教育相结合的高层次人才培养模式的尝试，是我国中医药高层次人才培养方式的创新，在中医药教育发展史上具有重要意义。经过三年的项目周期，第四批师承圆满结束，师承工作与临床医学专业学位的衔接顺利进行。532名指导老师完成了带教任务，1026名继承人结业考核合格，合格出师率达97%。644名继承人申请了临床医学（中医师承）专业学位，其中594人获得了临床医学（中医师承）专业学位。250人获得临床医学（中医师承）专业博士学位，344人获得临床医学（中医师承）专业硕士学位。2012年，第五批全国老中医药专家学术经验继承工作启动，经遴选确定了734位指导老师和1465名继承人。同时，国家中医药管理局还将启动全国基层老中医药专家临床经验继承工作，形成不同层次、多方位、满足不同需求的中医药师承工作体系。

针对现阶段师承教育存在的项目层面、实施主体较单一，相关政策措施不足等问题，今后国家将逐步建立中医药师承教育运行制度、监管制度、评价制度，形成多层次、多类别、多方参与的师承教育机制，构建和完善中医药师承教育制度。

知识拓展

中医师承教育应具备的主要条件

指导老师应具备正高级职称，并且从事中医药工作累计30年以上。继承人的年龄应在45岁以下，具中级职称，大学本科以上学历，8年从医经历。

（四）基层中医药人才培训

基层中医药人才相对不足，队伍整体素质偏低，无学历和低学历者占较高比例，中医药服务水平不高，技术骨干匮乏，不能满足人民群众对中医药的服务需求。为了加强基层中医药人才队伍建设，从2005年开始，国家中医药管理局实施了乡村医生中医专业中专学历教育项目和乡镇卫生院中医临床技术骨干培训项目，约9万名在岗无学历的以中医药知识与技能为主及应用中西医两法的乡村医生参加了中医专业中专学历教育，对2万名乡镇卫生院中医临床技术骨干进行了培训。实施了中医类别全科医师岗位培训工作，已有1000余名师资和5000余名社区中医药人员参加了培训。

"十二五"期间，将继续加强基层中医药人才队伍建设，开展农村中医药人才定向培养工作，组织基层中医药人员参加学历教育，实施基层老中医药专家师带徒工作，将农村具有中医药一技之长的人员纳入乡村医生管理。加强中医类别全科医生岗位、转岗培训，开展乡村医生和社区卫生服务人员中医药知识与技能培训。到 2015 年，将为县级医疗机构培养 1.5 万名中医临床技术骨干（含 500 名民族医药人员），对 5 万名符合条件的乡村医生和乡镇卫生院中医人员进行中医药（含民族医药）专业大专学历教育，对乡村医生进行中医药（含民族医药）基本知识与技能培训（含基层民族医药人员），为城乡基层培养 3 万名中医类别全科医生，遴选 8000 名老中医药专家为县、乡、村和社区卫生服务机构培养一批基层中医药人才，培训一批中医药预防保健人才。

同时，在中医药人才建设方面，"十二五"规划还制定了下列任务目标：到 2015 年，对 4 万名中医住院医师开展规范化培训，探索建立中医住院医师规范化培训制度；加强各类中药技术人员培养与培训；遴选培养一批中药炮制、栽培、鉴定、传统制药工艺等传承技术人才，中药资源学、中药材良种繁育、中药材植保和中药炮制专业技术人才，中医药市场经营、中医药国际注册和贸易、中医药知识产权和中医药企业管理人才；在全国中医医疗机构遴选一批护士进行中医护理知识与技能培训，提高中医护理能力与水平；到 2015 年，中医药重点学科建设点达到 500 个（含民族医药重点学科建设点），培养 1500 名优秀学科带头人，整体提升中医药临床、教育、科研和产业服务能力。

知识拓展

"十二五"规划对中医药科技、文化、中药发展等方面的任务目标

在中医药科技方面，到 2015 年，初步建立中医药防治慢病临床科研体系，完善中医药防治传染病临床科研体系，重大科技项目实施取得重要进展和成果，改革和创新科研项目组织管理模式。

在中医药文化科普方面，到 2015 年，中医药科普知识宣传普及覆盖全国 80％以上行政村、85％以上社区、80％以上家庭。

在中药发展方面，到 2015 年，完成第四次全国中药资源普查，初步建成中药资源动态监测与预警网络体系。

第二节　中药的管理

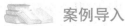 案例导入

国家林业局、卫生部、工商行政管理总局、国家食品药品监督管理总局、

国家中医药管理局 2007 年 11 月发布了《关于加强赛加羚羊、穿山甲、稀有蛇类资源保护和规范其产品入药管理的通知》，决定对赛加羚羊、穿山甲、稀有蛇类及其产品实行标识管理试点，进一步加强资源保护和规范其产品入药管理。为确保对资源消耗总量的宏观控制，所有赛加羚羊、穿山甲原材料仅限用于定点医院临床使用和中成药生产，并不得在定点医院外以零售方式公开出售。自 2008 年 1 月 1 日起，对含赛加羚羊角、穿山甲片和稀有蛇类原材料的成药和产品，开始实行标识管理试点；至 2008 年 3 月 1 日起，所有含赛加羚羊角、穿山甲片和稀有蛇类原材料的成药和产品，须在其最小销售单位包装上加载"中国野生动物经营利用管理专用标识"后方可进入流通。

某市食药监局执法人员在例行检查时发现，A 药店正在销售的中药饮片穿山甲外包装上无标签，无生产厂家、批号等信息，当场予以扣押。经调查，该中药饮片购自外省 B 药品经营公司，但 B 公司并不经营中药饮片穿山甲，为 B 公司业务员私自从市场上采购包装，并以 B 公司名义销售给药店。因上述中药饮片穿山甲未经批准生产，该局依据《药品管理法》对该药店按涉嫌销售假药立案予以查处。

问题：国家对重点保护的野生药材物种分为几级进行管理？国家对野生药材资源实行哪些保护措施？本案中 A 药店销售穿山甲的行为存在哪些违法情节？

一、中药的概念和作用

（一）中药的概念

中药是指在中医基础理论指导下用以防病治病的药物。中药包括中药材、中药饮片、中成药。

1. 中药材　中药材是指药用植物、动物、矿物的药用部分采收后经产地初加工形成的原料药材。大部分中药材来源于植物。由于医药发展和科技的进步，药物需求量日益增长，野生动植物药材已满足不了人们的需要，便出现了人工栽培植物和家养动物的品种。

2. 中药饮片　中药饮片是指药材切片作煎汤饮用之义。广义而言，凡是供中医临床配方用的全部药材统称"饮片"。狭义则指切制成一定形状的药材，如片、丝、块、段等称为饮片。

3. 中成药　中成药是指根据疗效确切、应用广泛的处方、验方或秘方，以中药材为原料配制加工而成的药品。如丸、散、膏、丹、露、酒、锭、片剂、冲剂、糖浆等。

（二）中药的作用

中药是中医用以防治疾病的主要武器，是中医赖以存在的物质基础。从这个意义上说，中医中药是一个不能分割的整体。在我国广大农村和城镇，中药有深厚的群众基础，受到人们的喜爱和信赖。中成药以其历史悠久、经过长期临床考验、安全有效、易于携带、服用较方便等优点，在我国港澳台地区、东南亚以及欧美国家中的华人居住区受到欢迎。因此，中药在人们防病治病中具有不可替代的作用，中药的资源优势、疗效优势、预防保健优势及市场前景越来越被国际认可，对促进世界医药科学的发展和人类健康产生了积极影响。

二、中药管理的有关规定

中药的研制、生产、经营、使用和监督管理依照《中华人民共和国药品管理法》执行。另外，《药品管理法实施条例》《中医药条例》《国务院关于扶持和促进中医药事业发展的若干意见》《药品经营质量管理规范》《关于加强中药饮片监督管理的通知》《关于进一步加强中药材管理的通知》等法规、规章等是加强中药管理，指导中药产业发展的规范性与纲领性文件。

（一）中药材管理规定

《药品管理法》规定，"国家保护野生药材资源，鼓励培育中药材"，"新发现和从国外引种的药材必须经国务院药品监督管理部门审核批准后，方可销售"，"城乡集贸市场，可以出售中药材，国家另有规定的除外"，"城乡集贸市场不得出售中药材以外的药品"，"药品经营企业销售中药材，必须标明产地"，"实行批准文号管理的中药材、中药饮片品种目录由国务院药品监督管理部门会同国务院中医药管理部门制定"，"必须从具有药品生产、经营资格的企业购进药品；但是，购进没有实施批准文号管理的中药材除外"。

2013 年 10 月，国家食品药品监督管理总局等八部门针对"标准化种植养殖落实不到位，不科学使用农药化肥造成有害物质残留；中药材产地初加工设备简陋，染色增重、掺杂使假现象时有发生；中药材专业市场以次充好，以假充真，制假售假，违法经营中药饮片和其他药品现象屡禁不止"等中药材管理领域存在的突出问题，印发了《关于进一步加强中药材管理的通知》，规定了强化中药材管理的主要措施。

1. 中药材种植养殖管理规定

（1）中药材资源的保护和利用　各地要高度重视中药材资源的保护、利用和可持续发展，加强中药材野生资源的采集和抚育管理，采集使用国家保护品种，要严格按规定履行审批手续。严禁非法贩卖野生动物和非法采挖野生中药材资源。

（2）中药材规范化种植、养殖　各地要在全国中药材资源普查的基础上结合本地中药材资源分布、自然环境条件、传统种植养殖历史和道地药材特性，加强中药材种植养殖的科学管理，按品种逐一制定并严格实施种植养殖和采集技术规范，统一建立种子种苗繁育基地，合理使用农药和化肥，按年限、季节和药用部位采收中药材，提高中药材种植养殖的科学化、规范化水平。禁止在非适宜区种植养殖中药材，严禁使用高毒、剧毒农药，严禁滥用农药、抗生素、化肥，特别是动物激素类物质、植物生长调节剂和除草剂。

（3）加强中药材质量控制　加快技术、信息和供应保障服务体系建设，完善中药材质量控制标准以及农药、重金属等有害物质限量控制标准；加强检验检测，防止不合格的中药材流入市场。鼓励和引导中药饮片、中成药生产企业逐步使用可追溯的中药材为原料，在传统主产区建立中药材种植养殖和生产加工基地，保证中药材质量稳定。

2. 中药材产地初加工管理规定　产地初加工是指在中药材产地对地产中药材进行洁净、除去非药用部位、干燥等处理，是防止霉变虫蛀、便于储存运输、保障中药材质量的重要手段。

（1）逐步实现产地加工集中化、规范化、产业化　各地要结合地产中药材的特点，加强对中药材产地初加工的管理，逐步实现初加工集中化、规范化、产业化。

（2）提高产地初加工水平　要对地产中药材逐品种制定产地初加工规范，统一质量控制标准，改进加工工艺，提高中药材产地初加工水平，避免粗制滥造导致中药材有效成分流失、质量下降。

（3）禁止性规定　严禁滥用硫黄熏蒸等方法，二氧化硫等物质残留必须符合国家规定。严厉打击产地初加工过程中掺杂使假、染色增重、污染霉变、非法提取等违法违规行为。

3. 中药材专业市场管理规定

（1）禁止开办非法中药材市场　除现有 17 个中药材专业市场外，各地一律不得开办新的中药材专业市场。

（2）明确市场管理责任　中药材专业市场所在地人民政府要按照"谁开办，谁管理"的原则，承担起管理责任，明确市场开办主体及其责任。

（3）逐步建立公司化经营模式　中药材专业市场要建立健全交易管理部门和质量管理机构，完善市场交易和质量管理的规章制度，逐步建立起公司化的中药材经营模式。

（4）提高市场电子、信息、物流水平　要构建中药材电子交易平台和市场信息平台，建设中药材流通追溯系统，配备使用具有药品现代物流水平的仓储设施设备，提高中药材仓储、养护技术水平，切实保障中药材质量。

（5）禁止性规定　严禁销售假劣中药材，严禁未经批准以任何名义或方式经营中药饮片、中成药和其他药品，严禁销售国家规定的 28 种毒性药材，严禁非法销售国家规定的 42 种濒危药材。

知识拓展

17 个中药材专业市场形成由来

中药材专业市场是历史形成的，短则百年，有的已有上千年，承载着浓厚的中医药文化。各个产区中药材通过这些专业市场进行汇集、交易，辐射到全国，成为中药产业链的重要环节。

20 世纪 90 年代，各地涌现了大量的中药材市场，参差不齐、管理不严，假冒伪劣滋生蔓延，群众深受其害。为此，在国务院领导下，各地开展了中药材市场整顿工作，下决心关闭了近百个条件达不到标准的市场。现有的 17 个中药材专业市场是 1996 年经国家中医药管理局、卫生部、国家工商行政管理局审核批准设立，从设立之初就要求由地方政府直接领导的市场管理委员会进行管理。后来近 20 年没有审批新的中药材专业市场。

这 17 个中药材专业市场所在地是：河北保定市（安国），黑龙江哈尔滨市（三棵树），安徽亳州市，江西宜春市（樟树），山东菏泽市（舜王城），河南许昌市（禹州），湖北黄冈市（蕲州），湖南长沙市（岳阳花板桥）、邵阳市（邵东康桥），广东广州市（清平）、揭阳市（普宁），广西玉林市，重庆渝中区（解放路），四川成都市（荷花池），云南昆明市（菊花园），陕西西安市（万寿路），甘肃兰州市（黄河）。其中安徽亳州中药材市场、河北安国中药材市场、河南禹州中药材市场、江西樟树中药材市场，都有着悠久的历史，被称为"四大药都"。

（二）中药饮片管理规定

《药品管理法》规定了中药饮片的炮制依据和管理规定，即"中药饮片的炮制，必须按照国家药品标准炮制。国家药品标准没有规定的，必须按照省、自治区、直辖市药品监督管理部门制定的炮制规范炮制"。"生产新药或者已有国家标准的药品，须经国家药品监督管理部门批准，并发给批准文号；但是，生产没有实施批准文号管理的中药材和中药饮片除外"。

《药品管理法实施条例》规定，生产中药饮片，应当选用与药品质量相适应的包装材料和容器；包装不符合规定的中药饮片，不得销售。中药饮片包装必须印有或贴有标签。

中药饮片的标签必须注明品名、规格、产地、生产企业、产品批号、生产日期，实施批准文号管理的中药饮片还必须注明药品批准文号。

基于中药饮片生产、经营和使用等环节还存在一些不规范的问题，个别生产企业存在着不按《药品生产质量管理规范》（GMP）要求生产，甚至外购散装饮片加工包装等行为；部分经营企业和医疗机构存在着从不具有资质的生产经营企业采购和使用中药饮片等问题。2007 年，原卫生部、国家中医药管理局制定发布了《医院中药饮片管理规范》；2011 年，国家食品药品监督管理总局发布了《关于加强中药饮片监督管理的通知》，对中药饮片生产经营及医疗机构中药饮片监管做出了具体规定。

1. 中药饮片生产、经营管理规定

（1）饮片生产企业的资质 中药饮片生产经营必须依法取得许可证照，《药品生产许可证》《药品 GMP 证书》等，按照法律法规及有关规定组织开展生产经营活动。严禁未取得合法资质的企业和个人从事中药饮片生产、中药提取活动。各地要坚决取缔无证生产经营中药饮片的非法窝点，严厉打击私切滥制等非法加工、变相生产中药饮片的行为。要加强对药品生产经营企业的管理，严厉打击药品生产经营企业出租出借许可证照、将中药饮片生产转包给非法窝点或药农、购买非法中药饮片改换包装出售等违法行为。

（2）饮片标准　生产中药饮片必须以中药材为起始原料，使用符合药用标准的中药材，并应尽量固定药材产地；必须严格执行国家药品标准和地方中药饮片炮制规范、工艺规程。

（3）生产条件和检验　必须在符合药品 GMP 条件下组织生产，出厂的中药饮片应检验合格，并随货附纸质或电子版的检验报告书。

（4）饮片批发和零售　批发零售中药饮片必须持有《药品经营许可证》《药品 GSP 证书》，必须从持有《药品 GMP 证书》的生产企业或持有《药品 GSP 证书》的经营企业采购。批发企业销售给医疗机构、药品零售企业和使用单位的中药饮片，应随货附加盖单位公章的生产、经营企业资质证书及检验报告书（复印件）。

（5）禁止性规定　严禁生产企业外购中药饮片半成品或成品进行分包装或改换包装标签等行为；严禁经营企业从事饮片分包装、改换标签等活动；严禁从中药材市场或其他不具备饮片生产经营资质的单位或个人采购中药饮片。

2. 医疗机构的中药饮片管理规定

（1）饮片采购　医疗机构从中药饮片生产企业采购，必须要求企业提供资质证明文件及所购产品的质量检验报告书；从经营企业采购的，除要求提供经营企业资质证明外，还应要求提供所购产品生产企业的《药品 GMP 证书》以及质量检验报告书。医疗机构必须按照《医院中药饮片管理规范》的规定使用中药饮片，保证在储存、运输、调剂过程中的饮片质量。

严禁医疗机构从中药材市场或其他没有资质的单位和个人违法采购中药饮片调剂使用。医疗机构如加工少量自用特殊规格饮片，应将品种、数量、加工理由和特殊性等情况向所在地市级以上食品药品监管部门备案。

（2）加强医院中药饮片质量的管理　《医院中药饮片管理规范》对各级各类医院中药饮片的采购、验收、保管、调剂、临方炮制、煎煮等管理作了明确规定。

（3）加强中药饮片处方的管理　卫生部 2007 年制定了《处方管理办法》，国家中医药管理局 2009 年印发了《关于中药饮片处方用名和调剂给付有关问题的通知》，进一步明确了中药饮片处方书写、调剂给付等规范要求，保证临床疗效。

（4）加强中药饮片调剂质量的管理　国家中医药管理局组织开展小包装中药饮片推广使用试点，2008 年组织编写并下发了《小包装中药饮片医疗机构应用指南》，开展了培训和推广使用工作。

（5）加强中药煎药室的管理　卫生部、国家中医药管理局制定了《医疗机构中药煎药室管理规范》，于 2009 年 3 月下发，并组织研发了新型中药煎药机。

（三）中成药、医院制剂的管理规定

中成药的管理依据《药品管理法》等法律法规实行。"生产新药或者已有国家标准的药品，须经国家药品监督管理部门批准，并发给批准文号"。另外，卫生部、国家中医药管理局于 2010 年 6 月印发了《中成药临床应用指导原则》，以加强中成药临床应用管理，减少不良反应的发生率。该指导原则规定，在合理使用中成药的同时，应加强其不良反应的监测工作，逐步建立起完善的中成药不良反应监测体系，减少漏报率。一旦出现不良反应立即停药，并采取相应治疗措施。特别加强中药注射剂、含毒性中药材中成药的不良反应监测，临床用药前应详细询问过敏史，重视个体差异，辨证施治。建立中药严重不良反应快速反应、紧急处理预案，并建立严重病例报告追踪调查制度。

为了遵循中医药发展规律，充分体现中药制剂特点，加强医疗机构中药制剂管理，促进医疗机构中药制剂发展，2010 年 8 月，原卫生部、国家中医药管理局和国家食品药品监督管理总局联合印发了《关于加强医疗机构中药制剂管理的意见》《医疗机构制剂配制质量管理规范》，对中药制剂的配制做出规定。

（四）中药配方颗粒的管理规定

国家药品监督管理总局于 2001 年 7 月制定了《中药配方颗粒管理暂行规定》，中药配方颗粒将从 2001 年 12 月 1 日起纳入中药饮片管理范畴，实行批准文号管理。在未启动实施批准文号管理前仍属科学研究阶段，该阶段采取选择试点企业研究、生产，试点临床医院使用。试点生产企业、品种、临床医院的选择将在全国范围内进行。试点结束后，中药配方颗粒的申报及生产管理将另行规定。

国家食品药品监督管理总局 2006 年在给安徽省食品药品监督管理局《关于中药配方颗粒在未经批准单位经营使用如何查处问题的批复》中明确表示：根据国家局《中药配方颗粒管理暂行规定》的有关规定，未经国家局批准的试点和生产企业及未经相关省级药品监管部门备案的临床医院不能生产和使用中药配方颗粒，药品经营企业不允许销售中药配方颗粒。对违反规定的药品经营企业和医疗机构应责令其限期整改，逾期未整改的，应依法查处。

目前，国内取得中药配方颗粒生产批文的六家企业分别是：江阴天江药业有限公司、广东一方药业（现为天江的全资子公司）、培力（南宁）药业有限公司、深圳三九现代中药有限公司、四川绿色药业科技发展股份有限公司、北京康仁堂药业有限公司。江阴天江药业是中国第一家中药配方颗粒研制生产企业，是国家中医药管理局指定首家"全国中药饮片改革试点单位"，国家食品药品监督管理总局首批指定的"中药配方颗粒试点生产企业"。

三、野生药材资源保护管理

1987 年 10 月，国务院发布了《野生药材资源保护管理条例》，规定了野生药材资源保护利用的基本原则和措施。

（一）保护原则

《野生药材资源保护管理条例》规定：国家对野生药材资源实行保护、采猎相结合的原则，并创造条件开展人工种养。

（二）保护药材名录

为保护野生药材资源，我国已将169种药用植物列入国家珍稀濒危保护植物名录，162种药用动物列入国家重点保护野生动物名录。涉及这些动植物的药材在药典中将被停止使用或代用。国务院在1993年发出《关于禁止犀牛角和虎骨贸易的通知》，取消了虎骨和犀牛角的药用标准，1995年版药典已删除了熊胆、豹骨和玳瑁这三种动物类药材。2005版药典中，则取消了野山参，并收入林下参予以代用。

国家对重点保护的野生药材物种分为三级管理，共收载了野生药材物种76种，中药材42种。其中一级保护野生药材物种4种，中药材4种；二级保护野生药材物种27种，中药材17种；三级保护野生药材物种45种，中药材22种。

1. 一级保护野生药材物种　系指濒临灭绝状态的稀有珍贵野生药材物种。包括虎骨、豹骨、羚羊角、鹿茸（梅花鹿）。

2. 二级保护野生药材物种　系指分布区域缩小，资源处于衰竭状态的重要野生药材物种。包括鹿茸（马鹿）、麝香（3个品种）、熊胆（2个品种）、穿山甲、蟾酥（2个品种）、蛤蟆油、金钱白花蛇、乌梢蛇、蕲蛇、蛤蚧、甘草（3个品种）、黄连（3个品种）、人参、杜仲、厚朴（2个品种）、黄柏（2个品种）、血竭。

3. 三级保护野生药材物种　系指资源严重减少的主要常用野生药材物种。包括川贝母（4个品种）、伊贝母（2个品种）、刺五加、黄芩、天冬、猪苓、龙胆（4个品种）、防风、远志（2个品种）、胡黄连、肉苁蓉、秦艽（4个品种）、细辛（3个品种）、紫草（2个品种）、五味子（2个品种）、蔓荆子（2个品种）、诃子（2个品种）、山茱萸、石斛（5个品种）、阿魏（2个品种）、连翘、羌活（2个品种）。

（三）保护措施

1. 对一级保护野生药材物种的管理　国家禁止采猎一级保护野生药材物种。一级保护野生药材物种属于自然淘汰的，其药用部分由各级药材公司负责经营管理，但不得出口。

2. 对二、三级保护野生药材物种的管理　采猎、收购二、三级保护野生药材物种必须按照批准的计划执行。采猎者必须有采药证，需要进行采伐或狩猎的，必须申请采伐证或狩猎证。采药证由县以上医药管理部门会同同级野生动物、植物管理部门核发。不得在禁止采猎区、禁止采猎期采猎二、三级保护野生药材物种，并不得使用禁用工具进行采猎。二、三级保护野生药材物种属于国家计划管理的品种，由中国药材公司统一经营管理，其余品种由产地县药材公司或其委托单位按照计划收购。二、三级保护野生药材物种的药用部分，除国家另有规定外，实行限量出口。

四、中药现代化

国务院为了加强对中药现代化工作的宏观指导，加快中药产业发展，推动中医药更加广泛地走向世界，以国务院办公厅的名义于 2002 年转发了由国家科技部等八部门联合制定的《中药现代化发展纲要（2002 ~ 2010 年）》（以下简称《纲要》）。

《纲要》实施后，中药产业不断壮大。中药从丸、散、膏、丹等传统剂型，发展到现在的滴丸、片剂、膜剂、胶囊等 40 多种剂型，9000 余个品种，中药产品种类、数量、生产工艺水平有了很大提高，2007 年中药工业总产值近 1800 亿元。中药农业已成为农村产业结构调整、农民增收、生态保护的重要措施。中药产业在一些地区已经成为新的经济增长点。

2010 版药典一部共收载中药品种 2165 种，其中新增 1019 种，修订 634 种，收载附录 112 个，新增 14 个，修订 47 个。离子色谱、二氧化硫残留量测定法、黄曲霉素测定法等成熟的现代分析技术被进一步扩大应用，药品的安全性保障得到进一步加强。

知识拓展

近年来，世界卫生组织（WHO）极为重视中医中药的科学性，在植物药尚且缺乏国际标准之际，中华人民共和国对外贸易经济合作部于 2001 年发布了《药用植物及制剂进出口绿色行业标准》，规定了药用植物及制剂的绿色品质标准，包括药用植物原料、饮片、提取物及其制剂等的质量标准及检验方法。适用于药用植物原料及制剂的进出口品质检验。为进一步加强中药材的质量控制，2012 年 10 月，国家药典委员会拟定了中药中重金属及有害元素、黄曲霉毒素、农药残留量等的检测限度标准征求意见稿，拟在 2010 年版《中华人民共和国药典》的基础上，进一步增加中药的安全性指标控制项目，尤其是加强对中药材中重金属及有害元素、黄曲霉毒素、农药残留量的控制。

第三节　民族医药的管理

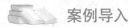 案例导入

新疆民族药是我国传统医药的重要组成部分，有丰富的资源基础，药用植物、动物、矿物资源 2000 余种，药材 1200 多味，院内制剂 1253 个，验方、经方、协定方 5000 多个。每年，新疆的医药需求量有 70 亿元，其中，民族药达 20 亿元，而周边国家的市场需求更高。然而，这几年，新疆民族药发展面临巨大的挑战，一方面，上市品种短缺，维药仅有 45 个品种取得国家食品药品监督管理总局批准文号；另一方面，质量标准落后，常用 500 余种药材中，仍有 250 种没有质量标准。

问题：我国四大民族医药包括哪些？我国民族医药发展的主要问题是什

么？国家制定了哪些促进民族医药发展的相关政策？

民族医药是中国少数民族的传统医药。《中华人民共和国宪法》规定，国家发展医疗卫生事业，发展现代医药和我国传统医药。这里指的传统医药，包括中医药、民族医药和民间医药三个组成部分。

我国传统医药

在我国，民族医药、民间医药与中医药并称为中国传统医药。中医药是以汉文化为背景的中国古代社会的主流医药，至今具有无可争议的学术地位和社会地位，是中国传统医药的当然代表。民族医药不是中医药的某个分支，而是中医药的姐妹。民间医药则是蕴藏在民间的养生习俗、单方验方、草医草药和医疗方面的一技之长，他们并不一定受到中医学的理论的指导，也很难归属于某个民族医学，人们一般通称其为"民间草医"。民族医学和中医学有着相似的哲学思维、医疗特点、用药经验和历史命运。

同时，中国传统医药也是世界传统医药的一部分。在2002年通过的《世界卫生组织2002～2005年传统医学战略》中，对传统医学下了确切的定义，指出"传统医学是传统中医学、印度医学及阿拉伯医学等传统医学系统以及多种形式的民间疗法的统称。传统医学疗法包括药物疗法（如使用草药、动物器官和/或矿物）和非药物疗法（在基本不使用药物的情况下进行，如针刺疗法、手法治疗及精神治疗）。

一、我国民族医药的发展概况

民族医药是传统医药的重要组成部分，在历史上为民族地区的繁荣和发展做出了重要的贡献，并留下了许多经典著作，著名的有藏族的《晶珠本草》《四部医典》，蒙古族的《蒙医本草学》《碧光琉璃医鉴》，傣族的《档哈雅》等。

（一）民族医药的文献发掘整理与提高

为了开启民族医药宝库，近年来，我国组织对藏、蒙、维、傣、苗、彝等19个民族的83种医药文献进行了发掘整理。其中，羌、侗、仫佬、毛南等少数民族的医药文献发掘整理是新中国成立以来第一次。目前，我国共组织了《中华本草》藏、蒙、维、傣4种民族药卷的编纂，收录藏药396种、蒙药422多种、维药423多种、傣药400种，具有较高的科学性和权威性；出版了《中国民族药志》《朝医学》《中国瑶医学》《中国壮药志》等100多部民族医药著作。现已有35个民族发掘整理了本民族医学资料。

我国还组织开展了一批民族医药课题研究，取得了近 300 项科研成果。与此同时，学术交流日益扩大，藏、蒙、维、苗、土家、瑶、侗、彝、畲等民族医药学术会议相继召开，民族医药在国际上引起关注。

（二）民族医药医疗机构建设

近年来，国家采取有力措施切实加强民族医药医疗机构基础设施建设，促进了民族医药优势特色的发挥和医疗服务能力的提高，一些民族医药专科（专病）已经成为当地患者诊疗某些疾病的首选。在国家财政的支持下，目前我国已有藏、蒙、维、傣、壮、朝鲜、苗、瑶、回、彝、土家、布依、侗、羌、哈萨克等 15 个民族设置本民族医药的医院共 203 所。在民族地区，大多数中医院、乡镇卫生院和部分综合性医院设立了民族医科，绝大多数村卫生室和部分社区卫生服务机构都能够提供民族医药服务，承担了大量的医疗和保健任务。

与此同时，我国民族医药医疗机构的内涵建设也得到加强。2001 年开始重点建设 14 个民族医药重点专科（专病）和 19 个民族医药特色专科（专病），门诊量提高了 20% 以上。2004 年启动了民族医院急诊科、感染性疾病科建设项目，有 20 个县级民族医院急诊科和 10 个县级民族医院感染性疾病科条件得到改善。在此基础上，国家实施了藏、蒙、维医的医院评审标准、疾病诊疗标准、病案书写规范。

（三）民族医药人才培养

全国共有 14 所教育机构开展了藏、蒙、维、傣、朝鲜、壮、苗等民族医药专业和中医专业民族医药方向教育，在校生约 1.7 万人；藏、蒙古、维吾尔、傣 4 种民族医学已经开展了医师资格考试，全国民族医执业医师和执业助理医师总数为 5418 人；藏医、蒙医均已开展了博士、硕士学位教育；民族医药继续教育得到重视，近十年在全国老中医药专家学术经验继承工作中，共培养了 76 名继承人；开展了乡村医生民族医中专学历教育和乡镇卫生院民族医临床技术骨干人才培养工作。

（四）民族药标准及产业发展

2010 版《中华人民共和国药典》一部共收载民族习用药材 16 种，民族验方 29 种。《国家基本医疗保险、工伤保险和生育保险药品目录（2009 年版）》总品种数 2196 个，其中民族药品种数为 45 个，占总品种数量的 2%。

目前，全国民族药企业 156 家，品种 906 个，涵盖了藏医药、蒙医药、维医药、傣医药、彝医药、苗医药和壮医药等 7 种民族药。民族医药以其鲜明的特色疗效和相对低廉的服务价格，受到了民族地区广大群众的欢迎。

（五）"十二五"期间民族医药的建设和发展规划

《中医药事业发展"十二五"规划》将加快民族医药事业发展与加快中西医结合发展一起列入第七项重点任务。规划指出，加强民族医医院基础设施和内涵建设，不断提高服务能力；加强基层医疗卫生机构民族医临床科室建设，配备基层民族医药人员、筛选和推广民族医药适宜技术，发挥民族医药在基层医疗卫生服务中的优势与作用；鼓励民族地区举办高等民族医药教育，建立一批民族医药继续教育基地，加强高层次民族医药人才培养和基层民族医药人才队伍建设；加强民族医药挖掘继承和科研工作；加强民族医药标准化和中西医结合标准化建设；建立和完善民族医药从业人员执业准入制度，积极落实民族医药医疗保障优惠政策，扶持民族药的开发与使用。

1. 民族医医院标准化建设工程　在中医医院标准化建设工程中，将民族医医院和中西医结合医院纳入统筹考虑，力争"十二五"期末基本完成未达标的民族医医院和中西医结合医院的房屋设备建设和改造任务。

2. 重点民族医医院建设　"十二五"期间，再筛选10个民族医医院进行重点支持，提高民族医医院服务能力与水平。

3. 民族医药特色与优势建设　将民族医药建设与发展纳入中医药重点项目统筹考虑并予以适当照顾和倾斜，重点加强民族医药专科（专病）建设、诊疗技术研究与推广、标准化建设、信息化建设、民族药研发等，充分发挥特色与优势。

4. 民族医药人才队伍建设　将民族医药人才队伍建设纳入"十二五"中医药人才队伍建设专项规划一并安排实施，进一步加大对民族医药和中西医结合人才队伍建设的扶持力度。

二、四大民族医药

（一）藏医药

藏族医学已有1200多年文字记载的历史，以其独特的"三因学说""人体七大物质"和"三种排泄物"为基础理论，在多个学科领域都有自己独特的建树。藏医主要分布在西藏以及青海、四川、甘肃、云南等地。

1. 藏医基本理论

（1）五元学说　即土、水、火、风、空五种物质元素。五元学说认为，五元各自具有不同的属性和功能，五元之间有相克相生关系。土元"沉，稳，坚，黏"；水元"重、寒、湿、润"；火元"热，轻，锐，腻"；风元"轻，动，糙，燥"；空元"空，虚"。

（2）三因学说　藏药同其他传统医学一样，整体调节机体的阴阳平衡，即隆、赤巴、培根，是维持生命的三大因素。只有三大因素保持平衡，人体才能维持正常的生命活动，失衡则发生疾病。藏医的三因学说具有生理和病理两方面的概念。

（3）阴阳（寒热）学说　与中医阴阳学说内容基本相同。

2. 藏药基本理论

（1）藏药理论　藏药是以五元学说和味、性、效理论为指导，形成独具特色的理论体系。包括藏药与五元，药物的六味、八性、十七效。

（2）配伍　①配伍方法：包括按味配方，按性、效配方，按化味配方；②配伍原则：包括按君、臣、佐、使配伍原则，找温和配伍原则，加减原则和寒、热药性分别配伍原则。

（3）治疗方法 有平息法、补益法等十八法。

（4）剂型 主要有汤、散、丸、糊、酥油丸、灰丹剂、膏剂、药酒、胶囊等。

（5）用药禁忌 包括配伍禁忌、饮食禁忌和妊娠禁忌。

（6）药典收载情况 目前有药用记录的藏药达2294种，常用的有300多种，其中植物类200余种，占70%；动物类40余种，占12%；矿物类40余种，占14%。2010年《中华人民共和国药典》一部收载藏族习用药材小叶莲、毛诃子、余甘子、独一味、洪连、藏菖蒲、翼首草等，收载藏族验方制剂二十五味松石丸、二十五味珊瑚丸、十一味能消丸、十二味翼首散、十三味榜嘎散、十五味沉香丸、十六味冬青丸、七十味珍珠丸、七味铁屑丸、八味沉香散、九味石灰华散、五味麝香丸、仁青芒觉、仁青常觉、洁白丸、催汤丸等。

根据西藏医药"十二五"规划的安排，"十二五"期间，西藏将进一步加大对藏医药的财政投入，其中包括每年继续安排1000万元藏医药事业发展专项资金。2011年，西藏扶持藏药产业发展的相关配套政策也相继出台。

知识拓展

藏药部分重要常用方剂及功效

七十味珍珠丸：开窍醒神，镇惊息风，活血通络。

二十五味松石丸：舒肝解郁，利胆退黄，消炎解毒。

二十五味珊瑚丸：醒脑开窍，疏筋通络，化瘀止痛。

六味安消散：和胃健脾，导滞消积，润肠通便，理气，降脂。

仁青芒觉：解毒消炎，降水通淋，祛腐生肌，利尿消肿，滋补强身。

仁青常觉：消炎解毒，健脾和胃，活血消肿，止痛。

坐珠达西：疏肝健胃，消肿散结，解毒止痛。

七味红花殊胜丸：清热消炎，保肝利胆，退黄止痛。

五味岩精丸：清肝泄热，利胆退黄。

二十五味鬼臼丸：祛风镇痛，调经止血，补气养血。

洁白丸：健脾和胃，止痛止吐。

大月晶丸：消炎解毒，和胃止酸，消食化痞。

十三味鹏鸟丸：消炎止痛，疏通经络，开窍醒神。

三十五味沉香丸：清瘟泻热，宽胸益肺，祛风通痹。

十三味菥蓂丸：清热解毒，理气通淋。

降脂丸：清血除脂。

二十九味能消散：祛寒化痞，消食，调肝益肾。

十一味金色丸：清热解毒，化瘀。

十味黑冰片：温胃消食，破积利胆。

八味沉香散：宁心安神。

志嘎汗散：清热解毒，消炎。

（二）蒙医药

蒙医药理论体系的显著特点是以阴阳五元学说为指导的整体观和对六基症的辨证施治。蒙医理论明确指出发病本身的内条件指三根七素，即内因；致病因素指外界因素，即外缘。正常情况下，三根七素各有特点，共同维持着人体正常生理活动，保持对立统一的相对平衡状态，这是人体健康的基本原因。在各种致病因素的影响下，三根出现偏盛偏衰等反常状态而失去平衡时，就产生疾病，这是病理活动的基本原因。蒙医主要分布在内蒙古、辽宁、吉林、黑龙江、青海、新疆等地。

1. 蒙医基本理论 蒙医学以阴阳五行、五元学说理论为指导，贯穿了人与自然的整体观。内容包括三根理论、七素三秽的物质基础、辨证施治的基本方法等。

（1）三根 三根指"赫依""希日""巴达干"。

（2）七素 七素又叫七情。指"精华""血""肉""脂""骨""髓""红或白精"。

（3）三秽 三秽指"稠""稀""汗"等三种排泄物。

2. 蒙药基本理论 在蒙古族医学理论指导下配制和应用的药物称为蒙药，它主要来源于天然药物及其加工品。蒙药是蒙古族医学防病、治病的重要工具。其基本理论与其医学理论相对应。蒙药的采集、加工和配制、应用，均有独特的理论指导。其药学理论包括：药味（甘、酸、咸、苦、辛、涩）、药力（寒性和热性）、药能及药物功能等。

3. 蒙药配方原则 蒙医用药的基本方式是用数味药配制而成的成方，称为方剂。方剂的配制有其固有的理论依据，其主要内容有组方依据、配方准则及传统剂型等，通称为配方原则。

（1）组方依据 包括依据药味配组、依据药物功能配组、依据药物化味配组。

（2）组方准则 包括方剂组成、各组成数量和药量比例等。

（3）传统剂型 汤剂、散剂、丸剂、膏剂、灰剂、油剂、搅合剂、酒剂。

4. 蒙医用药知识 蒙医用药知识包括用药方法、用药剂量和用药禁忌。

蒙药记载于《中华人民共和国药典》、卫生部药品标准《蒙药分册》《藏药分册》和《维药分册》。总计收载法定蒙药制剂 167 种，药材 294 种。2010 年《中华人民共和国药典》收载蒙药广枣、冬葵果、沙棘（蒙藏）、草乌叶 4 种，蒙药验方制剂七味广枣丸、七味葡萄散、八味清心沉香散、八味檀香散、三子散、三味蒺藜散、五味沙棘散、五味清浊散、六味木香散、六味安消散（蒙藏验方）、四味土木香散共11 种。

（三）维吾尔医药

维吾尔医药成为独特的理论体系已有上千年的历史。维吾尔医药学主要由气质学说、体液学说、器官学说组成。它认为，人体的病灶主要由气质失调、异常黑胆质所致。要治病，首先要清除病体内的异常黑胆质。维医维药对预防肿瘤、心血管病、皮肤病、糖尿病有独特效果。维医主要分布在乌鲁木齐、喀什、和田、吐鲁番等新疆地区。2010 年《中华人民共和国药典》收载维药天山雪莲、菊苣、黑种草子 3 种。

（四）傣医药

傣医药学认为自然界存在风、土、水、火"四塔"，而人体同样由风（气）、水（血）、火、土"四塔"构成，四者平衡则身体健康，四者不平衡则生病。"四塔"理论是傣医药进行疾病诊断、治疗的理论基础。傣医还根据当地气候特点，将一年分为冷、热、雨三季，选用不同的方药治疗不同季节的疾病。傣医治疗疾病，除采用内服、外用、内外合治三种治法外，还有一些独特的治疗方法。如睡药、敷药、蒸药、薰药、研磨药、刺药等。1983 年国家确定傣医药为中国四大民族医药之一。2010 年《中华人民共和国药典》收载傣族习用药材亚乎奴，验方制剂雅叫哈顿散。

另外，民族习用药材榼藤子、景颇族胡蜂酒被收入 2010 年《中华人民共和国药典》。

三、民族医药法规

民族医药尚没有专门的法规，其管理参照《中医药条例》进行。2007 年 12 月 18 日，国家中医药管理局、国家民委、卫生部、国家发展和改革委、教育部、科技部、财政部、人事部、劳动和社会保障部、国家食品药品监督管理局、国家知识产权局等 11 个部委局在北京联合发布了《关于切实加强民族医药事业发展的指导意见》（以下简称《意见》）。

《意见》提出了针对目前普遍存在的民族医医疗机构基础条件较差的现状，要切实加大投入，改善就医条件；根据本地区的实际情况和当地群众对民族医药服务的需求，在有条件的综合性医院、乡镇卫生院、社区卫生服务中心设立民族医科（室）。

国务院《关于扶持和促进中医药事业发展的若干意见》中指出，要加快民族医药发展，应做好以下工作：一是要全面贯彻《关于切实加强民族医药事业发展的指导意见》，加强对落实情况的督导；二是推进民族医药服务能力建设，加强国家级民族医临床研究基地和民族医重点专科、重点学科建设，加强民族医医院基础设施建设、改善就医条件；三是加强民族医药教育，重视民族医药人才队伍建设，支持民族医药老专家学术经验继承工作；四是支持重要民族医药文献的校勘、注释和出版，开展民族医特色诊疗技术、单验方等整理研究，加强民族医药的科学研究，筛选推广一批民族医药适宜技术，推动民族医药的继承发展；五是完善民族医药从业人员准入制度，完善藏医、蒙医、维医、傣医国家医师资格考试，开展朝医、壮医医师资格考试试点；六是建设民族药研发基地，促进民族医药产业发展。

本章小结

本章从中医、中药、民族医药的管理三个方面阐述了我国的中医药方针、政策以及国家对中医医疗服务体系建设、中医技术人员、中药的管理规定等。应当认识到，我国传统医药保护尚处于起步阶段，各项法律制度亟待建设并完善。伴随全球传统知识保护意识的觉醒，我国传统医药事业在法律护卫下必会焕发出璀璨的光芒。

目标检测题

一、单项选择题

1. 我国第一部对中医药进行系统管理和规范的行政法规是（　　）
   A.《中药品种保护条例》
   B.《中药现代化发展纲要（2002～2010）》
   C.《关于扶持和促进中医药事业发展的若干意见》
   D.《中华人民共和国中医药条例》
   E.《医疗机构管理条例》

2. 下列选项中不属于四大民族医药的是（　　）
   A. 藏医药
   B. 傣医药
   C. 壮医药
   D. 蒙医药
   E. 维吾尔族医药

3. 根据《野生药材资源保护管理条例》，采猎二、三级野生药材物种的，必须持有采药证。采药证应当由（　　）核发。
   A. 国务院
   B. 县以上医药管理部门会同同级野生动物、植物管理部门
   C. 设区的市级医药管理部门会同同级野生动物、植物管理部门
   D. 省、自治区、直辖市医药管理部门会同同级野生动物、植物管理部门
   E. 县级以上医药管理部门

4. 我国对野生药材资源实行保护、采猎相结合的原则。其中，濒临灭绝状态的稀有珍贵野生药材物种属于（　　）
   A. 一级保护野生药材物种
   B. 二级保护野生药材物种
   C. 三级保护野生药材物种

D. 四级保护野生药材物种

E. 五级保护野生药材物种

5. 省级人民政府负责中医药管理的部门应当自收到医疗机构发布中医医疗广告申请有关材料之日起（　　）个工作日内进行审查，并做出是否核发中医医疗广告批准文号的决定。

A.3

B.5

C.10

D.15

E.30

二、多项选择题

1. 我国的传统医药包括（　　）几个组成部分。

A. 中医药

B. 西药

C. 民间医药

D. 民族医药

E. 印度医学

2. 下列关于野生药材资源保护的说法中不正确的是（　　）

A. 国家禁止采猎一级保护野生药材物种

B. 一级野生药材资源的药用部分允许出口

C. 二、三级保护野生药材物种的药用部分，除国家另有规定外，实行限量出口

D. 需要进行采伐或狩猎二、三级保护野生药材物种的，只需持有采药证即可

E. 采药证由县以上医药管理部门会同同级野生动物、植物管理部门核发

3. 纳入乡村医生管理的农村中医药一技之长人员应具备的条件，下列说法正确的是（　　）

A. 经多年中医实践，在某一中医专业领域具有特长，临床疗效较好

B. 得到农村居民认可

C.2004 年 1 月 1 日时年龄在 40 周岁至 65 周岁之间

D. 有村卫生室同意聘任其执业的意向

E. 取得乡村医生执业证书

4. 药品零售企业申请设置中医坐堂医诊所应具有的条件是（　　）

A. 具有《药品经营质量管理规范认证证书》《药品经营许可证》和营业执照

B. 有独立的中药饮片营业区，饮片区面积不得少于 50 平方米

C. 中药饮片质量可靠，品种齐全，数量不少于 400 种

D. 应当设置相对独立的诊室

E. 诊室数量不超过 2 个，每个诊室的建筑面积不少于 10 平方米

5. 以下属于加强医疗机构中药使用管理的规范性法律文件的是（　　　　）

　　A.《医院中药饮片管理规范》

　　B.《关于中药饮片处方用名和调剂给付有关问题的通知》

　　C.《医疗机构中药煎药室管理规范》

　　D.《中成药临床应用指导原则》

　　E.《关于加强医疗机构中药制剂管理的意见》

三、是非题

1. 中医从业人员，应当依法通过资格考试，并经注册取得执业证书后，方可从事中医服务活动。（　　　）

2. 我国传统医药仅限于中医药。（　　　）

3. 二级保护野生药材物种系指资源严重减少的主要常用野生药材物种。（　　　）

4. 二、三级保护野生药材物种属于国家计划管理的品种，由中国药材公司统一经营管理，其余品种由产地县药材公司或其委托单位按照计划收购。（　　　）

5. 开办个体中医诊所，应当按照《医疗机构管理条例》的规定办理审批手续，取得医疗机构执业许可证。（　　　）

四、简答题

1. 国家发展中医药的方针、原则是什么？

2. 简述中医医院管理的相关规定。

3. 国家主要通过哪些措施加强医疗机构中药使用管理？

4. 简述国家对重点保护的野生药材物种的保护措施。

5. 简述我国民族医药发展概况。

第十章　传染病防治法律法规

学习目标

知识目标

1. 掌握我国《传染病防治法》的立法目的、传染病防治方针；医疗机构发现传染病时应采取的措施、传染病网络直报制度的要求。

2. 熟悉法定传染病病种及分类。

3. 了解各级医疗机构、疾病预防控制机构、各级政府部门在传染病预防控制中的职责及法律责任。

技能目标

能根据传染病疫情，采取正确的传染病防控措施，依法正确进行传染病疫情报告。

传染病防治法律法规是国家为预防、控制和消除传染病的发生与流行，保障人体健康而颁布、实施的法律、法规等规范性文件的总称。《中华人民共和国传染病防治法（修订草案）》（以下简称《传染病防治法》）由十届全国人大常委会第八次会议审议通过，于 2004 年 12 月实施。2006 年，卫生部相继发布《传染病信息报告管理规范》《突发公共卫生事件与传染病疫情监测信息报告管理办法》，对传染病信息报告进行了具体规定。另外，《传染病防治法实施办法》《中华人民共和国国境卫生检疫法》《医疗废物管理条例》《医疗卫生机构医疗废物管理办法》《消毒管理办法》《生活饮用水卫生监督管理办法》《艾滋病防治条例》《结核病防治管理办法》《医疗机构传染病预检分诊管理办法》等涉及医疗废物管理、饮用水、食品、消毒和献血等卫生法律法规，均属于传染病防治法律法规范畴。

第一节　传染病预防和控制

📖 **案例导入**

案例 1：我国 2013 年传染病疫情情况

国家卫生计生委公布的数据显示，2013 年，全国（不含港澳台）共报告法定传染病发病 6416418 例，死亡 16592 人。报告发病率为 473.87/10 万，死亡率为 1.23/10 万，分别比上年下降 8.15% 和 4.65%。

2013 年，全国共报告甲类传染病发病 53 例，死亡 1 人。乙类传染病除传染性非典型肺炎、脊髓灰质炎和白喉无发病、死亡报告外，共报告发病 3057410 例，死亡 16300 人；报告发病数居前五位的病种依次为病毒性肝炎、肺结核、梅毒、细菌性和阿米巴性痢疾、淋病，占乙类传染病报告发病总数的 93.26%；报告死亡数居前五位的病种依次为艾滋病、肺结核、狂犬病、病毒性肝炎和流行性出血热，占乙类传染病报告死亡总数的 98.09%。丙类传染病共报告发病 3358955 例，死亡 291 人；报告发病数居前五位的病种依次为手足口病、其他感染性腹泻病、流行性腮腺炎、流行性感冒和急性出血性结膜炎，占丙类报告发病总数的 99.29%；报告死亡数居前三位的为手足口病、其他感染性腹泻病和流行性感冒，占丙类传染病报告死亡总数的 98.28%。

问题：我国对传染病是怎样分类的？法定传染病的范围有哪些？

案例 2：防控埃博拉

2014 年 3 月，位于非洲西部的赤道国家几内亚暴发以发热、严重腹泻、呕吐和高致死率为特征的流行病疫情，随后被确诊为埃博拉病毒引发的急性高致命性出血症。在接下来的四个月时间，疫情从几内亚迅速扩散至邻国利比里亚和塞拉利昂。7 月 20 日，疫情蔓延至非洲人口最多的城市尼日利亚拉各斯。

据称，埃博拉病毒是人类目前已知的危险程度最高的病毒之一，曾与同样肆虐于非洲丛林地区的马尔堡（Marburg）病毒一道，被美国卫生部认定为对人类最危险的病毒。患者在发病后往往内外出血、血液凝固、器官坏死，最终死于广泛内出血和脑部受损。目前，全球没有针对埃博拉病毒的疫苗，也没有很好的抗病毒治疗方法。

塞拉利昂总统欧内斯特·巴伊·科罗马在 7 月 30 日晚电视讲话中宣布"全国进入公共卫生紧急状态"。一个由总统牵头的疫情特别行动小组已成立，一系列紧急措施将在全国实施：隔离所有疫情暴发区；警察和军队协助卫生部门官员及非政府组织，严控疫情中心人员进出；任何死者下葬前必须向当局报告；除了疫情相关事宜外，停止一切公众集会；在弗里敦隆吉国际机场实行更严格的旅客监测和控制；除"特别重要活动"，取消政府部长及其他官员出访行程……在塞全国拉响警报之际，利比里亚政府也宣布，关闭大多数边界通道，全国学校停课，禁止一切游行和广告促销活动，所有非必要政府工作人员休假 30 天……安全部队负责确保措施执行。政府也正考虑对一些居民区实施隔离。

联合国制定了 70-70-60 计划以阻止疫情扩散，其中包括对至少 70% 的病例进行隔离，安全埋葬至少 70% 的 12 月 1 日前死亡的病例，计划在 60 天内执行完成。预计到 2015 年 1 月 1 日的 90 天期限时完成 100%。

我国国家质检总局、外交部、国家卫生计生委、国家旅游局联合发布关于防止非洲埃博拉出血热传入我国的公告。通过加强对入境口岸的监管、及时申报和提高国民防范意识三道防线防控埃博拉的传入。

世界卫生组织（WHO）10月22日称，已有至少4877人因感染埃博拉病毒死亡，至少9936个病例记录在案，但实际死亡病例或许要多达三倍。病毒感染者中有443名医务人员，其中244人死亡。WHO表示正在进行广泛调查，以查明是何原因导致如此多的人感染病毒。

问题：应从哪些方面对传染病进行防控？

一、传染病的概念及分类

传染病是指由病原体引起的，能在人与人之间或人与动物之间传播的疾病。病原体包括病毒、细菌、真菌、寄生虫等。传染病具有传染性和流行性等特点。

《传染病防治法》将传染病分为甲类、乙类和丙类，共39种。

甲类传染病是指：鼠疫、霍乱。共2种，为强制管理的传染病。

乙类传染病是指：传染性非典型肺炎、艾滋病、病毒性肝炎、脊髓灰质炎、人感染高致病性禽流感、麻疹、流行性出血热、狂犬病、流行性乙型脑炎、登革热、炭疽、细菌性和阿米巴性痢疾、肺结核、伤寒和副伤寒、流行性脑脊髓膜炎、百日咳、白喉、新生儿破伤风、猩红热、布鲁氏菌病、淋病、梅毒、钩端螺旋体病、血吸虫病、疟疾，2013年11月新增人感染 H_7N_9 禽流感为乙类传染病。共26种，为严格管理的传染病。

丙类传染病是指：流行性感冒（2013年11月调整甲型 H_1N_1 流感为丙类传染病，并纳入流行性感冒进行管理）、流行性腮腺炎、风疹、急性出血性结膜炎、麻风病、流行性和地方性斑疹伤寒、黑热病、包虫病、丝虫病，除霍乱、细菌性和阿米巴性痢疾、伤寒和副伤寒以外的感染性腹泻病，2008年5月2日新增手足口病为丙类传染病。共11种，为监测管理的传染病。

上述规定以外的其他传染病，根据其暴发、流行情况和危害程度，需要列入乙类、丙类传染病的，由国务院卫生行政部门决定并予以公布。

乙类传染病中的传染性非典型肺炎、炭疽中的肺炭疽采取甲类传染病的预防、控制措施。其他乙类传染病和突发原因不明的传染病需要采取甲类传染病的预防、控制措施的，由国务院卫生行政部门及时报经国务院批准后予以公布、实施。

2013年11月，国家卫生计生委下发了《关于调整部分法定传染病病种管理工作的通知》。通知规定，将人感染 H_7N_9 禽流感纳入法定乙类传染病；将甲型 H_1N_1 流感从乙类调整为丙类，并纳入现有流行性感冒进行管理；解除对人感染高致病性禽流感采取的传染病防治法规定的甲类传染病预防、控制措施。

传染病能够在人群中流行，必须同时具备三个基本环节：传染源、传播途径、易感人群。如果缺少其中任何一个环节，传染病就不能流行。①传染源：指能够散播病原体的人或动物。有不少人误认为传染病的传染源是细菌、病毒、寄生虫等，这种说法是错误的，因为细菌、病毒和寄生虫属于病原体，而传染源是指能散播病原体的人或动物。

②传播途径：指病原体离开传染源到达健康人所经过的途径。主要有空气传播、水传播、饮食传播、生物媒介传播、接触传播等。③易感人群：指对某种传染病缺乏免疫力而容易感染该病的人群。如未出过麻疹的儿童，就是麻疹的易感人群。

二、传染病的预防

我国对传染病的防治遵循预防为主、防治结合、分类管理的原则。即指防治传染病要首先重视预防，在传染病的"防"和"治"上，重点放在预防这个环节上。通过各种预防措施，使传染病尽量不发生、不流行。与传染病的流行环节相对应，只要切断传染病流行的三个基本环节中的任何一个，其流行便终止。因此传染病的预防措施有三个。

（一）控制传染源

传染病病人、病原携带者、疑似传染病人是传染病的重要传染源。由于不少传染病在开始发病以前就已经具有传染性，当发病初期表现出传染病症状的时候，传染性已达到最强程度。因此，对患有传染病的病人要尽可能做到早发现、早诊断、早报告、早治疗、早隔离，以防止传染病蔓延。患传染病的动物也是传染源，也要及时地处理。这是预防传染病的一项重要措施。

（二）切断传播途径

传染病的传播途径主要有空气传播、水传播、饮食传播、生物媒介传播、接触传播等。如麻疹、白喉、流行性感冒等呼吸道传染病是通过飞沫、空气传播；病毒性肝炎、伤寒、细菌性痢疾、脊髓灰质炎等消化道传染病是通过饮水、食物传播；疟疾、流行性乙型脑炎、黑热病、丝虫病、出血热等血液传染病是通过蚊、蝇、虱、蚤、鼠等病媒生物传播。如皮肤炭疽、狂犬病等均为直接接触而受染，乙型肝炎为注射受染，血吸虫病、钩端螺旋体病为接触疫水传染，均为直接接触传播。多种肠道传染病通过污染的手传染，称为间接传播。故切断传染病传播途径最好的办法就是要搞好个人卫生和环境卫生，对带有病原体的物品要进行消毒，并消灭传播疾病的媒介生物等，使病原体失去感染健康人的机会。

为此，《传染病防治法》从政府层面对切断传染病传播途径，预防传染病做出规定：

1. 加强管理和改善公共卫生状况，消除各种传播媒介 各级人民政府应组织开展群众性卫生活动，加强环境卫生建设，消除鼠害和蚊、蝇等病媒生物的危害。

各级人民政府农业、水利、林业行政部门按照职责分工负责指导和组织消除农田、湖区、河流、牧场、林区的鼠害与血吸虫危害，以及其他传播传染病的动物和病媒生物的危害。

铁路、交通、民用航空行政部门负责组织消除交通工具以及相关场所的鼠害和蚊、蝇等病媒生物的危害。

地方各级人民政府应当有计划地建设和改造公共卫生设施，改善饮用水卫生条件，对污水、污物、粪便进行无害化处置。

对被传染病病原体污染的污水、污物、场所和物品，有关单位和个人必须在疾病预防控制机构的指导下或者按照其提出的卫生要求，进行严格消毒处理；拒绝消毒处理的，由当地卫生行政部门或者疾病预防控制机构进行强制消毒处理。

2. 加强对饮用水、用于传染病消毒产品的管理　用于传染病防治的消毒产品、饮用水供水单位供应的饮用水和涉及饮用水卫生安全的产品，应当符合国家卫生标准和卫生规范。饮用水供水单位从事生产或者供应活动，应当依法取得卫生许可证。生产用于传染病防治的消毒产品的单位和用于传染病防治的消毒产品，应当经省级以上人民政府卫生行政部门审批。

3. 加强血液管理　凡是从事可能导致经血液传播传染病的美容、整容等单位和个人，必须执行国务院卫生行政部门的规定。采供血机构、生物制品生产单位，必须严格执行国家有关规定，保证血液、血液制品的质量。禁止非法采集血液或者组织他人出卖血液。疾病预防控制机构、医疗机构使用血液和血液制品，必须遵守国家有关规定，防止因输入血液、使用血液制品引起经血液传播疾病的发生。

4. 防止医源性感染　医疗机构、疾病预防控制机构、医疗机构的实验室和从事病原微生物实验的单位，应严格执行国务院卫生行政部门规定的管理制度、操作规范，防止传染病的医源性感染、医院感染、实验室感染和致病性微生物的扩散。对所有血、尿、便等标本必须经过消毒后才能排放；对含有病原微生物的污水、污物，必须经过无害化处理后方可排放；对传染病病人的排泄物所污染的环境、物品、空气、水源和可能被污染的物品、场地等要同时全面、彻底地进行消毒。

医疗机构应当确定专门的部门或者人员，承担传染病疫情报告、本单位的传染病预防、控制以及责任区域内的传染病预防工作；承担医疗活动中与医院感染有关的危险因素监测、安全防护、消毒、隔离和医疗废物处置工作。疾病预防控制机构应当指定专门人员负责对医疗机构内的传染病预防工作进行指导、考核，开展流行病学调查。

5. 对传染病菌（毒）种的采集、保藏、携带、运输严格管理　国家建立传染病菌种、毒种库。对传染病菌种、毒种和传染病检测样本的采集、保藏、携带、运输和使用实行分类管理，建立健全严格的管理制度。除指定单位外，其他任何单位一律不准保存各种传染病菌（毒）种。对可能导致甲类传染病传播的以及国务院卫生行政部门规定的菌种、毒种和传染病检测样本，确需采集、保藏、携带、运输和使用的，须经省级以上人民政府卫生行政部门批准。

（三）保护易感人群

预防接种，是对易感者进行保护的重要预防措施。国家实行有计划的预防接种制度，对儿童实行预防接种证制度。国家免疫规划项目的预防接种实行免费。易感者也应注意不要与患病的人或动物接触，平时应积极参加体育运动，锻炼身体，增强抗病的能力。

预防传染病时，既要针对传染病流行的三个环节，采取综合措施，又要根据不同病种的特点和具体情况，在三个环节中抓住主要环节，做到综合措施和重点措施相结合。

知识拓展

　　卫生部 2008 年 2 月制定《扩大国家免疫规划实施方案》，甲肝等 15 种传染病纳入国家免疫规划。《方案》规定，在现行全国范围内使用的乙肝疫苗、卡介苗、脊灰疫苗、百白破疫苗、麻疹疫苗、白破疫苗等 6 种国家免疫规划疫苗基础上，将甲肝疫苗、流脑疫苗、乙脑疫苗、麻腮风疫苗纳入国家免疫规划，对适龄儿童进行常规接种。在重点地区对重点人群进行出血热疫苗接种；发生炭疽、钩端螺旋体病疫情或发生洪涝灾害可能导致钩端螺旋体病暴发流行时，对重点人群进行炭疽疫苗和钩体疫苗应急接种。通过接种上述疫苗，预防乙型肝炎、结核病、脊髓灰质炎、百日咳、白喉、破伤风、麻疹、甲型肝炎、流行性脑脊髓膜炎、流行性乙型脑炎、风疹、流行性腮腺炎、流行性出血热、炭疽和钩端螺旋体病等 15 种传染病。

三、疫情的报告和公布

　　传染病疫情报告制度是《传染病防治法》的重要内容，是预防和控制传染病重要的信息渠道。只有建立起一套完整的传染病报告制度，并保证其正常运转，才能保证信息的通畅。这是政府决策者准确掌握传染病疫情事件动态、及时正确进行决策与有关部门及时采取预防控制措施的重要前提（图 10-1）。

　　《中华人民共和国传染病防治法》《突发公共卫生事件应急条例》《突发公共卫生事件与传染病疫情监测信息报告管理办法》《传染病信息报告工作管理规范》《传染病监测信息网络直报工作技术指南》等法律法规对传染病疫情报告制度进行了具体规定。

（一）责任机构及职责

　　遵循分级负责、属地管理的原则，各有关部门与机构在传染病信息报告管理工作中履行以下职责：

　　1. 卫生行政部门　主要负责本辖区内传染病信息报告的管理、监督检查，组织制定传染病信息报告工作实施方案，建设和完善本辖区内传染病信息网络报告系统，落实传染病信息报告工作。

　　2. 疾病预防控制机构　各级疾病预防控制机构按照专业分工，承担责任范围内突发传染病疫情监测、信息报告与管理工作。

　　地方各级疾病预防控制机构负责本辖区的传染病信息报告业务管理、技术培训和指导工作。主动收集、分析、调查、核实、报告、反馈传染病疫情信息。动态监视本辖区的传染病报告信息，对疫情变化态势进行分析，及时分析报告、调查核实异常情况或甲类及按甲类管理的传染病疫情，预测传染病发生、流行趋势，开展传染病信息报告管理质量评价。

疾病预防控制机构应当设立或者指定专门的部门、人员负责传染病疫情信息管理工作，及时对疫情报告进行核实、分析。

县级疾病预防控制机构履行以上职责的同时，负责对本辖区内医疗机构和其他责任报告单位报告传染病信息的审核；承担本辖区内不具备网络直报条件的责任报告单位报告的传染病信息的网络直报。

3. 医疗机构 各级各类医疗机构应建立健全传染病诊断、报告和登记制度；负责对本单位相关医务人员进行传染病信息报告培训；协助疾病预防控制机构开展传染病疫情的调查。

4. 采供血机构 采供血机构应对献血员进行登记，发现 HIV 抗体检测两次初筛阳性结果的，应按传染病报告卡登记的内容，在规定报告时限内，向属地疾病预防控制机构报告。

（二）责任报告单位及报告人

各级各类医疗机构、疾病预防控制机构、采供血机构为责任报告单位；其执行职务的人员和乡村医生、个体开业医生均为责任疫情报告人。

责任疫情报告人在执行职务的过程中发现有法定传染病病人、疑似病人或病原携带者，必须按传染病防治法的规定进行疫情报告，履行法律规定的责任。

《传染病防治法》同时规定，任何单位和个人发现传染病病人或者疑似传染病病人时，应当及时向附近的疾病预防控制机构或者医疗机构报告。即任何单位或公民个人，都是传染病疫情的义务报告人。发现传染病及时报告是每个公民应尽的义务。

（三）报告病种

1. 39 种法定传染病。

2. 国务院卫生行政部门决定列入乙类、丙类传染病管理的其他传染病（非淋菌性尿道炎、尖锐湿疣、生殖器疱疹、水痘、森林脑炎、结核性胸膜炎、人感染猪链球菌、不明原因肺炎、不明原因其他）。

3. 省级人民政府决定按照乙类、丙类管理的其他地方性传染病。

4. 执行职务的医务人员发现其他传染病暴发、流行以及原因不明的传染病后，应及时向当地疾病预防控制机构报告。

（四）报告内容

报告内容包括常规疫情报告（法定传染病报告），特殊疫情报告（暴发疫情、重大疫情、灾区疫情、新发现的传染病、突发原因不明的传染病），传染病菌（毒）种丢失的报告。

1. 疫情报告卡 甲、乙、丙类传染病，按照《中华人民共和国传染病报告卡》的要求填报。报告卡统一用 A4 纸印制，使用钢笔或圆珠笔填写，项目完整、准确，字迹清楚，填报人签名。

知识拓展

传染病报告病例分为疑似病例、临床诊断病例、实验室确诊病例、病原携带者和阳性检测结果五类。需报告病原携带者的病种包括霍乱、脊髓灰质炎、艾滋病以及卫生部规定的其他传染病。阳性检测结果仅限采供血机构填写。

炭疽分为肺炭疽、皮肤炭疽和未分型三类；病毒性肝炎分为甲型、乙型、丙型、戊型和未分型五类；梅毒分为一期、二期、三期、胎传、隐性五类；疟疾分为间日疟、恶性疟和未分型三类；肺结核分为涂阳、仅培阳、菌阴和未痰检四类；乙型肝炎、血吸虫病应分为急性和慢性。

不明原因肺炎病例和不明原因死亡病例的监测和报告按照《全国不明原因肺炎病例监测实施方案（试行）》和《县及县以上医疗机构死亡病例监测实施方案（试行）》的规定执行。

2. 个别病种的确认须由相关单位认可后方能上报　①脊髓灰质炎，要由国家确认实验室进行审核确认；②甲类传染病及按甲类管理的传染病（如传染性非典型肺炎、肺炭疽等），须由省级有确认权限的单位或实验室进行审核确认；③艾滋病，应由省级有确认权限的单位或实验室进行审核确认。

3. 报告数据管理

（1）审核　传染病报告卡录入人员对收到的传染病报告卡须进行错项、漏项、逻辑错误等检查，对有疑问的报告卡必须及时向填卡人核实。

（2）订正报告　在同一医疗卫生机构发生报告病例诊断变更、已报告病例死亡或填卡错误时，应由该医疗卫生机构及时进行订正报告，并重新填写传染病报告卡，卡片类别选择订正项，并注明原报告病名。

对报告的疑似病例，应及时进行排除或确诊。

（3）资料保存　各级各类医疗卫生机构的《传染病报告卡》及传染病报告记录应保存 3 年。不具备网络直报条件的医疗机构，其传染病报告卡由收卡单位保存，原报告单位必须进行登记备案。

（4）检查考核　各级卫生行政部门定期组织对本辖区内的传染病信息报告工作进行督导检查，对发现的问题予以通报并责令限期改正。

各级疾病预防控制机构制定传染病信息报告工作考核方案，并定期对辖区内医疗机构进行指导与考核。

各级各类医疗机构应将传染病信息报告管理工作纳入工作考核范围，定期进行自查。

（五）报告程序与方式

传染病报告实行属地化管理。实行首诊医生负责制，传染病报告卡由首诊医生或其他执行职务的人员负责填写，由医院预防保健科的专业人员负责进行网络直报。现场调查时发现的传染病病例，由属地疾病预防控制机构的现场调查人员填写报告卡；采供血机构发现 HIV 两次初筛阳性检测结果也应填写报告卡。

1. 乡镇卫生院、城市社区卫生服务站　乡镇卫生院与城镇社区卫生服务站负责收集和报告本行政区域内传染病信息。有条件的实行网络直报；没有条件实行网络直报的，应按照规定时限以最快方式将传染病报告卡报告本行政区域内县级疾病预防控制机构。

2. 县级及以上医疗机构　县级及以上医疗机构要实行网络直报。要建立预防保健科，要有专人负责网络直报工作。

3. 军队医疗卫生机构　部队、武警等部门的医疗卫生机构向社会公众提供医疗服务，接诊地方居民传染病病人时，发现传染病疫情，按《传染病防治法》规定向所在地疾病预防控制机构报告。

4. 交通、民航、厂（场）矿所属医疗卫生机构　交通、民航、厂（场）矿所属的医疗卫生机构，以及非政府举办的医疗机构按《传染病防治法》规定向所在地县级疾病预防控制机构进行报告。

5. 发病地卫生行政部门　甲类及按甲类管理的传染病异地感染或离开发病地，发病地卫生行政部门应向感染地或离开到达地通报。

（六）报告时限

1. 实行网络直报的责任疫情报告单位

（1）2 小时　发现甲类传染病和乙类传染病中的肺炭疽、传染性非典型肺炎、脊髓灰质炎的病人、疑似病人以及其他暴发传染病、新发传染病以及原因不明的传染病疫情时，接诊医生诊断后应于 2 小时内以最快的方式（电话）向当地县级疾病预防控制机构报告，同时将传染病报告卡通过网络进行报告。

（2）24 小时　对其他乙、丙类传染病病人、疑似病人，按规定报告传染病的病原携带者，在诊断后应于 24 小时内进行网络报告。

2. 尚未实行网络直报的责任疫情报告单位

（1）城镇 2 小时、农村 6 小时　发现甲类传染病和乙类传染病中的肺炭疽、传染性非典型肺炎、脊髓灰质炎的病人、疑似病人以及其他暴发传染病、新发或不明原因传染病疫情时，接诊医生诊断后，城镇 2 小时内、农村 6 小时内，以最快的方式向当地县级疾病预防控制机构报告，同时送（寄）出传染病报告卡。

（2）24 小时　对其他乙、丙类传染病病人、疑似病人，按规定报告传染病的病原携带者，在诊断后应于 24 小时内寄出传染病报告卡。

对于传染病报告卡未及时报告、传染病漏报，疾病预防控制机构在现场监测时发现漏报的应该及时或随时补报，按初次报告进行报告和录入。

3. 传染病专项监测、专项调查信息的报告　对于开展专项报告的传染病（性病、结核、艾滋病及 HIV 感染者），除专病报告机构外，其余各级各类医疗机构发现诊断病例同时进行网络直报。

4. 不明或可疑的新发传染病报告　医务人员发现原因不明传染病或可疑的新发传染

病，应及时向当地疾病预防控制机构报告。疾病预防控制机构立即电话报告上级疾病预防控制机构与同级卫生行政部门，同时做好认真记录与调查核实。

5. 传染病菌（毒）种丢失的报告 传染病菌（毒）种丢失属于《突发公共卫生事件应急条例》规定的突发公共卫生事件的内容之一，各级疾病预防控制机构接到疫情后要在 1 小时内报告上级疾病预防控制机构与同级卫生行政部门。

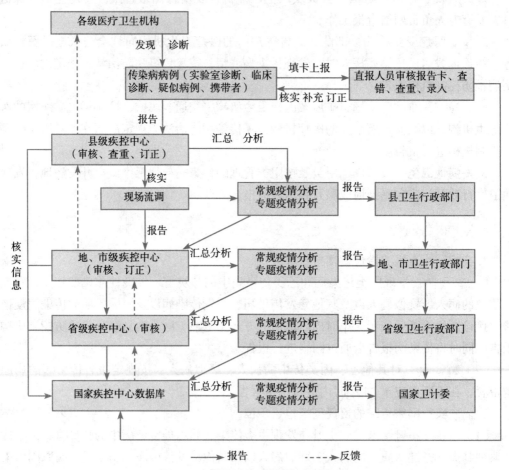

图 10-1 传染病监测报告工作流程图

6. 符合突发公共卫生事件报告标准的传染病疫情的报告 根据《突发公共卫生事件相关信息报告管理工作规范（试行版）》以及卫生部 2006 年 8 月 22 日修改发布的《突发公共卫生事件与传染病疫情监测信息报告管理办法》规定，获得突发公共卫生事件相关信息的责任报告单位和责任报告人，应当在 2 小时内以电话或传真等方式向属地卫生行政部门指定的专业机构报告，具备网络直报条件的要同时进行网络直报，直报的信息由指定的专业机构审核后进入国家数据库。不具备网络直报条件的责任报告单位和责任报告人，应采用最快的通讯方式将《突发公共卫生事件相关信息报告卡》报送属地卫生行政部门指定的专业机构，接到《突发公共卫生事件相关信息报告卡》的专业机构，应对信息进行审核，确定真实性，2 小时内进行网络直报，同时以电话或传真等方式报告同级卫生行政部门。

接到突发公共卫生事件相关信息报告的卫生行政部门应当尽快组织有关专家进行现场调查，如确认为实际发生突发公共卫生事件，应根据不同的级别，及时组织采取相应的措施，并在 2 小时内向本级人民政府报告，同时向上一级人民政府卫生行政部门报告。如尚未达到突发公共卫生事件标准的，由专业防治机构密切跟踪事态发展，随时报告事态变化情况。

（七）疫情公布

疫情公布，是指国务院卫生行政部门在接到疫情报告后，及时、如实地通报和公布疫情，并可授权省、自治区、直辖市政府卫生行政部门及时、如实通报和公布本行政区域的疫情。

中华人民共和国传染病报告卡

卡片编号：_____   报卡类别：1、初次报告   2、订正报告

患者姓名 *：_____（患儿家长姓名：_____）

身份证号：□□□□□□□□□□□□□□□□□□性别 *：□男　□女

出生日期 *：____年____月____日（如出生日期不详，实足年龄：_____年龄单位：岁　月　天）

工作单位：_____　　　　　联系电话：_____

病人属于 *：□本县区　□本市其他县区　□本省其他地市　□外省　□港澳台　□外籍

现住址（详填）*：_____省_____市_____县（区）_____乡（镇、街道）_____村_____（门牌号）

患者职业 *：

□幼托儿童、　□散居儿童、　□学生（大中小学）、　□教师、　□保育员及保姆、　□餐饮食品业、□商业服务、　□医务人员、　□工人、　□民工、　□农民、　□牧民、　□渔（船）民、　□干部职员、　□离退人员、　□家务及待业、　□其他（　　　）、　□不详

病例分类 *：（1）□疑似病例、□临床诊断病例、　□实验室确诊病例、　□病原携带者

（2）□急性、□慢性（乙型肝炎、血吸虫病填写）

发病日期 *：_____年____月____日（病原携带者填初检日期或就诊时间）

诊断日期 *：_____年____月____日

死亡日期：_____年____月____日

甲类传染病 *：

□鼠疫、　□霍乱

乙类传染病 *：

□传染性非典型肺炎、□艾滋病、□病毒性肝炎（□甲型、□乙型、□丙型、□戊型、□未分型）、□脊髓灰质炎、□人感染高致病性禽流感、□麻疹、□流行性出血热、□狂犬病、□流行性乙型脑炎、□登革热、□炭疽（□肺炭疽、□皮肤炭疽、□未分型）、□痢疾（□细菌性、□阿米巴性）、□肺结核（□涂阳、□仅培阳、□菌阴、□未痰检）、□伤寒（□伤寒、□副伤寒）、□流行性脑脊髓膜炎、□百日咳、□白喉、□新生儿破伤风、□猩红热、□布鲁氏菌病、□淋病、梅毒（□Ⅰ期、□Ⅱ期、□Ⅲ期、□胎传、□隐性）、□钩端螺旋体病、□血吸虫病、疟疾（□间日疟、□恶性疟、□未分型）

丙类传染病 *：
□流行性感冒、□流行性腮腺炎、□风疹、□急性出血性结膜炎、□麻风病、□流行性和地方性斑疹伤寒、□黑热病、□包虫病、□丝虫病，□除霍乱、细菌性和阿米巴性痢疾、伤寒和副伤寒以外的感染性腹泻病。

其他法定管理以及重点监测传染病：

订正病名：＿＿＿＿＿＿＿＿＿＿　　　退卡原因：

报告单位：＿＿＿＿＿＿＿＿＿＿　　　联系电话：

报告医生：＿＿＿＿＿＿＿＿＿＿　　　填卡日期 *：＿＿＿＿年＿＿月＿＿日

备注：

《中华人民共和国传染病报告卡》填卡说明

卡片编码：由报告单位自行编制填写。

患者姓名：填写患者的名字（性病 /AIDS 等可填写代号），如果登记身份证号码，则姓名应该和身份证上的姓名一致。

家长姓名：14 岁以下的患儿要求填写患者家长姓名。

身份证号：尽可能填写。既可填写 15 位身份证号，也可填写 18 位身份证号。

性　　别：在相应的性别前打√。

出生日期：出生日期与年龄栏只要选择一栏填写即可，不必既填出生日期，又填年龄。

实足年龄：对出生日期不详的用户填写年龄。

年龄单位：对于新生儿和只有月龄的儿童请注意选择年龄单位，默认为岁。

工作单位：填写患者的工作单位，如果无工作单位则可不填写。

联系电话：填写患者的联系方式。

病例属于：在相应的类别前打√。用于标识病人现住地址与就诊医院所在地区的关系。

现住地址：至少须详细填写到乡镇（街道）。现住址的填写，原则是指病人发病时的居住地，不是户籍所在地址。

职　　业：在相应的职业名前打√。

若病人的职业同时符合卡中一种以上职业时，选择原则是：①选择主要职业；②选择与该病发生和传播关系较密切的职业。如食品厂工人、熟食店售货员都应填写餐饮食品业，而不填工人或商业服务。

为配合儿童保健管理工作，新生儿破伤风病例的职业按以下方式选择：1. 出生场所在医院时选择"其他"；2. 出生在医院以外的场所选择"散居儿童"。

病例分类：在相应的类别前打√。乙肝、血吸虫病例须分急性或慢性填写。

发病日期：本次发病日期。病原携带者填初检日期或就诊时间；采供血机构报告填写献血员献血日期。

诊断日期：初次报告时，填写初诊的日期。订正报告时，如由疑似病例订正为确诊病例、一种传染病订正为另一种传染病、传染病的一个病种订正为另一个病种（如肺结核由"未痰检"订正为"菌阳"时），填写确诊的日期；同一病种由临床诊断订正为实验室确诊，仍填写初诊的日期。诊断日期不得早于发病日期

死亡日期：死亡病例或死亡订正时填入。

因法定传染病死亡时填写，患传染病但因意外或因非传染病死亡时，不需填死亡日期；当一个病人同时患有几种传染病时，只在其第一死因（根本死因）的传报卡上填写死亡日期，并在备注栏中说明。

对狂犬病填报死亡日期，保证死亡数和发病数一致。

疾病名称：在做出诊断的病名前打√。

其他传染病：如有，则分别填写病种名称，也可填写不明原因传染病和新发传染病名称。

如"疾病名称"—"其他传染病"—"不明原因肺炎"

订正病名：直接填写订正后的病种名称。

退卡原因：填写卡片填报不合格的原因。

报告单位：填写报告传染病的单位。

报告人：填写报告人的姓名。

填卡日期：填写本卡日期。

备　注：用户可填写一些文字信息，如传染途径、最后确诊非传染病病名等。

注：报告卡带"*"部分为必填项目。

四、传染病的控制

传染病控制，是指当传染病发生或暴发、流行时，为了阻止传染病的扩散和蔓延而采取的措施。

（一）一般性控制措施

医疗机构、卫生防疫机构发现传染病时，应及时采取下列控制措施：

1. 隔离治疗　严格意义上的隔离（隔离治疗），系指将传染病人收留在指定的处所，限制其活动并进行治疗，直到消除传染病传播的危险。

对甲类传染病、传染性非典型肺炎病人和病原携带者，乙类传染病中的艾滋病病人、炭疽中的肺炭疽病人，予以隔离治疗。拒绝隔离治疗或者隔离期未满擅自脱离隔离治疗的，可以由公安部门协助治疗单位采取强制隔离治疗措施。

2. 根据病情采取必要的治疗和控制传播措施　对除艾滋病病人、炭疽中的肺炭疽病人以外的乙类、丙类传染病病人，根据病情，采取必要的治疗和控制传播途径。淋病、梅毒病人应当在医疗保健机构、卫生防疫机构接受治疗，在治愈前不得进入公共浴池、游泳池等。

3. 医学观察　留验，又称"医学观察"，系指在传染病最长潜伏期内，将密切接触者收留在指定的场所，进行诊察和检验。

对疑似甲类传染病、传染性非典型肺炎病人，在明确诊断前，在指定的场所进行医学观察。

4. 实施必要的卫生处理和预防措施　对传染病病人、病原携带者、疑似传染病病人污染的场所、物品和密切接触的人员，实施必要的卫生处理和预防措施。

（二）紧急措施

传染病的暴发，是指在一个局部地区短期内突然发生多例同一种传染病的情况。传染病的流行，是指在一个地区某种传染病发病率显著超过该病历年的一般发病水平。

《传染病防治法》规定，当传染病暴发、流行时，县级以上地方人民政府应当立即组织力量，按照预防、控制预案进行防治，切断传染病的传播途径，必要时，报经上一级人民政府决定，可以采取下列紧急措施并予以公告：限制或者停止集市、影剧院演出或者其他人群聚集的活动；停工、停业、停课；封闭或者封存被传染病病原体污染的公共饮用水源、食品以及相关物品；控制或者扑杀染疫野生动物、家畜家禽；封闭可能造成传染病扩散的场所；临时征用房屋、交通工具。

当地政府可根据疫情控制的需要，组织卫生、医药、公安、工商、交通、水利、城建、农业、邮电、广播电视等部门采取综合性预防、控制措施：对病人进行抢救、隔离治疗；加强粪便管理，清除垃圾、污物；加强自来水和其他饮用水的管理，保护饮用水源；消除病媒昆虫、钉螺、鼠类及其他染疫动物；加强易使传染病传播扩散活动的卫生管理；开展防病知识宣传；组成对传染病病人、病原携带者、染疫动物密切接触人群的检疫、预防服务、应急接种等；供应用于预防和控制疫情所必需的药品、生物制品、消毒产品、器械等；保证居民生活必需品的供应。

（三）疫区封锁

疫区是指传染病在人群中暴发或者流行，其病原体向周围传播时可能波及的地区。

《传染病防治法》规定：甲类、乙类传染病暴发、流行时，县级以上地方人民政府报经上一级人民政府决定，可以宣布本行政区域部分或者全部为疫区；国务院可以决定并宣布跨省、自治区、直辖市的疫区。

疫区封锁，是指将重点疫区加以封闭，禁止或限制人员、交通工具等进出疫区，以防止疫情的扩散。

《传染病防治法》规定：甲类、乙类传染病暴发、流行时，县级以上地方人民政府可以在宣布的疫区内采取诸如限制聚集活动、停业、停工、停课等紧急措施，并可以对出入疫区的人员、物资和交通工具实施卫生检疫。经省、自治区、直辖市政府决定，可以对甲类传染病疫区实施封锁；封锁大、中城市的疫区或者跨省、自治区、直辖市的疫区，以及封锁疫区导致中断干线交通或者封锁国境的，由国务院决定。

（四）传染病患者尸体的处理

传染病的传播因素中，传染病患者尸体是重要的传染源。及时、正确地处理传染病患者的尸体，特别是烈性传染病患者的尸体，是预防、控制传染病传播的重要措施。

患甲类传染病、炭疽死亡的，应当将尸体立即进行卫生处理，就近火化。患其他传染病死亡的，必要时，应当将尸体进行卫生处理后火化或者按照规定深埋。

五、传染病的医疗救治

《传染病防治法》《医疗机构传染病预检分诊管理办法》对医疗机构在传染病防治中应承担的救治责任做了具体规定。

（一）传染病预检分诊制度

医疗机构应当建立传染病预检、分诊制度。

1. 设立分诊机构 二级以上综合医院应当设立感染性疾病科，具体负责本医疗机构传染病的分诊工作，并对本医疗机构的传染病预检、分诊工作进行组织管理。

没有设立感染性疾病科的医疗机构应当设立传染病分诊点。

感染性疾病科和分诊点应当标识明确，相对独立，通风良好，流程合理，具有消毒隔离条件和必要的防护用品。

2. 预检与分诊 医疗机构各科室的医师在接诊过程中，应当注意询问病人有关的流行病学史、职业史，结合病人的主诉、病史、症状和体征等对来诊的病人进行传染病的预检。

经预检为传染病病人或者疑似传染病病人的，应当将病人分诊至感染性疾病科或者分诊点就诊，同时对接诊处采取必要的消毒措施。

医疗机构不具备传染病救治能力时，应当及时将病人转诊到具备救治能力的医疗机构诊疗，并将病历资料复印件转至相应的医疗机构。

3. 做好传染病防护 对呼吸道等特殊传染病病人或者疑似病人，医疗机构应当依法采取隔离或者控制传播措施，并按照规定对病人的陪同人员和其他密切接触人员采取医学观察和其他必要的预防措施。

转诊传染病病人或疑似传染病病人时，应当按照当地卫生行政部门的规定使用专用车辆。

感染性疾病科和分诊点应当采取标准防护措施，按照规范严格消毒，并按照《医疗废物管理条例》的规定处理医疗废物。

（二）医疗救治

1. 加强、完善传染病医疗救治服务网络建设 县级以上人民政府应当加强和完善传染病医疗救治服务网络的建设，指定具备传染病救治条件和能力的医疗机构承担传染病救治任务，或者根据传染病救治需要设置传染病医院。

医疗机构应当按照国务院卫生行政部门规定的传染病诊断标准和治疗要求，采取相应措施，提高传染病医疗救治能力。

医疗机构应当对传染病病人或者疑似传染病病人提供医疗救护、现场救援和接诊治疗，书写病历记录以及其他有关资料，并妥善保管。

2. 预防医院感染 医疗机构的基本标准、建筑设计和服务流程，应当符合预防传染病医院感染的要求。

医疗机构应当按照规定对使用的医疗器械进行消毒；对按照规定一次使用的医疗器具，应当在使用后予以销毁。

第二节　传染病防治监督

一、传染病防治监督机构及其职责

（一）传染病防治监督机构

根据《传染病防治法》的规定，县级以上人民政府卫生行政部门为传染病防治监督的主管部门，对传染病防治工作实施统一的监督管理。受国务院卫生行政部门委托的其他有关部门（如铁路、交通部门）的卫生主管机构，在本系统内行使有关监督管理职权。

（二）传染病防治监督机构的职责

各级政府卫生行政部门对传染病防治工作具体行使以下监督管理职权：对下级人民政府卫生行政部门的传染病防治职责，对疾病预防控制机构、医疗机构的传染病防治工作，对采供血机构的采供血活动等进行监督检查；对用于传染病防治的消毒产品及其生产单位进行监督检查，并对饮用水供水单位从事生产或者供应活动以及涉及饮用水卫生安全的产品进行监督检查；对传染病菌种、毒种和传染病检测样本的采集、保藏、携带、运输、使用进行监督检查；对公共场所和有关单位的卫生条件和传染病预防、控制措施进行监督检查。

责令被检查单位或个人限期改进传染病防治管理工作；对违反《传染病防治法》的行为给予行政处罚。

（三）传染病防治监督的权利与义务

1. 监督执法权力机构　县级以上人民政府卫生行政部门在履行监督检查职责时，有权进入被检查单位和传染病疫情发生现场调查取证，查阅或者复制有关的资料和采集样本。被检查单位应当予以配合，不得拒绝、阻挠。

县级以上地方人民政府卫生行政部门在履行监督检查职责时，发现被传染病病原体污染的公共饮用水源、食品以及相关物品，如不及时采取控制措施可能导致传染病传播、流行的，可以采取封闭公共饮用水源、封存食品以及相关物品或者暂停销售的临时控制措施，并予以检验或者进行消毒。经检验，属于被污染的食品，应当予以销毁；对未被污染的食品或者经消毒后可以使用的物品，应当解除控制措施。

2. 监督执法义务　卫生行政部门工作人员依法执行职务时，应当不少于两人，并出示执法证件，填写卫生执法文书。

卫生执法文书经核对无误后，应当由卫生执法人员和当事人签名。当事人拒绝签名的，卫生执法人员应当注明情况。

3. 监督执法行为的内部监督　卫生行政部门应当依法建立健全内部监督制度，对其工作人员依据法定职权和程序履行职责的情况进行监督。

上级卫生行政部门发现下级卫生行政部门不及时处理职责范围内的事项或者不履行职责的，应当责令其纠正或者直接予以处理。

4. 监督执法行为的社会监督　卫生行政部门及其工作人员履行职责，应当自觉接受社会和公民的监督。单位和个人有权向上级人民政府及其卫生行政部门举报违反本法的行为。接到举报的有关人民政府或者其卫生行政部门，应当及时调查处理。

二、传染病管理监督员及其职责

（一）传染病管理监督员的设立

各级各类卫生监督机构设传染病管理监督员。传染病管理监督员由合格的卫生专业人员担任，由省级以上政府卫生行政部门聘任并发给证件。

（二）传染病管理监督员的职责

传染病管理监督员的任务是执行卫生行政部门或者其他有关部门卫生主管机构交给的传染病监测管理工作。具体职责是：检查、监督、指导传染病防治措施的落实；进行现场调查，并写出书面报告；对违法单位和个人提出处罚建议；执行卫生行政部门和有关部门卫生主管机构交付的任务；及时提出预防、控制传染病措施的建议。

三、传染病管理检查员及其职责

（一）传染病管理检查员的设立

各级各类医疗保健机构设立传染病管理检查员，由本单位推荐，并由县级以上地方政府卫生行政部门批准、发给证件。

（二）传染病管理检查员的职责

传染病管理检查员的任务是负责检查本单位及责任地段的传染病防治管理工作，并向有关疾病控制机构报告检查结果。具体职责是：宣传《传染病防治法》并检查本单位和责任地段内本法的执法情况；对责任范围内的工作进行技术指导；执行卫生行政部门和卫生防疫机构提出的改进工作的意见；定期汇报工作。

第三节　几种传染病防治的法律规定

 案例导入

因术前被查出携带艾滋病病毒，天津25岁的肺癌患者小峰（化名）求医时屡次遭拒。在转入第三所医院时，小峰私改病历隐瞒病情，最终手术得以进行。2012年11月，此事被媒体报道后引起广泛讨论，在同情艾滋病人就医难的同时，多数网友斥责小峰隐瞒病情，认为患者遭遇拒收时，应该向疾控部门或卫生主管部门投诉，争取正常途径解决。

天津市卫生局调查核实后表示，患者小峰（化名）到肿瘤医院就诊，该院以艾滋病病毒抗体阳性不适宜手术治疗为由，建议患者转院治疗，属于推诿病人。天津市卫生局依据《艾滋病防治条例》和有关法律法规进行严肃处理，追究相关人员责任。同时，市卫生局对实施手术的医院职业暴露和院内感染控制情况组织专家进行了认真检查。经核查，实施手术医院的医务人员个人防护、手术消毒、患者护理、医疗废弃物处置等符合相关规定，未出现院内感染和污染情况。

市卫生局再次重申，各级各类医疗机构和广大医务人员要认真贯彻落实国家有关法律法规以及有关规章制度，严格加强医疗机构管理，认真做好艾滋病感染者和病人的医疗救治工作，切实保障艾滋病感染者和病人接受医疗救治的权利。坚决杜绝此类事件再次发生。同时，市卫生局也提醒艾滋病感染者和病人在到医院就诊时，要依法向接诊医生告知艾滋病感染情况，不得故意隐瞒病情，以免造成艾滋病的传播。

问题：艾滋病人应怎样就诊？应怎样看待法律规定和人们的观念？法律如何保障患者的权利和医务人员的自身安全？

一、艾滋病防治

艾滋病（AIDS）即"获得性免疫缺陷综合征"，是由于感染了人类免疫缺陷病毒所引起的、具有一系列复杂症状的综合征。艾滋病病毒的医学名称为"人类免疫缺陷病毒"（HIV），它侵入人体后破坏人体的免疫系统，使人体发生多种难以治愈的感染和肿瘤，最终导致死亡。

（一）艾滋病基本知识

艾滋病是一种目前尚无有效治愈办法，病死率很高的严重传染病，它在全世界的广泛流行已成为严重的公共卫生问题和社会问题。一旦感染艾滋病病毒将终生具有传染性，从感染到发病死亡前都属于传染期。目前尚未发现任何一种药物可以清除人体内的艾滋病病毒。

1. 艾滋病的传播途径 感染艾滋病病毒的途径主要有3条：血液途径传播、性途径传播、母婴途径传播。

大多日常生活接触不会感染艾滋病：如饮食、饮水、空气；公共场所的一般接触，如同在一个教室上课，共用各种公共交通工具的座位、扶手，共用办公室的办公用品、工厂车间的工具，以及影剧院、商场、游泳池等场所的接触；礼节性拥抱、亲吻，双方手部皮肤完好时的握手；共用马桶、浴缸、泳池；蚊虫叮咬；传递纸币、硬币、票证等。

由此可见，艾滋病的传播主要与人类的社会行为有关，完全可以通过规范人们的社会行为而被阻断，是能够预防的。

2.艾滋病的发展分期　一个艾滋病患者被艾滋病病毒感染后，从感染到死亡，一般可有 3 个发展时期。

（1）急性感染期　一般在感染后 2~6 周出现，症状似感冒，能很快自愈。这个时期可以检测到艾滋病病毒抗原，但是检测不出艾滋病病毒抗体。

从艾滋病病毒进入人体到血液中产生足够量的、能用检测方法查出艾滋病病毒抗体之间的这段时期，称为窗口期，一般为 2 周至 3 个月。在窗口期虽检测不到艾滋病病毒抗体，但体内已有艾滋病病毒，因此处于窗口期的感染者同样具有传染性。

（2）无症状感染期（潜伏期）　从感染艾滋病病毒到发展成艾滋病病人，这一段时间称为潜伏期。潜伏期长短个体差异很大，短者不到 1 年，长者可达 15 年以上，平均 5~7 年。处于潜伏期的艾滋病病毒感染者的血液、精液、阴道分泌物、乳汁、脏器中含有艾滋病病毒，具有传染性，但在外表上与正常人没有区别。

（3）发病期　当艾滋病病毒感染者体内免疫系统遭到严重破坏，不能维持最低的抗病能力时，便出现很难治愈的多种症状，成为艾滋病人。成为艾滋病人后，一般会在半年至 2 年内死亡。

3.艾滋病的临床表现　由于艾滋病病毒破坏人体的免疫系统，造成机体免疫力下降，在正常人身上不会致病的细菌、病毒等在人体免疫力低下的情况下会乘虚而入，造成感染。因此，艾滋病病人很容易发生各种感染，而且症状没有特异性，表现为复杂多样的综合征。常见症状有：长期低热，短期内体重减轻十分之一以上，消瘦、乏力、冒汗、慢性腹泻、慢性咳嗽、全身淋巴结肿大、头晕、头痛、智力减退、反应迟钝等。

艾滋病病人常见的肿瘤主要为卡波西氏肉瘤，表现为皮肤出现深蓝色或紫色的斑丘疹或结节。除了卡波西氏肉瘤以外，其他的如淋巴瘤、肝癌、肾癌等也不少见。

4.可能感染艾滋病病毒的高危行为　所谓高危行为是指容易引起艾滋病病毒感染的行为。

造成性途径传播的高危行为有：无保护性交（包括同性间无保护性交）、多个性伙伴等。

造成血液途径传播的高危行为有：静脉注射吸毒；与他人共用注射器或共用其他可刺破皮肤的器械；使用未经检测的血液或血制品。另外，其他可以引起血液传播的途径有：理发、美容、文身、扎耳朵眼、修脚等用的刀具不消毒；与其他人共用刮脸刀、电动剃须刀、牙刷；体育运动外伤和打架斗殴引起流血；救护伤病员时，救护者破损的皮肤接触伤员的血液。

造成母婴途径传播的高危行为有：艾滋病病毒阳性的女性怀孕并生育，艾滋病病毒阳性的母亲哺乳，都可能引起孩子的艾滋病病毒感染。

（二）我国艾滋病防治立法

艾滋病是一个健康问题，同时也是一个社会问题。艾滋病正在全世界，特别是在发展中国家迅速蔓延。我国艾滋病流行已进入快速增长期。如不能及时、有效地控制艾滋病的流行，将会对国家、社会、经济发展造成严重影响。为预防、控制艾滋病的发生与流行，保障人民身体健康和公共卫生，我国针对艾滋病防治出台了相应的法律法规，主要有：《中华人民共和国传染病防治法》《艾滋病防治条例》《中华人民共和国禁毒法》等。艾滋病防治工作的纲领性文件主要有：《中国预防与控制艾滋病中长期规划（1998–2010年）》《中国遏制与防治艾滋病行动计划（2001–2005年）》《中国遏制与防治艾滋病行动计划（2006–2010年）》《中国遏制与防治艾滋病"十二五"行动计划》《国务院关于切实加强艾滋病防治工作的通知》等。

《艾滋病防治条例》是为了预防、控制艾滋病的发生与流行，保障人体健康和公共卫生，根据《传染病防治法》制定的条例，于2006年1月18日国务院第122次常务会议通过，自2006年3月1日起施行。本条例共七章六十四条。

（三）艾滋病防治的法律规定

1. 防治原则 建立政府主导、多部门合作和全社会共同参与的艾滋病预防与控制体系，形成有利于艾滋病防治的社会环境是控制艾滋病流行的重要成功经验。

我国预防控制艾滋病的策略是预防为主、宣传教育为主、动员全社会参与、实行综合治理。

宣传教育和改变危险行为的艾滋病预防措施已被证明是有效的。每个人都有权且必须懂得预防艾滋病的基本知识，避免危险行为，加强自我保护。

向青少年宣传预防艾滋病、性病的知识，开展学校性教育，保护青少年免受艾滋病、性病的危害，是每个家庭、每个学校、每个社区和全社会的共同责任。

2. "四免一关怀" 艾滋病病人及感染者的参与和合作是艾滋病预防与控制工作的一个重要组成部分。对艾滋病病人及感染者的歧视不仅不利于预防和控制艾滋病，还会成为社会的不安定因素。

在人类尚不能彻底战胜艾滋病之前，对艾滋病人的关爱显得尤为重要。只有建立了针对艾滋病病人的社会关怀，他们才能坦然接受检测，积极接受治疗，从而有助于实现对艾滋病的全面控制。为此，国家对艾滋病人规定了"四免一关怀"，并通过政策文件促进这一政策的落实与实施。

一免：对农村居民和城镇未参加基本医疗保险等医疗保障制度的经济困难人员中的艾滋病病人免费提供抗病毒治疗药物；

二免：在全国范围内为自愿接受艾滋病咨询检测的人员免费提供咨询和初筛检测；

三免：为感染艾滋病病毒的孕妇提供免费母婴阻断药物及婴儿检测试剂；

四免：对艾滋病病人的孤儿免收上学费用；

一关怀：将生活困难的艾滋病病人纳入政府救助范围，按照国家有关规定给予必要的生活救济。积极扶持有生产能力的艾滋病病人开展生产活动，增加其收入。加强艾滋病防治知识的宣传，避免对艾滋病感染者和病人的歧视。

3. 主要预防控制措施 国家建立健全艾滋病监测网络，实行艾滋病自愿咨询和自愿检测制度，为自愿接受艾滋病咨询、检测的人员免费提供咨询和初筛检测；推广预防艾滋病的行为干预措施，帮助有易感染艾滋病病毒危险行为的人群改变行为；开展对吸毒成瘾者的药物维持治疗工作，并有计划地实施其他干预措施；推广使用安全套，建立和完善安全套供应网络，公共场所的经营者应当在公共场所内放置安全套或者设置安全套发售设施；公共场所的服务人员应当依照《公共场所卫生管理条例》的规定，定期进行相关健康检查，取得健康合格证明；医疗卫生机构和出入境检验检疫机构应按照规定，遵守标准防护原则，严格执行操作规程和消毒管理制度，防止发生艾滋病医院感染和医源性感染。血站、单采血浆站应当对采集的人体血液、血浆进行艾滋病检测，不得向医疗机构和血液制品生产单位供应未经艾滋病检测或者艾滋病检测阳性的人体血液、血浆；血液制品生产单位应当在原料血浆投料生产前对每一份血浆进行艾滋病检测，未经艾滋病检测或者艾滋病检测阳性的血浆，不得作为原料血浆投料生产；医疗机构应当对因应急用血而临时采集的血液进行艾滋病检测，对临床用血艾滋病检测结果进行核查，对未经艾滋病检测、核查或者艾滋病检测阳性的血液，不得采集或者使用；采集或者使用人体组织、器官、细胞、骨髓等，应当进行艾滋病检测，未经艾滋病检测或者艾滋病检测阳性的，不得采集或者使用；未经本人或者其监护人同意，任何单位或者个人不得公开艾滋病病毒感染者、艾滋病病人及其家属的姓名、住址、工作单位、肖像、病史资料以及其他可能推断出其具体身份的信息等。

4. 医疗机构的治疗义务和艾滋病病人的义务

（1）医疗机构的治疗义务　医疗机构应当为艾滋病病毒感染者和艾滋病病人提供艾滋病防治咨询、诊断和治疗服务。医疗机构不得因就诊的病人是艾滋病病毒感染者或者艾滋病病人而推诿或者拒绝对其其他疾病进行治疗。

对确诊的艾滋病病毒感染者和艾滋病病人，医疗卫生机构的工作人员应当将其感染或者发病的事实告知本人；本人为无行为能力人或者限制行为能力人的，应当告知其监护人。

（2）艾滋病病毒感染者和艾滋病病人应当履行的义务　具体如下：①接受疾病预防控制机构或者出入境检验检疫机构的流行病学调查和指导；②将感染或者发病的事实及时告知与其有性关系者；③就医时，将感染或者发病的事实如实告知接诊医生；④采取必要的防护措施，防止感染他人。

艾滋病病毒感染者和艾滋病病人不得以任何方式故意传播艾滋病。

5. 医疗卫生机构违反规定应承担的法律责任　医疗卫生机构未履行艾滋病监测职责的，未按照规定免费提供咨询和初筛检测的；对临时应急采集的血液未进行艾滋病检测，对临床用血艾滋病检测结果未进行核查，或者将艾滋病检测阳性的血液用于临床的；未遵守标准防护原则，或者未执行操作规程和消毒管理制度，发生艾滋病医院感染或者医源性感染的；未采取有效的卫生防护措施和医疗保健措施的；推诿、拒绝治疗艾滋病病毒感染者或者艾滋病病人的其他疾病，或者对艾滋病病毒感染者、艾滋病病人未提供咨询、诊断和治疗服务的；未对艾滋病病毒感染者或者艾滋病病人进行医学随访的；未按照规定对感染艾滋病病毒的孕产妇及其婴儿提供预防艾滋病母婴传播技术指导的。有上述情形之一的，由县级以上人民政府卫生主管部门责令限期改正，通报批评，给予警告；造成艾滋病传播、流行或者其他严重后果的，对负有责任的主管人员和其他直接责任人员依法给予降级、撤职、开除的处分，并可以依法吊销有关机构或者责任人员的执业许可证件；构成犯罪的，依法追究刑事责任。

医疗卫生机构违反本条例规定，公开艾滋病病毒感染者、艾滋病病人或者其家属信息的，依照传染病防治法的规定予以处罚。

二、结核病防治

结核病是一种由结核菌引起的慢性传染病。结核病主要是由呼吸道转播的，因此90% 以上的病人为肺结核。肺结核病是一种严重危害人类健康的传染病，得了肺结核如果没有进行及时合理的治疗，不仅会使病情恶化，加大死亡几率，还极有可能发展成为久治不愈的传染源，严重危害周围人的健康。我国结核病患者数量居世界第 2 位，目前约 5.5 亿人受到了结核菌感染，每年新增结核病患者 150 万，其中 75% 的病人为中青年，死亡人数高达 13 万人 / 年，为各种其他传染病和寄生虫病死亡总和的 2 倍。

（一）肺结核基本知识

1. 肺结核的传播途径 结核病主要经由呼吸道传播，只有痰中能够查出结核菌的肺结核病人才具有传染性。当排菌的肺结核病人咳嗽、打喷嚏、大声说话时，把大量含有结核菌的微小痰沫排放至空气中，健康人吸入含有结核菌的痰沫，即会受到传染。因此作为肺结核病人，除应养成良好的卫生习惯，经常开窗通风，保持室内空气清新外，还应注意不要对着他人咳嗽、大声说话或打喷嚏。只要不对着人咳嗽和打喷嚏，就能避免大部分的传染。

2. 肺结核的常见症状 肺结核病的早期病变小而没有明显症状，即使有了症状，由于没有很明显的特点，病人和医生都容易误认为是患了其他的肺部疾病。肺结核病的可疑症状者指咳嗽、咳痰 2 周或以上，或痰中有血，伴有发热或胸痛等症状的人。连续两周以上的咳嗽、咳痰通常是肺结核的一个首要症状，如果同时痰中带有血丝，应考虑肺结核病，并需到医院进行进一步的检查。其他常见的症状还有午后低热（一般不超过38℃）、夜间盗汗、疲乏无力、体重减轻等。

3. 肺结核的诊断 肺结核的诊断目前主要依靠两种手段：痰结核菌检查、胸部 X 光检查。当结核菌侵入人体后，往往会因为大量繁殖造成肺部的病变，此时，繁殖的结核菌以及破坏后坏死的肺组织，会随着痰液被咳出来。对这些痰进行涂片，并经过染色，有可能发现痰液中存在的结核菌而诊断为肺结核。

4. 肺结核的分类 1999 年实行了新的结核病分类法，将结核病分为 5 型：Ⅰ 型 – 原发型肺结核、Ⅱ 型 – 血行播散型肺结核、Ⅲ 型 – 浸润型肺结核、Ⅳ 型 – 结核性胸膜炎、Ⅴ 型 – 肺外结核。

5. 肺结核的预防 肺结核可以预防。预防结核病传播最主要的措施是控制传染源，即及时发现和彻底治愈肺结核病人，对肺结核病人的密切接触人员进行相关检查；对已经感染结核菌的人群，在医生的指导下服用药物预防结核病的发生；做好人口密集场所的通风和环境卫生，锻炼身体增强体质，养成良好的卫生习惯；为新生儿及时接种卡介苗（BCG），但卡介苗主要对儿童期的结核性脑膜炎、粟粒型肺结核有较好的预防作用。

6. 肺结核的治疗药物　治疗非耐药性肺结核最常用的药物包括异烟肼（INH）、利福平（RFP）、吡嗪酰胺（PZA）、乙胺丁醇（EB）、链霉素（SM）5 种，这 5 种药物被称为一线药物，对 80% 以上新感染的肺结核患者治疗都有效。而当患者出现对一线药物的治疗耐药性时，须更换为二线药物。

7. 肺结核治疗的疗程　初次患病的肺结核患者一般治疗的疗程为 6 个月，复发的肺结核患者一般治疗的疗程为 8 个月，而耐药肺结核患者的疗程一般为 24 个月，广泛耐药肺结核患者的疗程为 36 个月。

8. 肺结核的治疗原则

（1）早期　已经确诊的排菌肺结核，应及早进行治疗，这样除有利于病变修复外，更重要的是可减轻对亲属和周围健康人群的传染。

（2）联用　选择两种以上抗结核药物组成化疗方案，联合治疗可保证治疗效果，并延缓和防止结核菌产生耐药而导致化疗失败。

（3）适量　药物剂量过小不能杀灭细菌且易产生耐药性，但剂量过大则易发生毒副作用而中断治疗。因此，必须遵照医嘱坚持服用规定剂量药物才能完成预定疗程，确保疗效。

（4）规律　在规定疗程内严格按照化疗方案规定的用药次数和间隔时间用药，尽量避免漏服或中断服药。

（5）全程　按要求完成规定疗程。若疗程未满停药，会使治疗失败或造成复发。但超过疗程无限期用药，不但不能提高疗效，且易产生毒副作用并增加不必要的经济负担。

肺结核病人应坚持遵医嘱治疗，不能自行停药。结核病人服药后最快 2 周，慢则 1~2 个月，咳嗽、咳痰的症状就会好转，甚至完全消失。如果病人感觉病情好转或者由于其他原因而中途停药，结核病很容易再次发作，甚至出现"耐药"，即再次发作时吃原来的药已经没有效果。一旦出现耐药，则花费多达 10 倍以上，且很难治愈。因此，世界卫生组织确定的现代结核病控制策略中要求病人每次服药均要在医务人员的直接面视下服用，以保证尽可能治愈所有的结核病患者，减少传播。另外，治疗期间及治疗结束后应遵医嘱按时复查。

（二）结核病防治的法律规定

我国的《结核病防治管理办法》于 2013 年 1 月 9 日由卫生部审议通过，并予公布，自 2013 年 3 月 24 日起施行。

1. 结核病防治原则　坚持预防为主、防治结合的方针，建立政府组织领导、部门各负其责、全社会共同参与的结核病防治机制。加强宣传教育，实行以及时发现患者、规范治疗管理和关怀救助为重点的防治策略。

2. 结核病防治机构

（1）结核病防治监督机构　国家卫生计生委负责全国结核病防治及其监督管理工作，县级以上地方卫生行政部门负责本辖区内的结核病防治及其监督管理工作。

（2）结核病防治专业机构　结核病防治专业机构是国家设立的诊断、治疗和管理结核病的专业机构，医务人员具有专业知识和技能，并经过专业培训。我国省、地、县三级都设有结核病防治专业机构，包括结核病防治所、疾病预防控制中心和结核病定点医院（具体可咨询当地疾控中心、结防所）。

结核病定点医疗机构在结核病防治工作中履行以下职责：负责肺结核患者的诊断治疗，落实治疗期间的随访检查；负责肺结核患者报告、登记和相关信息的录入工作；对传染性肺结核患者的密切接触者进行检查；对患者及其家属进行健康教育。

非结核病定点医疗机构在结核病防治工作中履行以下职责：指定内设职能科室和人员负责结核病疫情的报告；负责结核病患者和疑似患者的转诊工作；开展结核病防治培训工作；开展结核病防治健康教育工作。

基层医疗卫生机构在结核病防治工作中履行以下职责：负责肺结核患者居家治疗期间的督导管理；负责转诊、追踪肺结核或者疑似肺结核患者及有可疑症状的密切接触者；对辖区内居民开展结核病防治知识宣传。

3. 国家对肺结核病人诊断和治疗的"收、减、免"政策　目前，我国政府对结核病人实行归口诊治，凡经市、区两级结核病防治机构确诊的结核病人，均可享受检查和治疗费的部分减免。对活动性肺结核病人进行免费检查和免费抗结核药物治疗。

（1）免费检查　各地结核病防治专业机构，为首次就诊的肺结核可疑症状者或疑似肺结核病人免费拍胸部正位片一张和免费查痰；在门诊登记治疗的肺结核病人治疗期间免费做3次痰菌复查（初治2、5、6月末，复治2、5、8月末）。

（2）免费治疗　凡经结防专业机构确诊的肺结核病人均可享受国家统一提供的免费抗结核药品（异烟肼、利福平、吡嗪酰胺、乙胺丁醇、链霉素等5种药物）治疗。其中，初治6个月，复治8个月。复治涂阳病人只能获得一次免费治疗机会，经规定的复治涂阳化疗方案治疗后，痰菌仍然阳性者（复治失败病人），不再提供免费治疗。除此之外的检查、治疗（包括住院治疗）均不能免费。

4. 肺结核的发现、报告、确诊与登记

（1）发现、报告、转诊（归口管理）　各级各类医疗机构（含个体开业医生）对肺结核可疑症状者应及时进行检查，凡是发现的确诊和疑似肺结核患者应当按照有关规定进行疫情报告，并将其转诊到患者居住地或者就诊医疗机构所在地的结核病定点医疗机构（市结核病防治院和各县、市、区疾病控制中心）。

（2）双重感染筛查　卫生行政部门指定的医疗卫生机构按照有关工作规范，对艾滋病病毒感染者和艾滋病患者进行结核病筛查和确诊。

（3）追踪　基层医疗卫生机构协助县级疾病预防控制机构，对已进行疫情报告但未到结核病定点医疗机构就诊的肺结核患者和疑似肺结核患者进行追踪，督促其到结核病定点医疗机构进行诊断。

（4）诊断与登记　结核病定点医疗机构应当对肺结核患者进行诊断，并对其中的传染性肺结核患者的密切接触者进行结核病筛查。

承担耐多药肺结核防治任务的结核病定点医疗机构应当对耐多药肺结核可疑者进行痰分枝杆菌培养检查和抗结核药物敏感性试验。

结核病定点医疗机构对肺结核患者进行管理登记，登记内容包括患者诊断、治疗及管理等相关信息，并根据患者的治疗管理情况，及时更新患者管理登记内容。

（三）全球应对结核病

1. 现代结核病控制策略 –DOTS　世界卫生组织 1993 年宣布"结核病处于全球紧急状态"。为尽快遏制全球结核病疫情，2001 年 10 月，提出实施现代结核病控制策略（DOTS）。

主要包括：政府承诺 – 人力、财力支持；痰菌检查 – 发现结核病人；督导化疗 – 保障治疗效果；药物供应 – 保证药品质量；病例报告 – 信息上通下达。

2. 结核病防治目标　2001 年 10 月，世界银行和世界卫生组织在华盛顿召开了第一届全球遏制结核病部长级会议，提出了会后 50 天、50 周、50 个月、50 年的任务。其中 50 个月也就是到 2005 年年底，全球现代结核病控制策略 DOTS 覆盖率达到 100%，新发肺结核病人发现率至少达到 70%，发现的病人治愈率至少达到 85%。到 2050 年，要消除结核病对公共卫生的影响（每年发病率小于 1/100 万，视为消除结核病）。

在联合国制定的千年发展目标中提出，到 2015 年，全球结核病的患病率和死亡率较 1990 年要下降一半。

3. 中国政府的承诺　世界卫生组织把印度、中国、俄罗斯、南非、秘鲁等 22 个国家列为结核病高负担、高危险性国家，我国仅次于印度居第 2 位。2000 年 3 月 24 日在阿姆斯特丹召开的全球 22 个结核病高负担国家的部长级会议上，高强代表我国政府向国际社会做出承诺，结核病人总数占全球 1/4 的中国决心加大投入，加快控制结核病的步伐，绝不拖全世界的后腿。

国务院先后制定《全国结核病防治规划（2001–2010 年）》《全国结核病防治规划（2011–2015 年）》，对我国结核病的防治做出具体规划。据调查，我国在 10 年间（自 2001 年开始），共发现肺结核患者 450 万例，避免了 4000 多万健康人感染结核菌，如期实现了我国政府向国际社会承诺的结核病控制阶段性目标，提前实现了联合国千年发展目标确定的结核病控制指标。

第四节　违反传染病防治法的法律责任

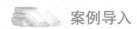 案例导入

瞒报传染病被罚停业

2007 年 5 月 17 日上午，某县卫生局接到县疾病预防控制中心《关于某卫

生室漏报法定传染病的报告》，并将此报告批转县卫生监督所。县卫生监督所传染病监督科就此对有关医疗卫生机构进行了调查。

经查，2007年5月11日，某县乡镇卫生院接到学区中心学校报告，称其学校有数名学生缺课，均有皮疹症状。当日下午卫生院对该校病情进行核实，未作明确诊断。5月14日卫生院再次接到学校报告，称其学校有皮疹症状学生明显增多。卫生院遂于5月15日上午10时许向县疾病预防控制中心报告了上述疫情。县疾病预防控制中心15日下午赶赴现场调查，并进行了初次报告；对88名皮疹患者进行流行病学个案调查及血样送检检测，结果判定该学区中心学校发生的疫情为风疹暴发。遂对该学区中心学校周边地区开展风疹病例主动搜索，实行日报制；采取发放风疹疫苗进行应急接种等控制措施。

同时查明，相距该中心学校200米处的村卫生室门诊日志中至5月15日共登记有50余例"麻疹""疑似麻疹"病例，其中最早的2例"疑似麻疹"病例登记时间为2007年3月24日，该村卫生室负责人魏某在明知自己所诊治的"麻疹""疑似麻疹"患儿均为某学区中心学校学生的情况下，始终未向有关医疗卫生机构报告过传染病疫情。

经调查认定：上述3家医疗卫生机构中，某村卫生室明显存在违法行为。该卫生室未按规定建立传染病疫情报告管理制度，未领取传染病报告卡，未建立传染病登记册。其瞒报"麻疹""疑似麻疹"病例致使学区中心学校发生的传染病疫情未能得到及时控制而最终导致风疹暴发的行为，违反了传染病防治的相关法律法规，县卫生监督所依据《突发公共卫生事件与传染病疫情监测信息报告管理办法》第四十一条，对其做出停业整改，并罚款人民币1990元的行政处罚。

问题：根据《传染病防治法》等有关法律规定，讨论该案中三家医疗卫生机构的行为及应承担的法律责任。

一、地方各级人民政府及其有关部门的违法责任

（一）地方各级人民政府的违法责任

地方各级人民政府未依照本法的规定履行报告职责，或者隐瞒、谎报、缓报传染病疫情，或者在传染病暴发、流行时，未及时组织救治、采取控制措施的，由上级人民政府责令改正，通报批评；造成传染病传播、流行或者其他严重后果的，对负有责任的主管人员，依法给予行政处分；构成犯罪的，依法追究刑事责任。

（二）县级以上人民政府卫生行政部门的违法责任

县级以上人民政府卫生行政部门违反本法规定，有下列情形之一的，由本级人民政府、上级人民政府卫生行政部门责令改正，通报批评；造成传染病传播、流行或者其他严重后果的，对负有责任的主管人员和其他直接责任人员，依法给予行政处分；构成犯

罪的，依法追究刑事责任：

1. 未依法履行传染病疫情通报、报告或者公布职责，或者隐瞒、谎报、缓报传染病疫情的。

2. 发生或者可能发生传染病传播时未及时采取预防、控制措施的。

3. 未依法履行监督检查职责，或者发现违法行为不及时查处的。

4. 未及时调查、处理单位和个人对下级卫生行政部门不履行传染病防治职责的举报的。

5. 违反本法的其他失职、渎职行为。

（三）县级以上人民政府有关部门的违法责任

县级以上人民政府有关部门未依照本法的规定履行传染病防治和保障职责的，由本级人民政府或者上级人民政府有关部门责令改正，通报批评；造成传染病传播、流行或者其他严重后果的，对负有责任的主管人员和其他直接责任人员，依法给予行政处分；构成犯罪的，依法追究刑事责任。

二、疾病预防控制机构的违法责任

疾病预防控制机构违反本法规定，有下列情形之一的，由县级以上人民政府卫生行政部门责令限期改正，通报批评，给予警告；对负有责任的主管人员和其他直接责任人员，依法给予降级、撤职、开除的处分，并可以依法吊销有关责任人员的执业证书；构成犯罪的，依法追究刑事责任：

1. 未依法履行传染病监测职责的。

2. 未依法履行传染病疫情报告、通报职责，或者隐瞒、谎报、缓报传染病疫情的。

3. 主动收集传染病疫情信息，或者对传染病疫情信息和疫情报告未及时进行分析、调查、核实的。

4. 发现传染病疫情时，未依据职责及时采取本法规定的措施的。

5. 故意泄露传染病病人、病原携带者、疑似传染病病人、密切接触者涉及个人隐私的有关信息、资料的。

三、医疗机构的违法责任

医疗机构违反本法规定，有下列情形之一的，由县级以上人民政府卫生行政部门责令改正，通报批评，给予警告；造成传染病传播、流行或者其他严重后果的，对负有责任的主管人员和其他直接责任人员，依法给予降级、撤职、开除的处分，并可以依法吊销有关责任人员的执业证书；构成犯罪的，依法追究刑事责任：

1. 未按照规定承担本单位的传染病预防、控制工作、医院感染控制任务和责任区域内的传染病预防工作的。

2. 未按照规定报告传染病疫情，或者隐瞒、谎报、缓报传染病疫情的。

3. 发现传染病疫情时，未按照规定对传染病病人、疑似传染病病人提供医疗救护、现场救援、接诊、转诊的，或者拒绝接受转诊的。

4. 未按照规定对本单位内被传染病病原体污染的场所、物品以及医疗废物实施消毒或者无害化处置的。

5. 未按照规定对医疗器械进行消毒，或者对按照规定一次使用的医疗器具未予销毁，再次使用的。

6. 在医疗救治过程中未按照规定保管医学记录资料的。

7. 故意泄露传染病病人、病原携带者、疑似传染病病人、密切接触者涉及个人隐私的有关信息、资料的。

本章小结

本章以《传染病防治法》为重点，以医护人员应知应会的传染病防治知识为线索，着重介绍了我国法定传染病病种、传染病防治原则、传染病疫情报告与预警制度、传染病预防控制措施、法律责任以及艾滋病、结核病的基本知识及防治要点。

目标检测题

一、单项选择题

1. 下列哪些不是传染病的流行环节（　　　）
   A. 传染源　　　　　　　　B. 传播途径　　　　　　　　C. 易感人群
   D. 流行特征　　　　　　　E. 以上都不是
2. 下列哪种传染病是甲类传染病（　　　）
   A. 霍乱　　　　　　　　　B. 非典型肺炎　　　　　　　C. 麻疹
   D. 流行性出血热　　　　　E. 狂犬病
3. 下列哪种不是乙类传染病（　　　）
   A. 艾滋病　　　　　　　　B. SARS　　　　　　　　　　C. 人感染高致病性禽流感
   D. 肺结核　　　　　　　　E. 麻风病
4. 下列哪项不是霍乱的主要临床表现（　　　）
   A. 腹泻　　　　　　　　　B. 呕吐　　　　　　　　　　C. 脱水
   D. 肌肉痉挛　　　　　　　E. 神经损伤
5. 下列哪个不是肠道传染病（　　　）
   A. 流脑　　　　　　　　　B. 甲肝　　　　　　　　　　C. 伤寒
   D. 菌痢　　　　　　　　　E. 脊髓灰质炎

二、多项选择题

1. 传染病信息报告管理遵循（　　　）

  A. 分级负责   B. 属地管理   C. 异地管理

  D. 户籍管理   E. 归口管理

2. 传染病责任报告单位为（   ）

  A. 各级各类医疗机构   B. 疾控机构   C. 采供血机构

  D. 教育机构   E. 社会团体

3. 传染病信息报告的报告人包括（   ）

  A. 患者

  B. 传染病防治机构执行职务的人员

  C. 乡村医生

  D. 个体开业医生

  E. 社会公民

4. 发现以下（   ）疾病应于 2 小时内将传染病报告卡通过网络报告

  A. 甲类传染病

  B. 乙类传染病中的肺炭疽、传染性非典型肺炎

  C. 脊髓灰质炎、人感染高致病性禽流感的病人或疑似病人

  D. 其他传染病和不明原因疾病暴发

  E. 丙类传染病

5. 传染病信息报告需要分型报告的疾病有（   ）

  A. 炭疽   B. 病毒性肝炎   C. 梅毒

  D. 肺结核、疟疾   E. 脊髓灰质炎

三、是非题

1.《传染病防治法》规定的传染病分三类共 39 种。（   ）

2. 对于乙类传染病要求诊断后 24 小时内进行报告，对乙类传染病中的传染性非典型肺炎、炭疽中的肺炭疽采取甲类传染病的预防、控制措施。报告时间：发现后于 2 小时内报告。（   ）

3. 甲类传染病的报告时限：城镇 6 小时、农村 12 小时。（   ）

4. 麻疹是呼吸道传染病，病人的隔离期自发病之日起至退疹时或出疹后 5 日。（   ）

5. 对传染病病人、死禽和疑似病例的密切接触者，应按照规定进行医学观察 3 天。（   ）

四、简答题

1. 疑似病例订正为确诊病例，诊断日期如何填写？同一病种由临床诊断订正为实验室确诊时，诊断日期如何填写？

2. 医务人员发现符合不明原因肺炎特征的病例后，应如何处理？

3. 写出法定传染病中的乙类和丙类传染病。

第十一章　公共卫生监督法律法规

 学习目标

知识目标

1. 掌握公共卫生的概念、突发公共卫生事件应急处理报告和信息发布制度。

2. 熟悉职业病的预防、诊断，病人及劳动者的职业卫生保护权利。

3. 了解公共卫生监管的法律制度、公共场所卫生要求及违反公共场所卫生法规的法律责任、突发公共卫生事件应急处理机制。

技能目标

能正确进行突发公共卫生事件应急处理报告。

公共卫生是社会安全的重要组成部分。随着人类社会的进步、科学技术的发展、跨国人口流动的增多，威胁人类生存环境质量和生命质量的因素也在不断地增加，公共卫生安全面临日益严峻的挑战。为了促进和保障人们的身体健康和生命安全，必须加强对公共卫生的监督和管理。

第一节　公共场所卫生管理

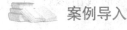 案例导入

2009 年 11 月 30 日下午 16：30 时，北京市海淀区卫生局接到群众举报，称 2009 年 11 月 29 日晚 21：50 许，北京市海淀区某酒店出现 9 名客人不明原因头晕、恶心、呕吐，其中 6 名较为严重的客人被送往医院治疗。经调查，事故原因为该酒店 11 月 29 日晚在二楼餐厅开展灭蟑作业，使用灭蟑烟剂，灭蟑烟雾沿楼梯弥散到三层，污染客房空气质量所致。而该酒店在事发后并未向当地卫生行政部门报告。海淀区卫生局依法给予了该酒店罚款 3000 元的处罚，并责成其停止使用客房，加强室内通风，待室内空气质量符合卫生标准后方可使用；同时要求该酒店加强公共场所的卫生管理制度，采取各种措施，预防危

害健康事故的发生。

　　问题：什么是公共场所？公共场所有哪些？公共场所卫生有哪些管理规定？该案中酒店为何会受到处罚？卫生行政部门处罚的依据是什么？

一、公共场所的含义及其分类

（一）公共场所的含义

　　公共场所是提供给公众进行工作、学习、社交、经济、文化、娱乐、体育、参观、购物、餐饮、医疗、卫生、休息、旅游和满足部分生活需求所使用的一切公用建筑物、场所及其设施的总称。

　　我国目前法定管理的公共场所属于人为环境，是指人群聚集，并供公众进行生活活动和文化娱乐活动等使用的一切有围护结构的场所。

（二）公共场所的分类

　　目前公共场所按其用途分为 7 类 28 种。①住宿和交流场所：宾馆、饭馆、旅店、招待所、车马店、咖啡馆、酒吧、茶座；②净身与美容场所：公共浴室、理发店、美容店；③文化娱乐场所：影剧院、录像厅（室）、游艺厅（游艺室以及电脑游戏机房等）、舞厅、音乐厅；④体育休息场所：体育场（馆）、游泳场（馆）、公园；⑤文化交流场所：展览馆、博物馆、美术馆、图书馆；⑥商业活动场所：商场（店）、书店；⑦就诊和交通场所：医院候诊室、候车（机、船）室、公共交通工具。

　　此外，邮电局、照相馆、银行营业厅、证券交易所、集贸市场等公共场所尚未纳入法定监督管理范围。

二、公共场所卫生监督法制建设

　　公共场所是人群聚集的生活环境，其卫生状况直接影响人体健康，同时也是一个地区、一个国家文明程度的标志。

　　为创造良好的公共场所卫生条件，预防疾病，保障人体健康，国务院于 1987 年 4 月 1 日发布了《公共场所卫生管理条例》，对全国公共场所卫生实施法制管理。1987 年卫生部制定了《公共场所卫生监督监测要点》和《公共场所从业人员培训大纲》。1988 年制定了《旅店业卫生标准》等十几项公共场所的国家卫生标准。1991 年修订了《公共场所卫生管理条例实施细则》。2007 年卫生部与国家体育总局颁布了《游泳场所卫生规范》。2011 年 5 月 1 日卫生部颁布施行《公共场所卫生管理条例实施细则》（以下简称《实施细则》），进一步加强了公共场所卫生法制管理。

三、公共场所卫生质量要求

　　公共场所多数情况下是在房屋或其他建筑物等不动场内，因此，它的环境一般有建筑物或自然障碍物与外界相隔离，具有一定的封闭性，产生了特有的微小气候和其他环境，环境相对封闭。由于人员流动性大以及设施公用等因素，某些疾病容易再次传播。所以《公共场所卫生管理条例》及其《实施细则》对公共场所卫生做出了明确要求。

（一）基本要求

选址设计合理，空气质量清洁，微小气候适宜，饮用水质卫生，采光照明良好，环境整洁安静，公用设施完善，卫生制度健全，从业人员健康，个人卫生讲究。

（二）具体要求

1.室内空气卫生要达到标准 公共场所应保持空气流通，室内空气质量应当符合国家卫生标准和要求。公共场所采用集中空调通风系统的，应当符合公共场所集中空调通风系统相关卫生规范和规定的要求。

2.微小气候适宜 在不同季节采取不同措施，以保证室内微小气候适宜，湿度、温度、风速、辐射等达到国家有关标准。

3.采光、照明良好 公共场所的采光照明应当符合国家卫生标准和要求。公共场所应当尽量采用自然光；自然采光不足的，应当配置与其经营场所规模相适应的照明设施。

4.噪声符合标准 公共场所经营者应当采取措施降低噪声。

5.用品用具符合卫生标准 提供给顾客使用的用品用具应当保证卫生安全，可以反复使用的用品用具应当一客一换，按照有关卫生标准和要求清洗、消毒、保洁。禁止重复使用一次性用品用具。

6.用水达到卫生标准 生活饮用水符合国家规定标准。公共浴室、游泳场（馆）、天然浴场等公共场所的水质也应当符合国家卫生标准和要求，防止由于致病微生物携带者接触水源和水体而传播介水传染病，要求按照规定定期换水、消毒，保证对人体无害。

7.室内装饰符合环保要求 室内装饰污染是室内空气污染的重要来源，故室内装饰不但要考虑美观，还应注意室内的卫生，装饰用材要符合国家环保要求。

8.设置必要的设施设备和公共卫生间 应当根据经营规模、项目，设置清洗、消毒、保洁、盥洗等设施设备和公共卫生间。同时应当建立卫生设施设备维护制度，定期检查卫生设施设备，确保其正常运行，不得擅自拆除、改造或者挪作他用。公共场所设置的卫生间，应当有单独通风排气设施，保持清洁无异味。

公共场所经营者应当配备安全、有效的预防控制蚊、蝇、蟑螂、鼠和其他病媒生物的设施设备及废弃物存放专用设施设备，并保证相关设施设备的正常使用，及时清运废弃物。

9.室内公共场所禁止吸烟 公共场所应当设置醒目的禁止吸烟的警语和标志。室外公共场所设置的吸烟区不得位于行人必经的通道上。公共场所不得设置自动售烟机。公共场所经营者应当开展吸烟危害健康的宣传，并配备专（兼）职人员对吸烟者进行劝阻。

四、公共场所卫生的管理

《公共场所卫生管理条例实施细则》（以下简称《实施细则》）明确规定，公共场所的法定代表人或者负责人是其经营场所卫生安全的第一责任人，并应按照规定做好以下工作。

（一）建立健全卫生管理制度

公共场所经营者应当设立卫生管理部门或者配备专（兼）职卫生管理人员，具体负责本公共场所的卫生工作，建立健全卫生管理制度和卫生管理档案。公共场所卫生管理档案应当有专人管理，分类记录，至少保存2年。

（二）对从业人员进行卫生知识培训和考核

公共场所经营者应当建立卫生培训制度，组织从业人员学习相关卫生法律知识和公共场所卫生知识，并进行考核。对考核不合格的，不得安排上岗。

（三）从业人员持证上岗

公共场所经营者应当组织从业人员每年进行健康检查，从业人员在取得有效健康合格证明后方可上岗。患有痢疾、伤寒、甲型病毒性肝炎、戊型病毒性肝炎等消化道传染病的人员，以及患有活动性肺结核、化脓性或者渗出性皮肤病等疾病的人员，治愈前不得从事直接为顾客服务的工作。

（四）制定公共场所危害健康事故应急预案或者方案

公共场所经营者应当制定公共场所危害健康事故应急预案或者方案，定期检查公共场所各项卫生制度、措施的落实情况，及时消除危害公众健康的隐患。

（五）事故报告

发生危害健康事故的，经营者应当立即处置，防止危害扩大，并及时向县级人民政府卫生行政部门报告。

任何单位或者个人对危害健康事故不得隐瞒、缓报、谎报或者授意他人隐瞒、缓报、谎报。

五、公共场所卫生的监督

对公共场所卫生的管理是公共场所经营者的法律责任，而监督公共场所经营者正确履行其法律责任则是政府部门的职责。

（一）公共场所卫生监督机构

《实施细则》规定："卫生部主管全国公共场所卫生监督管理工作，县级以上地方各级人民政府卫生行政部门负责本行政区域的公共场所卫生监督管理工作。"另外，铁路、交通、民航行政部门在各自的职责范围内行使对候车、候船、候机场所及公共交通工具的卫生监督管理职能。

（二）公共场所卫生监督的方式

卫生行政部门对公共场所卫生的监督，主要是通过卫生许可证管理的方式实现的。《实施细则》明确规定：国家对公共场所实行卫生许可证管理。公共场所经营者应当按照规定向县级以上地方人民政府卫生行政部门申请卫生许可证；未取得卫生许可证的，不得在公共场所从事经营活动。

县级以上地方人民政府卫生行政部门应当自受理公共场所卫生许可申请之日起20日内，对申报资料进行审查，对现场进行审核，符合规定条件的，做出准予公共场所卫生许可的决定；对不符合规定条件的，做出不予行政许可的决定并书面说明理由，

公共场所卫生许可证应当载明编号、单位名称、法定代表人或者负责人、经营项目、经营场所地址、发证机关、发证时间、有效期限。

公共场所卫生许可证应当在经营场所醒目位置公示。

（三）公共场所卫生监督机构的职责

1. 组织对公共场所的健康危害因素进行检测和分析　县级以上人民政府卫生行政部门应当组织对公共场所的健康危害因素进行监测、分析，为制定法律法规、卫生标准和实施监督管理提供科学依据。具体的监测任务由县级以上疾病预防控制机构承担。

2. 对公共场所卫生监督实施量化分级管理　县级以上地方人民政府卫生行政部门应当对公共场所卫生监督实施量化分级管理，促进公共场所自身卫生管理，增强卫生监督信息透明度。并根据卫生监督量化评价的结果确定公共场所的卫生信誉度等级和日常监督频次。公共场所卫生信誉度等级应当在公共场所醒目位置公示。

3. 根据卫生标准和要求对公共场所进行监督检查和抽检　县级以上地方人民政府卫生行政部门依据有关卫生标准和要求采取现场卫生监测、采样、查阅和复制文件、询问等方法对公共场所进行监督检查，有关单位和个人不得拒绝或者隐瞒。同时应加强公共场所卫生监督抽检，并将抽检结果向社会公布。

4. 对发生危害健康事故的公共场所采取控制措施　县级以上地方人民政府卫生行政部门对发生危害健康事故的公共场所，可以依法采取封闭场所、封存相关物品等临时控制措施。

经检验，属于被污染的场所、物品，应当进行消毒或者销毁；对未被污染的场所、物品或者经消毒后可以使用的物品，应当解除控制措施。

5. 负责组织对技术服务机构的专业技术能力进行考核　省、自治区、直辖市人民政府卫生行政部门负责组织对开展公共场所卫生检验、检测、评价等业务的技术服务机构专业技术能力进行考核。技术服务机构应当具有相应专业技术能力，按照有关卫生标准、规范的要求开展工作，不得出具虚假检验、检测、评价等报告。

六、法律责任

公共场所经营者及县级以上人民政府卫生行政部门违反《公共场所卫生管理条例》及其《实施细则》的相关规定，应当承担相应的行政责任和民事责任。情节严重，构成犯罪的，还应当依法承担刑事责任。

（一）公共场所经营者的法律责任

1. 未依法取得公共场所卫生许可证擅自营业的，由县级以上地方人民政府卫生行政部门责令限期改正，给予警告，并处以 500 元以上 5000 元以下罚款；有下列情形之一的，处以 5000 元以上 3 万元以下罚款：①擅自营业曾受过卫生行政部门处罚的；②擅自营业时间在 3 个月以上的；③以涂改、转让、倒卖、伪造的卫生许可证擅自营业的。对涂改、转让、倒卖有效卫生许可证的，由原发证的卫生行政部门予以注销。

2. 公共场所经营者有下列情形之一的，由县级以上地方人民政府卫生行政部门责令限期改正，给予警告，并可处以 2000 元以下罚款；逾期不改正，造成公共场所卫生质量不符合卫生标准和要求的，处以 2000 元以上 2 万元以下罚款；情节严重的，可以依法责令停业整顿，直至吊销卫生许可证：①未按照规定对公共场所的空气、微小气候、水质、采光、照明、噪声、顾客用品用具等进行卫生检测的；②未按照规定对顾客用品用具进行清洗、消毒、保洁，或者重复使用一次性用品用具的，

3. 公共场所经营者有下列情形之一的，由县级以上地方人民政府卫生行政部门责令限期改正；逾期不改的，给予警告，并处以 1000 元以上 1 万元以下罚款；对拒绝监督的，处以 1 万元以上 3 万元以下罚款；情节严重的，可以依法责令停业整顿，直至吊销卫生许可证：①未按照规定建立卫生管理制度、设立卫生管理部门或者配备专（兼）职卫生管理人员，或者未建立卫生管理档案的；②未按照规定组织从业人员进行相关卫生法律知识和公共场所卫生知识培训，或者安排未经相关知识培训考核的从业人员上岗的；③未按照规定设置与其经营规模、项目相适应的清洗、消毒、保洁、盥洗等设施设备和公共卫生间，或者擅自停用、拆除上述设施设备，或挪作他用的；④未按照规定配备预防控制鼠、蚊、蝇、蟑螂和其他病媒生物的设施设备以及废弃物存放专用设施设备，或者擅自停止使用、拆除上述专用设施设备的；⑤未按照规定索取公共卫生用品检验合格证明和其他相关资料的；⑥未按照规定对公共场所新建、改建、扩建项目办理预防性卫生审查手续的；⑦公共场所集中空调通风系统未经卫生检测或者评价不合格而投入使用的；⑧未按照规定办理公共场所卫生许可证复核手续的。

4. 公共场所经营者安排未获得有效健康合格证明的从业人员从事直接为顾客服务工作的，由县级以上地方人民政府卫生行政部门责令限期改正，给予警告，并处以 500 元以上 5000 元以下罚款；逾期不改正的，处以 5000 元以上 15000 元以下罚款。

5. 公共场所经营者对发生的危害健康的事故未立即采取处置措施，导致危害扩大，或者隐瞒、缓报、谎报的，由县级以上地方人民政府卫生行政部门处以 5000 元以上 3 万元以下罚款；情节严重的，可以依法责令其停业整顿，直至吊销卫生许可证。

6.公共场所经营者违反其他卫生法律、行政法规规定，应当给予行政处罚的，按照有关卫生法律、行政法规规定进行处罚。

对罚款、停业整顿及吊销《卫生许可证》的行政处罚不服的，在接到处罚通知之日起15天内，可以向当地人民法院起诉。但对公共场所卫生质量控制的决定应立即执行。对处罚的决定不履行又逾期不起诉的，县级以上地方人民政府卫生行政部门可以向人民法院申请强制执行。

造成严重危害公民健康的事故或中毒事故的单位或者个人，应当对受害人赔偿损失。违反本条例致人残疾或者死亡，构成犯罪的，应由司法机关依法追究直接责任人员的刑事责任。

（二）县级以上人民政府卫生行政部门及其工作人员的法律责任

县级以上人民政府卫生行政部门及其工作人员玩忽职守、滥用职权、收取贿赂的，由有关部门对单位负责人、直接负责的主管人员和其他责任人员依法给予行政处分。构成犯罪的，依法追究刑事责任。

第二节　学校卫生监督

 案例导入

2006年10月25日晚，四川省巴中市通江县广纳镇小学四年级至六年级寄宿制学生晚自习结束后，在下楼梯时发生拥挤踩踏事故，造成8名学生死亡，45名学生受伤。经调查，这起事故的起因是一名学生闹鬼的恶作剧，狭窄的楼道和昏暗灯光，造成了学生的恐慌，拥挤的学生不断倒下，引发了这起事故。

问题：这一事件给我们什么样的启示？如何预防这一类事件的发生？

学校卫生工作是国家公共卫生服务体系建设的重要内容，加强学校卫生工作，有利于促进儿童、青少年的正常发育，提高学生的健康水平。预防接种是传染病预防、控制的重要环节，为了确保疫苗接种的安全，保障人民的健康，必须加强对疫苗流通和疫苗接种的管理。

一、学校卫生和学校卫生法制建设

（一）学校卫生法规

学校卫生是应用基础医学、临床医学和预防医学的方法，根据儿童及青少年生长发育的特点，研究和预防儿童、青少年学生的学习生活环境中各种有害因素对机体健康的影响，并制定相应卫生措施的一门科学。它通过改造学校卫生环境和教学条件，消除不利因素，以达到卫生防病，促进儿童、青少年的正常发育和健康成长的目的。学校卫生既是国家公共卫生服务体系建设的重要内容，也是教育学的重要组成部分。

学校卫生法规是指调整因改善和加强学校卫生工作，提高学生健康水平而产生的各种社会关系的法律规范的总和。

（二）学校卫生的法制建设

新中国成立以来，我国教育、卫生和其他有关部门发布了有关学校卫生方面的规范性文件多达30多件。在此基础上，1990年6月4日，经国务院批准，国家教育委员会和卫生部联合发布了《学校卫生工作条例》（本节简称《条例》）。《条例》在总结新中国成立以来学校工作经验的基础上，对学校卫生工作的一系列问题做出了明确规定，标志着我国学校卫生工作更加规范化和制度化。此后，卫生部1996年发布了《学生集体用餐卫生监督办法》，1999年制定了《健康促进学校工作指南》，卫生部、教育部2002、2010年又分别发布了《关于加强学校预防艾滋病健康教育工作的通知》和《关于进一步加强学校食堂食品安全工作的意见》。上述规范性文件的发布，对于加强学校卫生工作、提高学生的健康水平、促进学校卫生工作的法制化起着十分重要的作用。

二、学校卫生工作的任务和内容

学校卫生工作是学校工作的重要内容，从法制建设的高度对学校卫生工作进行规范，既符合儿童、青少年学生的生理心理发育的客观规律，也是国家和民族可持续健康发展的客观需要。《条例》所称的学校，是指普通中小学、农业中学、职业中学、中等专业学校、技工学校、普通高等学校。

（一）学校卫生工作的任务

《条例》规定，学校卫生工作的主要任务是：①监测学生健康状况；②对学生进行健康教育，培养学生良好的卫生习惯；③改善学校卫生环境和教学卫生条件；④加强对传染病、学生常见病的预防和治疗。

（二）学校卫生工作的主要内容

1. 教学过程卫生

（1）教学与作息卫生　教学过程要严格遵守卫生保健的原则，根据学生的年龄，合理安排教学进度和作息时间，使学生的学习能力保持在最佳状态。学生每天学习时间（包括自习），小学不超过6小时，中学不超过8小时，大学不超过10小时。学校或者教师不得以任何理由和方式，增加授课时间和作业量，加重学生学习负担。

（2）体育卫生　主要包括体育课、课外体育活动和假期活动卫生。学校应根据学生的生理特点、健康状况指导体育锻炼，选择运动项目和运动强度，尤其注意女生的生理特点，防止发生伤害事故；学校的体育场地和器材应当符合卫生和安全要求。为此，必须加强学校体育医务监督，如发动学生进行锻炼时的自我观察、定期及比赛前后体检、预防运动创伤等。

（3）劳动卫生　学校应当根据学生的年龄，组织学生参加适当的劳动，并对参加劳动的学生，进行安全教育，提供必要的安全和卫生防护措施。

普通中小学校组织学生参加劳动，不得让学生接触有毒有害物质或者从事不安全工种的作业，不得让学生参加夜班劳动；普通高等学校、中等专业学校、技工学校、农业中学、职业中学组织学生参加生产劳动，接触有毒有害物质的，按照国家有关规定，提供保健待遇。学校应当定期对他们进行体格检查，加强卫生防护。

学校在安排体育课以及劳动等体力活动时，应当注意女学生的生理特点，给予必要的照顾。

2. 建筑、设施设备、环境卫生　学校教学建筑、环境噪声、室内微小气候、采光、照明等环境质量以及黑板、课桌椅的设置应当符合国家有关标准。新建、改建、扩建校舍，其选址、设计应当符合国家的卫生标准，并取得当地卫生行政部门的许可。竣工验收应当有当地卫生行政部门参加。学校应当按照规定为学生设置厕所和洗手设施。寄宿制学校应当为学生提供相应的洗漱、洗澡等卫生设施。学校应当为学生提供充足的符合卫生标准的饮用水。

3. 卫生保健　学校应根据条件定期对学生进行健康检查。有条件的应每年对中、小学生进行一次体检；暂时无条件的地区可在学生进入初小、高小及初中时各进行一次体检，初中及高中毕业时再进行一次体检；大学要认真做好新生入学体检复查工作。学校要建立学生健康管理制度，建立学生体质健康卡片，纳入学生档案。对体格检查中发现学生有器质性疾病的，要配合学生家长做好转诊治疗。对残疾、体弱学生，学校要加强照顾和心理卫生工作。

学校应当积极做好近视、弱视、龋齿、寄生虫、营养不良、贫血、脊柱弯曲、神经衰弱等学生常见疾病的群体预防和矫治工作，认真贯彻执行传染病防治法律、法规，做好急、慢性传染病的预防和控制管理工作，同时做好地方病的预防和控制工作。

4. 营养与饮食卫生　学校应当认真贯彻执行食品卫生法律、法规，加强营养指导和饮食卫生管理，办好学生膳食，为学生提供优质卫生的食品，保障身体健康。

5. 卫生宣传和健康教育　学校应当积极开展卫生宣传教育，建立健全的卫生管理制度，加强对学生个人卫生、环境卫生以及教室、宿舍卫生管理。学校应当把健康教育纳入教学计划。普通中小学必须开设健康教育课，普通高等学校、中等专业学校、技工学校、农业学校、职业学校要开设健康教育选修课或讲座；同时开展学生健康咨询活动。

三、学校卫生工作的监督与管理

为了保证学校卫生工作的顺利开展，切实发挥学校卫生工作在保障学生身心健康方面的重要作用，卫生行政部门和教育行政部门必须加强对学校卫生工作的监督和管理。

（一）学校卫生工作的监督机构及职责

学校卫生工作监督机构是县级以上卫生行政部门，其职责是：①对新建、改建、扩建校舍的选址、设计实行预防性卫生监督；②对学校内影响学生健康的学习、生活、劳动、环境、食品等方面的卫生和传染病防治工作实行经常性的卫生监督，提出改进措施；③对学生使用的文具、娱乐器具、保健用品实行卫生监督。

国务院卫生行政部门可以委托国务院其他有关部门的卫生主管机构，在本系统内对上述第①、②项职责行使学校卫生监督职权。

（二）学校卫生监督员职责

行使学校卫生监督职权的机构可设立学校卫生监督员，由省级以上卫生行政部门聘任，并颁发学校卫生监督员证书。学校卫生监督员有权查阅与卫生监督有关的资料，搜集与卫生监督有关的情况，被监督的单位或个人应当给予配合。学校卫生监督员对所掌握的资料、情况负有保密责任。

（三）学校卫生管理

各级教育行政部门负责学校的卫生管理。普通高等学校、中等专业学校、技工学校和规模较大的农业中学、职业中学、普通中小学，可以设立卫生管理机构，管理学校的卫生工作。普通高等学校设校医院或者卫生科；城市普通中小学、农村中心小学和普通中学设卫生室，按学生人数 600:1 的比例配备专职卫生技术人员。中等专业学校、技工学校、农业中学、职业中学，可以根据需要，配备专职卫生技术人员。学生人数不足600 人的学校，可以配备专职或者兼职保健教师，开展学校卫生工作。

各级卫生防疫站，对学校卫生工作承担下列任务：①实施学校卫生监测，掌握本地区学生生长发育和健康状况，掌握学生常见病、传染病、地方病动态；②制订学生常见病、传染病、地方病的防治计划；③对本地区学校的卫生工作进行技术指导；④开展学校卫生服务。

四、奖励与处罚

（一）奖励

《条例》规定：对在学校卫生工作中成绩显著的单位或者个人，各级教育、卫生行政部门和学校应当给予表彰、奖励。

（二）处罚

对违反学校卫生法规有关规定的，应予以处罚。

1. 未经卫生行政部门许可新建、改建、扩建校舍的，由卫生行政部门对直接责任单位或者个人给予警告、责令停止施工或者限期改建。

2. 学校教学建筑、环境噪声、室内微小气候、采光、照明等环境质量，以及黑板、课桌椅的设置，厕所和洗手设施的设置，寄宿制学校洗漱、洗澡等卫生设施的提供，体育场地和器材等不符合规定的，对直接责任单位或个人给予警告并责令限期改进。情节严重的，可以同时建议教育行政部门给予行政处分。

3.不根据学生的年龄特点组织参加劳动，或不对参加劳动的学生进行安全教育，不提供必要的安全和卫生防护措施，致使学生健康受到损害的，对直接责任单位或者个人给予警告，责令限期改进。

4.供学生使用的文具、娱乐器具、保健用品，不符合国家有关卫生标准的，由卫生行政部门对直接责任单位或者个人给予警告。情节严重的，可以会同工商行政部门没收其不符合国家有关卫生标准的物品，并处以非法所得2倍以下的罚款。

5.拒绝或者妨碍学校卫生监督员依法实施卫生监督的，由卫生行政部门对直接责任单位或者个人给予警告。情节严重的，可以建议教育行政部门给予行政处分或者处以200元以下的罚款。

当事人对没收、罚款的行政处罚不服的，可以在接到处罚决定书之日起15日内，向做出处罚决定机关的上一级机关申请复议，也可以直接向人民法院起诉。对复议决定不服的，可以在接到复议决定之日起15日内，向人民法院起诉。对罚款决定不履行又逾期不起诉的，由做出处罚决定的机关申请人民法院强制执行。

第三节　职业病防治

案例导入

2005年3月7日，某市卫生局对该市某电镀氧化有限责任公司进行职业卫生执法检查，发现该公司主要从事镀铬、镀镍等电镀加工，存在铬酸、盐酸、硫酸、硝酸、其他粉尘等职业病危害因素，但该公司未按规定组织从事职业病危害作业的37名劳动者进行职业健康检查，并且未为劳动者建立职业健康监护档案。

问题：该公司是否违法？若违法，应承担什么法律责任？

一、职业病防治法律法规概述

随着市场经济的快速发展，各种职业危害日益严重，职业病发病率明显上升，劳动者的身体健康面临极大的威胁。通过制定相关的职业病防治法律法规，可以有效地预防、控制和消除职业危害，避免或减少职业病的发生。

为了更好地保护劳动者的健康，预防、控制和消除职业病危害，2011年12月31日，十一届全国人大常委会第24次会议通过了《中华人民共和国职业病防治法修正案（草案）》。修订后的《中华人民共和国职业病防治法》（以下简称《职业病防治法》）分总则、前期预防、劳动过

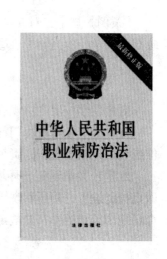

程中的防护与管理、职业病诊断与职业病病人保障、监督检查、法律责任、附则共 7 章 90 条，自 2011 年 12 月 31 日起施行。

（一）职业病的概念

职业病是指企业、事业单位和个体经济组织（以下统称用人单位）的劳动者在职业活动中，因接触粉尘、放射性物质和其他有毒、有害物质等因素而引起的疾病。广义上，凡是由职业危害因素引起的疾病均称为职业病。但从立法意义、劳动保险待遇等方面考虑，国家根据经济状况、生产和技术条件、疾病的危害性等，对职业病范围加以控制，提出法定职业病病种。

2013 年 12 月 30 日，国家卫生计生委公布了《职业病分类和目录》。修订后的《职业病分类和目录》将职业病调整为 132 种（含 4 项开放性条款），新增 18 种。

（二）职业病防治的方针和原则

鉴于职业病防治的特点和复杂性，我国职业病防治工作坚持预防为主、防治结合的方针，实行分类管理、综合治理。国家鼓励研制、开发、推广、应用有利于职业病防治和保护劳动者健康的新技术、新工艺、新材料，加强对职业病的机制和发生规律的基础研究，提高职业病防治科学技术水平；积极采用有效的职业病防治技术、工艺、材料，限制使用或者淘汰职业病危害严重的技术、工艺、材料。

二、职业病的预防与管理

《职业病防治法》确立了职业病防治工作应坚持预防为主的方针，包括职业病的前期预防和劳动过程中的防护两个方面。

（一）职业病的前期预防

1. 建设项目职业危害预评价报告　新建、扩建、改建建设项目和技术改造、技术引进项目（以下统称建设项目）可能产生职业病危害的，建设单位在可行性论证阶段应当向卫生行政部门提交职业病预评价报告；卫生行政部门应当自收到预评价报告之日起 30 日内，做出审核决定并书面通知建设单位。未提交预评价报告或者预评价报告未经卫生行政部门审核同意的，有关部门不得批准该建设项目。

职业病危害预评价报告应当对建设项目可能产生的职业病危害因素及其对工作场所和劳动者健康的影响做出评价，确定危害类别和职业病防护措施。

2. 建设项目的职业卫生防护措施　建设项目的职业卫生防护措施应当与主体工程同时设计。《职业病防治法》规定：①职业病防护设施所需经费应当纳入建设项目工程预算，并与主体工程同时设计、同时施工、同时投入生产和使用；②职业病危害严重的建设项目的防护设施设计，应当经卫生行政部门进行卫生审查，符合国家职业卫生标准和卫生要求的，方可施工；③建设项目在竣工验收前，建设单位应当进行职业病危害控制效果评价；建设项目验收时，其职业病防护设施经卫生行政部门验收合格后，方可投入正式生产和使用。

3. 工作场所的基本要求 产生职业病危害的用人单位的设立除应当符合法律、行政法规规定的设立条件外，其工作场所还应当符合下列职业卫生要求：①职业病危害因素的强度或者浓度符合国家职业卫生标准；②有与职业病危害防护相适应的设施；③生产布局合理，符合有害与无害作业分开的原则；④有配套的更衣间、洗浴间、孕妇休息间等卫生设施；⑤设备、工具用具等设施符合劳动者生理、心理健康的要求；⑥法律、行政法规和国务院卫生行政部门关于保护劳动者健康的其他要求。

4. 职业危害项目申报 用人单位设有依法公布的职业病危害目录所列职业病危害项目的，应当及时、如实向卫生行政部门申报，接受监督。

（二）劳动过程中的防护与管理

对劳动过程中职业病的防护与管理，可分为以下几个方面。

1. 职业病防治管理措施 用人单位应当采取下列职业病防治管理措施：①设置和指定职业卫生管理机构或者组织，配备专业或兼职的职业卫生专业人员，负责本单位的职业病防治工作；②制定职业病防治计划和实施方案；③建立健全职业卫生管理制度和操作规程；④建立健全职业卫生档案和劳动者健康监护档案；⑤建立健全职业病危害事故应急救援措施。

2. 职业病防护管理措施 用人单位应当采取下列职业病防护管理措施：①必须采用有效的职业病防护设施，并为劳动者提供个人使用的职业病防护用品，防护用品必须符合防治职业病的要求，不符合要求的不得使用；②应当优先采用有利于防治职业病和保护劳动者健康的新技术、新工艺、新材料，逐步替代职业病危害严重的技术、工艺、材料；③产生职业病危害的用人单位，应当在醒目位置设置公告栏，公布有关职业病防治的规章制度等内容，对产生严重职业病危害的作业岗位，应当在其醒目位置设置警示标识和中文警示说明；④对可能发生急性职业损伤的有毒、有害工作场所，应当设置报警装置，配备现场急救用品、冲洗设备、应急撤离通道和必要的泄险区，对放射工作场所和放射性核素的运输、贮存，必须装置防护设备和报警装置，保证接触放射线的工作人员佩戴个人剂量计；⑤对职业病防护设备、应急救援设施和个人防护用品，应当进行经常性的维修、检修，确保其处于正常状态，不得擅自拆除或者停止使用。

3. 日常监测、检测与评价 用人单位应当实施由专人负责的职业病危害因素的日常监测，并确保监测系统处于正常状态；应当按照国务院卫生行政部门的规定，定期对工作场所进行职业病危害因素检测、评价，其结果存入职业卫生档案，定期向所在地卫生行政部门报告并向劳动者公布。

发现工作场所职业病危害因素超过国家职业卫生标准和卫生要求时，用人单位应立即采取相应治理措施，仍然达不到的，必须停止存在职业危害因素的作业；职业病危害因素经治理后，符合国家职业卫生标准和卫生要求的，方可重新作业。

4. 设备与材料的管理 ①对可能产生职业病危害的设备，应当向用人单位提供中文说明书，并在设备的醒目位置设置警示标识和中文警示说明；②对可能产生职业危害的化学品、放射性核素和含有放射性物质的材料，要求向用人单位提供中文说明书，产品包装应当有醒目的警示标识和中文警示说明，贮存上述材料的场所应当在规定的部位设置危险品标识或者放射性警示标识；③任何单位和个人不得生产、经营、进口和使用国家明令禁止使用的可能产生职业病危害的设备或者材料；④任何单位和个人不得将产生职业危害的作业转移给不具备职业病防护条件的单位和个人，不具备职业病防护条件的单位和个人不得接受产生职业病危害的作业；⑤用人单位对采取的技术、工艺、材料，应当知悉其产生的职业病危害，对隐瞒其危害而采用的，对造成的职业病危害后果承担责任。

5. 劳动者的健康权益与保障

（1）订立劳动合同　要求用人单位与劳动者订立劳动合同，应当将工作过程中可能产生的职业病危害及其后果、职业病防护措施和待遇等如实告知劳动者，并在合同中写明，不得隐瞒或者欺骗；劳动者因工作岗位或者工作内容变更，从事所订立劳动合同中未告知的存在职业病危害的作业时，用人单位应当向劳动者履行如实告知的义务，并协商变更原合同相关条款；用人单位违反上述规定的，劳动者有权拒绝从事存在职业病危害的作业，用人单位不得因此解除或者终止与劳动者所订立的劳动合同。

（2）职业卫生培训　一方面要求用人单位的负责人应当接受职业卫生培训，遵守职业病防治法律、法规，依法组织本单位职业病防治工作；另一方面要求用人单位应当对劳动者进行上岗前的职业卫生培训和在岗期间的定期职业卫生培训，普及职业卫生知识，督促劳动者遵守职业病防治法律、法规、规章和操作规程，指导劳动者正确使用职业病防护设备和个人使用的职业病防护用品。

（3）健康检查　对从事接触职业危害作业的劳动者，用人单位应当按照规定组织上岗前、在岗期间和离岗时的职业健康检查，并将检查结果如实告知劳动者；用人单位不得安排未经上岗前职业健康检查的劳动者从事接触职业危害的作业；不得安排有职业禁忌的劳动者从事所禁忌的作业；对在职业健康检查中发现与所从事的职业相关的健康损害的劳动者，应当调离原工作岗位，并妥善安置；对未进行离岗前职业健康检查的劳动者不得解除或者终止与其订立的劳动合同。用人单位应当为劳动者建立职业健康监护档案，并按照规定的期限妥善保存。劳动者离开用人单位时，有权索取本人职业健康监护档案复印件。用人单位不得安排未成年工人从事接触职业病危害的作业；不得安排孕期、哺乳期的女职工从事对本人和胎儿有危害的作业。

（4）应急救援与控制措施　发生或者可能发生急性职业病危害事故时，用人单位应当立即采取应急救援和控制措施，并及时报告所在地卫生行政部门和有关部门。卫生行政部门接到报告后，应当及时会同有关部门组织调查处理；必要时，可以采取临时控制措施。对遭受或者可能遭受急性职业病危害的劳动者，用人单位应当及时组织救治，进行健康检查和医学观察。

（5）劳动者的职业卫生保护权利　①获得职业卫生教育、培训；②获得职业健康检查、职业病诊疗、康复等职业病防治服务；③了解工作场所产生和可能产生的职业病危害因素、危害后果和应当采取的职业病防护措施；④要求用人单位提供符合职业病要求的职业病防护设施和个人使用的职业病防护用品，改善工作条件；⑤对违反职业病防治法律、法规以及危及生命健康的行为提出批评、检举和控告；⑥参与用人单位职业卫生工作的民主管理，对职业病防治工作提出意见和建议。

三、职业病的诊断与保障

职业病诊断与职业病病人保障的法律规定，可分为对职业病诊断的规定、对诊断鉴定机构和程序的规定以及对确诊职业病病人的待遇的规定。

（一）职业病的诊断

职业病的诊断应当由省级以上政府卫生行政部门批准的医疗卫生机构承担，劳动者可以在用人单位所在地或者本人居住地依法承担职业病诊断的医疗卫生机构进行职业病诊断。

职业病诊断应当综合分析以下因素：①病人的职业史；②职业病危害接触史和现场危害调查与评价；③临床表现及辅助检查结果等。没有证据否定职业病危害因素与病人临床表现之间的必然联系的，在排除其他致病因素后，应当诊断为职业病。

承担职业病诊断的医疗卫生机构在进行职业病诊断时，应当组织3名以上取得职业病诊断资格的执业医师集体进行诊断。职业病诊断证明书应当由参与诊断的医师共同签署，并经承担职业病诊断的医疗卫生机构审核盖章。

用人单位和医疗卫生机构发现职业病病人或者疑似病人时，应当及时向所在地卫生行政部门报告。诊断为职业病的，用人单位还应当向所在地劳动保障部门报告。县级以上政府卫生行政部门负责本行政区域内职业病统计报告的管理工作，并按照规定上报。

医疗卫生机构发现疑似职业病病人时，应当告知劳动者本人并及时通知用人单位，用人单位应当及时安排对疑似职业病病人进行诊断，在其诊断或者医学观察期间，不得解除或者终止与其订立的劳动合同。

（二）职业病诊断鉴定的机构与程序

1. 职业病再鉴定的法律规定　当事人对职业病诊断有异议的，可以向做出诊断的医疗卫生机构所在地的政府卫生行政部门申请鉴定，由设区的市级以上人民政府卫生行政部门组织职业病诊断鉴定委员会进行鉴定。当事人对设区的市级职业病诊断鉴定委员会的鉴定不服的，可以向省级政府卫生行政部门申请再鉴定。

2. 职业病诊断鉴定委员会的法律规定　职业病诊断鉴定委员会由相关的专家组成；应当按照国务院卫生行政部门颁布的职业病诊断标准和职业病诊断、鉴定办法进行诊断鉴定，向当事人出具职业病诊断鉴定书；应当遵守职业道德，客观公正地进行诊断鉴定，并承担相应的责任。

3. 用人单位有提供资料的义务　职业病诊断、鉴定需要用人单位提供有关职业卫生和健康监护等资料时，用人单位应当如实提供，劳动者和有关机构也应当提供与职业病诊断、鉴定有关的资料。

（三）职业病病人权益保障

1. 职业病病人待遇　职业病病人依法享受国家规定的待遇；用人单位应当按照国家有关规定，安排职业病病人进行治疗、康复和定期检查；对不适宜继续从事原工作的职业病病人，应当调离原单位，并妥善安置；对从事接触职业危害作业的劳动者，应当给予适当岗位津贴；职业病病人的诊疗、康复费用，伤残以及丧失劳动能力的社会保障，按照国家有关工伤社会保险的规定执行。劳动者被诊断患有职业病，但用人单位没有依法参加工伤社会保险的，其医疗和生活保障由最后的用人单位承担；最后的用人单位有证据证明该职业病是先前用人单位的职业危害造成的，由先前的用人单位承担；职业病病人变动工作单位，其依法享有的待遇不变。

2. 民事赔偿的规定　职业病病人除依法享有工伤社会保险外，依照有关民事法律，尚有获得赔偿的权利，有权向用人单位提出赔偿要求。

四、职业病防治监督检查

国家实行职业卫生监督制度。通过实行职业卫生监督制度，可以及时发现问题，能够最大限度地减少职业危害，最大程度地避免恶性事件的发生。

（一）监督检察机构及其职责

1. 卫生行政部门的职责　县级以上人民政府卫生行政部门对职业病防治工作及职业病危害检测、评价活动进行监督检查。

2. 监督检查中有权采取的措施　卫生行政部门履行监督检查职责时，有权采取下列措施：①进入被检查单位和职业病危害现场，了解情况，调查取证；②查阅或者复制与违反职业病防治法律、法规的行为有关的资料和采集样品，责令违反职业病防治法律、法规的单位和个人停止违法行为。

3. 临时控制措施　发生职业病危害事故或者有证据证明危害状态可能导致职业病危害事故发生时，卫生行政部门可以采取下列临时控制措施：①责令暂停导致职业病危害事故的作业；②封存造成职业病危害事故或者可能导致职业病危害事故发生的材料和设备；③组织控制职业病危害事故现场。在职业病危害事故或者危害状态得到有效控制后，卫生行政部门应当及时解除控制措施。

（二）职业病卫生监督执法人员及其职责

职业病卫生监督执法人员应当依法经过资格认定；卫生行政部门对工作人员执行法律、法规和遵守纪律的情况，进行监督检查。

职业病卫生监督执法人员依法执行职务时，应当出示监督执法证件；职业病卫生监督执法人员应当忠于职守，秉公执法，严格遵守执法规范；涉及用人单位秘密的，应当为其保密。

五、法律责任

《职业病防治法》根据不同主体的不同违法行为规定了应承担的法律责任，主要包括行政责任和刑事责任。

（一）行政责任

《职业病防治法》对违法行为进行了详细、具体的规定，并根据情节、后果轻重，处以警告、责令限期改正、罚款、取消资格、停建、关闭的处罚，有关负责人及有关人员给予行政处分。

（二）刑事责任

1. 从事职业病卫生技术服务的机构应承担的法律责任　从事职业卫生技术服务的机构和承担职业健康检查、职业病诊断的医疗卫生机构违反本法规定，有下列行为之一，构成犯罪的，对直接负责的主管人员和其他直接责任人员依法追究刑事责任：①超出资质认可或者批准范围从事职业卫生技术服务或者职业健康检查、职业病诊断的；②不按照职业病防治法规定履行法定职责的；③出具虚假证明文件的。

2. 卫生行政部门及其执法人员应承担的法律责任　卫生行政部门及其卫生监督执法人员在履行职责时违反本法规定，有下列行为之一，构成犯罪的，依法追究刑事责任：①对不符合法定条件的用人单位发给建设项目有关证明文件、资质证明文件或者予以批准；②对已经取得有关证件的用人单位，不履行监督检查职责；③发现用人单位存在职业病危害，可能造成职业病危害事故，不及时依法采取控制措施的；④其他违反职业病防治法的行为。

第四节　突发公共卫生事件应急处理

 案例导入

2004 年 4 月 15 日，重庆天原化工总厂发生氯气泄漏事件。15 日 19 时左右，重庆天原化工总厂的工人在操作中发现，2 号氯冷凝器的列管出现穿孔，有氯气泄漏，厂房随即进行紧急处置。到 16 日凌晨 2 点左右，这一冷凝器发生局部的三氯化氮爆炸，氯气随即弥漫，化工厂周围 1 千米范围内的居民被紧急疏散。16 日中午，与化工厂隔江相对的重庆化龙桥片区部分居民也开始疏散。政府紧急组织专家对化工厂的 4、5、6 号氯罐进行排氯，以防氯气罐发生更大规模爆炸。整个事故共造成 9 人死亡或失踪，3 人受伤，15 万人大转移。

问题：本案应按什么法律法规进行处置？突发公共卫生事件有哪些特点和危害？

　　《突发公共卫生事件应急条例》（本节简称《条例》）是依照《中华人民共和国传染病防治法》的规定，特别是针对 2003 年防治非典型肺炎工作中暴露出的突出问题制定的，为抗击非典型肺炎提供了有力的法律武器。《条例》着重解决了突发公共卫生事件应急处理工作中存在的信息渠道不畅、信息统计不准、应急反应不快、应急准备不足等问题，旨在建立统一、高效、有权威的突发公共卫生事件应急处理机制。《条例》的颁布实施是中国公共卫生事业发展史上的一个里程碑，标志着中国将突发公共卫生事件的应急处理纳入了法制轨道。

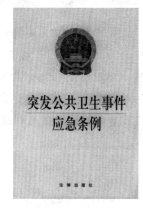

一、突发公共卫生事件应急处理法律规定概述

　　为有效预防、及时控制和消除突发公共卫生事件及其危害，指导和规范各类突发公共卫生事件的应急处理工作，最大程度地减少突发公共卫生事件对公众健康造成的危害，保障公众身心健康与生命安全而制定了《突发公共卫生事件应急条例》。

（一）突发公共卫生事件的概念

　　突发公共卫生事件（以下简称"突发事件"）是指突然发生，造成或者可能造成社会公众健康严重损害的重大传染病疫情、群体性不明原因疾病、重大食物和职业中毒以及其他严重影响公众健康的事件。根据事件发生的性质和原因，突发事件可分为四类。

　　1. 重大传染病疫情　重大传染病疫情是指传染病的暴发和流行，具体是指某种传染病在短时间内发生，波及范围广泛，出现大量的病人或死亡病例，其发病率远远超过常年的发病率水平。这里所指传染病主要是指《传染病防治法》规定的或依法增加的传染病。

　　2. 群体性不明原因疾病　群体性不明原因疾病是指在短时间内，某个相对集中的区域内同时或者相继出现具有相同临床表现的患者，且病例不断增加，范围不断扩大，又暂时不能明确诊断的疾病。这种疾病可能是某种传染病或非传染性疾病，可能是群体性癔症，也可能是某种中毒等。

　　3. 重大食物中毒和职业中毒　重大食物和职业中毒是指危害严重的急性食物中毒和职业中毒事件。食物中毒是指食用了被生物性、化学性有毒有害物质污染的食品或者食用了含有毒、有害物质的食品后出现的急性、亚急性食源性疾患。职业中毒是指劳动者在职业活动中接触有害化学因素而发生的职业损伤的总称。

　　4. 其他严重影响公众健康的事件　其他严重影响公众健康的事件是指具有突发事件特征，针对不特定的社会群体，造成或者可能造成社会公众健康严重损害，影响正常社会秩序的重大事件。

知识拓展

突发公共卫生事件的特征有：①突发性，这是突发卫生事件的重要特征，表现为事件在人们意想不到的时间、地点突然发生，不易预测，有的甚至不可预测，难以防范；②公共卫生属性，表现为事件针对的不是特定的人，而是不特定的社会群体；③严重危害性，由于发生突然、波及面广，已经对社会公众健康造成严重损害，或者可能造成严重损害。

（二）突发公共卫生事件的分级

突发事件实行分级管理。根据突发事件的性质、危害程度、涉及范围，将其划分为一般（Ⅳ级）、较重（Ⅲ级）、严重（Ⅱ级）和特别严重（Ⅰ级）4级，依次用蓝色、黄色、橙色和红色进行预警。

一般突发事件是指在局部地区发生，尚未引起大范围扩散或传播，还没有达到规定的较重突发事件标准的事件；较重突发事件是指突发事件在较大范围内发生，出现疫情扩散，尚未达到规定的严重突发事件标准的事件；严重突发事件是指疫情影响较大、波及范围较广，尚未达到规定的特别严重突发事件标准的事件；特别严重突发事件是指影响大、波及范围广、涉及人数多，出现大量患者或多例死亡，危害严重的突发事件。

（三）突发公共卫生事件应急处理机构及责任

为了便于对突发事件的应急处理进行统一领导、统一指挥，及时采取相应的应急措施和有效地应对突发事件，需要建立统一、高效、有权威的应急处理机制。为此，《条例》做了建立应急处理机构的规定，设立国家、省级、地市级和县级4级应急处理指挥机构。

1. 全国突发公共卫生事件应急处理指挥部　特别严重突发事件发生后，国务院设立全国突发事件应急处理指挥部，由国务院有关部门和军队有关部门组成，国务院主管领导人担任总指挥，负责对全国突发事件应急处理的统一领导、统一指挥。国务院卫生行政主管部门和其他有关部门，在各自的职责范围内做好突发事件的应急处理的有关工作。

2. 省级突发公共卫生事件应急处理指挥部　特别严重或严重突发事件发生后，省级人民政府成立省级突发事件应急处理指挥部，由省级人民政府有关部门组成，省级人民政府主要领导人担任总指挥，负责领导、指挥本行政区域内突发事件应急处理工作。

3. 地市级和县级突发公共卫生事件应急处理指挥部　地市级和县级人民政府按照国家和省级突发事件应急预案的要求，成立地方突发事件应急处理指挥部，负责本地区突发事件的协调和指挥.决定采取本行政区域内处理突发事件的必要措施。

（四）突发公共卫生事件的应急处理原则

1. 预防为主，常备不懈 提高全社会对突发公共卫生事件的防范意识，落实各项防范措施，做好人员、技术、物资和设备的应急储备工作。对各类可能引发突发公共卫生事件的情况要及时进行分析、预警，做到早发现、早报告、早处理。

2. 统一领导，分级负责 根据突发公共卫生事件的范围、性质和危害程度，对突发公共卫生事件实行分级管理。各级人民政府负责突发公共卫生事件应急处理的统一领导和指挥，各有关部门按照预案规定，在各自的职责范围内做好突发公共卫生事件应急处理的有关工作。

3. 依法规范，措施果断 地方各级人民政府和卫生行政部门要按照相关法律、法规和规章的规定，完善突发公共卫生事件应急体系，建立健全系统、规范的突发公共卫生事件应急处理工作制度，对突发公共卫生事件和可能发生的公共卫生事件做出快速反应，及时、有效地开展监测、报告和处理工作。

4. 依靠科学，加强合作 突发公共卫生事件应急工作要充分尊重和依靠科学，要重视开展防范和处理突发公共卫生事件的科研和培训，为突发公共卫生事件应急处理提供科技保障。各有关部门和单位要通力合作、资源共享，有效应对突发公共卫生事件。要广泛组织、动员公众参与突发公共卫生事件的应急处理。

二、突发公共卫生事件的预防与应急准备

应急机制是为了有效处理突发事件而建立起的反应灵敏、信息畅通、运转高效、指挥有力、责任与义务明确的机制。应急机制的实施有利于应对突发事件，确保公众的健康安全，将危害控制到最低程度。

（一）突发公共卫生事件应急预案的制定和主要内容

突发事件应急预案是经过一定程序制定的处理突发事件的事先方案，其内容包括与应急处理突发事件相关的问题。根据《条例》规定，突发事件应急预案分为全国突发事件应急预案和省、自治区、直辖市突发事件应急预案。

突发事件应急预案的内容主要包括：突发事件应急处理指挥部的组成和相关部门的职责；突发事件的监测与预警；突发事件信息的收集、分析、报告、通报制度；突发事件应急处理技术和监测机构及其任务；突发事件的分级和应急处理工作方案；突发事件预防、现场控制，应急设施、设备、救治药品和医疗器械以及其他物资和技术的储备与调度；突发事件应急处理专业队伍的建设和培训。

由于突发事件的发生和发展难以预测，变化往往超出人们事先的设想，这就需要审时度势，根据突发事件的变化和实施中发现的问题及时修订、补充应急预案，使应急预案更好地适应新的形势和需要，指导应急工作。

（二）突发公共卫生事件预防控制体系和监测、预警机制的建立

《条例》规定，国家建立全国统一的突发事件预防控制体系；县级以上地方人民政府应当建立和完善突发事件监测与预警系统，开展突发事件的日常监测，确保监测与预警系统的正常运行。

预防为主、常备不懈是突发事件应急工作的基本方针，建立和完善统一的突发事件预防控制体系是对这一工作方针的具体落实。

突发事件的监测和预警机制是指在日常工作中，对可能发生的突发事件进行监测，并及时发出预警；突发事件发生后，对突发事件进行跟踪监测，掌握其变化情况，对可能出现的趋势和问题及时进行预警。在监测和预警机制的建立中，要根据突发事件的类别，制定监测计划、预警等级、报告程序和时限，确保监测与预警系统的正常运行。

（三）突发公共卫生事件应急储备制度

突发事件应急储备制度是指国务院有关部门和县级以上地方各级人民政府及其有关部门，应当根据突发事件应急预案的要求，保证与突发事件相关工作有关的物资、设备、设施、技术与人才资源储备，并给予必要的财政支持的制度。突发事件应急储备的具体内容包括：开展防治突发公共卫生事件相关科学研究；建立有关的物资、设备、设施、技术与人才资源的储备；经费储备等。

（四）急救医疗服务网络建设

突发事件发生后，往往会在短时间内造成大量人员伤亡，严重危害公众的健康和生命安全。所以，必须建立健全急救医疗服务网络，建立一支反应快速、专业性较强、能应对复杂局面的医疗救治队伍。急救医疗服务网络的建立主要以省、地（市）两级为单位，主要包括医疗救治信息系统、医疗救治队伍和医疗救治机构三个方面。

传染病专科医院是急救医疗服务网络的重要组成部分。《条例》规定设区的市级以上地方人民政府应当设置与传染病防治工作需要相适应的传染病专科医院，或者指定具备传染病防治条件和能力的医疗机构承担传染病防治任务，以满足重大传染病疫情应急反应的需要。

三、突发公共卫生事件的报告与信息发布

按照《条例》规定，国务院卫生行政主管部门要建立健全重大、紧急疫情信息报告系统，各地要建立健全从省到村的疫情信息网络，严格执行疫情报告制度和信息发布制度。

（一）突发公共卫生事件应急报告制度

突发事件应急报告制度是指对突然发生的、直接关系到公众健康和社会安全的公共卫生事件，按规定程序和时限向各级人民政府及其有关部门进行报告的制度。突发事件的应急报告是有关决策机关掌握突发事件发生、发展信息的重要渠道，保证突发事件信

息报告的准确和通畅，是及时、正确处理突发事件的关键。任何单位和个人对突发事件不得隐瞒、缓报、谎报或者授意他人隐瞒、缓报、谎报。

1. 应急报告的主体　从严格意义上讲，任何单位和个人均是突发事件应急报告的主体，任何单位和个人发现突发事件的发生，均有义务向有关部门报告。为进一步明确报告人的职责，《条例》规定了责任报告单位和责任报告人。

（1）责任报告单位　责任报告单位包括：县级以上各级人民政府卫生行政主管部门指定的突发事件监测机构；各级各类医疗卫生机构；卫生行政主管部门；县级以上地方人民政府；有关单位：主要包括突发事件发生单位，与群众健康和卫生保健工作有密切关系的机构，如检验检疫机构、环境保护监测机构和药品监督检验机构等。

（2）责任报告人　责任报告人主要指执行职务的医疗卫生机构的医务人员、检疫人员、疾病预防控制人员、乡村医生和个体开业医生等。

2. 应急报告的内容　根据《条例》第十九条的要求，有下列情形之一的，应急报告主体应按规定向有关部门报告：①发生或者可能发生传染病暴发、流行的；②发生或者发现不明原因的群体性疾病的；③发生传染病菌种、毒种丢失的；④发生或者可能发生重大食物和职业中毒事件的。

首次报告未经调查确认的突发事件或隐患的相关信息，应说明信息来源、危害范围、事件性质的初步判定和拟采取的主要措施。

经调查确认的突发事件报告应包括事件性质、波及范围、危害程度、流行病学分布、势态评估、控制措施等内容。

3. 应急报告的时限和程序　突发事件监测机构、医疗卫生机构和有关单位发现需要报告的突发事件，应当在 2 小时内向所在地县级人民政府卫生行政主管部门报告。接到突发事件信息报告的卫生行政主管部门应当在 2 小时内向本级人民政府报告，并同时向上级人民政府卫生行政主管部门和国务院卫生行政主管部门报告。

各级地方人民政府应当在接到报告后 2 小时内向上一级人民政府报告，对可能造成重大社会影响的突发事件，省以下地方人民政府卫生行政主管部门可直接上报国务院卫生行政主管部门；省级人民政府在接到报告的 1 小时内，向国务院卫生行政主管部门报告；国务院卫生行政主管部门接到报告后应当立即向国务院报告。

接到报告的地方人民政府、卫生行政主管部门依照《条例》规定报告的同时，应当立即组织力量对报告事项调查核实、确证，采取必要的控制措施，并及时报告调查情况。

（二）突发公共卫生事件通报制度

对突发事件的处理往往需要在许多相关部门的配合和努力下共同完成，所以，《条例》规定了突发事件通报制度，并要求各相关部门在接到突发事件的信息通报后，应当根据各自的职责范围采取相应的控制措施，做好相应的工作。

国务院卫生行政主管部门应当根据发生突发事件的情况，及时向国务院有关部门和各省、自治区、直辖市人民政府卫生行政主管部门以及军队有关部门通报。当突发事件只涉及个别部门或者个别地区时，国务院卫生行政主管部门可以根据突发事件应急预案的规定，向可能涉及的部门和地区通报情况。

突发事件发生地的省级人民政府卫生行政主管部门，应当及时向毗邻和可能波及的省级人民政府卫生行政主管部门通报突发事件的情况。接到国务院卫生行政主管部门通报的省级人民政府卫生行政主管部门，应当采取相应的防范措施，必要时应当及时通知本行政区域内的医疗卫生机构，组织做好应急处理所需的人员与物资准备。

针对已经发生的突发事件或者发现可能引起突发事件的情形时，县级以上地方人民政府有关部门应当及时向同级人民政府卫生行政主管部门通报。

（三）突发公共卫生事件信息发布制度

以实事求是、科学的态度发布突发事件的信息，是政府对社会负责任的体现；及时、准确、全面地发布突发事件信息是有效控制突发事件的一项积极主动的措施。因此，《条例》规定，国家建立突发事件的信息发布制度，国务院卫生行政主管部门负责向社会发布突发事件的信息。必要时，经国务院卫生行政主管部门的授权，省级人民政府卫生行政主管部门可以向社会发布本行政区域内突发事件的信息。

新闻媒体对突发事件要及时主动、准确把握和实事求是地报道，正确引导舆论导向，注重社会效果，防止产生负面影响。外事主管部门应视需要协调组织境外记者采访，主动引导境外媒体。

知识拓展

国家建立突发事件举报制度，公布统一的突发事件报告、举报电话。任何单位和个人有权向人民政府及其相关部门报告突发事件隐患，有权向上级人民政府及其有关部门举报不履行突发事件应急处理职责，或者不按照规定履行职责的情况。接到报告、举报的有关人民政府及其有关部门，应当立即组织对突发事件隐患、不履行或者不按照规定履行突发事件应急处理职责的情况进行调查处理。对举报突发事件有功的单位和个人，县级以上各级人民政府及其有关部门应当予以奖励。

四、突发公共卫生事件的应急处理

突发事件应急处理是指突发事件发生后，对突发事件的具体处理措施和程序等，应急处理的情况直接决定着突发事件对公众健康和社会安全的影响。

（一）突发公共卫生事件应急预案的启动

突发事件发生后，卫生行政主管部门应当组织专家对突发事件进行综合评估，初步判断突发事件的类型，提出是否启动突发事件应急预案的建议。

在全国范围内或者跨省、自治区、直辖市范围内启动全国突发事件应急预案，由国务院卫生行政主管部门报国务院批准后实施。省、自治区、直辖市启动突发事件应急预案，由省、自治区、直辖市人民政府决定，并向国务院报告。

应急预案启动前，县级以上各级人民政府有关部门应当根据突发事件的实际情况，做好应急处理准备，采取必要的应急措施。应急预案启动后，突发事件发生地人民政府有关部门，应当根据预案规定的职责要求，服从突发事件应急处理指挥部的统一指挥，立即到达规定岗位，采取有效控制措施，控制疫情。医疗卫生机构、监测机构和科学研究机构，应当服从突发事件应急处理指挥部的统一指挥，相互配合、协作，集中力量开展好相关的科学研究工作。

（二）突发公共卫生事件应急处理措施

1. 突发传染病的宣布　国务院卫生行政主管部门对新发现的突发传染病，根据危害程度、流行强度，依照《传染病防治法》的规定及时宣布为法定传染病；宣布为甲类传染病的，由国务院决定。

2. 突发事件的应急技术处理　省级以上人民政府卫生行政主管部门或者其他有关部门有权指定突发事件应急处理专业技术机构，负责突发事件的技术调查、确证、处置、控制和评价工作。

3. 人员、物资调集及设施、设备的供应　突发事件发生后，国务院有关部门和县级以上地方人民政府及其有关部门，应当保证突发事件应急处理所需的医疗救护设备、救治药品、医疗器械等物资的生产、供应；铁路、交通、民用航空行政主管部门应当保证及时运送。

根据突发事件应急处理的需要，突发事件应急处理指挥部有权紧急调集人员、储备的物资、交通工具以及相关设施、设备；必要时，对人员进行疏散或者隔离，并可依法对传染病疫区实行封锁。

4. 食物水源控制　突发事件应急处理指挥部根据突发事件应急处理的需要，可以对食物和水源采取控制措施。县级以上地方人民政府卫生行政主管部门应当对突发事件现场等采取控制措施，宣传突发事件防治知识，及时对易感人群和其他易受损害的人群采取应急接种、预防性投药、群体防护等措施。

根据《全国突发公共卫生事件应急预案》规定，各级政府、卫生行政主管部门及其他有关部门接到不同级别的突发事件报告后，应采取不同的应急响应，有组织地开展突发事件的应急处理工作。

（三）突发公共卫生事件的终结

突发事件的终结需符合以下条件：突发事件隐患或相关危险因素消除后，或末例传染病病例发生后经过最长潜伏期无新的病例出现。

一般突发事件、较重突发事件、严重突发事件、特别严重突发事件分别由县级、地市级、省级及国务院卫生行政主管部门组织专家进行分析论证，提出终结建议，报请同级人民政府或同级突发事件应急处理指挥部批准后实施，并应向上一级人民政府卫生行政主管部门报告。

突发事件结束后，各级卫生行政主管部门应在本级政府的领导下，组织有关人员对突发事件的处理情况进行评估，评估内容主要包括事件概况、现场调查处理概况、患者救治情况、所采取措施的效果评价、应急处理过程中存在的问题和取得的经验，评估报告上报本级政府和上一级政府卫生行政主管部门。

（四）各部门在突发公共卫生事件应急处理中的职责

1. 国务院卫生行政主管部门的职责　对新发现的突发传染病、不明原因的群体性疾病、重大食物和职业中毒事件，国务院卫生行政主管部门应当尽快组织力量制定相关的技术标准、规范和控制措施。

国务院卫生行政主管部门或者其他有关部门指定的专业技术机构，有权进入突发事件现场进行调查、采样、技术分析和检验，对地方突发事件的应急处理工作进行技术指导，有关单位和个人应当予以配合。

2. 各地方人民政府的职责　突发事件发生地的县级以上地方人民政府，应当对传染病暴发、流行区域内流动人口做好预防工作，落实有关卫生控制措施；对传染病病人和疑似传染病病人，应当采取就地隔离、就地观察、就地治疗的措施。

3. 基层村民组织的职责　传染病暴发、流行时，街道、乡镇以及居民委员会、村民委员会应当组织力量，团结协作，群防群控，协助卫生行政主管部门和其他有关部门、医疗卫生机构做好疫情信息的收集和报告、人员的分散隔离、公共卫生措施的落实，向居民、村民宣传传染病防治的相关知识。

4. 医疗卫生机构的职责　医疗卫生机构应当对因突发事件致病的人员提供医疗救护和现场救援，对就诊病人必须接诊治疗，并书写详细、完整的病历记录；对需要转送的病人，应当按照规定将病人及其病历记录的复印件转送至接诊的或者指定的医疗机构。

医疗卫生机构内应当采取卫生防护措施，防止交叉感染和污染；医疗卫生机构应当对传染病病人的密切接触者采取医学观察措施；医疗机构收治传染病病人、疑似传染病病人，应当依法报告所在地的疾病预防控制机构，接到报告的疾病预防控制机构应当立即对可能受到危害的人员进行调查，根据需要采取必要的控制措施。

5. 交通运输部门的职责　交通工具上发现国务院卫生行政主管部门规定的需要采取应急控制措施的传染病病人、疑似传染病病人，其负责人应当以最快的方式通知前方停靠点，并向交通工具营运单位报告。交通工具的前方停靠点和营运单位应当立即向交通工具营运单位行政主管部门和县级以上地方人民政府卫生行政主管部门报告。卫生行政主管部门接到报告后，应当立即组织有关人员采取相应的医学处置措施。

交通工具上的传染病病人密切接触者，由交通工具停靠点的县级以上人民政府卫生行政主管部门或者铁路、交通、民用航空行政主管部门，根据各自的职责，依照传染病防治法律、行政法规的规定，采取控制措施。

涉及国境口岸和出入境的人员、交通工具、货物、集装箱、行李、邮包等需要采取传染病应急控制措施的，按照国境卫生检疫法律、行政法规的规定依法办理。

6. 公安部门的职责 在突发事件中需要接受隔离治疗、医学观察措施的病人、疑似病人和传染病病人密切接触者在卫生行政主管部门或者有关机构采取医学措施时应当予以配合；拒绝配合的，可由公安机关依法协助强制执行。

五、法律责任

（一）各级政府部门的责任

1. 未按规定履行报告职责的 县级以上地方人民政府及其卫生行政主管部门未依照本条例的规定履行报告职责，对突发事件隐瞒、缓报、谎报或者授意他人隐瞒、缓报、谎报的，对政府主要领导人及其卫生行政主管部门主要负责人，依法给予降级或者撤职的行政处分；造成传染病传播、流行或者对社会公众健康造成其他严重危害后果的，依法给予开除的行政处分；构成犯罪的，依法追究刑事责任。

2. 未按规定完成物资生产、供应、运输和储备的 国务院有关部门、县级以上地方人民政府及其有关部门未依照本条例的规定，完成突发事件应急处理所需要的设施、设备、药品和医疗器械等物资的生产、供应、运输和储备的，对政府主要领导人和政府部门主要负责人依法给予降级或者撤职的行政处分；造成传染病传播、流行或者对社会公众健康造成其他严重危害后果的，依法给予开除的行政处分；构成犯罪的，依法追究刑事责任。

3. 对突发事件调查不予配合的 突发事件发生后，县级以上地方人民政府及其有关部门对上级人民政府有关部门的调查不予配合，或者采取其他方式阻碍、干涉调查的，对政府主要领导人和政府部门主要负责人依法给予降级或者撤职的行政处分；构成犯罪的，依法追究刑事责任。

4. 在突发事件调查、控制、医疗救治工作中玩忽职守、失职、渎职的 县级以上各级人民政府卫生行政主管部门和其他有关部门在突发事件调查、控制、医疗救治工作中玩忽职守、失职、渎职的，由本级人民政府或者上级人民政府有关部门责令改正、通报批评、给予警告；对主要负责人、负有责任的主管人员和其他责任人员依法给予降级、撤职的行政处分；造成传染病传播、流行或者对社会公众健康造成其他严重危害后果的，依法给予开除的行政处分；构成犯罪的，依法追究刑事责任。

5. 拒不履行应急处理职责的 县级以上各级人民政府有关部门拒不履行应急处理职责的，由同级人民政府或者上级人民政府有关部门责令改正、通报批评、给予警告；对主要负责人、负有责任的主管人员和其他责任人员依法给予降级、撤职的行政处分；造成传染病传播、流行或者对社会公众健康造成其他严重危害后果的，依法给予开除的行政处分；构成犯罪的，依法追究刑事责任。

（二）医疗机构的责任

医疗卫生机构有下列行为之一的，由卫生行政主管部门责令改正、通报批评、给予警告；情节严重的，吊销《医疗机构执业许可证》；对主要负责人、负有责任的主管人员和其他直接责任人员依法给予降级或者撤职的纪律处分：①未依照本《条例》的规定履行报告职责，隐瞒、缓报或者谎报的；②未依照本《条例》的规定及时采取控制措施的；③未依照本《条例》的规定履行突发事件监测职责的；④拒绝接诊病人的；⑤拒不服从突发事件应急处理指挥部调度的。

造成传染病传播、流行或者对社会公众健康造成其他严重危害后果，构成犯罪的，依法追究刑事责任。

（三）有关单位和个人的责任

1. 未履行报告职责、阻碍公务、不配合调查等行为的 在突发事件应急处理工作中，有关单位和个人未依照本《条例》的规定履行报告职责，隐瞒、缓报或者谎报，阻碍突发事件应急处理工作人员执行职务，拒绝国务院卫生行政主管部门或者其他有关部门指定的专业技术机构进入突发事件现场，或者不配合调查、采样、技术分析和检验的，对有关责任人员依法给予行政处分或者纪律处分；触犯《治安管理处罚法》，构成违反治安管理行为的，由公安机关依法予以处罚；构成犯罪的，依法追究刑事责任。

2. 扰乱社会秩序、市场秩序的 在突发事件发生期间，散布谣言、哄抬物价、欺骗消费者，扰乱社会秩序、市场秩序的，由公安机关或者工商行政管理部门依法给予行政处罚；构成犯罪的，依法追究刑事责任。

本章小结

本章介绍了公共场所的卫生监督、学校卫生监督、职业病防治和突发公共卫生事件的应急处理等相关知识。其中突发公共卫生事件的概念、分级分类管理、日常监测、应急预防控制措施及信息报告、通报、发布等内容的法律规定，填补了相关法律的空白，进一步提高了我国应对突发公共卫生事件的能力。突发公共卫生事件的概念、分级，信息报告制度、通报制度与信息发布制度、应急处理原则，医疗机构在突发事件中的职责是学习的重点。

目标检测题

一、单项选择题

1. 职业病防治法的监督机构是（　　）
   A. 劳动保障部门　　　　　B. 卫生行政部门　　　　　C. 防疫机构
   D. 用人单位　　　　　　　E. 司法机构
2. 《职业病防治法》规定的职业劳动者的职业卫生保护权利包括（　　）
   A. 获得职业卫生教育和培训
   B. 获得职业健康检查

C. 获得职业病防护用品

D. 了解工作场所产生的职业病危害因素

E. 参与用人单位职业卫生工作的管理

3. 《突发公共卫生事件应急条例》颁布实施的时间是（　　　）

A. 2002 年 5 月 1 日　　　　B. 2003 年 5 月 9 日　　　　C. 2003 年 5 月 12 日

D. 2003 年 11 月 7 日　　　　E. 2004 年 12 月 1 日

4. 《突发公共卫生事件应急条例》规定，医疗机构及其执行职务的人员发现传染病暴发、流行时，应在下列何时限内按照传染病疫情监测信息系统进行报告（　　　）

A. 2 小时　　　　　　　　　B. 6 小时　　　　　　　　　C. 12 小时

D. 24 小时　　　　　　　　　E. 48 小时

5. 突发公共卫生事件分为（　　　）

A. 三级　　　　　　　　　　B. 四级　　　　　　　　　　C. 五级

D. 六级　　　　　　　　　　E. 八级

二、多项选择题

1. 《突发公共卫生事件应急条例》规定，对下列哪些事件，国务院卫生行政主管部门应当尽快组织力量制定相关的技术标准、规范和控制措施（　　　）

A. 新发现的突发传染病

B. 不明原因的群体性疾病

C. 重大食物中毒事件

D. 重大职业中毒事件

E. 法定传染病

2. 《突发公共卫生事件应急条例》对突发公共卫生事件信息发布的要求是（　　　）

A. 及时　　　　　　　　　　B. 准确　　　　　　　　　　C. 全面

D. 主动　　　　　　　　　　E. 制造影响

3. 《突发公共卫生事件应急条例》规定，对传染病病人和疑似传染病病人，应当采取的措施是（　　　）

A. 就地隔离　　　　　　　　B. 就地观察　　　　　　　　C. 就地治疗

D. 尽快转诊　　　　　　　　E. 及时报告

4. 《突发公共卫生事件应急条例》规定，突发事件发生以后，负责医疗救护设备、救治药品、医疗器械等应急物资的生产、供应部门是（　　　）

A. 国务院有关部门

B. 地方人民政府

C. 地方人民政府有关部门

D. 医疗机构

E. 疾病预防控制机构

5. 突发事件应急工作应当遵循的原则是（　　　）

A. 预防为主，常备不懈

B. 统一领导，分级负责

C. 反应及时，措施果断

D. 依靠科学，加强合作

E. 统一指挥，高效权威

三、是非题

1. 新修订后的《职业病分类和目录》将职业病调整为 132 种（含 4 项开放性条款），新增 18 种。（　　　）

2. 突发公共卫生事件以突发性为其主要特征。（　　　）

3. 最新《职业病防治法》自 2011 年 12 月 31 日起施行。（　　　）

4. 突发公共卫生事件分为八级。（　　　）

5. 职业病防治法的监督机构是用人单位。（　　　）

四、案例讨论

1. 2003 年 1 月 2 日，广州医学院第一附属医院接收了一名来自河源市的奇怪的肺炎病人：持续高热、干咳，X 光透视呈现阴影占据整个肺部，使用各种抗生素无效。而且，在河源当地医院救治过该病人的 8 名医务人员，全部被感染发病，症状与病人相同。专家们给这名患者临床诊断为"非典型肺炎"。这是"非典型肺炎"这个词在公众面前第一次"亮相"。

问：该医院应采取什么措施加以控制？

2. 下图为百度百科整理的 2014 年上海外滩踩踏事故页面，查阅、了解该事故发生的原因，结合突发事件应急处理法律规定讨论政府及个人应如何预防、应对突发公共卫生事件？

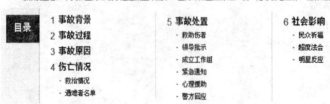

第十二章 母婴保健法律法规

学习目标

知识目标

1. 掌握我国《母婴保健法》的立法意义、新生儿出生证明规定。

2. 熟悉母婴保健监督的法律规定及相关法律责任。

3. 了解医疗保健机构及母婴保健人员管理规定、婚前及孕产期保健法律规定。

技能目标

能积极宣传母婴保健工作的重要性及必要性，依法正确履行母婴保健工作人员相关职责。

母亲和儿童的生存和健康不仅是他们自身的重要权利，同时也是社会经济发展的保证。坚持儿童优先、母亲安全的宗旨，是我国妇幼卫生发展长期坚持的原则和方向。

我国《宪法》规定："婚姻、家庭、母亲和儿童受国家的保护。"我国 1992 年通过的《妇女权益保障法》，1994 年通过的《母婴保健法》，2001 年颁布的《母婴保健法实施细则》，2009 年颁布的《母婴保健法（2009 修正版）》（以下简称《母婴保健法》），2012 年国务院发布的《女职工劳动保护特别规定》等若干个与母亲、儿童的权利、权益维护相关的法律法规共同构成了我国的母婴保健法律体系。

根据《母婴保健法》的规定，国家发展母婴保健事业，提供必要条件和物质帮助，使母亲和婴儿获得医疗保健服务。各级人民政府领导母婴保健工作，母婴保健事业应当纳入国民经济和社会发展计划。国务院卫生行政部门主管全国母婴保健工作，根据不同地区的情况提出分级分类指导原则，并对全国母婴保健工作实施监督。

知识拓展

你所不知道的数据

世界卫生组织 2014 年发布的信息显示：每天，约有 800 名妇女死于与妊娠和分娩有关的可预防疾病。2013 年，28.9 万名妇女在妊娠和分娩期间及分娩后死亡。所有孕产妇死亡有99％发生在发展中国家，而且大多数疾病本来是可以预防的。

2013年，发展中国家的孕产妇死亡率为：每10万例活产有230名孕产妇死亡。而发达国家则为每10万例16人。国家之间的差距很大。

孕产妇健康和新生儿的健康密切相关。联合国《2014年儿童死亡率水平和趋势》报告中的新估算显示，2013年全球有630万名5岁以下儿童死于大多可预防的原因，比2012年减少了约20万人，但仍旧相当于平均每天有近1.7万名儿童夭折。2013年，全世界有280万名婴儿在出生不到一个月内夭折，占5岁以下儿童死亡人数的44％。

国际社会普遍把孕产妇死亡率和婴儿死亡率作为评价一个国家社会经济发展的重要指标。改善孕产妇健康、降低儿童死亡率是国际社会于2000年通过的8个千年发展目标中的2个。根据千年发展目标第4、5项，各国承诺在1990年到2015年期间将5岁以下儿童死亡率降低2/3，孕产妇死亡率减少3/4。按此目标，我国要在2015年将孕产妇死亡率下降至23人/10万，婴儿死亡率下降至24‰。

自1990年以来，世界各地的孕产妇死亡率下降了45％。在撒哈拉以南的非洲，一些国家自1990年以来将孕产妇死亡人数减少了一半。在包括亚洲和北非在内的其他地区，取得的进展甚至更大。然而，从1990年到2013年，全球孕产妇死亡率每年仅下降2.6％。这远远低于实现千年发展目标第5项所需的5.5％的年降低率。

我国2014年全国妇幼卫生工作会通报：2013年，全国孕产妇死亡率下降至23.2/10万（0.232‰），较2000年降低了56.2％。同时，2013年，全国婴儿死亡率、5岁以下儿童死亡率分别下降至9.5‰和12‰，较2000年分别降低了70.5％和69.8％。三项指标的城乡差距进一步缩小，孕产妇死亡率城乡差距基本消除，5岁以下儿童死亡率已提前达到联合国千年发展目标。

第一节 母婴保健服务

 案例导入

案例1：2006年，吴某怀孕后一直在某区妇幼保健院做定期的产前检查，后在该院产下一左前臂不健全的女婴。吴某认为妇幼保健院医生在做产前检查时未对她提出医学意见，未告知她孕后20周时应做一次B超检查，从而没能及时发现胎儿四肢存在的缺陷，因医生失职导致她生下左前臂不健全的婴儿。吴某遂将某区妇幼保健院起诉至法院，要求进行赔偿。

问题：什么是产前检查？什么是医学意见？产前检查对生育健康婴儿的作用是什么？

案例2：2008年3月16日，林某在怀孕23周时，到湖北宜昌某医院要求提供孕产期医疗保健服务，同时交纳了相关费用。林某按医院的要求定期接受产前检查，4次黑白B超检查结果均为正常。同年7月24日吴某产下一右耳道缺失、无听力、耳郭畸形的男婴。林某就民事赔偿事宜多次找医院协商解决无果，2009年1月，林某将医院告上法庭，请求法院判令医院赔偿精神损失费3000元，返还原告林某付出的检查和生产费用2600元，案件诉讼费用由医院承担。

原告林某诉称，被告医院在对原告林某进行检查、指导的过程中没有尽到充分的义务，没有及时地提出医疗意见，导致原告林某生育缺陷儿，对此被告医院应该承担赔偿责任。

被告医院辩称，2008年7月，原告林某妊娠期间在被告处进行胎儿检查，被告医院按照诊疗常规对胎儿双顶径、胎儿脊柱、胎心、胎盘、羊水等必须诊断的内容都做了正确的描述，没有疏漏。根据我国现行的超声诊断规则及相关法律规定，耳道和耳郭畸形并不在必须诊断的内容之中，故要求法院驳回原告的诉讼请求。

法院经审理认为：原告林某产下右耳道缺失、无听力、耳郭畸形婴儿系先天所致，与被告医院所提供的产前保健服务没有必要的因果关系，且被告医院对原告林某所做的产前B超检查符合妇产科产前B超检查的规范要求，其常规B超检查中耳道和耳郭畸形并不在必须检查的内容之中，故原告林某的诉讼理由不充分。据此，法院判决驳回原告林某的诉讼请求。

问题：我国母婴保健包括哪些服务内容？个人应怎样做好孕产期保健？

一、母婴保健法概述

母婴保健法是国家在调整保障母亲和婴儿健康，提高出生人口素质活动中产生的各种社会关系的法律规范总称。

母婴保健法的调整对象包括：①从事母婴保健服务的机构及其工作人员；②母婴保健服务的对象和当事人。法律既规定了对医疗保健机构及母婴保健技术人员的要求，同时也赋予了母婴保健服务对象和当事人相应的权利和义务。

《中华人民共和国母婴保健法》是新中国成立以来我国第一部保护妇女儿童健康的法律，是宪法对妇女儿童保护原则规定的具体化，是我国妇幼卫生史上的一个里程碑。对于发展我国妇幼卫生事业，保障妇女儿童健康，提高人口素质，促进家庭幸福、民族兴旺和社会进步，实现我国政府对国际社会的承诺，都具有十分重要的意义。

（一）母婴保健的概念

母婴保健是指医疗保健机构运用医学科学技术，为公民提供婚前保健、孕产期保健和婴儿保健服务，以保障母婴健康、提高出生人口素质为目的的行为措施。

（二）母婴保健技术服务的内容

根据《中华人民共和国母婴保健法实施办法》第三条规定，我国母婴保健技术服务主要包括下列事项：有关母婴保健的科普宣传、教育和咨询；婚前医学检查；产前诊断和遗传病诊断；助产技术；实施医学上需要的节育手术；新生儿疾病筛查；有关生育、节育、不育的其他生殖保健服务。

二、婚前保健

婚前保健是母婴保健服务的重要工作内容。1997年卫生部制定并颁布了《婚前保健工作规范》，针对我国婚前保健存在的问题，于2002年进行了修订，旨在为公民提供优质保健服务，提高生活质量和出生人口素质。

《母婴保健法》第七条规定：医疗保健机构应当为公民提供婚前保健服务，主要包括婚前卫生指导、婚前卫生咨询、婚前医学检查三部分。

（一）婚前卫生指导

婚前卫生指导是对准备结婚的男女双方进行的以生殖健康为核心，与结婚和生育有关的保健知识的宣传教育。

婚前卫生指导的内容主要包括：关于性卫生知识、生育知识和遗传病知识的教育。

根据《婚前保健工作规范》规定，由省级妇幼保健机构根据婚前卫生指导的内容，制定宣传教育材料。婚前保健机构通过多种方法系统地为服务对象进行婚前生殖健康教育，并向婚检对象提供婚前保健宣传资料。宣教时间不少于40分钟，并进行效果评估。

（二）婚前卫生咨询

婚前卫生咨询是指婚检医师针对医学检查结果发现的异常情况就有关婚配、生育保健等问题提供医学意见；对服务对象提出的具体问题进行解答、交换意见、提供信息，帮助受检对象在知情的基础上做出适宜的决定。

在咨询过程中，婚检医师在提出"不宜结婚""不宜生育"和"暂缓结婚"等医学意见时，应充分尊重服务对象的意愿，耐心、细致地讲明科学道理，对可能产生的后果给予重点解释，并由受检双方在体检表上签署知情意见。

（三）婚前医学检查

婚前医学检查是对准备结婚的男女双方可能患有影响结婚和生育的疾病进行医学检查。

1.婚前医学检查的主要疾病　婚前医学检查包括对下列疾病的检查：

（1）严重遗传性疾病　指由于遗传因素先天形成，患者全部或部分丧失自主生活能力，后代再现风险高，医学上认为不宜生育的疾病。

　　如果患有较轻微的遗传性疾病，但有相应的治疗方法缓解症状或纠正异常，尽管出生的后代仍然可能是不健康的，但对于生活影响不大，例如唇裂、糖尿病、近视、原发性癫痫等，这些患者可以考虑有自己的后代。某些严重的遗传病患者，其后代有较多的发病机会，目前还没有有效的治疗方法，因此最好不要生育。

知识拓展

不宜生育的遗传性疾病

　　不宜生育的严重的遗传性疾病包括：①严重的染色体显性遗传病。这种遗传病是可以直接传给后代的，双亲中有一个人有病，子代可以有半数发病，例如双侧视网膜母细胞瘤、进行性肌营养不良、结节性硬化、显性遗传型先天性小眼球、先天性无虹膜、显性遗传型视网膜色素变性、软骨发育不全、成骨发育不全等。②夫妻双方均患有一种严重的常染色体隐性遗传病，例如小头畸形、肝豆状核变性、苯丙酮尿症、先天性全色盲、白化病等。③严重的多基因遗传病。发病率比显性遗传病明显减少，可能与遗传和环境因素均有一定的关系，例如有高发家族性的精神病、先天性心脏病、唇腭裂等。

　　（2）指定传染病　包括《中华人民共和国传染病防治法》中规定的艾滋病、淋病、梅毒以及医学上认为影响结婚和生育的其他传染病。

　　（3）有关精神病　包括精神分裂症、躁狂抑郁型精神病以及其他重型精神病。

　　除以上三种情况之外，其他与婚育有关的疾病，如重要脏器疾病和生殖系统疾病等，都是婚前医学检查的范畴。

　　2. 婚前医学检查结果的处理　《母婴保健法》规定，经婚前医学检查，医疗保健机构应当出具婚前医学检查证明，并对有关当事人进行医学指导。具体情形如下：

　　（1）暂缓结婚　经婚前医学检查，对患指定传染病在传染期内或者有关精神病在发病期内的，医师应当提出医学意见；准备结婚的男女双方应当暂缓结婚。

　　（2）不宜生育　经婚前医学检查，对诊断患医学上认为不宜生育的严重遗传性疾病的，医师应当向男女双方说明情况，提出医学意见；经男女双方同意，采取长效避孕措施或者施行结扎手术后不生育的，可以结婚。但《中华人民共和国婚姻法》规定禁止结婚的除外。

　　（3）申请医学技术鉴定　接受婚前医学检查的人员对检查结果持有异议的，可以申请医学技术鉴定，取得医学鉴定证明。从事医学技术鉴定的人员，必须具有临床医学经验和医学遗传学知识。县级母婴保健医学技术鉴定委员会成员应当具有主治医师以上的专业技术职务；设区的市级以上母婴保健医学技术鉴定委员会成员应当具有副主任医师以上的专业技术职务。

　　（4）婚前医学检查证明或者医学鉴定证明　男女双方在结婚登记时，应当持有婚前医学检查证明或者医学鉴定证明。

3. 婚前医学检查的医疗机构　从事婚前医学检查的医疗、保健机构由当事人所在地县级以上妇幼保健院或经设区的市级以上卫生行政部门指定的医疗机构承担，不宜生育的严重遗传性疾病的诊断由省级卫生行政部门指定的医疗保健机构负责。医疗保健机构对婚前医学检查不能确诊的应当转诊，当事人也可以到卫生行政部门许可的医疗保健机构进行确诊。

知识拓展

　　婚前医学检查项目包括询问病史、体格检查、常规辅助检查和其他特殊检查。其中，常规辅助检查包括胸部透视、血常规、尿常规、梅毒筛查、血转氨酶和乙肝表面抗原检测、女性阴道分泌物滴虫、霉菌检查。若需检查女性生殖器官，应做肛门腹壁双合诊。如需做阴道检查，须征得本人或家属同意后进行。除处女膜发育异常外，严禁对其完整性进行描述。对可疑发育异常者，应慎重诊断。此外，需做其他特殊检查，如乙型肝炎血清学标志检测、淋病、艾滋病、支原体和衣原体检查、精液常规、B 型超声、乳腺、染色体检查等，应根据需要或自愿原则确定。

三、孕产期保健

　　孕产期保健是指各级各类医疗保健机构为准备妊娠至产后 42 天的妇女及胎婴儿提供全程系列的医疗保健服务。为加强孕产期保健工作，保障母婴安全，卫生部根据《母婴保健法》，于 2011 年又制定颁布了《孕产期保健工作管理办法》《孕产期保健工作规范》两部规章，为各级卫生行政部门、医疗保健机构开展孕产期保健提供了工作依据和技术规范。

（一）孕产期保健的主要内容

　　孕产期保健是母婴保健的中心环节，孕产期保健服务包括孕前、孕期、分娩期、产褥期各阶段的系统保健服务。《母婴保健法》第十四条规定，医疗保健机构应当为育龄妇女和孕产妇提供孕产期保健服务。孕产期保健服务包括母婴保健指导、孕妇产妇保健、胎儿保健、新生儿保健四个方面。旨在防止或减少出生缺陷，提高出生婴儿健康水平。

　　卫生部《孕产期保健工作管理办法》《孕产期保健工作规范》规定了孕产期保健的相关内容。

1. 孕前保健　孕前保健是指为准备妊娠的夫妇提供以健康教育与咨询、孕前医学检查、健康状况评估和健康指导为主要内容的系列保健服务。孕前保健一般在计划受孕前 6 个月进行。

2. 孕期保健 孕期保健是指从确定妊娠之日开始至临产前，为孕妇及胎儿提供的系列保健服务。对妊娠应当做到早诊断、早检查、早保健。尽早发现妊娠合并症及并发症，及早干预。开展出生缺陷产前筛查和产前诊断，包括建立孕产期保健册（卡），提供产前检查，筛查危险因素，诊治妊娠合并症和并发症，提供心理、营养和卫生指导等。

在整个妊娠期间至少提供 5 次产前检查，其中孕早期至少进行 1 次，孕中期至少 2 次，孕晚期至少 2 次，发现异常者应当酌情增加检查次数。根据不同妊娠时期确定各期保健重点。

对高危孕妇进行专案管理，密切观察并及时处理危险因素。

3. 分娩期保健 分娩期应当对孕产妇的健康情况进行全面了解和动态评估，加强对孕产妇与胎儿的全产程监护，积极预防和处理分娩期并发症，及时诊治妊娠合并症。

分娩期保健包括对产妇和胎儿进行全产程监护、安全助产及对新生儿进行评估及处理。

医疗保健机构应当提供以下服务：①对产妇的健康情况及产科情况进行全面了解和动态评估；②严密观察产程进展，正确绘制产程图，尽早发现产程异常，及时诊治或转诊；③鼓励阴道分娩，在具备医学指征的情况下实施剖宫产；④规范应用助产技术，正确使用缩宫素；⑤加强分娩室的规范管理，严格无菌操作，预防和控制医源性感染；⑥分娩后产妇需在分娩室内观察 2 小时，预防产后出血；⑦预防新生儿窒息，对窒息新生儿及时进行复苏；⑧对新生儿进行全面体检和评估，做好出生缺陷诊断与报告；⑨按照规定对新生儿进行预防接种。

提倡住院分娩。对因地理环境等因素不能住院分娩的，有条件的地区应当由医疗保健机构派出具有执业资质的医务人员进行家庭接生；无条件的地区，应当由依法取得家庭接生员技术合格证书的接生员实施家庭接生；发现异常情况的应当及时与当地医疗保健机构联系并进行转诊。

4. 产褥期保健 医疗保健机构应当对产妇及新生儿提供产褥期保健。产褥期保健包括住院期间保健、产后访视和产后 42 天健康检查三个方面。内容包括为产妇及新生儿进行健康评估，开展母乳喂养、产后营养、心理、卫生及避孕指导，为新生儿进行预防接种和新生儿疾病筛查等。

正常分娩的产妇及新生儿至少住院观察 24 小时，产后 3 ~ 7 天及 28 天进行家庭访视，产后 42 天进行母婴健康检查。高危产妇及新生儿应当酌情增加访视次数。

（二）孕产期保健异常情形的处理

1. 医学指导 根据《母婴保健法》第十五条规定，在孕产期保健工作中，医疗保健机构对患严重疾病或者接触致畸物质，妊娠可能危及孕妇生命安全或者可能严重影响孕妇健康和胎儿正常发育的，医疗保健机构应当予以医学指导。

2. 产前诊断及终止妊娠 经产前检查，医师发现或者怀疑胎儿异常的，应当对孕妇进行产前诊断。有下列情形之一的，医师应当向夫妻双方说明情况，并提出终止妊娠的医学意见：胎儿患有严重遗传性疾病的；胎儿有严重缺陷的；因患有严重疾病，继续妊娠可能危及孕妇生命安全或者严重危害孕妇健康的。

《母婴保健法》规定，实施终止妊娠手术或者结扎手术，要采取本人自愿的原则，即需征求本人同意并签署意见。本人无行为能力的，应当征得其监护人的同意并签署意见。

3. 再次妊娠前的医学检查　生育过严重缺陷患儿的妇女，再次妊娠前，夫妻双方应当到县级以上医疗保健机构接受医学检查。

（三）严禁非医学需要的性别鉴定

《母婴保健法》第三十二条规定，严禁采用技术手段对胎儿进行非医学需要的性别鉴定。但医学上确有需要的，如某些遗传性疾病只与性别有关，必须进行胎儿性别鉴定以避免遗传性疾病引起的严重缺陷儿的，由省、自治区、直辖市人民政府卫生行政部门指定的医疗、保健机构按照国家相关规定进行医学技术鉴定。

知识拓展

凡当事人对婚前医学检查、遗传病诊断、产前诊断结果有异议，需要进一步确诊的，均可以自接到检查或者诊断结果之日起15日内向所在地县级或者设区的市级母婴保健医学技术鉴定委员会提出书面鉴定申请。母婴保健医学技术鉴定委员会应当自接到鉴定申请之日起30日内做出医学技术鉴定意见，并及时通知当事人。当事人对鉴定结论有异议的，可以自接到鉴定意见通知书之日起15日内向上一级母婴保健医学技术鉴定委员会申请再鉴定。省级母婴保健医学技术鉴定委员会的鉴定意见为最终鉴定结果。

（四）新生儿出生医学证明

1. 新生儿出生医学证明的作用　新生儿出生医学证明，又称出生医学证明，是依据《母婴保健法》出具的证明婴儿出生状态、血亲关系以及申报国籍、户籍取得公民身份的法定医学证明。

出生医学证明自启用以来，对规范我国妇幼健康管理，完善户籍登记制度，保障公民权利，维护社会稳定发挥了重要作用。

2. 新生儿出生医学证明的使用规定　新生儿出生医学证明由国家卫生和计划生育委员会统一印制，以省、自治区、直辖市为单位统一编号，不得跨省使用或借用。出生医学证明必须由批准开展助产技术服务并依法取得《母婴保健技术服务许可证》的医疗保健机构签发。严禁任何单位和个人伪造、倒卖、转让、出借、私自涂改或使用非法印制的出生医学证明。

《母婴保健法》第二十三条规定，医疗保健机构和从事家庭接生的人员按照国务院卫生行政部门的规定，出具统一制发的新生儿出生医学证明；有产妇和婴儿死亡以及新生儿出生缺陷情况的，应当向卫生行政部门报告。

　　我国从 1996 年 1 月 1 日开始使用《出生医学证明》，2005 年 7 月 1 日正式在全国范围内启用新版。根据国家卫生计生委要求，2014 年 1 月 1 日起启用第五版《出生医学证明》。旧版出生证签发日期截至 2013 年 12 月 31 日。未使用的旧版证件由各级卫生部门负责回收处理。中国新版出生证明与旧版相比增加了 6 项防伪标识，在阳光下可以看到若干处隐形的防伪标识。

　　3. 新生儿出生医学证明的法律效力　新生儿《出生医学证明》是《中华人民共和国母婴保健法》规定的法律证件，是户口登记机关进行出生登记的重要依据。其法律效力在于：证明在中华人民共和国境内的出生人口出生时的健康及自然情况；证明出生人口的血亲关系；作为新生儿获得国籍的医学依据；作为新生儿依法获得保健服务的凭证；为其他必须以出生证明为有效证明的事项提供依据。

（五）孕产期保健的信息管理

　　各级各类医疗保健机构应当建立健全孕产期保健手册、产前检查登记、高危孕产妇登记、随访登记、分娩登记、转会诊登记、危重症抢救登记、死亡登记、统计报表等孕产期保健工作相关的原始登记。各种登记要规范、准确、齐全。发生孕产妇死亡及围产儿死亡应及时上报。

　　各级各类医疗保健机构应当指定专人负责机构内的信息收集，对信息进行审核，按照要求填报相应表卡，按照规定及时、准确报送同级妇幼保健机构。

第二节　医疗保健机构管理

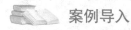 案例导入

　　2008 年 7 月 16 日，江西省卫生厅卫生监督局接群众举报，反映南昌 H 医院存在"非法行医"情况。南昌市卫生局卫生监督员立即赶赴现场，调查处理。现场检查中发现，该院持有合法有效的《医疗机构执业许可证》，注册诊疗科目为：妇科专业、产科专业。该院未提供《母婴保健技术服务执业许可证》，开展了终止妊娠执业活动。

　　问题：开展终止妊娠术对医疗机构及其医务人员有什么特别的规定和要求？

为了进一步加强母婴保健工作，提高对妇女儿童医疗保健服务的水平，我国在各级卫生行政部门中设立妇幼保健组织机构，对本行政区域内的母婴医疗保健工作加以管理，同时还设置了完整的妇幼医疗保健业务机构，并配备相应卫生行政部门统一考核、取得相关合格证书的母婴医疗保健工作人员，共同完成母婴医疗保健工作。

一、母婴医疗保健机构

为加强妇幼保健机构的规范化管理，依据《母婴保健法》《母婴保健法实施办法》《医疗机构管理条例》等法律法规，卫生部于 2006 年 12 月 19 日发布了《妇幼保健机构管理办法》。

（一）妇幼保健机构的概念及性质

妇幼保健机构是由政府举办，不以营利为目的，具有公共卫生性质的公益性事业单位，是为妇女儿童提供公共卫生和基本医疗服务的专业机构。

（二）妇幼保健机构的设置与执业许可

1. 设置分级　妇幼保健机构由政府设置，分省、市（地）、县三级。上级妇幼保健机构承担对下级机构的技术指导、培训和检查等职责，协助下级机构开展技术服务。设区的市（地）级和县（区）级妇幼保健机构的变动应征求省级卫生行政部门的意见。不得以租赁、买卖等形式改变妇幼保健机构所有权性质，保持妇幼保健机构的稳定。

2. 执业准入许可　《母婴保健法》规定，医疗保健机构开展婚前医学检查、遗传病诊断、产前诊断以及施行结扎手术和终止妊娠手术，必须符合国务院卫生行政部门规定的条件和技术标准，并经县级以上地方人民政府卫生行政部门许可。具体要求如下：①从事遗传病诊断、产前诊断的医疗、保健机构和人员，须经省、自治区、直辖市人民政府卫生行政部门许可；②从事婚前医学检查的医疗、保健机构和人员，须经设区的市级人民政府卫生行政部门许可；③从事助产技术服务、结扎手术和终止妊娠手术的医疗、保健机构和人员以及从事家庭接生的人员，须经县级人民政府卫生行政部门许可，并取得相应的合格证书。

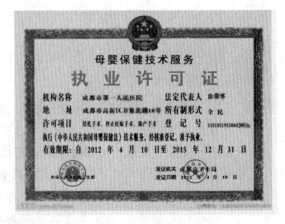

图 12-1　母婴保健技术服务执业许可证

根据《母婴保健法实施办法》的相关规定，医疗机构开展产科、终止妊娠术、结扎术等母婴保健执业活动，必须在执业注册产科专业（妇科专业）的基础上同时获得母婴保健执业准入，持有《母婴保健技术服务执业许可证》（该证校验有效期为3年，属地管理）。另外，开展此项诊疗活动的医护人员也必须持有《母婴保健技术培训合格证》。

《妇幼保健机构管理办法》规定：各级妇幼保健机构应根据《母婴保健法》《母婴保健法实施办法》《医疗机构管理条例》等相关法律法规进行设置审批和执业登记。从事婚前保健、产前诊断和遗传病诊断、助产技术、终止妊娠和结扎手术的妇幼保健机构要依法取得《母婴保健技术服务执业许可证》（图12-1）。

3. 内设科室　妇幼保健机构应根据所承担的任务和职责设置内部科室。保健科室包括妇女保健科、儿童保健科、生殖健康科、健康教育科、信息管理科等。临床科室包括妇科、产科、儿科、新生儿科、计划生育科等，以及医学检验科、医学影像科等医技科室。各地可根据实际工作需要增加或细化科室设置，原则上应与其所承担的公共卫生职责和基本医疗服务相适应。

4. 妇幼保健机构的名称　妇幼保健院（所、站）是各级妇幼保健机构的专有名称，原则上不能同时使用两个或两个以上的名称，社会力量举办的医疗机构不得使用该名称。各级妇幼保健机构应具备与其职责任务相适应的基础设施、基本设备和服务能力。

（三）妇幼保健机构的功能和职责

妇幼保健是公共卫生的一项重要内容，妇幼保健机构是公共卫生服务体系的重要组成部分。妇幼保健机构应坚持以群体保健工作为基础，面向基层、预防为主，为妇女儿童提供健康教育、预防保健等公共卫生服务。在切实履行公共卫生职责的同时，开展与妇女儿童健康密切相关的基本医疗服务。

1. 妇幼保健机构在公共卫生服务中承担的职责　主要有：掌握本辖区妇女儿童健康状况及影响因素，协助卫生行政部门制定本辖区妇幼卫生工作的相关政策、技术规范及各项规章制度；负责指导和开展本辖区的妇幼保健健康教育与健康促进工作，组织实施本辖区母婴保健技术培训，对基层医疗保健机构开展业务指导，并提供技术支持；负责本辖区孕产妇死亡、婴儿及5岁以下儿童死亡、出生缺陷监测，妇幼卫生服务及技术管理等信息的收集、统计、分析、质量控制和汇总上报；开展妇女保健服务，包括青春期保健、婚前和孕前保健、孕产期保健、更年期保健、老年期保健；重点加强心理卫生咨询、营养指导、计划生育技术服务、生殖道感染/性传播疾病等妇女常见病防治；开展儿童保健服务，包括胎儿期、新生儿期、婴幼儿期、学龄前期及学龄期保健，受卫生行政部门委托对托幼园所卫生保健进行管理和业务指导；重点加强儿童早期综合发展、营养与喂养指导、生长发育监测、心理行为咨询、儿童疾病综合管理等儿童保健服务；开展妇幼卫生、生殖健康的应用性科学研究并组织推广适宜技术等。

2. 妇幼保健机构在基本医疗服务中承担的职责　妇幼保健机构主要提供以下基本医疗服务：包括妇女儿童常见疾病诊治、计划生育技术服务、产前筛查、新生儿疾病筛查、助产技术服务等，根据需要和条件，开展产前诊断、产科并发症处理、新生儿危重症抢救和治疗等。

知识拓展

国家卫生计生委2014年10月15日召开的"妇幼健康媒体宣传活动推进会"上，卫生计生委妇幼司就我国妇幼健康服务情况进行通报。目前，我国共有妇幼保健机构3044所，计划生育技术服务机构35300所。国家卫生计生委将优化整合妇幼卫生和计划生育服务资源，在全国将建立以妇幼健康服务机构为核心，以城乡基层医疗卫生机构为基础，以妇产医院、儿童医院、综合医院为技术支撑的全新妇幼健康服务体系。2014年是《中华人民共和国母婴保健法》公布20周年，被定为"妇幼健康服务年"。

二、母婴医疗保健人员

我国现有妇幼保健专业人员达30余万。妇幼保健人员工作是否规范、服务技术质量是否优良，直接关系着需要进行医疗保健技术服务的妇女儿童的生存质量。

《母婴保健法》规定，医疗保健人员必须参加卫生行政部门组织的母婴保健法知识及业务培训，符合卫生行政部门规定的技术人员标准，经考核并取得卫生行政部门颁发的《母婴保健技术考核合格证》后方可从事母婴医疗保健技术工作。其中，第三十三条明确规定：从事遗传病诊断、产前诊断的人员，必须经过省、自治区、直辖市人民政府卫生行政部门的考核，并取得相应的合格证书；从事婚前医学检查、施行结扎手术和终止妊娠手术的人员以及从事家庭接生的人员，必须经过县级以上地方人民政府卫生行政部门的考核，并取得相应的合格证书。

《母婴保健法》还规定，医疗、保健机构应当根据其从事的业务，配备相应的人员和医疗设备，对从事母婴保健工作的人员加强岗位业务培训和职业道德教育，并定期对其进行检查、考核。由于母婴医疗保健工作可能涉及医疗保健对象的个人隐私，为保护医疗保健对象的个人及家庭的合法利益，母婴医疗保健工作人员应当严格遵守职业道德，为当事人保守秘密。

第三节 母婴保健监督与法律责任

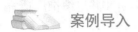 案例导入

公立医院妇产科主任非法引产案

2013年3月28日，某市卫生监督所接到有人非法引产举报，该所立即进

行跟踪排查。29 日凌晨 5 时许，执法人员在城区某宾馆 4098 号房现场查获当事人娄某对孕妇庄某非法进行引产。

据 18 岁的孕妇庄某交代，她怀孕 5 个月，在一娱乐场所附近看到一则引产广告，联系后对方告知做引产需收取 3000 元引产费，她同意先预付 2000 元，待引产术安全完成后再付 1000 元。双方遂约好见面。一名女医生来到后，将自己带来的 12 粒米非司酮和 1 粒米索前列醇给了庄某，并收下其 2000 元。之后，按该女医生的吩咐，庄某服下药物后，由一名中年妇女带她到宾馆，开了 4098 号房休息等待引产。

次日凌晨 5 时许，卫生、公安、计生执法人员进入房间，现场查获女医生和孕妇庄某，以及女医生带来实施引产所需的缩宫素注射液、米索前列醇片、引产手术清宫包等物品。

经调查核实，该女医生娄某，48 岁，是某市某公立医院妇产科主任，妇产科执业助理医师。因其行为已涉嫌构成非法进行节育手术罪，公安机关依法对娄某予以刑事拘留。依据《中华人民共和国执业医师法》第三十九条之规定，可吊销娄某的《医师执业证书》，并处以 10 万元罚款。

问题：本案中，娄某违反了母婴保健的什么法律规定？其行为构成非法行医吗？为什么？

母婴医疗保健工作直接涉及公民的健康权、生育权、生命权和隐私权。我国大力发展母婴医疗保健事业，除了提供必要条件和物质帮助之外，还对母婴保健监督作了法律规定。

一、母婴医疗保健监管机构

（一）国务院卫生行政部门及其职责

在我国，国务院卫生行政部门主管全国母婴保健工作，并对母婴保健工作实施监督管理。其主要职责包括：①执行《母婴保健法》及其实施办法；②制定与《母婴保健法》相配套的规章和技术规范；③按照分级分类指导的原则，制定全国母婴保健工作发展规划和实施步骤；④组织推广母婴保健及其相关适宜技术；⑤对全国的母婴保健工作实施监督管理。

（二）县级以上卫生行政部门及其职责

根据《母婴保健法》第二十九条规定，县级以上地方人民政府卫生行政部门管理本行政区域内的母婴保健工作。其主要职责包括：①对从事母婴保健工作的机构和人员实施许可，并核发相应的许可证书；②对《母婴保健法》及实施办法的执行情况进行监督检查；③对违反《母婴保健法》及实施办法的行为，依法给予行政处罚；④负责母婴保健工作监督管理的其他事项。

二、母婴保健监督员

我国于 1995 年发布了《母婴保健监督员管理办法》。县级以上地方人民政府卫生行政部门根据需要设立母婴保健监督员并进行统一管理，母婴保健监督员由聘任机关发给全国统一的证件。对母婴保健监督员实行资格考试、在职培训、工作考核和任免制度。

（一）取得资格

卫生行政管理人员或专业技术人员必须经母婴保健监督员资格考试合格，才能受聘为母婴保健监督员。

具备下列条件者方可参加母婴保健监督员资格考试：

1. 具有良好的职业道德、一定的专业技术和监督管理实践经验：①从事妇幼卫生行政管理工作，具有科员以上职务的国家公务员；②从事妇幼卫生工作 3 年以上，已取得医（技）师以上资格的专业技术人员。

2. 取得经设区的市级以上地方人民政府卫生行政部门组织的《母婴保健法》知识培训合格证。

符合上述条件的人员经母婴保健监督员资格考试合格后，由同级卫生行政部门审核、聘任，方可成为母婴保健监督员，并报上一级卫生行政部门备案。

（二）任免

国务院卫生行政部门为完成特定的母婴保健监督任务，可从全国聘任国家特派的母婴保健监督员。县级以上地方人民政府卫生行政部门可以根据母婴保健监督管理范围大小，确定母婴保健监督员聘任人数。一般县级为 5～7 人，省和市（地）可以根据需要适当增加人数。

县级以上地方人民政府卫生行政部门定期对所聘母婴保健监督员的业务水平、法律知识和执法情况进行考核，有下列情况之一者，可依法直接撤免或建议原聘任机关撤免：①不符合本办法规定聘任的人员；②经资格考试、工作考核不合格的人员；③不接受指定的业务培训或培训考试不合格的人员；④在母婴保健监督管理工作中，有违纪违法行为并受过行政处分或刑事处分的人员。

（三）履行职责

母婴保健监督员在法定范围内，根据卫生行政部门或相应的监督管理机构交付的任务，行使下列监督职权：监督检查《母婴保健法》及实施办法的执行情况；对违反《母婴保健法》及实施办法的单位和个人提出处罚意见；提出改进母婴保健工作的建议；完成卫生行政部门交给的其他监督检查任务；参与有关案件的处理。

母婴保健监督员必须熟练掌握和运用与本职工作有关的各项国家法律、法规、规章、国家标准、技术规范和工作程序等。在工作中须做到：遵纪守法、廉洁奉公、实事求是、忠于职守、文明执法、履行相关法律规章规定的保密义务等。母婴保健监督员在遇到与被监督者有直接利害关系或其他有碍公正执法的情况时，应当回避。

三、法律责任

在我国，母婴保健医疗机构和母婴保健人员必须依法行医，若违反《母婴保健法》及实施办法的，必须承担相应的法律责任。

（一）行政责任

《母婴保健法》第三十五条规定：未取得国家颁发的有关合格证书的，有下列行为之一者，县级以上地方人民政府卫生行政部门应当予以制止，并可以根据情节给予警告或者处以罚款：从事婚前医学检查、遗传病诊断、产前诊断或者医学技术鉴定的；施行终止妊娠手术的；出具本法规定的有关医学证明的。

母婴医疗保健技术服务人员，因延误诊治造成严重后果，给当事人身心健康造成严重后果或造成其他严重后果的，由原发证部门撤销相应的母婴保健技术执业资格或者医师执业证书。

从事母婴保健工作的人员违反《母婴保健法》的规定，出具有关虚假医学证明或者进行胎儿性别鉴定的，由医疗保健机构或者卫生行政部门根据情节给予行政处分；情节严重的，依法取消执业资格。进行胎儿性别鉴定两次以上的或者以营利为目的进行胎儿性别鉴定的，由原发证机关撤销相应的母婴保健技术执业资格或医师执业资格。

（二）民事责任

母婴医疗保健机构及工作人员在提供母婴医疗保健服务的过程中，若造成当事人死亡、伤残、组织器官损伤导致功能障碍，或对当事人的心理和精神造成一定损害的，应根据《中华人民共和国民法通则》和《医疗事故处理条例》的有关规定，承担相应的民事责任。

（三）刑事责任

具有母婴保健技术执业证书或执业资格的母婴医疗保健人员，由于严重不负责任，造成就诊人员死亡或者严重损害就诊人员身体健康的，依据《中华人民共和国刑法》第三百三十五条规定，处三年以下有期徒刑或拘役。

未取得国家颁发的有关合格证书或执业资格的人，擅自实施终止妊娠手术、节育复通术、假节育手术或摘取宫内节育器等非法行医行为，情节严重的，依据《中华人民共和国刑法》第三百三十六条规定，处三年以下有期徒刑、拘役或者管制，并处或者单处罚金；严重损害就诊人身体健康的，处三年以上十年以下有期徒刑，并处罚金；造成就诊人死亡的，处十年以上有期徒刑，并处罚金。

本章小结

《母婴保健法》及其实施办法，以广大妇女儿童为特定目标人群，广泛开展群体保健，预防和减少疾病发生，并将必要的临床服务作为妇幼保健的重要支持手段，提高生殖健康保障能力。从孕前保健、孕期保健、住院分娩到产后访视，从婴儿出生后的预防接种、疾病筛查和新生儿访视到儿童健康管理、营养指导、常见病防治等，形成了一系列主动、连续、综合、温馨的保健服务，来满足妇女儿童的健康需求，充分体现了医疗卫生服务的人文关怀。本章以婚前保健、孕产期保健的法律规定为主线，以母婴保健医疗机构准入许可、母婴保健技术服务人员的资格准入、母婴保健监督员设置与职责、法律责任等法律规定为辅，对我国母婴保健法制体系作了全面介绍。

目标检测题

一、单项选择题

1.《中华人民共和国母婴保健法》正式实施的时间是（　　　）
　　A. 1994 年 6 月 1 日　　　　B. 1994 年 10 月 27 日　　　C. 1995 年 1 月 1 日
　　D. 1995 年 6 月 1 日　　　　E. 1995 年 10 月 27 日

2.《母婴保健法》规定，接受婚前医学检查的人员对检查结果持有异议的，可以申请（　　　）
　　A. 仲裁　　　　　　　　B. 行政复议　　　　　　C. 诉讼
　　D. 医学技术鉴定　　　　E. 转诊

3. 下列选项中，必须经本人同意并签字，本人无行为能力的，应当经其监护人同意并签字的手术或治疗项目是（　　　）
　　A. 产前检查　产前诊断　　B. 产前诊断　终止妊娠　　C. 产前检查　终止妊娠
　　D. 产前检查　结扎　　　　E. 终止妊娠　结扎

4. 某县从事母婴保健工作的医生章某，违反《母婴保健法》的规定，出具有关虚假医学证明且情节严重。该县卫生行政机关依法给予章某的处理是（　　　）
　　A. 降职　　　　　　　　B. 取消执业资格　　　　C. 停职
　　D. 罚款　　　　　　　　E. 降薪

5. 妊娠期发现哪种情形者，不应提出终止妊娠的医学意见（　　　）
　　A. 胎儿患有严重遗传病
　　B. 胎儿有严重缺陷
　　C. 因患有严重疾病，继续妊娠可能危及孕妇生命安全
　　D. 胎位不正
　　E. 胎儿四肢短小

二、多项选择题

1. 孕妇有下列哪些情形的，医师应当对其进行产前诊断（　　　）

　　A. 胎儿发育异常

　　B. 羊水过多或者过少

　　C. 有遗传病家族史

　　D. 初产妇年龄超过 30 周岁

　　E. 孕早期接触过可能导致胎儿先天缺陷的物质

2. 《母婴保健法》规定，婚前医学检查包括对下列哪些疾病的检查（　　　）

　　A. 艾滋病

　　B. 遗传性疾病

　　C. 严重遗传性疾病

　　D. 指定传染病

　　E. 有关精神病

3. 孕产期保健的主要内容包括（　　　）

　　A. 受孕前的准备

　　B. 母婴保健指导

　　C. 孕妇、产妇保健

　　D. 胎儿保健

　　E. 新生儿保健

4. 根据《母婴保健法》的规定，从事医学技术鉴定的人员需具备的条件有（　　　）

　　A. 具有临床医学经验

　　B. 具有医学遗传学知识

　　C. 行医 10 年以上

　　D. 县级以上需具有主治医师以上的专业技术职务

　　E. 市级以上需具有副主任医师以上的专业技术职务

5. 下列选项中，属于婚前保健服务的内容有（　　　）

　　A. 医学检查

　　B. 卫生指导

　　C. 卫生咨询

　　D. 胎儿保健

　　E. 新生儿保健

三、是非题

1. 婚前医学检查，经诊断患医学上认为不宜生育的严重遗传性疾病的，不可以结婚。（　　　）

2. 县级以上地方人民政府卫生行政部门可以设立医学技术鉴定组织，负责对婚前医

学检查、传染病诊断和产前诊断结果有异议者进行医学技术鉴定。（　　）

3. 经婚前医学检查，对患有指定传染病在传染期内或者有关精神病在发病期内的，医师应当提出医学意见，准备结婚的男女双方应当暂缓结婚。（　　）

4. 在我国，《出生医学证明》是新生儿申报户口的重要依据。（　　）

5. 孕产期保健服务是指从怀孕开始至产后 28 天内为孕产妇及胎、婴儿提供的医疗保健服务。（　　）

四、简答题

1. 简述婚前保健服务和孕产期保健服务的主要内容。

2. 简述《母婴保健法》对母婴保健机构人员资质和资格认定的规定。

3. 严重违反《母婴保健法》所应承担的刑事法律责任有哪几种？

五、讨论题

《母婴保健法》第十二条规定："男女双方在结婚登记时，应当持有婚前医学检查证明或者医学鉴定证明。"该项规定被认为是我国最早关于强制婚检的制度规定。《母婴保健法实施办法》制定于 2001 年 6 月 20 日，第十六条规定："在实行婚前医学检查的地区，婚姻登记机关在办理结婚登记时，应当查验婚前医学检查证明或者母婴保健法第十一条规定的医学鉴定证明。"

2003 年国务院颁布实施新《婚姻登记条例》规定，不能把婚前健康检查作为结婚登记的前提条件。内地居民办理结婚登记需要提交的有关证件中，不再包括"婚前医学检查证明"。并且规定，当事人是否婚检完全自愿，各地不得搞强制。10 月 1 日婚姻登记条例实施后，婚姻登记机关不得以任何理由要求申请结婚当事人提交婚姻登记条例规定以外的任何证件和证明材料。这意味我国强制婚检制度被取消，婚检与否，成为当事人的自愿选择。

一种观点认为：做不做婚检，完全是当事人的自由。取消强制婚检，把是否婚检的选择权交给当事人，这是我国法律、法规尊重和保护公民基本人权的具体体现。

另一种观点认为：取消强制婚检存在较大的现实危害性。据统计，2001 年，全国实际参加婚检人数为 879 万人，检查出对婚姻有影响的传染病患者 14 万人。许多患者在被检之前，自己还不知道已身患疾病。众所周知，新生婴儿的健康不仅是一个家庭的事情，更关乎一个国家未来的民族素质。强制婚检，不仅关乎婚姻家庭的幸福和下一代的健康成长，而且关乎整个民族的人口质量以及整个社会的和谐稳定，作为把握人口素质第一关的"婚检"是十分必要的，且必须加以完善。

问题：你同意哪一种观点？查阅资料，与同学展开讨论，尝试从法律、婚姻家庭、个人与社会等不同角度，从利弊得失等方面陈述团队的观点和理由。

第十三章　献血法律法规

 学习目标

知识目标

1. 掌握采供血机构及其权限；采供血管理；临床用血的原则与管理要求；血液制品的概念；原料血浆的管理。

2. 熟悉献血法的立法意义；血液制品的生产经营管理。

3. 了解献血法的概念；违反献血法律制度应当承担的法律责任。

技能目标

具备采供血、临床用血相关规章制度及安全操作规程的准确执行能力。具备采供血、临床用血工作的自律、自检及自查能力。具备献血科学知识的教育普及能力，对经血液传播疾病的预防和控制能力。

献血法律法规是指为保证临床用血需要和安全，保障献血者和用血者身体健康而制定的法律规范的总称。1997 年 12 月 29 日第八届全国人大常委会第 29 次会议通过了《中华人民共和国献血法》（以下简称《献血法》），自 1998 年 10 月 1 日起施行。其后，卫生部制定了《医疗机构临床用血管理办法》《临床输血技术规范》《血站管理办法》等规章，对公民献血、血站采血、医疗机构用血等行为进行规范。

第一节　献　血

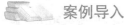 **案例导入**

每年的 6 月 14 日，是世界献血者日（World Blood Donor Day，WBDD），2004 年世界第一个献血者日的主题是"献血，赠送生命的礼物。谢谢你们"。1998 年《献血法》实施后，我国建立了无偿献血制度，在几年之内实现了从有偿献血向无偿献血的平稳过渡，完成了西方国家 20 年以上的发展道路，血液供应能力不断增强，血液安全得到较好保障。1998 年，全国无偿献血人次仅为 5 万，2013 年已达 1278 万。

近年来，随着医疗保障水平不断提高，人民群众看病就医呈现"井喷式"增长。2012年，全国诊疗人次达68.9亿，入院人次达到1.78亿，分别比上年增长9.9%和16.4%；而同期无偿献血人次仅增长1.92%，明显滞后于临床医疗发展的需要。世界卫生组织指出，只有一个国家的人口献血率达到10‰~30‰的水平，才能基本满足本国临床用血需求。目前，香港和澳门的人口献血率分别为30‰和23‰，高收入国家为45.4‰。我国大陆人口献血率只有9‰。

血液的唯一来源是人体，目前，人类尚未研究出能够完全代替人体血液的替代品，因此，血液供应工作必须依靠社会公众的广泛参与和长期支持。

问题：什么是无偿献血制度？无偿献血制度有哪些社会意义？

我国实行无偿献血制度。公民献血行为是一种"我为人人、人人为我"的社会共济行为，是履行社会义务、尊重社会公共道德、发扬救死扶伤人道主义精神的重要体现。公民献血制度的完善程度，体现了一个国家公民的文化知识程度、道德水准和社会公共道德水平的高低。

一、无偿献血制度

无偿献血制度，是指达到一定年龄的健康公民自愿提供自身的血液、血浆或其他血液成分用于临床，而不索取任何报酬的制度。

在我国献血制度的发展历程中，血液收集形式有个体供血、义务献血和无偿献血3种。个体供血，是公民向采供血机构提供自身血液而获取一定报酬的行为。1958年，我国第一个现代化血站在天津成立，当时实行的是有偿献血制度，由公民向采血机构提供自身血液并获取一定报酬。由于临床用血量的不断攀升，在经济利益驱使下，一些地区献血管理混乱，出现医疗机构降低采血标准、血源成分复杂等问题，输血事故频繁发生。

1978年《国务院批转卫生部关于加强输血工作的请示报告的通知》提出：逐步建立起适合我国社会主义制度的义务献血制度。义务献血制度是通过政府献血领导小组或献血委员会向机关、企事业单位分配献血指标，下达献血任务，献血后给予献血者一定营养补助费的献血制度。义务献血曾一度对保障临床用血起到重要作用，但献血者及单位以完成任务为目的，缺乏积极性，甚至一度出现变相卖血的情况。

国际红十字会和世界卫生组织从20世纪30年代起建议和提倡无偿献血。无偿献血是指公民向血站自愿、无报酬地提供自身血液的行为。1984年，卫生部和中国红十字会总会在全国倡导无偿献血，深圳市、海南省率先通过地方立法确立了无偿献血制度。经过大力宣传，1996年深圳市无偿献血量已达到医疗临床用血的42%。20世纪90年代，我国出台了一系列血液管理法律法规，1998年通过立法确立无偿献血制度，标志着我国的无偿献血工作走上了法制化轨道。迄今为止，我国无偿献血工作开展已有十多年，采供血及临床用血逐步实现规范化、科学化。

二、无偿献血的主体

我国《献血法》规定，国家提倡 18～55 周岁的健康公民自愿献血。鼓励国家工作人员、现役军人和高等学校在校学生率先献血，为树立社会新风尚作表率。

需注意的是，《献血法》对公民献血年龄的规定，是提倡而非限制。《献血法》法律释义指出："18 周岁是我国法定的完全行为能力人的年龄界限，无偿献血是公民自愿的行为，需要具备完全行为能力人来决定，因此本法规定 18 周岁为无偿献血的最低年龄，与我国其他法律规定一致。""考虑到我国公民的体质状况和各地的做法，法律规定 55 周岁为无偿献血的终止年龄。但法律规定的终止献血年龄，只是法律的一般规定，并不是超过终止年龄的不允许献血。"可见，我国《献血法》对献血年龄上限的规定并非强制性条款。

新版《献血者健康检查要求》（GB18467–2011）经由国家技术质量监督检验检疫总局和国家标准化管理委员会批准后正式发布，自 2012 年 7 月 1 日起实施。规定："国家提倡献血年龄为 18～55 周岁；既往无献血反应、符合健康检查要求的多次献血者主动要求再次献血的，年龄可延长至 60 周岁。"

知识拓展

其他国家和地区的献血年龄及献血间隔

献血类别	献血年龄	献血间隔
全血	年龄低限：大部分是 16 或 17 岁，一般都需要监护人签字同意 年龄高限：大部分是 65 岁。个别国家（如加拿大）规定：除首次献血者外，医生认为可以献血时，年龄高限可放宽至 70 岁 英国：17～65 周岁之间。对于首次献血者的年龄高限是 65 岁；经由血液机构医生每年许可，规律的固定献血者年龄超过 65～69 周岁还可以献血 加拿大：年龄低限为 17 周岁，首次献血者年龄应小于 61 岁；61～70 岁者，如果在近 2 年中至少献过一次血的，可献血 澳门：17～69 周岁，首次献血者年龄不得超过 60 周岁	一般为 3～4 个月 英国：通常为 16 周，最小献血间隔为 12 周。正常情况下，12 个月内献血不超过 3 次 加拿大：不超过 530mL 的全血捐献，两次间隔为 8 周。任何例外情况均需医生批准并书面记录。献血浆或粒细胞后再献全血至少在 48 小时之后 日本：200mL 全血捐献需间隔 4 周；400mL 全血捐献，男性间隔 12 周，女性间隔 16 周 美国：间隔 8 周即可献血 香港：男性间隔 3 个月，女性间隔 4 个月；16～17 岁者，需家长同意书且间隔 6 个月

续表

献血类别	献血年龄	献血间隔
成分血	年龄低限一般同全血献血者；年龄高限一般小于或等同于全血献血者，多数为60周岁，经医生评估合格者可到65周岁 如： 日本：18~54周岁 新西兰：18周岁，首次献血者18~60周岁，固定献血者18~70周岁 韩国：17~64周岁 澳大利亚：固定献血者18~80周岁，首次献血者18~60周岁（但特批献血者年龄上限可放宽至61~65周岁或经全科医生批准为65~80周岁） 泰国：17~60周岁 香港：18~65周岁 新加坡：18~65周岁，首次献血者18~50周岁 台湾：17~65周岁	基本上均为2周，每年不超过24次单采血浆/血小板 如： 英国：每年不超过24次机采血浆/血小板，包括每年不超过12次单采粒细胞。两次最小间隔不得短于48小时，7天内不能超过2次 美国：每年捐献单采血小板不大于24次；两次捐献间隔≥4周，不用检测血小板计数；小于4周，需要检测血小板计数 新西兰：一般情况下，血小板捐献间隔不短于2周，但特殊配型HLA/HPA时，捐献血小板的间隔可以在医生的指导下缩短 加拿大：应患者医生的要求，可以制定一个更为频繁的、针对某个患者、从某个献血者身上采集血液的方案。但献血者必须满足除以下几个项目以外的所有要求：献血间隔、献血频率、血色素、产后状态

三、献血工作的组织与领导

《献血法》规定：地方各级人民政府领导本行政区域内的献血工作；县级以上各级人民政府卫生行政部门监督管理献血工作；各级红十字会依法参与、推动献血工作。

国家机关、军队、社会团体、企事业组织、居民委员会、村民委员会，应当动员和组织本单位或本居住区的适龄公民参加献血。

《献血法》同时规定：各级人民政府应采取措施广泛宣传献血的意义，普及献血的科学知识，开展预防和控制经血液途径传播疾病的教育。广播、电视、报刊等大众传播媒体应当积极开展献血的社会公益性宣传，增强公民自愿献血的意识，树立无偿献血的社会责任感。医疗卫生教育机构应利用各种形式的宣传工具进行健康教育。

四、无偿献血的其他规定

血站采集血液后，对献血者发给国务院卫生行政部门制作的《无偿献血证》，任何单位和个人不得伪造、涂改、出卖、转让和出售《无偿献血证》。

无偿献血者临床需要用血时，可免交用于血液的采集、储存、分离、检验等规定的费用；无偿献血者的配偶和直系亲属临床需要用血时，可以按照省、自治区、直辖市人民政府的规定享受用血费用减免等优惠待遇。

各级人民政府和各级红十字会对积极参加献血和在献血工作中做出显著成绩的单位和个人，给予表彰、奖励。

知识拓展

2012年卫生部办公厅《关于做好方便无偿献血者及相关人员异地用血工作的通知》规定，无偿献血相关人在省内异地用血时，其费用由用血地负责血液费用报销的相关机构先行报销，再由献血地负责血液费用报销的相关机构向用血地血液费用报销机构支付其用血相关费用。同一省级行政区域内，献血地和用血地用血返还标准不一致的，应按照献血地返还标准执行；无偿献血者在多地献血，由无偿献血相关人选择其中一个献血地的返还标准执行。

血站、医疗机构和负责血液费用报销相关机构应当安排专人负责无偿献血相关人省内异地用血费用及相关文件的审核等工作，规范工作流程，不得以非本地献血者为由，拒绝为无偿献血相关人办理有关手续。

国家卫生计生委等部门《全国无偿献血表彰奖励办法（2014年修订）》规定，对无偿献血事业做出显著成绩和贡献的个人、集体、省（市）和部队，依据本规定给予奖励。国家级表彰活动每两年举行一次。无偿献血表彰奖励坚持公开、公平、公正的原则，以精神奖励为主，按照规定的奖项、标准、权限和程序进行。

无偿献血表彰奖项分为"无偿献血奉献奖""无偿献血促进奖""无偿献血志愿服务奖""无偿献血先进省（市）奖""无偿献血先进部队奖"和"无偿捐献造血干细胞奖"。

其中，无偿献血奉献奖，用以奖励多次自愿无偿献血者。其奖项和获奖标准为：①铜奖，自愿无偿献血达20次以上的献血者；②银奖，自愿无偿献血达30次以上的献血者；③金奖，自愿无偿献血达40次以上的献血者。

第二节 采血与供血

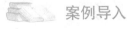 案例导入

血头招募人员组建卖血队承担村镇献血任务

听闻郊区村镇接到献血任务，两名"血头"主动上门，很快组织来一支"浩浩荡荡"的献血队伍……2014年2月，上海市青浦区检察院召开的新闻发布会上称，此类非法组织卖血现象已发生多次。自1997年以来，全市检察机关共批捕17名无良"血头"，涉及浦东、青浦、松江、嘉定、奉贤、崇明等地区。检察机关针对这一问题发出检察建议，市卫生局正在组织开展专项治理活

动，并采取措施，加强无偿献血管理工作。

2013年6月，犯罪嫌疑人施某得知青浦区某镇有献血任务，主动上门联系该镇村干部王某，自称可以组织人员完成指标，正为献血指标烦恼的王某立即同意。此后，施某和刘某一起从浙江平湖组织人员到青浦卖血，称"每卖血400cc可以获利800元"。7月6日，18名被招募人员前往青浦验血，两周后到献血点抽血。每名献血者可获得1600元营养费，但"血头"只付给每人800元，刘某从每名卖血者那里获利350元，施某获利450元。

两名"血头"交代，组织卖血有着"严格程序"，分为四个步骤。首先，通过网络或村镇宣传栏，获取献血指标等信息；之后，到偏僻地区散发"爱心献血"小广告，或利用老乡、同事、朋友等社会关系，以"高价"招募卖血人员；第三步，制作假身份信息，冒充本村人士体检、抽血；最后，"血头"再与村委会有关负责人结算血款，牟取暴利。刘某交代，血站对身份审查的疏忽大意让他们有机可乘，工作人员采血时，只要看到村干部带来的人，一般都不再严格审查身份证件，而本市血液管理系统只能查到市民献血情况，对外省市冒名顶替者难以监控。

据办案检察官介绍，非法组织卖血危害巨大。有的卖血者为了赚钱，往往短时间内多次抽血，且每次抽血量较大，不仅危害自己的身体健康，也影响血液质量。而假身份证件还会影响血液质量追溯链，导致不合格的血液进入血库，增加传染病传播的风险。此外，卖血行为也与《献血法》中"完全自愿，没有任何经济报酬或胁迫"的无偿献血制度相悖。

针对这些情况，日前，市卫生局开展"打击非法组织他人卖血"专项治理活动，建立政府、卫生行政部门、血液管理机构、采供血机构及社区等多方联动防范机制，进一步完善关爱、激励献血者的机制。全市正在增设街头个人自愿无偿献血设备，鼓励无偿献血，并对献血者加强常规回访。青浦区血站在接受献血时不仅查看身份证，还增设查看临时居住证、务工证等手续。浦东新区血站制订了《证件审查工作制度》，规范证件审核操作，杜绝冒名顶替献血等违规违法现象的发生。

问题：血站采血前应当对献血者执行哪些操作规程？国家对血站采血管理做出哪些规定？如何加强监管才能有效防范类似于本案中施某等人员非法组织卖血获利的行为？

卫生部《血站管理办法》于2005年11月17日发布，自2006年3月1日起施行。对血站的设置、登记、执业、管理与监督进行了规定。

一、采供血机构设置与执业登记

血站是指不以营利为目的，采集、提供临床用血的公益性卫生机构。

血站分为一般血站和特殊血站。一般血站包括血液中心、中心血站和中心血库。特殊血站包括脐带血造血干细胞库和国家卫生计生委根据医学发展需要批准、设置的其他类型血库。

（一）一般血站的设置与执业登记

1. 设置　血液中心、中心血站和中心血库由地方人民政府设立。血液中心应当设置在直辖市、省会市、自治区首府市；中心血站应当设置在设区的市；中心血库应当设置在中心血站服务覆盖不到的县级综合医院内。

直辖市、省会市、自治区首府市已经设置血液中心的，不再设置中心血站；尚未设置血液中心的，可以在已经设置的中心血站基础上加强能力建设，履行血液中心的职责。同一行政区域内不得重复设置血液中心、中心血站。血站与单采血浆站不得在同一县级行政区域内设置。

血站因采供血需要，在规定的服务区域内设置分支机构，应当报所在省级人民政府卫生行政部门批准；设置固定采血点（室）或者流动采血车的，应当报省级人民政府卫生行政部门备案。为保证辖区内临床用血需要，血站可以设置储血点储存血液。储血点应当具备必要的储存条件，并由省级卫生行政部门批准。

2. 执业登记　血站开展采供血活动，应当向所在省、自治区、直辖市人民政府卫生行政部门申请办理执业登记，取得《血站执业许可证》。没有取得《血站执业许可证》的，不得开展采供血活动。《血站执业许可证》有效期为 3 年。

（1）执业登记程序　血站申请办理执业登记必须填写《血站执业登记申请书》。省级人民政府卫生行政部门在受理血站执业登记申请后，应当组织有关专家或者委托技术部门，根据《血站质量管理规范》和《血站实验室质量管理规范》，对申请单位进行技术审查，并提交技术审查报告。省级人民政府卫生行政部门应当在接到专家或者技术部门的技术审查报告后 20 日内对申请事项进行审核。审核合格的，予以执业登记，发给国家卫生计生委统一样式的《血站执业许可证》及其副本。（简要流程参见图 13-1）

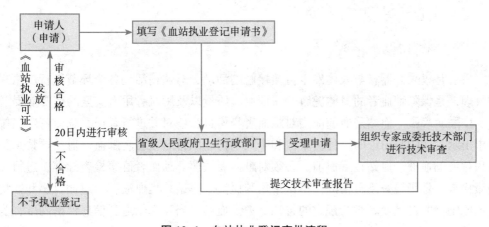

图 13-1　血站执业登记审批流程

（2）有下列情形之一的，不予执业登记　①《血站质量管理规范》技术审查不合格的；②《血站实验室质量管理规范》技术审查不合格的；③血液质量检测结果不合格的。

执业登记机关对审核不合格、不予执业登记的，将结果和理由以书面形式通知申请人。

（3）再次执业登记　《血站执业许可证》有效期满前3个月，血站应当办理再次执业登记，并提交《血站再次执业登记申请书》及《血站执业许可证》。

省级人民政府卫生行政部门应当根据血站业务开展和监督检查情况进行审核，审核合格的，予以继续执业；未通过审核的，责令其限期整改；经整改仍审核不合格的，注销其《血站执业许可证》。未办理再次执业登记手续或者被注销《血站执业许可证》的血站，不得继续执业。

（二）特殊血站的设置与执业登记

1.设置　卫生部根据全国人口分布、卫生资源、临床造血干细胞移植需要等实际情况，统一制定我国脐带血造血干细胞库等特殊血站的设置规划和原则。申请设置脐带血造血干细胞库等特殊血站的，应当按照国家卫生计生委规定的条件向所在地省级人民政府卫生行政部门申请。省级人民政府卫生行政部门组织初审后报国家卫生计生委。国家卫生计生委对脐带血造血干细胞库等特殊血站设置审批按照申请的先后次序进行。

2.执业登记　脐带血造血干细胞库等特殊血站执业，应当向所在地省级人民政府卫生行政部门申请办理执业登记。省级卫生行政部门应当组织有关专家和技术部门，按照卫生部制定的脐带血造血干细胞库等特殊血站的基本标准、技术规范，对申请单位进行技术审查及执业验收。审查合格的，发给《血站执业许可证》，并注明开展的业务。《血站执业许可证》有效期为3年。脐带血造血干细胞库等特殊血站在《血站执业许可证》有效期满后继续执业的，应当在《血站执业许可证》有效期满前3个月向原执业登记的省级人民政府卫生行政部门申请办理再次执业登记手续。

未取得《血站执业许可证》的，不得开展采供脐带血造血干细胞等业务。

二、采血管理与供血管理

（一）采血管理

采血是以采血器材与人体发生直接接触的活动，对这一活动各个环节进行严格规范和管理，是保障献血者的身体健康、保证血液质量以及用血者用血安全的重要前提。

1.采血来源　血站采血前应当对献血者身份进行核对并进行登记，献血者应当按照要求出示真实的身份证明。任何单位和个人不得组织冒名顶替者献血，血站严禁采集冒名顶替者的血液。血站在采血前，必须对献血者按照《献血者健康检查标准》进行免费健康检查，健康检查不合格的，不得采集其血液。血站采集血液应当遵循自愿和知情同意的原则，并对献血者履行规定的告知义务。血站应当建立献血者信息保密制度，为献血者保密。

　　根据国家卫生计生委印发的《血站技术操作规程（2012版）》的规定，为了保障献血者健康和安全，血站采血前要对具有献血意向的潜在献血者进行健康检查，其流程及内容包括：核对献血者身份、登记献血者身份信息、询问和查询既往献血史、履行告知义务、健康征询、知情同意、一般检查、献血前血液检测、健康检查结论。

　　其中，对献血者进行一般检查，常规项目包括体重、血压、脉搏等，必要时测量体温。在献血前采集献血者血液标本做血液检测，检测项目包括血红蛋白（Hb）和丙氨酸氨基转移酶（ALT）。

　　2. 采血操作规定　血站开展采供血业务应当实行全面质量管理，严格遵守《中国输血技术操作规程》《血站质量管理规范》和《血站实验室质量管理规范》等技术规范和标准。血站工作人员应当符合岗位执业资格的规定，并接受血液安全和业务岗位培训与考核，领取岗位培训合格证书后方可上岗。血站工作人员每人每年应当接受不少于75学时的岗位继续教育。

　　血站应当建立人员岗位责任制度和采供血管理相关工作制度，并定期检查、考核各项规章制度和各级各类人员岗位责任制的执行和落实情况。血站工作人员的岗位培训与考核由省级以上人民政府卫生行政部门负责组织实施。

　　血站各业务岗位工作记录应当内容真实、项目完整、格式规范、字迹清楚、记录及时，有操作者签名。记录内容需要更改时，应当保持原记录内容清晰可辨，注明更改内容、原因和日期，并在更改处签名。献血、检测和供血的原始记录应当至少保存10年，法律、行政法规和卫生部另有规定的，依照有关规定执行。

　　血站使用的药品、体外诊断试剂、一次性卫生器材应当符合国家有关规定。

　　血站应当保证所采集的血液由具有血液检测实验室资格的实验室进行检测。对检测不合格或者报废的血液，血站应当严格按照有关规定处理。

　　血站对献血者每次采集血液量一般为200毫升，最多不得超过400毫升，两次采集间隔期不少于6个月，严禁对献血者超量、频繁采集血液。

　　血站不得采集血液制品生产用原料血浆。

　　因为血小板的生成周期仅为红细胞的十几分之一，故献机采浓缩血小板和血浆的恢复速度要比献全血快得多，献机采血小板的间隔时间也比献全血短很多。日本献机采血小板的间隔时间为一周，但一年不能超过24次。中国开展机采浓缩血小板比较晚，新版《献血者健康检查要求》将单采血小板献血间隔由原来的不少于 4 周调整为不少于 2 周，但不大于 24 次 / 年，若有特殊需要，由医生批准，最短间隔不得少于 1 周；将全血献血与单采血小板献血间隔由原来的不少于 6 个月调整为不少于 3 个月；对两次全血捐献间隔仍沿用《献血法》第九条的规定，为不得少于 6 个月。

为鼓励捐献成分血，很多地方规定，捐献血小板一份，按照 800 毫升全血进行表彰和用血报销，目前全国多数省市仍按照这个规定执行。

（二）供血管理

血站应保证发出的血液质量符合国家有关标准，其品种、规格、数量、活性、血型无差错；未经检测或者检测不合格的血液，不得向医疗机构提供。血站向公民供血必须执行国家有关临床用血收费的规定。

知识拓展

对献血者捐献的血液进行相应项目的检测，是安全输血的需要。检测项目包括血型、人类免疫缺陷病毒（HIV）感染标志物、乙型肝炎病毒（HBV）感染标志物、丙型肝炎病毒（HCV）感染标志物、丙氨酸氨基转移酶（ALT）、梅毒螺旋体感染标志物。如果被判定为不合格血液，则由相关部门监督作为医疗垃圾进行严格的专业化处理。

血液的包装、储存、运输应当符合《血站质量管理规范》的要求。血液包装袋上应当标明：①血站的名称及其许可证号；②献血编号或者条形码；③血型；④血液品种；⑤采血日期及时间或者制备日期及时间；⑥有效日期及时间；⑦储存条件。

血站应当建立质量投诉、不良反应监测和血液收回制度。应当制定紧急灾害应急预案，并从血源、管理制度、技术能力和设备条件等方面保证预案的实施。在紧急灾害发生时服从县级以上人民政府卫生行政部门的调遣。

无偿献血的血液必须用于临床，不得买卖。血站、医疗机构不得将无偿献血者的血液出售给单采血浆或者血液制品生产单位。血站剩余成分血浆由省级人民政府卫生行政部门协调血液制品生产单位解决。

特殊血型的血液需要从外省、自治区、直辖市调配的，由省级人民政府卫生行政部门批准。因科研或者特殊需要而进行血液调配的，由省级人民政府卫生行政部门批准。出于人道主义、救死扶伤的目的，需要向中国境外医疗机构提供血液及特殊血液成分的，应当严格按照有关规定办理手续。

第三节　临床用血的管理

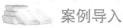 案例导入

案例 1：北安艾滋病事件

2002 年 6 月杨某因"宫外孕"在黑龙江某农场职工医院接受手术，在医生的建议下采用了当地卖血者"孙老四"的血。此后杨某身体状况极度不佳，2004 年 9 月，经哈尔滨医科大学第一医院确诊，杨某感染了艾滋病，后医治无效病故。

国家疾病监控部门通过流行病学调查，最终认定：患者是被该农场职工医院非法采供血感染上了艾滋病，由此爆出了国内输血感染艾滋病的第一大案。调查显示，从 1997 年至 2002 年的 6 年间，该农场职工医院非法采供血，导致至少 19 人感染艾滋病。经常到医院卖血的 3 个"血鬼"（当地对卖血者的贬称）中，"孙老四"夫妇常年靠卖血为生且患有艾滋病，患者都是被"孙老四"夫妇感染的，这两人案发时已相继病发死亡。

卫生部在对这次艾滋病感染事件的调查当中认定，北安建设农场医院从 1999 年至 2004 年共自采血液 17 次，这家医院不仅没有艾滋病抗体检测设备，而且 3 名化验员都没有接受过采血培训。北安建设农场医院检验员王丽芬称，其在 2004 年 7 月之前，没接触过任何献血法和黑龙江献血条例。到事发时，《献血法》和《医疗机构临床用血管理办法》已经实施快 6 年了，这家医院的化验员竟然不知道这些法律法规。

2005 年 6 月，该农场职工医院非法采供血案刑事审判在当地农垦法院审结，法院判决涉案的医院院长、副院长、门诊部检验室负责人构成非法采集、供应血液罪，分别判处 3 人有期徒刑 2 年、5 年和 10 年并处以相应的罚金。

本案受害者还向该农场职工医院提出了民事赔偿要求。2006 年 12 月，当事人以逾千万元赔偿条件达成和解。

问题：本案中该农场职工医院实施了哪些违法行为？医疗机构临床用血有几种供给途径？医疗机构应当采取哪些措施保证临床用血安全？

案例 2：5 岁女童因在医院输血感染艾滋病

福建 5 岁女童疑因在医院输血感染艾滋病病毒事件引发社会广泛关注。2010 年 5 月，8 个月大的毛毛在福建协和医院做心脏病手术时曾经输过血。2014 年 8 月中旬，毛毛反复发烧 17 天，又被送到协和医院住院治疗，9 月被检测出 HIV 抗体呈阳性反应，也就是感染上了艾滋病毒。

随后，福建省卫生计生委成立了调查组。2014 年 1 月 10 日，福建省卫生计生委通报称，调查组追踪当年 8 名献血者，其中 1 人在本次调查中 HIV 抗

体检测为阳性。这名献血者曾于 2010 年 3 月 31 日参加无偿献血，当时血液检测结果合格。在对当年协和医院对毛毛进行的输血治疗，以及福建省血液中心的采血、检测、制备过程的调查中，调查组均未发现违规行为。

国家卫生计生委发言人毛群安表示，女童输血感染艾滋属于医疗意外。这件事情提示：一是临床用血有风险，卫生计生委要求在临床上应该科学合理使用血液，同时要求血液的管理机构和医疗机构在临床用血的过程中应该严格按照规范操作，避免由于输血带来的感染疾病的风险；二是根据现在调查的情况来看，女童在窗口期感染的可能性比较大，艾滋病检测窗口期大概有 20 天左右，供血的人感染了艾滋病，但是在 20 天之内，在血液中检测不到抗体成分，这个血液在使用过程中可能给受血者感染上艾滋病，这就是所谓的窗口期。输血窗口期感染目前还是一个难题。虽然发生的几率很低，但是风险的确存在。

据了解，我国的科研人员一直在致力于研究怎样减少窗口期感染风险，研发了核酸检测的方法来降低包括艾滋病、肝炎等通过输血可能感染的疾病的风险。国家也为血液的核酸检测投入了专项经费，近几年一直在进行试点推广。核酸检测的方法从理论上讲，可以使窗口期从过去传统方法的 20 天缩短至 10 天。

按照全国卫生计生工作会议的工作安排，2015 年全国所有的血站都要采取核酸检测的方法来缩短窗口期感染的风险。要基本实现血站核酸检测全覆盖。

问题：怎样认识输血的风险？

临床用血是医疗过程中必不可少的环节。无偿献血的最终目的是将血液应用于临床，以挽救伤病者的生命，维护其健康。因此，加强临床用血管理是十分必要的。卫生部 1999 年 1 月 5 日发布《医疗机构临床用血管理办法》（以下简称《办法》），对临床用血的原则、管理做出规定。

一、临床用血的原则

医疗机构临床用血应当遵照合理、科学的原则，制定用血计划，不得浪费和滥用血液。

临床用血包括使用全血和成分血。医疗机构不得使用原料血浆，除批准的科研项目外，不得直接使用脐带血。

为了最大限度地发挥血液的功效，根据国际上惯用的做法，《办法》规定，医疗机构应针对医疗实际需要积极推行血液成分输血。医疗机构临床成分输血比例，应当达到国家卫生计生委规定的要求。成分输血是将采集的血液进行分离，分别储存，然后针对不同患者的不同需要输入血液的不同成分，这一做法可以使血液得以充分利用，减少浪费。成分血的广泛应用，将会导致大量血浆剩余，剩余的血浆也不得浪费，要充分利用。为了能更加合理、科学地利用血液，国家鼓励临床用血新技术的研究和推广。

二、临床用血的管理

（一）临床用血的供给途径

1. 由血站供给　医疗机构临床用血，由县级以上人民政府卫生行政部门指定的血站供给。医疗机构开展的患者自身储血、自体输血除外。

2. 医疗机构开展患者自身储血、自体输血　为保障公民临床急救用血的需要，国家提倡并指导择期手术的患者自身储血。自身储血、自体输血由在治医疗机构采集血液。

3. 医疗机构临时采集血液　为保证应急用血，医疗机构可以临时采集血液，但应当依照《献血法》的规定，确保采集用血安全。

（二）临床用血工作的组织管理

医疗机构应当设立由医院领导、业务主管部门及相关科室负责人组成的临床输血管理委员会，负责临床用血的规范管理和技术指导，开展临床合理用血、科学用血的教育和培训。二级以上医疗机构应设立输血科（血库），在本院临床输血管理委员会领导下，负责本单位临床用血的计划申报，储存血液，对本单位临床用血制度执行情况进行检查，并参与临床有关疾病的诊断、治疗与科研。

医疗机构要指定医务人员负责血液的收领、发放工作，要认真核查血袋包装，核查内容如下：血站的名称及其许可证号；献血者的姓名（或条形码）、血型；血液品种；采血日期及时间；有效期及时间；血袋编号（或条形码）；储存条件。血液包装不符合国家规定的卫生标准和要求应拒领拒收。

医疗机构对验收合格的血液，应当认真做好入库登记，按不同品种、血型、规格和采血日期（或有效期），分别存放于专用冷藏设施内储存。经办人要签名和签署入库时间。禁止接受不合格血液入库。

医疗机构的储血设施应当保证完好，全血、红细胞、代浆血冷藏温度应当控制在 $2℃ \sim 6℃$，血小板应当控制在 $20℃ \sim 24℃$（6 小时内输注），储血保管人员应当做好血液冷藏温度的 24 小时监测记录。储血环境应当符合卫生学标准。

医疗机构对临床用血必须进行核查，不得将不符合国家规定的血液用于临床。为保证应急用血需要，医疗机构可以临时采集血液，但应确保采血用血安全。对平诊患者和择期手术患者，经治医师应当动员患者自身储血、自体输血，或者动员亲友献血。

公民临床用血时需交付用于血液的采集、储存、分离、检验等费用。

三、临床输血技术规范

临床输血的技术要求十分严格，医疗机构的医务人员应当严格执行《临床输血技术规范》。下面按照临床输血的程序简要介绍临床输血的技术规范。

（一）输血申请

凡患者血红蛋白低于 100g/L 和红细胞压积低于 30% 的则属输血适应证。临床医师和输血医技人员应严格掌握输血适应证，减少不必要的输血。

临床输血申请由经治医师提出，并由主治医师核准签字。鉴于输血治疗通常是一种具有一定危险性而又不得已采用的治疗方法，患者须承受一定的风险，因此必须贯彻知情同意原则。决定输血治疗前，经治医师应向患者或其家属说明输同种异体血的不良反应和经血传播疾病的可能性，征得患者或家属的同意，并在《输血治疗同意书》上签字。《输血治疗同意书》入病历。无家属签字的无自主意识患者的紧急输血，应报医院职能部门或主管领导同意、备案，并记入病历。

《临床输血技术规范》特别规定，对于 Rh（D）阴性和其他稀有血型患者，应采用自身输血、同型输血或配合型输血。

临床输血一次用血、备血量超过 2000mL 时要履行报批手续，需经输血科医师会诊，由科室主任签名后报医务处（科）批准（急诊用血除外）。急诊用血事后应当按照以上要求补办手续。

（二）受血者血样采集与送检

输血原则上应输同型血，并作交叉配血试验，无红细胞凝集现象方可进行。因此输血治疗中首要的工作是寻找与患者血型相同的血液。为此必须先采集患者的血样送检。

确定输血后，医护人员持输血申请单和贴好标签的试管，当面核对患者姓名、性别、年龄、病案号、病室／门诊、床号、血型和诊断，采集血样。

由医护人员或专门人员将受血者血样与输血申请单送交输血科（血库），双方进行逐项核对。

（三）交叉配血

所谓交叉配血是指将献血者红细胞和血清分别与受血者血清和红细胞混合，观察有无凝集反应，这一试验称为交叉配血。主侧反应，也叫直接配血；次侧反应，也叫间接配血。凡输注全血、浓缩红细胞、红细胞悬液、洗涤红细胞、冰冻红细胞、浓缩白细胞、手工分离浓缩血小板等患者，应进行交叉配血试验。交叉配血的结果是确定能否输血的重要依据，因输血直接涉及病人的生命安全，故受血者与献血者即使是同一血型也应进行交叉配血。

受血者用于配血试验的血标本必须是输血前 3 天之内的。

为了保证患者的生命安全，交叉配血的实验操作必须准确无误。首先，输血科（血库）要逐项核对输血申请单、受血者和供血者血样，复查受血者和供血者 ABO 血型（正、反定型），并常规检查患者 Rh（D）血型，急诊抢救患者紧急输血时 Rh（D）检查可除外。正确无误时可进行交叉配血。其次，凡遇有交叉配血不合时或对有输血史、妊娠史或短期内需要接收多次输血者必须按《全国临床检验操作规程》的有关规定作抗体筛选试验。最后，为了保证交叉配血试验的准确性，从试验程序上要求必须进行复核。两人值班时，交叉配血试验由两人互相核对；一人值班时，操作完毕后自己复核，并填写配血试验结果。

（四）血液入库、核对、贮存

临床用血液的保存对于输血治疗的效果意义重大。《临床输血技术规范》对此做了严格的技术规定。

全血、血液成分入库前要认真核对验收。核对验收内容包括：运输条件、物理外观、血袋封闭及包装是否合格，标签填写是否清楚齐全（供血机构名称及其许可证号、供血者姓名或条形码编号和血型、血液品种、容量、采血日期、血液成分的制备日期及时间、有效期及时间、血袋编号／条形码、储存条件）等。

输血科（血库）要认真做好血液出入库、核对、领发的登记，有关资料需保存 10年。规定这样的保存时间，是为了对输血后患者可能出现的不良反应提供可查资料。

按 A、B、O、AB 血型将全血、血液成分分别贮存于血库专用冰箱不同层内或不同专用冰箱内，并有明显的标识。

（五）发血

血液的发出是血液真正走向临床的起点。血液一旦发出，潜在的危险可能变为现实。因此发血也必须遵守操作规程。

按照《临床输血技术规范》的要求，配血合格后，应该由医护人员到输血科（血库）取血。因此目前临床上经常存在的医护人员把取血任务推给病人家属的做法是既错误、又违法的。

为了保证所取血液与受血者资料吻合，取血与发血的双方必须共同查对患者姓名、性别、病案号、门急诊／病室、床号、血型有效期及配血试验结果，以及保存血的外观等，准确无误时，双方共同签字后方可发出。

凡血袋有下列情形之一的，一律不得发出：①标签破损、漏血；②血袋有破损、漏血；③血液中有明显凝块；④血浆呈乳糜状或暗灰色；⑤血浆中有明显气泡、絮状物或粗大颗粒；⑥未摇动时血浆层与红细胞的界面不清或交界面上出现溶血；⑦红细胞层呈紫红色；⑧过期或其他须查证的情况。

血液发出后，受血者和供血者的血样应保存于 2℃～6℃冰箱至少 7 天，以便对输血不良反应追查原因。此外，由于血液在血库有严格的保存条件，而血液一旦发出，将会失去此种保存条件。为了其他受血者的安全，《临床输血技术规范》还规定：血液发出后不得退回。

（六）输血

输血是临床输血治疗的最终落实环节，治疗效果的显现和潜在危险的可能发生，都系于此，因此这是防止危险的最后一环。《临床输血技术规范》对输血过程的技术规定都是为了患者的生命安全。

首先，输血前由两名医护人员核对交叉配血报告单及血袋标签各项内容，检查血袋有无破损渗漏、血液颜色是否正常，准确无误方可输血。

输血时，由两名医护人员带病历共同到患者床旁核对患者姓名、性别、年龄、病案号、门急诊/病室、床号、血型等，确认与配血报告相符，再次核对血液后，用符合标准的输血器进行输血。

取回的血应尽快输用，不得自行贮血。输用前将血袋内的成分轻轻混匀，避免剧烈震荡。血液内不得加入其他药物，如需稀释，只能用静脉注射生理盐水。输血前后用静脉注射生理盐水冲洗输血管道。连续输用不同供血者的血液时，前一袋血输尽后，用静脉注射生理盐水冲洗输血器，再接下一袋血继续输注。

输血过程中应先慢后快，再根据病情和年龄调整输注速度，并严密观察受血者有无输血不良反应，如出现异常情况应及时处理：①减慢或停止输血，用静脉注射生理盐水维持静脉通路；②立即通知值班工程师和输血科（血库）值班人员，及时检查、治疗和抢救，并查找原因，做好记录。

疑为溶血性或细菌污染性输血反应，应立即停止输血，用静脉注射生理盐水维持静脉通路，及时报告上级医师，在积极治疗抢救的同时，做《临床输血技术规范》所规定的各项检查。

输血完毕，医护人员将输血记录单（交叉配血报告单）贴在病历中，对有输血反应的应逐项填写输血反应回报单，连同血袋一并送回输血科（血库）保存、备查。

第四节　血液制品的管理

 案例导入

案例1：

据群众举报，陕西省某地单采血浆站存在严重冒名顶替供浆问题，超量采集血浆，未淘汰或未及时淘汰不合格供浆员，致使丙肝、乙肝等阳性携带者继续供浆。经调查，陕西省卫生厅依法吊销其《单采血浆许可证》并罚款人民币50000元。对该单采血浆站以及西安某生物制品有限责任公司涉嫌违法的行为，已移送公安机关立案调查。

案例2：

2004年2月3日至3月3日期间，广西壮族自治区某县单采血浆站为完成采浆任务和追求小集体利益，以为部分路途远的供浆员节省路费为由，选择一些体质较好的供浆员，采取用供浆员本人的《供浆证》进行排卡、体检、采小样化验、采浆，用长期不来供浆的供浆员卡片记录体检及采浆结果的办法，连续两天对662名供浆员进行违规采浆（每人1天1次）。对某县单采血浆站的问题，广西壮族自治区做出以下处理：①对某县单采血浆站处以10万元的罚款，并责令停业整顿 6 个月；②某县单采血浆站站长被当地政府予以免职处分，县卫生局局长被调离工作岗位；③自治区卫生厅将有关问题向全区通报。

　　问题：案例中两家涉案单位分别违反了单采血浆管理的何种规定？国家如何规范单采血浆站采集原料血浆的行为？单采血浆站和血站存在哪些区别？

　　血液制品特指各种人血浆蛋白制品，是医疗急救及战伤抢救必不可少且较为贵重的药品。输入不合格血液制品会引起艾滋病、各型病毒性肝炎（甲型肝炎除外）、梅毒等疾病的传播，给人民健康造成极大的损害。为加强对血液制品的管理，预防和控制经血液途径传播的疾病，保证血液制品的质量，根据《药品管理法》和《传染病防治法》，国务院于 1996 年 12 月 30 日发布了《血液制品管理条例》（本章简称《条例》）。此外，国家卫生计生委还先后发布了《单采血浆站基本标准》《单采血浆站管理办法》等规范性文件。

一、血液制品的管理机关

　　《条例》规定，国务院卫生行政部门对全国的原料血浆的采集、供应和血液制品的生产、经营活动实施监督管理；县级以上地方各级人民政府卫生行政部门对本行政区域内的原料血浆的采集、供应和血液制品的生产、经营活动，依照《条例》的相关规定实施监督管理。

二、原料血浆的管理

　　原料血浆，是指由单采血浆站采集的专用作血液制品生产原料的血浆。

　　单采血浆站，是指根据地区血源资源，按照有关标准和要求并经严格审批而设立，采集供应血液制品生产用原料血浆的单位。

（一）单采血浆站的设置与审批

　　1. 单采血浆站的设置　国家实行单采血浆站统一规划、设置的制度。单采血浆站由血液制品生产单位设置，具有独立的法人资格。其他任何单位和个人不得从事单采血浆活动。

　　国务院卫生行政部门根据核准的全国生产用原料血浆的需求，对单采血浆站的布局、数量和规模制定总体规划。省、自治区、直辖市人民政府卫生行政部门根据总体规划制定本行政区域内单采血浆站设置规划和采集血浆的区域规划，并报国务院卫生行政部门备案。

　　2. 单采血浆站应具备的条件　设立单采血浆站必须具备下列条件：①符合采供血机构设置规划、单采血浆站设置规划以及《单采血浆站基本标准》要求的条件；②具有与所采集原料血浆相适应的卫生专业技术人员；③具有与所采集原料血浆相适应的场所及卫生环境；④具有识别供血浆者的身份识别系统；⑤具有与所采集原料血浆相适应的单采血浆机械及其他设施；⑥具有对所采集原料血浆进行质量检验的技术人员以及必要的仪器设备；⑦符合国家生物安全管理相关规定。

　　3. 单采血浆站的审批程序　申请设置单采血浆站的血液制品生产单位，应当向单采血浆站设置地的县级人民政府卫生行政部门提交《设置单采血浆站申请书》，并提交《单采血浆站管理办法》中规定的材料。

县级人民政府卫生行政部门在收到全部申请材料后进行初审，经设区的市、自治州人民政府卫生行政部门审查同意后，报省级人民政府卫生行政部门审批。省级人民政府卫生行政部门在收到单采血浆站申请材料后，可以组织有关专家或者委托技术机构，根据《单采血浆站质量管理规范》进行技术审查。经审查符合条件的，由省级人民政府卫生行政部门核发《单采血浆许可证》，并在设置审批后 10 日内报国家卫生计生委备案；经审查不符合条件的，应当将不予批准的理由书面通知申请人。

《单采血浆许可证》有效期为 2 年，有效期满前 3 个月，单采血浆站应当向原发证部门申请延续。

单采血浆站只能在批准（划定）的地域范围内，对供血者进行筛查和采集血浆；一个采血区域内只能设立一个单采血浆站。

（二）单采血浆的管理

1. 原料血浆的采集 单采血浆站必须对供血浆者进行健康检查，检查合格的，由县级人民政府卫生行政部门发给《供血浆证》。《供血浆证》不得涂改、伪造、转让。

单采血浆站在采集血浆前，必须对供血浆者进行身份识别并核实其《供血浆证》，确认无误的，方可按照规定程序进行健康检查和血液化验。对检查、化验合格的，按照有关技术操作标准及程序采集血浆，并建立供血浆者健康检查及供血浆记录档案；对检查、化验不合格的，由单采血浆站收缴其《供血浆证》，并由所在地县级人民政府卫生行政部门监督销毁。严禁采集无《供血浆证》者的血浆。

严禁超量采集血浆。两次供血浆时间间隔不得少于 14 天。严禁频繁采集血浆。

2. 原料血浆的供应 单采血浆站只能向一个与其签订质量责任书的血液制品生产单位供应原料血浆，严禁向其他任何单位供应原料血浆。国家禁止出口原料血浆。

3. 采集血浆的器材要求 单采血浆站必须使用单采血浆机械采集血浆，严禁手工操作采集血浆。采集的血浆必须按单人份冰冻保存，不得混浆，不得用于临床。

单采血浆站必须使用具有产品批准文号并经国家药品生物制品检定机构逐批检定合格的体外诊断试剂以及合格的一次性采血浆器材，并于使用后销毁并记录。

4. 原料血浆的包装、储存和运输要求 原料血浆的采集、包装、储存、运输应当符合《单采血浆站质量管理规范》的要求。

5. 其他要求 单采血浆站必须按照《传染病防治法》及其《实施办法》等有关规定，严格执行消毒管理和疫情上报制度。

三、血液制品生产经营的管理

（一）血液制品生产经营单位的审批

血液制品的管理纳入我国《药品管理法》规定的药品的管理范畴。因此，血液制品的生产、经营均按照药品生产、经营的审批管理办法执行。新建、改建或者扩建血液制品生产企业，由省级人民政府药品监督管理部门审核批准，取得《药品生产许可证》并达到国务院药品监督管理部门制定的《药品生产质量管理规范》的标准，并依法向工商行政管理部门申请营业执照后，方可从事血液制品的生产活动。

严禁血液制品生产单位出让、出租、出借以及与他人共用《药品生产许可证》和产品批准文号。

开办血液制品经营企业，由省、自治区、直辖市人民政府药品监督管理部门审核批准。

（二）血液制品生产管理

血液制品生产企业生产国内已经生产的品种，必须向国务院药品监督管理部门申请产品批准文号。国内尚未生产的品种，必须按照国家有关新药审批的程序和要求申报。

为保证原料血浆的安全性，血液制品生产单位不得向无《单采血浆许可证》的单采血浆站或者未与其签订质量责任书的单采血浆站及其他任何单位收集原料血浆。

血液制品生产企业在原料血浆投料生产前，必须使用有产品批准文号并经国家药品生物制品检定机构逐批检定合格的体外诊断试剂，对每一人份血浆进行全面复检，并作检测记录。原料血浆经复检不合格的，不得投料生产，并必须在省级药品监督管理部门监督下按照规定程序和方法予以销毁，并作记录。原料血浆经复检发现有血液途径传播疾病的，必须通知供应血浆的单采血浆站，并及时上报所在省、自治区、直辖市人民政府卫生行政部门。

血液制品出厂前，必须经过质量检验；经检验不符合国家标准的，严禁出厂。

血液制品生产企业不得向其他任何单位供应原料血浆。

（三）血液制品经营管理

血液制品经营企业经营血液制品，应当符合国家规定的卫生标准和要求。应当具备与所经营的产品相适应的冷藏条件和熟悉所经营品种的业务人员。

第五节　违反献血法的法律责任

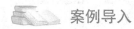 案例导入

根据群众举报，湖南某县第一人民医院涉嫌违法采供血液。湖南省卫生厅立即会同某市卫生局组织立案调查。经查明该院存在以下主要问题：一是未经许可擅自自采自供临床用血，该院自 2003 年 1 月 16 日至 2004 年 7 月 11 日，擅自采集血液 132 人次，计 40119mL，给患者供血 103 人次，非法收入 4.2 万元；二是频繁超量采集血液，献血员赵某自 2003 年 1 月 16 日至 2004 年 2 月 20 日期间共采血 11 次，总计 3225mL；三是采供血液没有经过严格的检测，

该院采供血技术人员没有经过输血业务知识和技能考试，更没有取得相应资格，血液检测条件十分简陋，没有酶标仪和洗板机等必备的检测设备，不能提供完整的原始检测记录。

湖南省有关部门做出以下处理：①责令立即停止非法采供血行为，没收非法所得 4.2 万元，罚款 5 万元；②责令该医院向县委、县政府和市卫生局做出深刻的书面检讨，并由省卫生厅和市卫生局分别通报全省各医疗卫生单位；③免去该医院院长胡某职务，给予党内警告处分；④给予县卫生局副局长廖某、业务股股长彭某和该医院党支部书记钟某党内警告处分。

问题：①违反《献血法》有关规定的法律责任种类有哪些？②该案中卫生行政部门对违法单位及相关人员做出哪些行政处罚或行政处分决定？③血站违法采血、医疗机构违法用血，给献血者或患者健康造成损害的，是否应当承担民事责任？

对违反《献血法》有关规定的，视情节轻重，分别承担行政责任、民事责任和刑事责任。

一、行政责任

有下列行为之一的，由县级以上人民政府卫生行政部门予以取缔，没收违法所得，可以并处 10 万元以下罚款：①非法采集血液的；②血站、医疗机构出售无偿献血的血液的；③非法组织他人出卖血液的。

血站违反有关操作规程和制度采集血液，由县级以上地方人民政府卫生行政部门责令改正；给献血者健康造成损害的，对负有直接责任的主管人员和其他直接责任人员，依法给予行政处分。

临床用血的包装、储存、运输，不符合国家规定的卫生标准和要求的，由县级以上人民政府卫生行政部门责令改正，给予警告，可以并处一万元以下罚款。

血站违反《献血法》规定，向医疗机构提供不合格血液的，由县级以上地方人民政府卫生行政部门责令改正；情节严重，造成经血液途径传播的疾病传播或者有传播危险的，限期整顿，对直接负责的主管人员和其他直接责任人员，依法给予行政处分。

医疗机构违反《献血法》规定，将不符合卫生标准的血液用于患者，给患者造成损害的，对直接负责的主管人员和其他直接责任人员，依法给予行政处分。

卫生行政部门及其工作人员在献血、用血监督管理工作中玩忽职守，尚未构成犯罪的，依法给予行政处分。

二、民事责任

《献血法》规定：血站违反有关操作规程和制度采集血液，给献血者健康造成损害的；医疗机构的医务人员违反《献血法》规定，将不符合国家规定标准的血液用于患者，给患者健康造成损害的，应当依法赔偿。

三、刑事责任

《献血法》规定：非法采集血液，血站、医疗机构出售无偿献血的血液，非法组织他人出卖血液的；血站违反有关操作规程和制度采集血液，给献血者健康造成损害的；血站向医疗机构提供不合格血液，情节严重，造成经血液途径传播疾病的传播或者有传播危险的；医疗机构将不符合卫生标准的血液用于患者，给患者造成损害的；卫生行政部门及其工作人员在献血、用血监督管理工作中玩忽职守，构成犯罪的，依法追究刑事责任。

本章小结

本章介绍了献血法律法规，包括献血、采血与供血、临床用血、血液制品的管理四部分内容。我国实行无偿献血制度，地方人民政府设立血液中心、中心血站和中心血库，保证辖区内临床用血需要。血站开展采供血活动，必须取得《血站执业许可证》。采血要严格遵守操作规定。无偿献血的血液必须用于临床，不得买卖。医疗机构临床用血应当遵照合理、科学的原则。国家实行单采血浆站统一规划、设置的制度。单采血浆站由血液制品生产单位设置，设置单采血浆站必须取得《单采血浆许可证》。对违反《献血法》有关规定的，视情节轻重，分别承担行政责任、民事责任和刑事责任。

目标检测题

一、单项选择题

1. 血站对献血者每次采集的血液量一般为（　　　）
   A. 100mL ~ 200mL
   B. 200mL ~ 400mL
   C. 200mL ~ 300mL
   D. 300mL ~ 400mL
   E. 400mL ~ 600mL

2. 根据我国《献血法》规定，国家提倡（　　　）周岁的健康公民自愿献血。
   A. 任何年龄
   B. 20 ~ 30
   C. 20 ~ 50
   D. 18 ~ 55
   E. 18 ~ 60

3. 血站开展采供血活动，应当向（　　　）申请办理执业登记。

    A. 国务院

    B. 国务院卫生行政管理部门

    C. 所在省、自治区、直辖市人民政府卫生行政部门

    D. 县级人民政府卫生行政部门

    E. 县级以上食品药品监督管理部门

4.《血站执业许可证》有效期为（　　　）年。

    A. 1

    B. 2

    C. 3

    D. 4

    E. 5

5. 临床输血一次用血、备血量超过（　　　）mL 时要履行报批手续。

    A. 400

    B. 800

    C. 1000

    D. 1500

    E. 2000

二、多项选择题

1. 下列关于血液与血液制品管理规定的描述中，正确的是（　　　）

    A. 血液，是指全血、血液成分和特殊血液成分。

    B. 血站工作人员应当符合岗位执业资格的规定，领取岗位培训合格证书后方可上岗。

    C. 血站采血前应当对献血者身份进行核对并进行登记。

    D. 献血、检测和供血的原始记录必须保存。

    E. 医疗机构对临床用血必须进行核查，不得将不符合国家规定的血液用于临床。

2. 一般血站包括（　　　）

    A. 脐带血造血干细胞库

    B. 国家卫生计生委根据医学发展需要批准、设置的其他类型血库

    C. 血液中心

    D. 中心血站

    E. 中心血库

3. 血液包装袋上应当标明（　　　）

    A. 血站的名称及其许可证号

    B. 献血编号、献血者姓名及身份证号

    C. 血型、血液品种

    D. 采血日期及时间或者制备日期及时间

E. 有效日期及时间、储存条件

4. 以下对于医疗机构临床用血管理描述正确的是（　　）

A. 应当遵照合理、科学的原则，制定用血计划，不得浪费和滥用血液

B. 临床用血包括使用全血和成分血

C. 医疗机构可以使用原料血浆

D. 医疗机构应针对医疗实际需要积极推行血液成分输血

E. 可以直接使用脐带血

5. 以下哪些行为构成犯罪的，将依法追究刑事责任（　　）

A. 非法采集血液

B. 血站、医疗机构出售无偿献血的血液

C. 血站违反有关操作规程和制度采集血液，给献血者健康造成损害的

D. 血站向医疗机构提供不合格血液，情节严重，造成经血液途径传播的疾病传播或者有传播危险的

E. 卫生行政部门及其工作人员在献血、用血监督管理工作中玩忽职守

三、是非题

1. 献血完全采取自愿原则，对公民没有年龄和身体条件限制。（　　）

2. 血站与单采血浆站可以在同一县级行政区域内设置。（　　）

3. 血站对献血者每次采集血液量一般为 200mL，最多不得超过 400mL，两次采集间隔期不少于 6 个月。（　　）

4. 血站供血是医疗机构临床用血的唯一供给途径。（　　）

5. 新建、改建或者扩建血液制品生产单位，经国务院卫生行政部门根据总体规划进行立项审查同意后，由省级人民政府卫生行政部门审核批准。（　　）

四、简答题

1. 我国《献血法》规定无偿献血主体的条件是什么？

2. 简述血站的概念和种类。

3. 简述血站采血操作中应当如何做好各业务岗位工作记录？

4. 我国临床用血有哪些供给途径？

5. 简述设立单采血浆站应具备的条件。

第十四章 公民生命健康权益保护法律法规

 学习目标

知识目标

1.掌握公民生命健康权益、病人权益、初级卫生保健概念、基本原则、指标、内容。

2.熟悉人口与计划生育法律规定的主要内容、计划生育技术服务法律规定。

3.了解医疗保障法律制度、中国实施初级卫生保健的法律制度。

技能目标

能依法维护自己在医疗保障、公共卫生保健、计划生育等方面的权益。

公民生命健康权益是人类最基本的权利，公民具有受到法律保护平等享有生命和健康保障的权益。建立健全的医疗保障制度与实施初级卫生保健，为全体公民提供最基本的卫生保健服务，维护公民生命健康权益，对于保护和推动社会进步起着重要作用。病人权益也是公民生命健康权益的一项重要内容。

第一节 公民生命健康权益保护法律法规概述

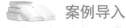 案例导入

2003 年 1 月 6 日，肖某被某医院初步诊断为胃内基底肌瘤，无其他病证。医院于 3 日后对肖某实施胃底肌瘤切除手术。手术结束后，医生告知肖某的家属：患者的脾脏已被切除。家属询问原因，主刀医师告知是因为胃底肌瘤与脾脏紧密粘连一起，分离手术十分困难，强行分离可能损伤脾门处的动脉、静脉血管；切除脾脏比可能发生的大出血且危及患者生命的后果要轻得多，为了达到手术目的而不得已采取了切除措施。肖某及其家属认为，医院在没有告知和征得他们同意的情况下，擅自摘除了脾脏，导致肖某失去部分胃体和脾脏，并且手术后肖某身体免疫力明显降低，频发感冒、头痛，丧失了劳动能力。故向

法院提起民事诉讼请求赔偿。

法院认为，被告医院为避免患者的生命危险而不得已切除其无病变的脾脏，未履行告知义务和对患者的知情权予以充分尊重，从而剥夺了患者的手术方案选择权，依法存在过错，应当承担损害赔偿责任。

问题：生命健康权包括哪些内容？医方履行告知义务的实质性内容应当包括哪几个方面？从完善告知制度的角度来看，医方履行告知的内容还应当包括哪些？

一、公民生命健康权益的概念

公民生命健康权益，是指公民具有受到法律保护的应当平等享有生存和获得健康的权益。它是公民享有其他一切权益的基础，是与生俱得的权益，是公民最基本的权益。

公民生命健康权益的主要内容包括公民的生命权、身体权、健康权。特定权利包括公民平等获得卫生保护权、平等享有卫生资源权，患病时具有平等的治疗权、疾病认知权、知情同意权、保护隐私权、免除一定社会责任权，适用生命健康损害救济时的诉讼权、求偿权等等。

公民生命健康权益体现在公民的生活、生产过程中。国际公约《阿拉木图宣言》提出"人人享有初级卫生保健"的目标，是以人们均等享有健康基本保障权益为主要内容的。目前，我国农村大面积开展"初级卫生保健"，让农村居民获得预防接种、健康促进、健康教育、疾病控制等公共卫生保护的权利，城市推行的"城镇职工基本医疗保险"和"城镇居民基本医疗保险"，让城市居民平等获得治疗疾病权利。国家规定在涉及卫生诉讼中实行"举证责任倒置"，医疗方在医疗事实的认定过程中如不能提供无过失证据，其结果只能是接受败诉，从而保护了患者在生命健康受损害获取救济时的诉讼权、求偿权。

二、病人权益

病人权益是指病人在就医过程中应该享有的不容侵犯的权益，是公民生命健康权益中的重要内容。病人权益包括生命权、身体权、健康权、平等的治疗权、疾病认知权、知情同意权、保护隐私权、免除一定社会责任权、诉讼权、求偿权等。

在我国，病人权益的保护体现在已通过的卫生行政法律法规中，如《执业医师法》《护士条例》《母婴保健法》《传染病防治法》《医疗事故处理条例》等。这些卫生行政法律法规，初步构建了病人权益的法律保障制度。

1.病人的生命权和身体权 病人在接受医疗服务时，享有其人格尊严、民族风俗习惯受到尊重的权利；每个人有处置自己的生命和身体的权利。

2.病人的健康权和平等的治疗权 每个病人都有权获得增进健康、预防疾病、及时治疗、康复服务等几方面的主要卫生保健，如目前我国推行的"3+1""全民医保"制度重视解决老人、残疾人和儿童的基本医疗保险问题。把关闭、破产企业和困难企业职工、大学生、非公经济组织从业人员和灵活就业人员纳入城镇职工或居民医保范围，通过逐步建立覆盖全民的基本医疗保障制度，首次实现医保的全覆盖，正是使全体居民最大限度地享有平等的治疗权、让每一个病人都有获得平等享用卫生资源的权利的具体体现。

3. 病人的疾病认知权 病人及其家属有权及时、准确、全面地了解所患疾病的情况，并可了解疾病的治疗原则及详细的用药情况；病人甚至有权获得有关医疗方面的文件复印或者复制内容。

4. 病人的知情同意权 病人除了有对自身疾病了解的权利外，对医疗提供方要求或建议的各项检查、提供的治疗方案、手术方案、输血等都有进一步知情、咨询、同意、否定和提出修改要求的权利；有委托他人代行同意的权利；医师进行实验性临床医疗时，应当经医院批准并征得病人本人和家属同意等。

5. 病人的保护隐私权 病人有权要求将应诊疗需要向医务人员透露的隐私，或者医务人员在诊疗过程中发现病人的隐私加以保密。

6. 病人免除一定社会责任权 病人患病后有选择休息或遵照医嘱休息而免除工作、劳务或社会义务劳动等的权利；患有一些法定传染病、精神疾病或其他严重疾病的病人，经合法的手续审定、批准，应当免除一定的社会责任，社会对其应予尊重，不得歧视。

7. 病人的诉讼权 病人有权检举、控告侵害病人权益的行为或国家机关及其工作人员在保护病人权益工作中的违法失职行为；在发生医疗事故时，病人对医疗事故鉴定不服或赔偿调解不成时，可在规定的期限内，向人民法院提起民事诉讼，或在规定期限内直接向法院申请民事赔偿。

8. 病人的求偿权 病人在医疗事件争议中，在有确凿的证据证明权益受到医疗事故损害的前提下，向医疗机构提出赔偿损失的权利。

第二节　红十字会法律法规

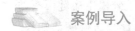 案例导入

2011年6月21日，微博用户"郭美美baby"（实名认证为"中国红十字会商业总经理"）炫富自称"住大别墅，开玛莎拉蒂"引起关注，并引发中国公众对中国红十字会所获善款流向的质疑。

2011年12月31日，由"郭美美事件"引起的针对商业系统红十字会（以下简称商红会）问题的联合调查已形成结论，并将对外公布。调查显示"郭美美"及其炫耀的财富与红十字会无关，但商红会的管理存在严重问题。中国红十字会经有关方面同意，决定撤销商红会。同时，开始建立专家委员会、社会监督委员会、公共信息平台，开展对红十字品牌使用的规范制定和现状调研，力求提升社会公信力。但此事成为红会近年来最被舆论和公众指点之

处，甚至成了对红会批评的代名词。

2013年发生的四川雅安地震，红会再一次身陷舆论漩涡。地震发生后，中国红十字会先后因"中国红十字会要求台湾红十字会先援助500万元人民币方可进入灾区""红会工作组正赶赴雅安灾区'考察'""疑为红会工作人员佩戴浪琴表""壹基金收到的钱要打入红十字会账户"等事件遭到公众四次质疑。

问题：红十字会是什么组织？主要职责有哪些？其经费来源有哪些？如何监管？

一、红十字会的性质与宗旨

中国红十字会是中华人民共和国统一的红十字组织，是从事人道主义工作的社会救助团体，是国际红十字运动的成员。中国红十字会以发扬人道、博爱、奉献精神，保护人的生命和健康，促进人类和平进步事业为宗旨。

中国红十字会1904年成立。建会以后从事救助难民、救护伤兵和赈济灾民活动，为减轻遭受战乱和自然灾害侵袭的民众的痛苦积极工作，并参加国际人道主义救援活动。

新中国成立后，中国红十字会于1950年进行了协商改组，周恩来总理亲自主持并修改了《中国红十字会章程》。1952年中国红十字会恢复了在国际红十字运动中的合法席位。新中国成立初期，中国红十字会在协助政府履行《日内瓦公约》、处理战争遗留问题、开展民间外交、宣传卫生防病知识、保护人民生命与健康等方面做了大量卓有成效的工作。

知识拓展

中国倡导红十字会第一人

19世纪80年代，国际红十字运动传到我国台湾。1894年7月甲午海战后，开始在中国大陆传播。旅日侨胞孙实甫，由于长期在日本经商，习见日人深获红十字会之益，感受到红十字会活动对中国苦难群众的重要和必要，遂与志同道合者翻译国外红十字组织的章程，广为传播西方"人道"理念。孙实甫被认为是"中国倡导红十字会第一人"。西方红十字的"人道"理念和中国博爱爱人、行善积德的传统道德思想异曲同工，一经传播，很快得到社会认同，使国人逐渐认识到红十字会的重要性，为中国红十字会的诞生奠定了社会基础。

改革开放以来，中国红十字事业取得了长足的发展。1993年10月，中华人民共和国第八届全国人民代表大会常务委员会第四次会议通过了《中华人民共和国红十字会法》，使中国红十字事业有了法律保障。

截至2011年底，中国红十字会有31个省（自治区、直辖市）级红十字会、334个地（市）级红十字会、2848 个县级红十字会和新疆生产建设兵团红十字会、铁路系统红十字会、香港特别行政区红十字会、澳门特别行政区红十字会；有 9.8 万个基层组织，215.6 万名志愿者，11 万个团体会员，2658 万名会员，其中有 1775 万名青少年会员。

二、红十字会的标志与职责

（一）标志

红十字标志是国际人道主义保护标志，是红十字运动的象征，体现着当今世界的人道与同情。它的存在和正确使用，对于执行人道主义保护任务起着至关重要的作用。

红十字标志的含义有两点：一是标明性标志，表明与红十字运动有关的人或物；二是保护性标志，表明一个受国际人道法保护，不应受到攻击的人或物。

红十字标志有 3 种，世界大多数国家使用"白底红十字"，伊斯兰国家使用"白底红新月"，以色列等对基督教、伊斯兰教都抵制的国家使用"红水晶"（图 14-1）。

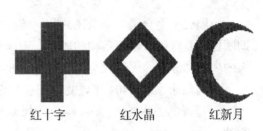

红十字　　　红水晶　　　红新月

图 14-1　红十字标志

（二）中国红十字会主要职责

根据《中华人民共和国红十字会法》相关条款规定，红十字会主要履行下列职责：①开展救灾的准备工作，在自然灾害和突发事件中，对伤病人员和其他受害者进行救助；②普及卫生救护和防病知识，进行初级卫生救护培训，组织群众参加现场救护，参与输血献血工作，推动无偿献血，开展其他人道主义服务活动；③开展红十字青少年活动；④参加国际人道主义救援工作；⑤宣传国际红十字和红新月运动的基本原则和日内瓦公约及其附加议定书；⑥依照国际红十字和红新月运动的基本原则，完成人民政府委托事宜；⑦依照《日内瓦公约》及其附加议定书的有关规定开展工作。

此外，红十字会有权处分其接受的救助物资；在处分捐赠款物时，应当尊重捐赠者的意愿；在自然灾害和突发事件中，执行救助任务并标有红十字标志的人员、物资和交通工具有优先通行的权利；任何组织和个人不得拒绝、阻碍红十字会工作人员依法履行职责。

在自然灾害和突发事件中，以暴力、威胁方法阻碍红十字会工作人员依法履行职责的，比照《刑法》第一百五十七条的规定追究刑事责任；阻碍红十字会工作人员依法履行职责未使用暴力、威胁方法的，比照《治安管理处罚条例》第十九条的规定处罚。

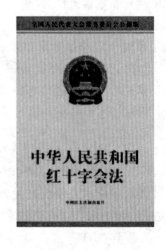

三、红十字会的经费与管理

（一）经费来源

根据《中华人民共和国红十字会法》相关条款规定，红十字会经费的主要来源有以下几个方面：①红十字会会员缴纳的会费；②接受国内外组织和个人捐赠的款物；③动产和不动产的收入；④人民政府的拨款。

此外，其他相关规定还有：国家对红十字会兴办的与其宗旨相符的社会福利事业给予扶持；红十字会为开展救助工作，可以进行募捐活动；红十字会接受用于救助和公益事业的捐赠物资，按照国家有关规定享受减税、免税的优惠待遇。

（二）红十字会建立经费审查监督制度

红十字会的经费使用应当与其宗旨相一致；红十字会对接受的境外捐赠款物，应当建立专项审查监督制度；红十字会经费的来源和使用情况每年向红十字会理事会报告；红十字会的经费使用情况依照国家有关法律、法规的规定，接受人民政府的检查监督；任何组织和个人不得侵占和挪用红十字会的经费和财产。

第三节　初级卫生保健的主要内容及组织实施

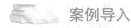 案例导入

儿童肥胖症是21世纪最严峻的公共卫生挑战之一。这是一个全球性问题，逐步影响着许多低收入和中等收入国家，尤其是在城市中，肥胖症患病率以惊人的速度增长。在2007年，全世界估计有2200万5岁以下儿童体重过重。75%以上的体重过重和肥胖儿童生活在低收入和中等收入国家。

体重过重和肥胖的儿童很容易到成人期仍然肥胖，并更有可能在较低的年龄患上糖尿病和心血管病等非传染病。体重过重和肥胖症及其相关疾病在很大程度上是可以预防的。因此，需要对儿童期肥胖症给予高度重视。

问题：儿童期体重过重和肥胖症为什么值得注意？可采取什么行动抵御儿童期肥胖症流行？

一、初级卫生保健的含义

1977年5月，第30届世界卫生大会通过了举世闻名的"2000年人人享有卫生保健"（Health for All by the Year 2000）的决议。1988年，第41届世界卫生大会再次声明，"人人享有卫生保健"将作为2000年以前及以后年代的一项永久性目标。

所谓"人人享有卫生保健"，其含义并不是指到2000年不再有人生病，也不是

2000 年时医护人员将治好全部病人的疾病。它是指到 2000 年时人们将从家庭、学校及工厂等基层做起，使用切实可行的卫生措施去预防疾病、减轻病人及伤残者的痛苦，能通过更好的途径使人类从儿童、青年、成年到老年顺利地度过一生；它是指到 2000 年时能在不同国家、不同地区及人群间均匀地分配卫生资源，使每家每户每个人能积极参与并得到初级卫生保健。即人人享有卫生保健。

为推动这一全球卫生战略目标的实现，1978 年，世界卫生组织和联合国儿童基金会在哈萨克斯坦阿拉木图召开了国际初级卫生保健会议。会议发表的《阿拉木图宣言》明确提出：推行初级卫生保健（Primary Health Care，PHC）是实现"2000 年人人享有卫生保健"这一目标的基本策略和主要途径。所以，"2000 年人人享有卫生保健"和"初级卫生保健"两者之间有内在关系，前者是全球卫生战略目标，后者是实现此战略目标的基本途径和基本策略。

20 世纪 70 年代，世界卫生组织的一项调查表明，许多人特别是发展中国家人民的卫生状况，不能令人满意。世界上一半以上居民不能获得恰当的医疗卫生保健。富裕国家与发展中国家、同一国家不同人群之间享有的卫生资源差距越来越大。与此同时，全世界社会地位低下、生活条件差的人，却得不到任何固定形式的卫生保健。一些发展中国家，开始摒弃传统的西方保健模式，并引用新的方法来满足人民对卫生保健的需求。卫生保健列入了政府的总体发展计划，卫生服务的重点，从单纯治病转为防病治病，从面向城市人口转向农村人口，从面向特权阶层转向平民阶层，从开展分散的群众运动转向一个完整的服务系统，成为全社会经济发展的一个组成部分。1977 年 5 月，第 30 届世界卫生大会通过决议指出，在全世界范围内推广和普及初级卫生保健。1979 年 11 月，联合国大会通过了关于卫生是社会发展的一个组成部分的决议，决议赞同《阿拉木图宣言》。世界卫生组织和联合国有关机构，在各自的职权范围内支持世界卫生组织的工作。这样，初级卫生保健的活动得到了联合国的承诺，成为到 20 世纪末，全球社会经济发展新策略的组成部分。

知识拓展

中国对国际初级卫生保健的贡献

国际初级卫生保健理念的形成，吸收了中国的经验和做法。世界卫生组织和联合国儿童基金会在 70 年代组成联合小组，对中国等 9 个国家的卫生工作进行深入考察，由 80 多位国际专家据此撰写了《在发展中国家满足基本卫生服务需求的可选择方法》，奠定了初级卫生保健的理论和实践依据。世界卫生组织的前总干事马勒博士在谈及初级卫生保健起源时曾明确指出："初级卫生保健是总结过去全世界的各种卫生保健方法，并吸收了一些新的经验而逐步形成的一个概念。其中，确实受到了中国经验的启示。"

初级卫生保健是一种基本的卫生保健，它依靠切实可行、学术上可靠又受社会欢迎的方式和技术，是社区的个人和家庭通过积极参与普遍能够享受的、并且社区或国家依靠自己的实力能够负担得起所发生的费用的卫生服务。它既是国家卫生系统和社会经济发展的组成部分，是国家卫生系统的中心职能，也是个人、家庭和社区与国家卫生系统接触的第一环，是卫生保健持续进程的起始一级。

实施初级卫生保健是全社会的事业。就国家而言，实施初级卫生保健是政府的职责；就人民群众而言，人人都有权享受初级卫生保健，人人都有义务参与初级卫生保健并为此做贡献；就卫生工作而言，实施初级卫生保健是为全体居民提供最基本的卫生保健服务，来预防疾病与促进人民健康，提高全民族的身体素质。

知识拓展

作为世界卫生组织（WHO）的发起国和主要成员国之一，我国政府于 1986 年明确表示了对 WHO 倡导的全球战略目标的承诺。1988 年 10 月，总理进一步阐明实现"人人享有卫生保健"是 2000 年我国社会经济发展总体目标的组成部分。卫生部长还提出：我国应在实现"2000 年人人享有卫生保健"的战略目标方面走在全世界前列。1990 年，我国卫生部、国家计委、农业部、国家环保局、全国爱卫会联合颁布的《关于我国农村实现"2000 年人人享有卫生保健"的规划目标（试行）》中，对初级卫生保健的定义做了如下表述："初级卫生保健是指最基本的、人人都能得到的、体现社会平等权利的、人民群众和政府都能负担得起的卫生保健服务。"

二、初级卫生保健的基本原则

初级卫生保健是在总结以往卫生服务经验的基础上产生的一种新型的卫生保健方式，其基本原则是：

1.合理布局 人们接受卫生服务的机会必须是均等的，不能忽视乡村和某一地区的人口或城郊居民。

2.社区参考 社区主动参考有关本地区卫生保健的决策至关重要。

3.预防为主 按三级预防原则，卫生保健的主要工作应是预防疾病和促进健康，而不仅仅是治疗工作。

4.适宜技术 卫生系统中使用的方法和技术，应是能被接受和适用的。

5.综合应用 卫生服务仅仅是所有保健工作的一部分，它与营养、教育、饮水供应和住房等，同属于人类生活中最基本的和最低的需要，这些内容既要靠国家全面规划，也要靠每个人的努力。

三、初级卫生保健的主要内容

《阿拉木图宣言》将初级卫生保健工作的内容分为四个方面，共八项内容。

（一）四个方面

1. 健康促进 包括健康教育、保护环境、合理营养、饮用安全卫生水、改善卫生设施、开展体育锻炼、促进心理卫生、养成良好生活方式等。

2. 预防保健 在研究社会人群健康和疾病的客观规律及它们和人群所处的内外环境、人类社会活动的相互关系的基础上，采取积极有效措施，预防各种疾病的发生、发展和流行。

3. 合理治疗 及早发现疾病，及时提供医疗服务和有效药品，以避免疾病的发展与恶化，促使早日好转痊愈，防止带菌（虫）和向慢性发展。药物应用以"节约、有效"为原则，那些药物应用"愈多愈有效""愈多愈好"的观念是错误的，不仅会造成药物浪费，增加病家经济负担，也增加了药物不良反应发生的可能性。

4. 社区康复 对丧失了正常功能或功能上有缺陷的残疾者，通过医学的、教育的、职业的和社会的综合措施，尽量恢复其功能，使他们重新获得生活、学习和参加社会活动的能力。

（二）八项要素

1. 对当前主要卫生问题及其预防和控制方法的健康教育 主要内容包括：建立或促进个人和社会对预防疾病和保持自身健康的责任感；促进个体和社会采用明智的决策或明智地选择有利于健康的行为，创造一个有利于改变某种行为的社会环境和自然环境；有效地促进或影响决策层的观念改变等。

2. 改善食品供应和合理营养 建立营养指导委员会，建立营养监测网；调整食物种植及养殖结构，增加大豆种植面积，提高禽肉在肉类中的比例，加强水产养殖业发展；防止食品污染，控制有关食源性疾病的发生；加强营养宣传教育、普及全民营养知识。

3. 供应足够的安全卫生水和基本环境卫生设施 安全卫生水是指水源水质的感官性状、理化性质及大肠杆菌等指标均达到国家卫生标准，煮沸后可以饮用的水。清洁的生活环境主要应做好粪便与垃圾管理，避免、减少粪便与垃圾对农村环境的污染。因此，饮用水的安全卫生和生活环境的清洁主要是做好水、粪、垃圾管理。

4. 妇幼保健和计划生育 孕产妇死亡率、婴儿死亡率和 5 岁以下儿童死亡率是评价卫生工作的指标，已被公认为评价社会经济发展和文明进步的指标，是综合国力的反映。1990 年 9 月在联合国总部召开的世界上规模最大的一次国家和政府首脑会议的主题是儿童问题，"儿童优先""母亲安全"已成为各国领导共同关注的重要议题。

5. 主要传染病的预防接种 新中国成立以来，由于贯彻"预防为主"方针，已经控制和消灭了天花、人间鼠疫、回归热、斑疹伤寒等疾病。随着计划免疫的开展，麻疹、脊髓灰质炎、白喉、百日咳、流脑的发病率明显下降。但由于我国人口多，幅员辽阔，有些传染病还在人群中广泛流行。

传染病是能够控制和预防的。预防和控制传染病的主要措施有：传染病登记报告、疫情处理、预防接种等。

6. 预防和控制地方病　地方病是指具有严格的地方性区域特点的一类疾病。主要发生于广大农村、山区、牧区等偏僻地带，病区呈灶状分布。地方病可分为化学元素性地方病和自然疫源性地方病。

防治地方病的具体技术措施有：①补充环境和机体缺乏的元素，如地方性甲状腺肿和地方性克汀病，都是由于环境中碘缺乏引起的一组疾病，只要补充足够的碘就能预防；②限制环境中过多的元素进入机体，如防止碘的过多摄入；③预防生物源性地方病的主要措施是杀灭宿主和媒介昆虫，及时对疫源地进行消毒；此外，对病人、病畜应进行早发现、早诊断、早报告、早隔离、早治疗。

7. 常见病和外伤的合理治疗　随着生活水平和医疗水平的提高，我国人口逐步老龄化，疾病结构和死亡病因谱也发生了明显变化，慢性呼吸系统疾病、心血管系统疾病和肿瘤等非传染性疾病已成为威胁人民健康和生命的主要问题。

慢性呼吸系统疾病最常见的有慢性支气管炎、支气管哮喘和阻塞性肺气肿。上述疾病是可以预防的，要加强体育锻炼和耐寒锻炼，提高抗病能力，积极预防感冒和上呼吸道感染，及早选用抗生素类药物。戒烟是预防此类疾病的最重要措施。

心脑血管系统疾病最常见的有高血压病、冠心病和脑卒中。预防这类疾病关键在于预防和治疗高血压、戒烟、膳食结构调整和体育锻炼。

癌症已经成为世界上前三位死因，并还有上升趋势。在我国，全国肿瘤登记中心发布的 2014 年数据显示，中国每年新增癌症病例约 309 万，死亡约 196 万。肺癌、女性乳腺癌、胃癌、肝癌、食管癌、结直肠癌、宫颈癌是我国常见的恶性肿瘤。肺癌、乳腺癌、结直肠癌、女性甲状腺癌呈上升趋势。肺癌、肝癌、胃癌、食管癌、结直肠癌、女性乳腺癌、胰腺癌是主要的肿瘤死因。

按照平均寿命 74 岁计算，人一生中患恶性肿瘤的几率是 22%，肿瘤已经成为一种常见疾病。由于大多数恶性肿瘤的病因不明，有明确病因的仅为少数，针对恶性肿瘤的预防措施主要是第一级和第二级预防，控制和消除致癌源，采取综合措施，做到早发现、早诊断、早治疗。

8. 提供基本药物　针对药品浪费和药品开支急剧增长的问题，1975 年，世界卫生组织向各国推荐制定基本药物制度的做法，以实现"人人享有初级卫生保健"的目标。《阿拉木图宣言》确认提供基本药物是初级卫生保健的八大要素之一。

基本药物是能够满足大多数人口卫生保健需要的药品，国家应保证其生产和供应，还应高度重视合理用药，即基本药物必须与合理用药相结合。

到 2020 年全球人人享有卫生保健的具体目标

　　1. 到 2020 年将实现在世界会议制定的孕产妇死亡率为 100/10 万、5 岁以下儿童死亡率低于 45‰、所有国家人均期望寿命均在 70 岁以上的具体目标。

　　2. 到 2020 年全世界疾病负担将极大减轻，将通过实施旨在扭转目前结核、艾滋病、疟疾、烟草相关疾病和暴力与损伤引起的发病率和残疾上升趋势的疾病控制规划予以实现。

　　3. 到 2020 年麻疹将被根除，淋巴丝虫病和沙眼将被消灭。此外，维生素 A 和碘缺乏症在 2020 年前也将被消灭。

　　4. 到 2020 年所有国家将通过部门间行动，在提供安全饮用水、适当的环境卫生、数量充足和质量良好的食物和住房方面取得重大进展。

　　5. 到 2020 年所有国家将通过管理、经济、教育、组织和以社区为基础的综合规划，采纳并积极管理和监测能巩固促进健康的生活方式或减少有损健康的生活方式的战略。

四、初级卫生保健的组织实施

　　初级卫生保健的组织实施包括政府领导、部门协调、社区参与、适宜技术和基本药物等方面。

（一）政府领导

　　政府领导是初级卫生保健工作的前提，要成立由政府及有关部门负责人组成的各级初级卫生保健管理机构，把各项初级卫生保健任务及指标列入政府有关部门的管理目标。

（二）部门协调

　　从初级卫生保健的内容看，不仅有应该由卫生部门提供的医疗及保健服务，还有合理营养、改善生活劳动条件、控制环境污染及健康教育等，需要由农业、工业、商业、城乡建设、环境保护及文教部门共同努力才能完成。各级政府的发改委、经贸委及财政等部门是从计划、经济等方面起协调作用的重要机构。政府在执行初级卫生保健方面的基本职能之一，就是领导和组织社会、经济有关部门在初级卫生保健上的协调行动。

（三）社区参与

　　社区参与卫生保健是指社区组织及社区成员参与卫生保健的调研、决策、实施、评价以及卫生资源筹措等。开发社区资源，社区中的每个单位、每个家庭及每个人都对他的自身健康承担责任，积极参与社区卫生活动，是人人享有卫生保健的一个重要条件。在我国，动员与组织社区参与卫生保健的组织，除了近年来各地陆续建立起来的初级卫生保健委员会外，还有爱国卫生运动委员会、中国红十字会、农村卫生协会及企业保健协会等。

（四）适宜技术和基本药物

适宜技术是指既合乎科学，适应当地实际需要，为初级卫生保健服务的提供者与利用者所欢迎，又为国家、社区及个人经济上能负担得起的卫生技术。首先，这些技术是合乎科学的，即有效的、可靠的；其次，这种技术是符合实际需要的，即为当地开展初级卫生保健所必需的；第三，这些技术是容易为广大初级卫生保健工作者所掌握和运用的；第四，价格合理，为当地经济水平所能承受的。

第四节　医疗保障法律法规

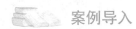 案例导入

　　2010 年 1 月，许某驾驶货车在路上行驶时撞倒学龄前儿童胡某，造成胡某重伤。根据交警部门做出的道路交通事故认定书，许某、胡某负此次事故的同等责任。经过鉴定，胡某构成 5 级伤残。在住院治疗期间，胡某的家属无法承担高额的医疗费，于是在新型农村合作医疗基金（简称新农合）报销了 6 万元的医疗费，以便继续治疗。2011 年 3 月，胡某起诉到法院，要求许某赔偿交强险限额外的医疗费、伤残赔偿金等损失共计 15.9 万元。审理过程中，许某提出，胡某在新农合报销的费用应当减除，余下的部分双方才按责任比例承担。

　　一审法院经审理认为：许某驾驶机件不符合技术标准的机动车载物超过核定载重量，未在道路中间行使，采取措施不当，未能及时制动车辆，是导致事故发生的主要原因，过错程度较大，应承担 70% 的民事赔偿责任；胡某为学龄前儿童，未在监护人的带领下横过马路，是导致事故发生的次要原因，过错程度小，应承担 30% 的民事责任；对许某认为胡某已经在新农合报销了 6 万元，该部分损失已经不存在，应当扣除的辩解理由，不予支持。

　　问题：一审法院不予支持的理由是什么？许某不服一审判决，上诉后，二审法院最有可能将会如何判决？

医药卫生问题包括两个方面：一是谁来提供医疗服务，是医药卫生事业问题；二是谁来支付医疗费用，是医疗保障问题。基本医疗保障制度既是社会保障体系的重要组成部分，又作为医疗费用的主要支付方，是医药卫生体系的重要组成部分，因而也是医改的重要领域之一（图 14-2）。

医疗保障的主要目标是合理组织财政资源，满足与经济发展水平相适应的医疗资金需求，简言之，就是"有钱看病"。这么一个看似简单的问题却是公认的"世界难题"。其主要特点和难点：一是涉及系统多，包括个人、组织、政府、社会，相互之间关系错综复杂；二是必须通过购买医疗服务才能实现保障功能，与养老保险等其他社会保险相比，增加了购买医疗服务的环节，管理服务的难度和复杂程度明显增加；三是供求关系难以测定，医学技术的发展无止境，人民对生命和健康的期望无止境，而资金的筹集有限，特别是随着老龄化进展，供求矛盾将更加突出。

基本医疗保险是为补偿劳动者因疾病风险造成的经济损失而建立的一项社会保险制度。基本医疗保险是社会保险制度中最重要的险种之一，它与基本养老保险、工伤保险、失业保险、生育保险等共同构成现代社会保险制度。

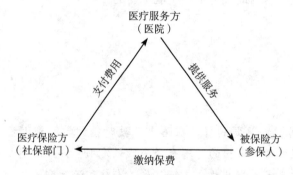

图 14-2　医疗服务与医疗保险三方关系示意图

目前，我国建立的城镇职工基本医疗保险、城镇居民基本医疗保险、新型农村合作医疗和城乡医疗救助制度已共同构成我国基本医疗保障体系。其中，2001 年起实施的城镇职工基本医疗保险制度，覆盖所有党政群机关、企事业单位；2005 年起实施的新型农村合作医疗制度，覆盖农业人口（含外出务工人员）；2007 年起实施的城镇居民基本医疗保险制度，覆盖未纳入城镇职工基本医疗保险的非农业户口城镇居民。

城镇职工基本医疗保险由用人单位和职工按照国家规定共同缴纳基本医疗保险费，建立医疗保险基金，参保人员患病就诊发生医疗费用后，由医疗保险经办机构给予一定的经济补偿，以避免或减轻劳动者因患病、治疗等所带来的经济风险。新型农村合作医疗和城镇居民基本医疗保险实行个人缴费和政府补贴相结合，报销标准按照国家规定执行。

一、城镇职工基本医疗保险

1998 年国务院发布《关于建立城镇职工基本医疗保险制度的决定》（国发〔1998〕44 号），在全国范围全面进行职工医疗保障制度改革。

（一）覆盖范围

城镇所有用人单位，包括企业、机关、事业单位、社会团体、民办非企业单位及其职工，都要参加城镇职工基本医疗保险。随着原劳动保障部对于灵活就业人员、农民工、非公有制经济组织参保政策的明确，城镇职工基本医疗保险实际上覆盖了城镇全体从业人员。据人社部统计公报显示，至 2013 年末全国参加城镇职工基本医疗保险人数 27443 万人，比上年末增加 958 万人。

（二）筹资标准

医疗保险费由用人单位和职工共同缴纳。用人单位缴费率控制在职工工资总额的 6% 左右，在职职工缴费率为本人工资的 2%，退休人员个人不缴费。具体缴费比例由各统筹地区根据实际情况确定。目前，用人单位缴费率全国平均水平为 7.37%，个人缴费率全国平均为 2%。城镇职工基本医疗保险以本年 7 月 1 日至次年 6 月 30 日为一个保险年度（社保年度）。

（三）统筹层次

原则上以地级以上行政区为统筹单位，也可以县（市）为统筹单位，京津沪原则上在全市范围内实行统筹。目前，全国多数地区为县级统筹，目前正在进行提高统筹层次的工作。

（四）待遇支付

城镇职工基本医疗保险基金由统筹基金和个人账户构成。个人账户主要支付门诊费用、住院费用中个人自付部分以及在定点药店购药费用。统筹基金用于支付符合规定的住院医疗费用和部分门诊大病医疗费用，起付标准为当地职工年平均工资的 10%（实际在 5% 左右），最高支付限额（封顶线）为当地职工年平均工资的 6 倍左右。2013 年，职工基本医疗保险享受医疗服务总人次达 13.4 亿人次，政策范围内住院医疗费用基金支付比例为 81.9%。

二、城镇居民基本医疗保险

为解决城镇非从业居民的医疗保障问题，2007 年 7 月，国务院印发《关于开展城镇居民基本医疗保险试点的指导意见》（国发〔2007〕20 号）。目前，这项制度已在全国全面推开。

（一）覆盖范围

城镇中不属于城镇职工基本医疗保险制度覆盖范围的学生（包括大学生）、少年儿童和其他非从业城镇居民，都可自愿参加城镇居民医疗保险。2013 年全国参加城镇居民基本医疗保险的人数为 29629 万人，比上年末增加 2474 万人。

（二）筹资标准

由各地按照低水平起步的原则，根据本地经济发展水平、居民家庭和财政负担的能力合理确定。2014 年城镇居民基本医疗保险参保人员人均筹资标准为 80 元。城镇居民基本医疗保险以本年 9 月 1 日至次年 8 月 31 日为一个保险年度（社保年度）。

（三）政府补助

为了引导和帮助广大城镇居民缴费参保，城镇居民基本医疗保险实行了政府补助的政策。2014 年政府对参保居民的补助标准为不低于每人每年 320 元。

（四）待遇支付

城镇居民基本医疗保险不建立个人账户，基金主要用于支付住院医疗费用和部分门诊大病费用。2013 年，城镇居民基本医疗保险享受医疗服务总人次达 3.3 亿人次，二级及以下医疗机构政策范围内住院医疗费用基金支付比例为 71.3%。基层医疗卫生机构看病的报销比例还要再高一点，有的地方已达到 80%。此外，为解决参保居民常见病、多发病的门诊医疗费用负担问题，部分地区开展了门诊统筹，将普通门诊医疗费用纳入医疗保险支付范畴。

三、新型农村合作医疗

新农合是以政府资助为主、针对农村居民的一项基本医疗保险制度。因为新农合基金大部分来源于政府，本质上属于社会保险范畴，其目的是保障广大农民在遭受重大疾病时，能够得到及时的救助。

（一）覆盖范围

所有农村居民都可以家庭为单位自愿参加新型农村合作医疗。2013 年，全国参加新农合人数为 8.02 亿人，参合率达到 99%。

（二）筹资和政府补助

政府对所有参合农民给予适当补助。2014 年，各级财政对新农合的补助标准进一步提高到每人每年 320 元。实际人均筹资达到 370 元。

（三）待遇标准

2013 年，参合农民政策范围内住院费用报销比例达到 75% 以上，实际补偿比继续提高，其中，乡级达到近 80%，县级超过 60%。门诊实际补偿比超过 50%。

根据医改工作要求，国家卫生计生委积极推进利用新农合基金购买大病保险工作。2013 年，全国有 28 个省份出台了大病保险实施方案，大病保险共补偿 123 万人次，患者的经济负担进一步减轻。2013 年，在全面推开儿童白血病、先心病等 20 个病种的新农合重大疾病保障工作的基础上，还将儿童苯丙酮尿症和尿道下裂两个病种纳入大病保障范围。全国共有 199 万名患者获得新农合重大疾病保障补偿，22 个病种的实际补偿比达到 69%，大幅度减轻了参合患者的经济负担。

医药费用报销更加便捷。2013年，全国有超过88%的地区实现了参合农民省内异地就医即时结报；国家新农合信息平台进一步完善，已与9个省级平台和部分大型医疗机构互联互通，为跨省就医报销试点工作搭建了基础环境，跨省医药费用的核查功能在部分地区初步实现。

2014年以来，根据国务院的决策，多省城镇医保和新农合进行了并轨，实现了两种医疗保险制度的整合。

四、城乡医疗救助

城乡医疗救助体系是我国多层次医疗保障体系的兜底层次，包括城市医疗救助制度和农村医疗救助制度。由政府财政提供资金，主要是为城乡贫困群众给予医疗方面的资金支持和帮助，使其能够享有国家基本医疗卫生服务的保障制度。社会医疗救助的对象是因病致贫的低收入者和贫困者，资金主要由财政支持，也可以吸纳社会捐助等其他来源的资金。目前，医疗救助主要采取两种方式：一是资助救助对象参加城市居民基本医疗保险或新型农村合作医疗；二是对享受基本医保后的救助对象给予二次救助。

我国农村、城市医疗救助制度分别于2003年、2005年开始试点建制，到2008年底实现了城乡全覆盖。截至2013年6月，全国共有3820万人次获得医疗救助，累计支出资金94.3亿元，政策范围内住院自付费用救助比例超过了55%。

五、基本医疗保险医疗服务管理主要政策

医疗保险的保障功能需要通过购买医疗服务来实现。由于医疗服务存在高度专业性、资源相对垄断性等特点，医患之间信息不对称，不能实现完全充分的市场竞争。因此，医疗保险机构必须承担控制医疗费用的责任，对医疗机构的服务行为进行有效管理和引导，主要管理手段是三个目录、两个定点、一个结算办法，简称"三二一"。

（一）服务项目管理

通过制定相关标准和办法，确定基本医疗保险可以支付的医疗服务项目范围。主要包括基本医疗保险药品目录、诊疗项目、医疗服务设施标准，简称"三个目录"。参保人员在"三个目录"规定范围内发生的医疗费用，由基本医疗保险基金按规定支付。

（二）就医管理

城镇基本医疗保险实行定点医疗机构和定点药店管理。医疗保险经办机构同定点机构签订协议，明确各自的责任、权利和义务。参保人员在定点医疗机构就医发生的费用，按基本医疗保险规定支付。参保人员可以选择若干包括社区、基层医疗机构在内的定点医疗机构就医、购药，也可以持处方在若干定点药店购药。截至2013年底，全国定点医疗机构达11.2万家，定点零售药店16.8万家。多数统筹地区实现了住院医疗费用由医保经办机构与定点医疗机构直接结算，个人只负担自付医疗费用，但异地就医垫付问题还比较普遍。

（三）结算管理

医疗费用结算方式是指医疗保险费用拨付的方式和流向，不同的支付方式与标准产生不同的激励机制。目前各地实行按服务项目付费、按服务单元付费、按人头付费、总额预付制、按病种付费等多种结算方式。从医疗保险结算的发展趋势看，由单一的结算方式向复合式结算方式转变，如门诊和住院通常采取不同的结算方式；由以按服务项目付费为代表的后付制向预付制转变，越来越多的国家和地区选择按病种付费、按人头付费等，有助于调动医疗机构和医生主动控制医疗费用的积极性。

第五节 人口与计划生育法律法规

 案例导入

2004年3月，唐某在某镇政府安排下去某市计生指导站作节育手术。手术缝合后出现切口渗血，由主治医师处理后仍有出血，随即转院救治。经医院行剖腹探查手术，发现右侧卵巢破裂，裂口2.5cm，左侧阔韧带后叶近骶韧带处有3～4cm浆膜纵裂伤，当即实施手术治疗。唐某于10月坚持出院。

2005年6月28日，唐某向某市人民法院起诉，诉称：某市计生指导站不具备做节育手术的条件，给其造成了极大的人身损害，经医院抢救才得以脱险，经长期治疗至今未愈。请求法院判令某镇政府及某市计生指导站赔偿其经济损失20万元，精神损失20万元。

某市计生指导站辩称：原告术后出现的症状属于手术并发症，应按国家计生委（1990）172号文件规定进行节育并发症的鉴定。计生指导站不存在赔偿责任。

某镇政府认为唐某手术后果并非其安排计划生育手术所致，应由造成后果的单位承担责任。

法院认为：某市计生指导站在实施手术过程中造成原告身体损害的事实清楚，因果关系明确，应负全部赔偿责任。某镇政府对造成原告身体损害无任何过错，依法不应承担责任。依照《中华人民共和国民法通则》第一百零六条第二款、第一百一十九条的规定，判决被告某市计生指导站赔偿原告唐某医疗费、误工费、伤残补助费、护理费、伙食补助费、交通费、精神损失费共计61033.65元。

问题：计生指导站是医疗机构吗？二者处理事故有什么不同？

一、概述

计划生育，是指人类社会发展到一定文明程度后，为适应客观环境和人类自身发展的需要，自觉在全社会采取的调节生育行为的总称。

计划生育的任务主要有两个：一是调节人口的增长速度；二是提高出生人口质量。

人口问题是当今世界各国普遍关注的问题。它不仅关系到国民经济的发展，而且关系到民族的生存和人类社会的稳定和繁荣。而我国，人口多、底子薄，提高人口质量、完善人口结构的任务十分艰巨。实行计划生育，控制人口增长，提高人口素质，也由此成为我国的一项基本国策。

制度的形成

新中国成立后，由于社会安定，生产发展和医疗卫生条件的改善，死亡率大幅度下降，人口迅速增长。为了解决好人口问题，我国从 20 世纪 50 年代起，开始提倡计划生育。1980 年 9 月中共中央发出了《关于控制我国人口问题致全体共产党员、共青团员的公开信》，详细阐述了我国计划生育政策的主要内容，提倡一对夫妻只生育一个孩子。1982 年 9 月，党的十二大明确提出了实行计划生育、控制人口数量、提高人口素质是我国的一项基本国策。当年，中共中央、国务院《关于进一步做好计划生育工作的指示》对生育政策做出了具体规定。1991 年 5 月，中共中央、国务院《关于加强计划生育工作严格控制人口增长的决定》中对我国计划生育政策作了全面的阐述，提倡晚婚晚育、少生优生，提倡一对夫妻只生育一个孩子。1995 年底我国政府制定了《中国计划生育纲要（1995 年—2000 年）》。2000 年 3 月，中共中央、国务院做出了《关于加强人口与计划生育工作稳定低生育水平的决定》，就人口与计划生育工作的目标和方针等提出了具体要求。2001 年 12 月 29 日，第九届全国人民代表大会常务委员会第二十五次会议审议通过了《中华人民共和国人口与计划生育法》（以下简称《人口与计划生育法》），自 2002 年 9 月 1 日起实施。2002 年，国务院发布了《社会抚养费征收管理办法》。2001 年，国务院修订颁发了《计划生育技术服务管理条例》。

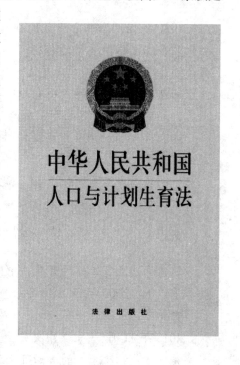

《人口与计划生育法》第一次以国家法律的形式确立了计划生育基本国策的地位，把国家推行计划生育的基本方针、政策、制度、措施用法律的形式固定下来，是人口与计划生育工作领域的一部基本法律。

二、人口与计划生育的主要法律规定

（一）我国的生育政策

1. 生育政策　国家鼓励晚婚晚育，提倡一对夫妇只生育一个子女，依照法规法规规定合理安排生育第二个子女。少数民族也要实行计划生育。具体政策规定由各省、自治区、直辖市制定。

女方年满 23 周岁以上初婚的为晚婚，男方年满 25 周岁以上初婚的为晚婚。女方晚婚生育或者 24 周岁以上生育第一个子女的为晚育。

2. 公民的生育权 公民有生育的权利，也有不生育的权利，夫妻双方在生育权问题上享有平等的权利；有获得知情选择安全有效、适宜的避孕节育措施的权利；有获得计划生育、生殖健康和教育的权利。

3. 公民依法实行计划生育的义务 夫妻双方在实行计划生育中负有共同的责任；公民有按照法律法规规范生育行为的义务；公民有自觉落实避孕节育措施，接受计划生育技术服务指导的义务。

知识拓展

1980 年起，除部分少数民族和部分边疆地区农村实行较宽松的政策外，一胎化政策在全国城乡陆续推行。1982 年 2 月，《中共中央、国务院关于进一步做好计划生育工作的指示》（中发〔1982〕11 号）要求："农村普遍提倡一对夫妇只生育一个孩子，某些群众确有困难要求生二胎的，经过审批可以有计划地安排。"此后，许多省份放开了农村双独两孩。

1984 年 4 月，中共中央批转国家计划生育委员会党组《关于计划生育工作情况的汇报》（中发〔1984〕7 号）中提出："1982 年规定了农村有十种情况可以生二胎……我们考虑再增加几项。"此后，各省份陆续推行双独两孩政策。1984 年，所有直辖市和十余省放开双独两孩。截至 1992 年，只剩下甘肃、内蒙古、湖北、河南四省区未放开双独两孩。2002 年至 2011 年间，这四个省区也陆续放开双独两孩。

随着计划生育工作的开展，中国的生育率迅速下降，1990 年初降低到世代更替水平以下。2000 年和 2010 年普查数据分别为 1.22 和 1.18，已达世界最低水平，仅为世界平均水平的一半。

2013 年 11 月，《中共中央关于全面深化改革若干重大问题的决定》提出："启动实施一方是独生子女的夫妇可生育两个孩子的政策（单独两孩）。"2014 年，各省份陆续以单独两孩替代双独两孩，仅有新疆城镇汉族居民仍实行双独两孩。

（二）流动人口计划生育工作管理规定

流动人口，是指到异地从事务工、经商等活动的人口。

根据《人口与计划生育法》和《流动人口计划生育工作管理办法》规定，流动人口的计划生育工作由其户籍所在地和现居住地的地方人民政府共同管理，以现居住地管理为主。流动人口在离开户籍所在地前，应当凭合法的婚姻、身份证件，到当地县级人民政府计划生育行政管理部门或者乡（镇）人民政府、街道办事处办理婚育证明；到现居住地后，应当向现居住地的乡（镇）人民政府或者街道办事处交验婚育证明，作为其办理务工或其他证明的必要条件。

（三）对实行计划生育夫妻奖励措施的规定

目前，我国各地计划生育的奖励措施主要有以下方面：①国家保障群众避孕节育的需要及安全；②增加晚婚晚育假、产假；③发放独生子保健费及对独生子女入托、入学、就医等给予照顾；④对实行计划生育的独生子女农民家庭在有关方面给予适当优先和照顾；⑤开展以农村计划生育养老保险为主要内容的计划生育保险等。

《中华人民共和国人口与计划生育法》第二十七条规定，自愿终身只生育一个子女的夫妻，国家发给《独生子女父母光荣证》。获得《独生子女父母光荣证》的夫妻，按照国家和省、自治区、直辖市有关规定享受独生子女父母奖励。法律、法规或者规章规定给予终身只生育一个子女的夫妻奖励的措施中由其所在单位落实的，有关单位应当执行。独生子女发生意外伤残、死亡，其父母不再生育和收养子女的，地方人民政府应当给予必要的帮助。

目前，各省、自治区、直辖市颁布的《计划生育条例》，都结合当地实际对坚持实行计划生育的独生子女及其家庭采取了不同程度的优待与奖励政策。

（四）对计划外生育子女的公民实行经济限制的规定

公民违反法律法规规定生育子女，即计划外生育子女，在客观上对国家经济和社会发展、资源利用、环境保护造成影响，加重了社会经费投入的负担，因此，应承担一定的法律责任。

2000 年 3 月，中央 8 号文件明确规定实行社会抚养费征收制度。同年，财政部、国家计生委联合下发文件，要求各地将"计划外生育费"改为"社会抚养费"。《人口与计划生育法》规定的社会抚养费是一项行政性收费，不是处罚，但具有一定的补偿和强制作用。

社会抚养费的具体征收标准由省、自治区、直辖市规定。任何单位和个人不得违反法律、法规的规定擅自增设与计划生育有关的收费项目，提高社会抚养费征收标准。

三、计划生育技术服务管理

计划生育技术服务，是指计划生育技术指导、咨询以及计划生育有关的临床医疗服务等。计划生育技术服务工作是一项艰巨而复杂的工作，涉及千百万育龄群众的身心健康。为此，《人口与计划生育法》《计划生育技术服务管理条例》及其实施细则，对计划生育技术服务做出了明确规定，其主要内容有以下几个方面：

（一）计划生育技术服务内容

1.计划生育技术指导、咨询　计划生育技术指导、咨询的主要内容包括：①生殖健康科普宣传、教育、咨询；②提供避孕药具及相关的指导、咨询、随访；③对已经施行避孕、节育手术和输卵（精）管复通手术的，提供相关的咨询、随访。

2.临床医疗服务 县级以上城市从事计划生育技术服务的机构可以在批准的范围内开展与计划生育有关的临床医疗服务，具体包括：①避孕和节育的医学检查；②计划生育手术并发症和计划生育药具不良反应的诊断、治疗；③施行避孕、节育手术和输卵（精）管复通手术；④开展围绕生育、节育、不育的其他生殖保健项目。

3.计划生育技术服务质量 《计划生育技术服务管理条例》规定，向公民提供的计划生育技术服务和药具应当安全有效，符合国家规定的质量技术标准。从事计划生育技术服务的机构施行避孕、节育手术、特殊检查或者特殊治疗时，应当征得受术者本人同意，并保证受术者的安全。《人口与计划生育法》还规定：严禁利用超声技术和其他技术手段进行非医学需要的胎儿性别鉴定；严禁非医学需要的选择性别的人工终止妊娠。

（二）计划生育技术服务机构及其人员

从事计划生育技术服务的机构包括计划生育技术服务机构和从事计划生育技术服务的医疗、保健机构。这些机构在各自的职责范围内，针对育龄人群开展人口与计划生育基础知识宣传教育，对已婚育龄妇女开展孕情检查、随访服务工作，承担计划生育、生殖健康的咨询、指导和技术服务。

1.计划生育技术服务机构的审批

（1）计划生育技术服务机构的设立与批准 设立计划生育技术服务机构，由设区的市级以上地方人民政府计划生育行政部门批准，发给《计划生育技术服务机构执业许可证》，并注明开展服务的项目范围。从事计划生育技术服务的医疗、保健机构，由县级以上地方人民政府卫生行政部门审查批准，在其《医疗机构执业许可证》上注明开展服务的项目范围，并向同级计划生育行政部门通报。

从事计划生育技术服务的机构使用辅助技术治疗不育症的，由省级以上人民政府卫生行政部门审查批准，并向同级计划生育行政部门通报。

（2）从事产前诊断和使用辅助生育技术的机构的设立和批准 从事产前诊断和使用辅助生育技术的机构，应当经省级人民政府计划生育行政部门同意后，由同级卫生行政部门审查批准，并报国务院有关部门备案。

2013年6月9日，国务院办公厅公布了国家卫生和计划生育委员会的"三定"方案。至2014年底，31个省、自治区、直辖市卫生和计划生育委员会相继挂牌成立，机构的变革必须会带来职能的转变，计划生育技术服务机构的设立、批准也会相应发生变化。

> **知识拓展**
>
> 山东省烟台市市、县、乡三级妇幼保健和计划生育服务资源的优化整合工作定于2014年6月底完成。县级妇幼保健机构与计划生育技术服务机构合并，组建县市区妇幼保健计划生育服务中心，为同级卫生计

生行政部门所属的公益性事业单位，可使用公立医院编制。将乡镇（街道）计划生育服务机构承担的计划生育技术服务职责划转至乡镇（街道）卫生院，卫生院加挂妇幼保健计划生育服务站牌子。接受县级卫生计生行政部门和乡镇（街道办事处）政府双重管理，以县级卫生计生行政部门管理为主。

2. 计划生育技术服务人员　计划生育技术服务人员中从事与计划生育有关的临床服务人员，应当分别取得执业医师、执业助理医师，或者执业护士资格，并在依法确立的计划生育技术服务机构中执业。在计划生育技术服务机构中执业的执业医师、执业助理医师等应当依法向所在地县级以上地方人民政府卫生行政部门申请注册。《计划生育技术服务管理条例》还规定，个体医疗机构不得从事计划生育手术。

四、法律责任

计划生育及技术服务，涉及千百万家庭的平安与幸福。《人口与计划生育法》等法律法规规定，个人和机构违反计划生育及技术服务规定的，应追究相应的法律责任。

（一）行政责任

在计划生育技术服务方面违反人口与计划生育法律法规，有下列行为之一的，由计划生育行政部门或者卫生行政部门责令改正、给予警告、没收违法所得、罚款；情节严重的，吊销执业资格或者执业许可证书：①非法为他人施行计划生育手术的；②为他人进行非医学需要的胎儿性别鉴定或者选择性别的人工终止妊娠的；③实施假节育手术、进行假医学鉴定、出具假计划生育证明的。

伪造、变造、买卖计划生育证明，由计划生育行政部门没收违法所得，并处以罚款。以不正当手段取得计划生育证明的，由计划生育行政部门吊销其计划生育证明；对有过错的提供证明的单位的直接负责的主管人员和其他直接责任人员，依法给予行政处分。

国家机关工作人员在计划生育工作中，有下列行为之一，尚不构成犯罪的，依法给予行政处分，有违法所得的，没收违法所得：①侵犯公民人身权、财产权和其他合法权益的；②滥用职权、玩忽职守、徇私舞弊的；③索取、收受贿赂的；④截留、克扣、挪用、贪污计划生育经费或者社会抚养费的；⑤虚报、瞒报、伪造、篡改或者拒报人口与计划生育统计数据的。

相关部门和组织违反人口与计划生育法律法规，不履行协助计划生育管理义务的，由有关地方人民政府责令改正，并给予通报批评；对直接负责的主管人员和其他直接责任人员依法给予行政处分。

拒绝、阻碍计划生育行政部门及其工作人员依法执行公务的，由计划生育行政部门给予批评教育并予以制止；构成违反治安管理行为的，依法给予治安管理处罚。

（二）民事责任

计划生育技术服务人员违章操作或者延误抢救、诊治，造成严重后果的，依据《执业医师法》《母婴保健法》《计划生育技术服务管理条例》《医疗事故处理条例》等有关法律、法规的规定承担相应的民事责任。

（三）刑事责任

违反人口与计划生育法律法规，有下列行为，构成犯罪的，依法追究刑事责任。

未取得医师执业资格的人擅自为他人进行节育复通手术、假节育手术、终止妊娠手术或者摘取宫内节育器，情节严重的，处3年以下有期徒刑、拘役或者管制，并处或者单处罚金；严重损害就诊人身体健康的，处3年以上10年以下有期徒刑，并处罚金；造成就诊人死亡的，处10年以上有期徒刑，并处罚金。

计划生育技术服务机构或者医疗、保健机构以外的机构或者人员违反规定的，擅自从事计划生育技术服务，造成严重后果，构成犯罪的，依法追究刑事责任。

从事计划生育技术服务的机构出具虚假证明文件，构成犯罪的，依法追究刑事责任。

伪造、出卖或者骗取婚育证明，构成犯罪的，依法追究刑事责任。

本章小结

生命健康权益是人类最基本的权利，公民具有受到法律保护平等享有生存和获得健康的权益，维护病人权益是公民生命健康权益的重要内容之一。建立健全医疗保障制度、实施初级卫生保健，为全体公民提供最基本的卫生保健服务，是维护公民生命健康权益的具体体现。《人口与计划生育法》是贯彻计划生育基本国策的基本法律依据。本章就相关的法律规定进行了阐释。

目标检测题

一、单项选择题

1. 最基本的、人人都能得到的、体现社会平等权利的、人民群众和政府都能负担得起的卫生保健服务是（　　　）

　　A. 人群健康　　　　　　　B. 人人享有卫生保健　　　　C. 初级卫生保健
　　D. 社区卫生服务　　　　　E. 社区卫生

2. 初级卫生保健的具体任务中下列何者是错误的（　　　）

　　A. 针对主要传染病的计划免疫接种
　　B. 供应基本药物

C. 改善食品供应，保证人人有适宜的营养

D. 预防和控制当地主要传染病

E. 防止环境污染，搞好"三废"处理

3. 下列不属于我国基本医疗保障体系的是（　　）

A. 城镇职工基本医疗保险

B. 城镇居民基本医疗保险

C. 新农合

D. 城乡医疗救助

E. 工伤保险

4. 可加入城镇居民医疗保险的人群是（　　）

A. 农民工　　　　　　　　B. 农民　　　　　　　　C. 企业职工

D. 事业单位工作人员　　　E. 在校大学生

5. 公民生命健康权益的主要内容包括（　　）

A. 公民的生命权、身体权、健康权

B. 公民的生命权

C. 公民的身体权

D. 公民的健康权

E. 特殊公民享有卫生资源权

二、多项选择题

1. 公民生命健康权益包括（　　）

A. 公民的生命权、身体权、健康权

B. 公民获得卫生保护权

C. 公民患病时具有平等的治疗权、疾病认知权

D. 公民生命健康损害救济时的诉讼权、求偿权

E. 公民平等享有卫生资源权

2. 病人权益是公民生命健康权益中的重要内容，它包括（　　）

A. 生命权、身体权、健康权

B. 平等的治疗权

C. 疾病认知权、知情同意权

D. 保护隐私权

E. 免除一定社会责任权

3. 基本医疗保险的三个目录指（　　）

A. 基本医疗保险规定的药品

B. 基本医疗保险规定的病种

C. 基本医疗保险规定的诊疗项目

D. 基本医疗保险规定的医疗服务设施标准

E.基本医疗保险规定的收费标准

4.实施初级卫生保健的基本原则是（　　　）

A.合理分配卫生资源　　　B.社区参与　　　　　　　C.预防为主

D.适宜技术　　　　　　　E.综合应用

5.《人口与计划生育法》规定，我国现行的生育政策是（　　　）

A.鼓励公民晚婚晚育

B.提倡一对夫妻生育一个子女

C.符合法律规定条件的，可以要求安排生育第二个子女

D.少数民族也要实行计划生育

E.高学历夫妻可以生育第二个子女

三、名词解释

1.生命健康权益

2.初级卫生保健

3.医疗保障

4.新型农村合作医疗制度

四、案例分析

2001年2月1日凌晨时分，陈女士推一辆人力三轮车横穿马路，突然被一辆由南向北行驶的过往车辆冲过来撞成重伤，随后被"120"紧急送往市某医院救治。

在医院里，急诊医生认为陈女士左小腿受伤严重，需要立即手术截肢。术前，在其神志不清的情况下，一名自称是其哥哥的人"陈某"在手术知情同意单上签了字。然而，术后陈女士却表示自己根本不认识"陈某"这个人，医院在手术前未征得其本人及家属同意对其进行截肢，侵害了她的权利，要求医院赔偿各项损失共计125万元。此时院方也无法联系到"陈某"。2001年，陈女士就此向法院提起诉讼，法院以医院没有"核实病人家属身份的义务"为由，驳回了她要求医院赔偿125万元的诉讼请求。2006年5月，陈女士不服上述判决，又起诉至中级人民法院，申请再审。

市中级人民法院经过审理后，做出终审判决：根据医院提供的住院部记录以及住院病历记载，陈女士"左下肢碾压伤、右肱骨骨折、多发外伤""右上臂肿胀、皮下出血，呈短缩内收畸形，左小腿下段及左足严重挫灭并毁形，左胫腓骨下段及左足骨质粉碎外露，皮肤、肌腱、血管、神经挫伤，缺损严重，仅少许肌腱相连，创面污染严重"，依据西南某政法大学的鉴定及陈女士的病历和手术前的照片等证据综合判断，医院对其左小腿施行截肢手术并没有医疗过错。法院同时认为，医院术前未征得其本人及家属同意、出现医疗事故的主张不能成立。7月22日，法院驳回陈女士的诉讼请求，维持原判。

1.你同意法院的判决吗？患者的知情同意权应该怎样维护？

2.你身边还有类似的案例吗？分享后与同学们讨论一下。

第十五章　医学科学发展中的法律问题

📖 学习目标

知识目标

1. 掌握器官移植的法律问题，人体试验的概念、分类及伦理准则。

2. 熟悉我国及世界各国对现代医学技术应用的相关法律规定。

3. 了解死亡标准、安乐死、基因工程、人工辅助生殖技术、人体试验、人工流产涉及的法律问题。

技能目标

具备卫生法律意识，遵守医学伦理，依法从事医疗技术临床应用。

近现代科学技术的发展，为医学研究创造了有利条件，尤其是在近两百年的时间，医学领域相继出现了人工辅助生殖、器官移植、基因工程等具有划时代意义的新技术，在治疗疑难疾病方面取得了实质性的进展。然而，人们在受益于这些医学前沿技术的同时，也陷入了伦理与法律的困境。目前，许多新型医疗技术的潜在影响尚且有待探索，诸如安乐死的合法性，人体器官移植的重要意义及并行问题，人工生殖技术婴儿的法律地位如何确定，销毁胚胎是否构成杀人，人类基因技术、克隆技术可能诱发的生物安全危机和社会问题等。这些新的理论和实践问题的出现，引发医学科学与伦理道德、现行法律及社会秩序的碰撞。因此，如何正确引导医学科学的发展，防范医学技术滥用，是关系到人类生命伦理发展、健康权益保障及社会安全的迫切而严肃的话题。

第一节　死亡的标准

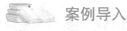
案例导入

龚某 2013 年 3 月底被单位派往成都出差。2013 年 5 月 10 日下午 3 时，龚某突发疾病后被送往当地医院抢救，在抢救的第 17 小时，被诊断为脑死亡，心脏在药物和呼吸机的维持下仍然跳动。5 月 13 日 9 时许，医护人员检测到龚某的心率为零，遂宣告死亡，此时，距离入院开始抢救已有 66 小时。

此后，龚某的家属为龚某向 A 市人力资源和社会保障局（以下简称 A 市人社局）申请工伤认定。2013 年 11 月，A 市人社局做出《不予认定工伤决定书》，理由是：《工伤保险条例》第十五条规定："职工有下列情形之一的，视同工伤：（一）在工作时间和工作岗位，突发疾病死亡或者在 48 小时之内经抢救无效死亡的……"医院出具的《死亡证明书》显示，龚某死亡即心脏停止跳动的时间为 2013 年 5 月 13 日 9 时，距离她开始住院抢救有 66 小时，龚某的死亡时间超过病发抢救 48 小时，因此不予认定工伤。龚某家属不服人社局的决定，向 A 市政府申请行政复议，A 市政府于 2014 年 3 月做出《行政复议决定书》，维持 A 市人社局决定。龚某的家属遂将 A 市人社局作为被告，向 A 市某区人民法院提起诉讼。

A 市某区人民法院经审理，判决撤销 A 市人社局《不予认定工伤决定书》，要求其重新做出工伤认定具体行政行为。并在判决书上阐述了判决理由："《工伤保险条例》的立法本意在于保护劳动者的合法权益，（死亡标准）在没有明确法律规定的情况下，应当做出对劳动者有利的解释。故'48 小时之内经抢救无效死亡的'，应当按照脑死亡的标准予以解释。"

问题：何谓脑死亡，我国目前对脑死亡是否已经立法？本案中依据什么死亡标准来认定龚某的死亡时间？确立脑死亡标准的意义是什么？

一、死亡的概念

死亡，是自然人和生物生命活动的终止，是人和生物必须经历的客观现象。自然人的死亡不仅是个体机体活动的停止，也会产生一系列的社会后果。从情感角度看，某个家庭成员的死亡，会使亲人陷入悲痛；从法律角度看，死亡是一种法律事实，关系到民事主体是否存在，继承、婚姻等法律关系是否产生、变更或消灭等重要问题；从医学角度看，死亡是临床医生对一个人生命终结所做出的科学判断及审慎的结论。因此，科学、准确地界定死亡，在医学上、法律上都具有极为重要的现实意义。

二、死亡判定标准的演进

人们对死亡的理解伴随医学的发展而逐步深化，从世界范围看，目前对死亡的判定存在心肺死亡标准和脑死亡标准两种方式。

（一）传统的心肺死亡标准

人的生命活动有很多表现形式，其中，呼吸、心跳一度作为生命存在的最本质特征。自古以来，人们都把心脏作为维持生命的中心，医学临床上也一直以心跳、呼吸停止，瞳孔散大，对光反射消失作为判断病人死亡的标准，即心肺死亡标准，该标准亦被大众所接受，成为人们长期沿用的死亡观念。然而，20 世纪 50 ～ 60 年代以来，医学急救水平不断提高，加之心脏起搏器、人工呼吸机、心脏移植等先进医疗设备和技术的应用，使心肺功能停止具有可逆性，很多心跳、呼吸骤停者"死而复生"，而一些脑功能完全丧失者可以凭借医疗措施令心肺功能得以长期维持，于是人们不禁思考，心肺功能停止是否预示着人的必然死亡，当一个人脑功能不可逆的丧失，没有自主性呼吸和心跳，只是依靠人工设备维持生命时，他是否还能算作"活着"？人们传统的死亡观念及心肺死亡标准日益受到挑战。

（二）脑死亡标准的提出

1959 年，法国学者莫拉雷（P.Mollaret）和古隆（M.Goulon）在第 23 届国际神经学会上首次提出"昏迷过度"的概念，并在报告中指出，根据对 23 名不符合传统死亡概念的深度昏迷者的临床研究，凡是被诊断为昏迷过度者，苏醒的可能性几乎为零。1966 年国际医学界正式提出"脑死亡"的概念。1968 年，美国哈佛大学医学院脑死亡定义审查特别委员会提出了以"脑功能不可逆性丧失"作为新的死亡诊断标准，并制定了世界上第一个脑死亡诊断标准，即"哈佛标准"，使脑死亡标准在世界上首次被确立。目前，世界上已有 80 多个国家承认了脑死亡的诊断标准，脑死亡标准在医学界得以公认，并逐渐成为人们对死亡的一种全新理解。

三、脑死亡

（一）脑死亡的概念

脑死亡是指由于原发性脑疾病、严重的脑组织创伤、脑外器官的原发性疾病或损伤，致使脑的全部机能不可逆转、永久性的丧失，从而导致人体死亡的过程。脑死亡目前并无统一的定义，但在"脑功能不可逆转的丧失时，人即死亡"这一点上已经形成共识。

（二）脑死亡的判定标准

脑死亡的诊断是个严肃、复杂的问题，世界各国对脑死亡的判定标准不尽相同，综合而言，主要有全脑死亡标准和脑干死亡标准两种。

1. 全脑死亡标准　美国哈佛大学医学院死亡定义审查特别委员会提出，脑死亡是指包括脑干功能在内的全脑功能不可逆的丧失，并在 1968 年报告了他们的脑死亡标准，其主要内容是：①不可逆的深昏迷，对外界刺激和内在需求完全无知觉和反应；②无自主呼吸；③脑干反应消失；④脑电波平坦。对以上四条标准还要持续 24 小时或 72 小时连续观察，反复测试其结果无变化，并排除体温过低（低于 32.2℃）或刚服用过巴比妥类药物等中枢神经系统抑制剂的病例，即可宣布病人死亡。采用全脑死亡标准的国家有日本、西班牙、澳大利亚、新加坡等。

2. 脑干死亡标准　欧洲部分国家采用脑干死亡的概念，如英国、比利时、德国。1976 年，英国皇家医学会制定了英国脑死亡标准，提出脑干死亡为脑死亡，判断脑死亡的标准主要包括：深度昏迷；因自主呼吸不足或停止而需用呼吸机维持；确诊为不可逆的脑部器质性损害；所有脑干反射均消失。1995年英国皇家医学会又提出脑干死亡标准。1998年，英国卫生部又制定了《脑干死亡诊断之准则：包含确定和管理潜在的器官与组织捐赠者的方针》，1998年的准则用"脑干死亡"代替之前使用的"脑死亡"，对脑干死亡的概念以立法的形式予以确认。

知识拓展

脑死亡与"植物人"

脑死亡在临床判定上要求同时具备深昏迷、自主呼吸完全停止、脑干反射全部消失三项条件。颅内脑细胞发生死亡时，首先是耐受力最差的脑干细胞，自上而下中脑、脑桥、延髓先后相继死亡，继之以大脑皮质－海马－下丘脑细胞死亡。鉴于延髓呼吸中枢衰竭时呼吸已经停止，死亡是不可逆转的。

持续性植物状态（persistent vegetative state，PVS），俗称"植物人"。是一种临床特殊的意识障碍，患者表现为完全丧失对自身及周围环境的认知，但有睡眠－觉醒周期，下丘脑及脑干的自主功能完全或部分保存。PVS每见于脑缺氧、大脑皮质广泛损害等严重脑外伤和脑血管疾病之后。患者自主呼吸正常、脑干反射基本正常，主要生命体征如呼吸、心跳、血压、体温正常，对外界刺激会产生一些本能的反射。近年来，通过早期积极康复治疗、高压氧、音乐疗法、亲人呼唤等复苏措施，已经有植物人苏醒的实例。

（三）脑死亡的立法概况

1.世界脑死亡立法概况 1968年4月，法国首先以部长令的形式赋予脑死亡标准以法律效力。芬兰在1971年制定的《尸体组织摘除公告》中规定脑死亡即为人体死亡，成为世界上最早以法律形式确定脑死亡的国家。1978年，美国统一州法全国委员会通过《统一脑死亡法》，这是关于脑死亡的专项立法。美国于1983年又通过了《统一死亡判定法案》。法国在1996年就脑死亡问题颁布了第96-1041号政令，明确了判定一个人死亡的标准。日本在1997年的《器官移植法》中规定：脑死亡就是人的死亡。

还有一些国家虽未正式立法承认脑死亡，但在临床实践中已承认脑死亡状态，并以之作为宣布死亡的依据，如新西兰、泰国等国家。

2.我国脑死亡立法概况 我国内地目前尚无有关脑死亡的法律法规或规章，台湾地区在1987年通过了《脑死亡判定步骤》，香港于1996年确立了脑死亡法。

我国内地有关脑死亡的研究从20世纪80年代已经开始。1986年6月在南京召开的"心肺脑复苏座谈会"上，医学专家们倡议并草拟了我国第一个《脑死亡诊断标准（草案）》。2002年，卫生部脑死亡判定标准起草小组拟定了《脑死亡判定标准（成人）（征求意见稿）》和《脑死亡判定技术规范（成人）（征求意见稿）》，向社会发布并广泛征求意见。

2003 年 4 月 10 日，武汉同济医院专家严格按照国际通行的脑死亡标准和我国卫生部脑死亡起草小组的最新标准评估，对一脑干出血的患者毛某进行多次脑死亡诊断，结果均为死亡。在家属同意下，医院拆除了帮助毛某维持 30 多小时呼吸的呼吸机，21 分钟后，该患者心脏停止跳动。这是我国内地认定的首例脑死亡。我国所起草的脑死亡判定标准属于技术层面的研究，并且处在反复修改和不断完善的过程中，力求达到科学、严谨、可操作性和安全性更强，而实施脑死亡判定还需要未来立法的跟进。

第二节　安乐死

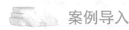 案例导入

定居于佛罗里达州的特丽·夏沃 1990 年因疾病和医疗事故成为永久性植物人，多年来只是依靠一根进食管维持生命。她的家人曾多次努力，但仍未能使特丽苏醒。1998 年特丽的丈夫迈克尔向佛罗里达州法院申请，要求撤掉妻子的生命维持系统。迈克尔认为，妻子在健康时曾说她不愿意以人工方式维持生命，因此，他请求法院判令拔去特丽进食管的行为是尊重她的个人意愿。但此举遭到特丽父母的强烈反对，于是，双方开始了旷日持久的诉讼。2001 年 4 月，佛罗里达州当地法院批准迈克尔的申请，特丽身上的进食管首次被拔去。两天后，另一法院做出相反的判决，特丽的进食管被重新插入。2003 年 10 月，经州法院批准拔去特丽的进食管，6 天后，佛州议会通过"特丽法案"，特丽又重新进食。而在佛州最高法院判定"特丽法案"违宪后，特丽的进食管在 2005 年 3 月 18 日被第三次拔去。这一事件惊动了美国国会和布什总统，国会连夜通过挽救特丽的紧急议案，把案件的管辖权从州法院扩大到联邦法院，要求联邦法院重审此案。2005 年 3 月 22 日，美国联邦法院裁决驳回国会的要求。2005 年 3 月 31 日，拔掉进食管 13 天后，美国女植物人特丽·夏沃去世。该案件再一次引发全世界范围内对安乐死的大讨论。

问题：安乐死实施的目的应该是什么？世界各国对安乐死都持什么态度？我国安乐死立法进程中应当注意哪些问题？

一、安乐死概述

安乐死（euthanasia）一词源于希腊文，原意为无痛苦的死亡。目前，安乐死并没有统一概念。现代意义的安乐死应当是为了解除患有不治之症且濒临死亡患者的极端痛苦，由医务人员采用医学手段对病人死亡过程进行选择与调节，使其死亡状态安乐化，以维护病人死亡的尊严和权益。安乐死的意义在于使不可逆转地趋向死亡的患者从痛苦状态转向安乐状态，而绝非作为追求死亡的原因。

根据现代医学对执行"安乐死"的行为方式，可以将安乐死分为积极安乐死和消极安乐死。积极安乐死，是指医务人员或其他人在无法挽救疾病终末期病人生命的情况下，应病人的请求，采取措施主动结束濒临死亡而又极度痛苦的病人生命的行为。消极安乐死，是指医务人员或其他人终止维持病人生命的一切医疗措施，任其自然死亡的行为。

二、安乐死的起源及历史发展

对安乐死的实践可以追溯到史前时代。史前时代的一些游牧部落在迁徙时，常常会把病人、老人留下来任其自生自灭。到了古希腊和古罗马时代，允许病人及残疾人结束自己的生命，甚至可以寻求他人的帮助。17 世纪，法国哲学家弗朗西斯·培根主张可以通过"无痛致死术"结束痛苦的生命。到 19 世纪 20 ~ 30 年代，西方社会兴起了安乐死运动，20 世纪 30 年代，安乐死运动曾一度活跃。1936 年英国成立了"自愿安乐死协会"，并曾向英国议会递交安乐死立法建议，但未获通过。1938 年，美国一些自由职业者成立了"美洲安乐死协会"，但二战期间，德国纳粹盗用安乐死名义，屠杀了数百万无辜的人，使得安乐死声名狼藉，安乐死运动也因此受到强烈冲击。

近百年来医学科学获得飞跃式发展，很多过去在短时间死亡的重症患者，因现代医学措施而得以极大地延长生命，但患者可能会长期承受病痛的折磨。人们不禁思考：当一个人身患不治之症，生命接近终极时，是否能够有尊严、有理性地选择死亡？ 20 世纪 60 年代后安乐死问题再次成为国际社会的热点。1950 年 4 月 14 日，东京地方法院在一个安乐死案件的判决中指出，为了解除患者躯体上的剧烈痛苦不得已侵害其生命的行为，属于刑法中的紧急避险行为。1973 年荷兰一位医生对其患者实施了安乐死，被法院认定谋杀，但只判决监禁 1 周缓刑 1 年。1976 年，在日本东京举行了第一次安乐死国际会议，英、美、日、荷等国家的代表签署了《东京宣言》，强调应当尊重"生的意义"和"死的尊严"的权利。英国最高法院 2003 年批准一名颈部以下瘫痪、靠呼吸机维持生命的妇女安乐死。2005 年美国的特丽·夏沃案引发了国会的介入。2008 年 11 月，韩国首尔地方法院判决塞弗伦斯医院依照家属要求将一位 77 岁女植物人的呼吸器拔掉，但医院向首尔高等法院提起上诉，2009 年 2 月，首尔高等法院做出维持原判的决定，下令塞弗伦斯医院对这名女患者实施安乐死，这是韩国首例准许安乐死的案例。安乐死合法化及其争论在世界范围内进一步展开。

三、安乐死的立法概况

1976 年，美国加利福尼亚州颁布了《自然死亡法》，该法认可消极安乐死，即根据医师的判断，允许不治之症的成年患者制定"生前遗嘱"，授权医师不再采取维持生命的措施。1994 年 11 月，美国俄勒冈州公民投票决定有条件准许安乐死。1997 年，这项州法律正式生效。荷兰下议院和上议院分别于 2000 年 11 月 28 日、2001 年 4 月 10 日通过了《根据请求终止生命和帮助自杀（审查程序）法》，从而使荷兰成为全世界第一个在法律上将安乐死合法化的国家。比利时于 2002 年 5 月通过安乐死法案，成为继荷兰之后世界上第二个正式使安乐死合法化的国家。亚洲地区，日本和韩国以判例的形式有条件承认安乐死的合法化。

四、我国安乐死立法

我国有关安乐死的讨论始于 20 世纪 80 年代，并以发生在陕西省的全国首例安乐死案为契机。1986 年 6 月，汉中市王明成不忍患肝硬化病危的母亲再受折磨，请求医生为母亲实施了安乐死，检察院以王明成和主治医生涉嫌故意杀人罪提起公诉，1992 年王明成和医生被宣告无罪。1988 年 7 月 5 日，全国首次安乐死学术讨论会在上海举行。多年来，社会各界对安乐死的讨论从未间断，分歧也较明显。

安乐死是一个复杂而又敏感的问题，我国安乐死的立法条件尚不成熟，立法部门也保持极为审慎的立法态度，未在现行法律中对安乐死予以认可。在司法实践中，对于消极安乐死，如果是确实无法救治的垂危患者，无论是病人家属主动要求，还是医务人员动员家属撤除病人的生命维持装置，一般都不需要承担法律责任。但对于主动安乐死，根据我国现行法律不能排除这种行为的犯罪性。近年来社会发生的"四川籍孝子邓明建购买农药帮助母亲安乐死""韩群凤溺死双胞胎脑瘫儿子"等类案件，考虑到这类行为与其他性质的故意杀人存在明显区别，因此，对行为人往往从宽处罚。社会上还出现家属要求司法机关批准施行安乐死或办理安乐死公证的行为，对此，1989 年司法部对安徽省司法厅的《公证机关能否办理"安乐死"公证证明的请示报告》的复函中表示，我国对"安乐死"尚无法律规定，所以公证机关不宜办理无法律依据的"安乐死"方面的公证事项。.

第三节 人体器官移植

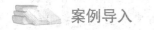 案例导入

2007 年 12 月，湖南省两例尿毒症患者急需进行肾脏移植手术，两位患者各自的亲属中没有与其配型成功者，但两个家庭的肾源提供者却恰恰与对方匹配成功，只要交换一下，双方都有希望获得较好的移植效果。两个家庭协商到广州某医院进行肾移植手术，广州某医院伦理委员会以 8：1 票的表决结果决定暂缓手术，建议两个家庭补充能证明两个家庭之间存在"因帮扶而形成亲情关系"的文件。两个家庭到海南某医院申请移植手术，该院伦理委员会以 13 票全部通过，最终患者接受了交叉捐肾手术。对于交叉移植是否可行曾一度存在争议，赞成者与反对者都有以伦理道德或法律为基础的正当考虑。

问题：我国限定活体器官移植供体范围的法律目的是什么？人体器官移植手术的实施需要经过哪些程序？设置人体器官移植技术临床应用与伦理委员会的意义是什么？

一、人体器官移植的概念

人体器官移植，是指摘取人体器官捐献人具有特定功能的心脏、肺脏、肝脏、肾脏或者胰腺等器官的全部或者部分，将其植入接受人身体以代替其病损器官的过程。

器官移植在临床上的应用，挽救了众多器官衰竭患者的生命。1954 年，美国医生默里在一对同卵双胞胎兄弟之间完成了肾脏移植手术，接受者存活了 8 年，这是世界上首例成功的器官移植手术。1978 年，免疫抑制剂环孢素（CsA）的问世，极大提高了器官移植的生存率。目前，全球已累计有 100 余万人接受了各种器官移植手术，但与等待接受器官移植的众多患者相比，供体器官的数量远不能满足需要。在我国，受到传统观念的影响，器官捐献还不能被人们所普遍理解并接受，每年可供移植的器官量尚不足需求患者数量的百分之一。供体器官缺乏成为影响该项技术发展的主要问题。

知识拓展

心脏死亡器官捐献（DCD）

心脏死亡器官捐献（donation after cardiac death，DCD），指公民在心脏死亡后进行的器官捐献，以往也称无心跳器官捐献（non-heart beating donation，NHBD）。在器官移植领域，器官捐献来源一般包括心脏死亡器官捐献（DCD）、脑死亡器官捐献（DBD）和活体器官捐献（LD）。中华医学会器官移植学分会制定了《中国心脏死亡器官捐献指南》，规范心脏死亡器官捐献行为，并在全国范围内有序推行 DCD。

2011 年中国人体器官移植技术临床应用委员会公布了中国人体器官捐献分类标准，其中，中国三类（C-III）即中国过渡时期脑–心双死亡标准器官捐献（donation after brain death awaiting cardiac death，DBCD），与国际上通常采用的 Maastricht 标准的 IV 类相似，属可控制类型，符合脑死亡诊断标准。由于脑死亡法尚未建立，且家属不能接受在心脏跳动状态下进行器官捐献，对于此类供者，应按 DCD 程序施行捐献，即撤除生命支持，待心脏停跳后实施捐献。C-III 符合中国国情。

二、器官移植立法概况

器官移植是 20 世纪以来人类医学发展中的伟大成就。但由于供需矛盾的增加、伦理道德的警戒，使器官移植领域存在诸多值得探讨的问题。例如，是否把捐献器官作为公民的一项义务，是否允许未成年人捐赠活体器官；如何界定人体器官的法律属性和权利内容；人体器官作为稀缺性资源应当如何分配；移植的器官存在瑕疵或者携带病毒，接受人是否可以提起诉讼，对医院还是对捐献人提起诉讼？如何防范该领域的犯罪等等。世界上开展器官移植的国家都很重视对这项技术的引导和规范，通过推进立法促进器官移植向科学、有序的方向发展，预防和控制潜在危害，实现器官移植造福于人类的目标。

（一）国外器官移植立法概述

作为器官移植技术发达国家，美国在 1968 年通过了《统一组织捐献法》，规定由专门的器官获取组织（OPO）负责收集和管理器官信息。1984 年又制定了《全国器官移植法案》。在欧洲，1973 年挪威制定了《器官移植法》；1975 年，原民主德国颁布了《器官移植法》，1997 年联邦德国制定了新的《器官移植法》；法国于 1976 年制定了《器官摘取法》；英国在 1989 年通过《人体器官移植法》，其内容涉及器官移植商业化的限制和非亲属间器官捐献。在亚洲，新加坡于 1987 年公布了《人体器官移植法案》，日本在 1997 年开始实施《器官移植法》。

（二）我国器官移植立法概述

中国器官移植始于 20 世纪 60 年代，该领域的立法工作启动较晚，但发展迅速。1987 年，台湾地区公布了《人体器官移植条例》，1988 年出台了实施细则。澳门地区于 1996 年颁布了《规范人体器官及组织之捐赠、摘取及移植》。香港特别行政区于 1997 年颁布了《人体器官移植条例》。在内地，2000 年 12 月 15 日，上海市人大常委会通过并颁布了《上海市遗体捐献条例》，这是我国大陆地区关于遗体捐献的第一部地方性法规。2003 年 8 月 22 日，深圳市人大常委会颁布了我国大陆地区首部关于器官移植捐献的地方性法规《深圳经济特区人体器官捐献移植条例》。2006 年 3 月 16 日，卫生部颁布了《人体器官移植技术临床应用管理暂行规定》。2007 年 3 月 21 日，国务院公布了《人体器官移植条例》，并于 2007 年 5 月 1 日起施行。在中华人民共和国境内从事人体器官移植，适用《人体器官移植条例》，但从事人体细胞和角膜、骨髓等人体组织移植，不适用该条例。2009 年卫生部发布了《关于规范活体器官移植的若干规定》。2013 年 8 月 13 日，国家卫生和计划生育委员会印发了《人体捐献器官获取与分配管理规定（试行）》，该规定自 2013 年 9 月 1 日起施行。我国器官移植逐步走上法制化、规范化轨道。

三、我国器官移植的法律规定

（一）人体器官的捐献

1. 人体器官捐献的原则　人体器官捐献应当遵循自愿、无偿的原则。

公民享有捐献或者不捐献其人体器官的权利；任何组织或者个人不得强迫、欺骗或者利诱他人捐献人体器官。公民生前表示不同意捐献其人体器官的，任何组织或者个人不得捐献、摘取该公民的人体器官；公民生前未表示不同意捐献其人体器官的，该公民死亡后，其配偶、成年子女、父母可以书面形式共同表示同意捐献该公民人体器官的意愿。任何组织或者个人不得以任何形式买卖人体器官，不得从事与买卖人体器官有关的活动。

2. 捐献人体器官的主体 捐献人体器官的公民应当具有完全民事行为能力。公民捐献其人体器官应当有书面形式的捐献意愿，对已经表示捐献其人体器官的意愿，有权予以撤销。

3. 活体器官的捐献 任何组织或者个人不得摘取未满18周岁公民的活体器官用于移植。活体器官的接受人限于活体器官捐献人的配偶、直系血亲或者三代以内旁系血亲，或者有证据证明与活体器官捐献人存在因帮扶等形成亲情关系的人员。

知识拓展

　　卫生部《关于规范活体器官移植的若干规定》中，限定了活体器官捐献人与接受人的关系，其中规定，活体器官捐献人与接受人仅限于以下关系：①配偶：仅限于结婚3年以上或者婚后已育有子女的；②直系血亲或者三代以内旁系血亲；③因帮扶等形成亲情关系：仅限于养父母和养子女之间的关系、继父母与继子女之间的关系。

（二）人体器官的移植

1. 从事人体器官移植的医疗机构的条件 医疗机构从事人体器官移植，应当依照《医疗机构管理条例》的规定，向所在地省、自治区、直辖市人民政府卫生主管部门申请办理人体器官移植诊疗科目登记。

医疗机构从事人体器官移植，应当具备下列条件：①有与从事人体器官移植相适应的执业医师和其他医务人员；②有满足人体器官移植所需要的设备、设施；③有由医学、法学、伦理学等方面专家组成的人体器官移植技术临床应用与伦理委员会，该委员会中从事人体器官移植的医学专家不超过委员人数的1/4；④有完善的人体器官移植质量监控等管理制度。

2. 患者排序原则 申请人体器官移植手术患者的排序，应当符合医疗需要，遵循公平、公正和公开的原则。具体办法由国务院卫生主管部门制订。

3. 人体器官移植手术的实施 医疗机构及其医务人员从事人体器官移植，应当遵守伦理原则和人体器官移植技术管理规范。实施人体器官移植手术的医疗机构及其医务人员应当对人体器官捐献人进行医学检查，对接受人因人体器官移植感染疾病的风险进行评估，并采取措施，降低风险。在摘取活体器官前或者尸体器官捐献人死亡前，负责人体器官移植的执业医师应当向所在医疗机构的人体器官移植技术临床应用与伦理委员会提出摘取人体器官审查申请。人体器官移植技术临床应用与伦理委员会不同意摘取人体器官的，医疗机构不得做出摘取人体器官的决定，医务人员不得摘取人体器官。

4. 摘取活体器官应当履行的义务　从事人体器官移植的医疗机构及其医务人员摘取活体器官前，应当履行下列义务：①向活体器官捐献人说明器官摘取手术的风险、术后注意事项、可能发生的并发症及其预防措施等，并与活体器官捐献人签署知情同意书；②查验活体器官捐献人同意捐献其器官的书面意愿、活体器官捐献人与接受人存在本条例第十条规定关系的证明材料；③确认除摘取器官产生的直接后果外不会损害活体器官捐献人其他正常的生理功能。

从事人体器官移植的医疗机构应当保存活体器官捐献人的医学资料，并进行随访。

5. 摘取尸体器官的要求　摘取尸体器官，应当在依法判定尸体器官捐献人死亡后进行。从事人体器官移植的医务人员不得参与捐献人的死亡判定。从事人体器官移植的医疗机构及其医务人员应当尊重死者的尊严；对摘取器官完毕的尸体，应当进行符合伦理原则的医学处理，除用于移植的器官以外，应当恢复尸体原貌。

第四节　人类基因工程

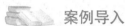 案例导入

英国政府曾在 2000 年时颁布一项有基因歧视之嫌的新计划，规定保险公司可利用基因检查结果，如果某个投保人有遗传性疾病，将支付较高的医疗、人寿及旅游保险费。不过新计划规定保险公司可要求但不能强迫投保人做基因测试。他们亦有权知道投保人曾否做过基因测试，并要求取得结果报告。尽管上述计划遭到很多人反对，但英国"基因和保险委员会"还是批准将"亨廷顿氏症"作为允许保险公司使用的基因测试结果。

问题：基因信息属于人的隐私吗？个体的基因信息是否应当被个人所自主独占？基因工程可能给人类带来哪些利弊影响？

一、基因与基因工程概述

（一）基因

基因是控制生物性状的遗传物质的功能和结构单位，是具有遗传信息的 DNA 片段。

1866 年，奥地利学者格里哥·孟德尔（G.J.Mendel）提出了生物的性状是由遗传因子控制的观点。1909 年丹麦遗传学家约翰逊（W.Johannsen）用"基因"这一概念代替了孟德尔所称的"遗传因子"。1944 年，美国细菌学家艾弗里（Avery）及其同事通过肺炎球菌转化实验，证明了 DNA 是遗传信息的载体。1953 年 4 月 25 日，美国分子生物学家沃森（J.D.Watson）和英国分子生物学家克里克（F.Crick）建立了 DNA 双螺旋结构模型，这个模型合理阐明了遗传物质——基因的特征，揭示了 DNA 复制、遗传信

息传递的基本方式。这一成就标志着分子遗传学时代的到来。

（二）基因工程

基因工程，又称为遗传工程、基因拼接技术或 DNA 重组技术，是采用与工程设计相类似的方法，按照人类的需要，通过一定的程序将具有遗传信息的基因经过剪接、组合、拼接，再转入受体细胞进行复制并表达，从而产生具有新性状的生物体或达到某种目的的技术。基因工程技术在卫生领域的应用主要是基因诊断、基因治疗及无性繁殖等。

基因工程在 20 世纪 70 年代问世，此后迅速发展。1990 年，国际人类基因组计划（HGP）正式启动，历时 16 年，完成了人类基因组序列图谱测序工作，标志着人类已经进入对生命奥秘的深层次探索，并向控制生命过程的科学高度迈进。通过基因诊断和基因治疗，可以探查致病基因，对缺陷基因进行代替或修复，从而恢复健康。另外，用转基因动物生产不被免疫系统排斥的人类器官、利用转基因技术生产药用蛋白等，也是基因工程研究的热点。

二、基因工程引发的法律问题

（一）基因诊断的法律问题

基因诊断，是指通过直接探查基因的存在和缺陷，对人体的状态和疾病做出判断。

基因诊断具有重大的医学意义，却也会引发很多的法律和社会问题。例如，如果基因信息被记录在案，那么隐私权是否面临威胁？在升学、就业时，有遗传性疾病基因或易患癌症、心脏病等基因的人很可能受到差别待遇，甚至在婚恋方面受到阻碍，影响个人权益。一些夫妻通过产前基因诊断，发现胎儿有遗传病或将来可能发病的基因，是否就可以作为终止妊娠的理由？遗传病种类繁多，如何确定合适的筛选指标？总之，人类对于基因的研究结论还不能保证完全正确，基因检测的结果是否科学尚不能定论，基因与疾病的关系也有待进一步研究，盲目地扩大基因诊断技术的应用范围，很可能给社会带来不可预知的危害。

（二）基因治疗的法律问题

基因治疗，是指将外源基因导入受体细胞（靶细胞）内，以纠正或补偿因基因缺陷和异常引起的疾病，以达到治疗疾病目的的技术。根据靶细胞不同，基因治疗可分为体细胞基因治疗和生殖细胞基因治疗。体细胞基因治疗对基因的修改及效果只影响到患者个体，不会影响后代，但人们也在思考，人的基因被人工操作，人的尊严何在？人的基因是否允许买卖？对于生殖细胞基因治疗，因为受体生殖细胞被修改的基因会随机整合并遗传给后代，可能造成不可预测的后果而受到限制。同时也会造成一系列的法律困惑。诸如，患者后代是否有权利保护自己的基因不被操作，由此进一步引发人能否改变人，以什么标准来改变人的质疑。如果允许人类按照自己的想法设计"完美"的后代，又如何维持个体需求与人类基因库多样性的平衡。

（三）克隆技术的法律问题

克隆是英文"clone"或"cloning"的音译，克隆技术是指生物体通过体细胞进行的无性繁殖。克隆是生命的全息复制，在现代生物学中被称为"生物放大技术"。克隆技术经历了微生物克隆、生物技术克隆和人以外的动物克隆三个发展时期，"克隆人"问题则是克隆技术领域所面临的主要法律障碍。1996年克隆羊多莉的诞生震惊了世界，人们不禁思考克隆人的时代是否即将到来，那么关于克隆人的法律地位，克隆人与被克隆人的关系，克隆人的权利，克隆人是否可以被"销毁"等问题也将摆在人类面前。对于是否应当立法禁止克隆人的争论，目前存在全面禁止论和控制论两种观点。全面禁止论认为生殖性克隆人的制造方式违背生命繁衍的自然法则，而治疗性的克隆更应该禁止，因为人不是工具，不能为了治疗另一个人而存在。控制论认为，应当允许治疗性克隆，而禁止生殖性克隆。目前，很多国家允许治疗性克隆，但生殖性克隆被全世界所禁止。

知识拓展

生殖性克隆与治疗性克隆存在本质区别。生殖性克隆以复制人为目的，它是通过核移植术产生一个遗传信息相同的胚胎，再将该胚胎植入女性子宫发育成胎儿，经过生育产生一个独立生存的新个体。而治疗性克隆是通过核移植术创造一个早期胚胎，从中获取胚胎干细胞，经过体外培养诱导分化成不同的细胞或组织，用于人类疾病的治疗。

三、基因工程立法概况

（一）国际及国外立法概况

基因技术为发达国家带来了可观的经济、社会效益，但各国也比较重视这项技术的安全问题。1976年6月23日，美国国立卫生研究院（NIH）制定了世界上第一个实验室基因工程应用法规——《重组DNA分子实验准则》，该准则对重组DNA分子实验设置了严格的组织管理体制和严密的防护制度。此后，20多个国家先后制定了此类安全指南或准则。1986年，经济合作与发展组织通过了《国际生物技术产业化准则》；1997年11月，联合国教科文组织通过了指导基因研究的道德准则性文件《世界人类基因组与人权宣言》，其中提出，每个人都有权使其尊严和权利受到尊重，不管其具有什么样的遗传特征，并要求在人类基因组的研究中，禁止克隆技术繁殖人等违背人的尊严的做法。

1998 年，法国、芬兰等欧洲 19 个国家签署了《禁止克隆人协议》。英国在 2001 年底通过禁止克隆人法案，成为最早在法律上禁止生殖性克隆的国家。2005 年 2 月，第 59 届联合国大会法律委员会通过《联合国关于人的克隆宣言》，要求各国考虑禁止违背人类尊严的各种形式的克隆人。但在是否应当禁止包括治疗性克隆在内的一切人类克隆上，各国存在明显的分歧。

（二）我国立法概况

我国近年来的生物技术研究紧跟世界步伐，而在立法上则采取非常慎重的态度。1993 年 12 月，国家科学技术委员会发布了《基因工程安全管理办法》。1998 年 6 月，科学技术部和卫生部颁布了《人类遗传资源管理暂行办法》，另外，在《环境保护法》《专利法》等法律中，也涉及一些生物技术和基因的法律规定。

《基因工程安全管理办法》规定的基因工程，包括利用载体系统的重组体 DNA 技术，以及利用物理或者化学方法把异源 DNA 直接导入有机体的技术。但不包括下列遗传操作：细胞融合技术，原生质体融合技术，传统杂交繁殖技术，诱变技术，体外受精技术，细胞培养或者胚胎培养技术。

在基因治疗上，1993 年卫生部制定了《人的体细胞治疗及基因治疗临床研究质控要点》。目前，我国基因治疗仅限于体细胞。2003 年 12 月，卫生部与科技部发布了《人胚胎干细胞研究伦理指导原则》，规定用于研究的人胚胎干细胞的获得方式，并禁止进行生殖性克隆人的任何研究。2009 年 3 月，卫生部发布了《医疗技术临床应用管理办法》，规定异种干细胞治疗技术、异种基因治疗技术、人类体细胞克隆技术等医疗技术暂不得应用于临床。我国禁止生殖性克隆人的立场是明确的。

第五节　人类辅助生殖技术

 案例导入

原告某女与被告某男婚后多年不孕，经医院检查，是某男无生育能力。1984 年下半年，夫妻二人到医院，某女通过实施人工授精手术怀孕生育一子。之后，夫妻感情破裂，某女诉至法院要求离婚。被告某男同意离婚，但却认为孩子是原告未经同意，接受人工授精所生，与他没有血缘关系。如果孩子由他抚养教育可以承担抚养费用，反之则不承担。受理此案的法院认为，在实施人工授精时，某男在现场，并未提出反对或不同意见。孩子出生后的 10 年中，某男一直视同亲生子女养育，根据最高人民法院《关于夫妻离婚后人工授精所生子女的法律地位如何确定的复函》，该孩子是夫妻双方的婚生子女，某男否认当初同意某女做人工授精手术，并借此拒绝负担对孩子的抚养义务的理由不成立。最终判决双方离婚，经征求孩子本人意见，孩子由女方抚养教育，男方负担抚养费至孩子独立生活时止。

问题：什么是人类辅助生殖技术？人类辅助生殖技术可能涉及哪些法律问题？在我国，如何认定人工授精子女的法律地位？

一、人类辅助生殖技术的概念及发展

人类辅助生殖技术是指运用医学技术和方法对配子、合子、胚胎进行人工操作，以达到受孕目的的技术，分为人工授精和体外受精—胚胎移植技术及其各种衍生技术。

人工授精是指用人工方式将精液注入女性体内以取代性交途径使其妊娠的一种方法。根据精液来源不同，分为丈夫精液人工授精和供精人工授精。

体外受精—胚胎移植技术及其各种衍生技术是指从女性体内取出卵子，在器皿内培养后，加入经技术处理的精子，待卵子受精后，继续培养，到形成早期胚胎时，再转移到子宫内着床，发育成胎儿直至分娩的技术。人们将采用这种技术诞生的婴儿称作"试管婴儿"。

1770 年，英国的约翰·亨特（John Hunter）将一位尿道下裂患者的精液注入其妻子的阴道内，患者妻子成功怀孕并产下一个正常的婴儿。这是有记载的首例人类人工授精手术。1978 年 7 月 25 日，世界第一例试管婴儿路易丝·布朗在英国曼彻斯特市郊奥德姆总医院诞生。在我国，1982 年首例用冷冻精子进行人工授精获得成功。1988 年 11 月，建成了国内第一个国家人类精子库中心。1988 年 3 月 10 日我国内地首个试管婴儿诞生。

二、人类辅助生殖技术的法律问题

人类辅助生殖技术的应用使众多不孕不育夫妇享受到为人父母的快乐，但这项技术一方面打破了人类繁衍后代的自然方式和过程，另一方面也颠覆了传统观念中生育与遗传一体的规律，伴随技术发展不断对法律和社会伦理提出新的挑战。

（一）人工授精的法律问题

1.丈夫精液人工授精（AIH）　丈夫精液人工授精是用丈夫的精液注入配偶体内进行人工授精的技术。接受 AIH 的妇女使用的是丈夫的精子，AIH 子女与父母存在自然血亲关系，应当与自然出生的子女具有相同的法律地位。但 AIH 领域也存在一些可能对社会造成影响的问题。例如，冷冻精子使用权应当如何行使？如果丈夫死亡，那么妻子是否有权利使用丈夫的冷冻精子受孕？冷冻精子保存年限过长可能导致父母子女年龄差距过大，从 AIH 子女成长考虑，是否还允许实施 AIH？

2.供精人工授精（AID）　供精人工授精是用丈夫以外的其他供精者提供的精液注入女性体内进行人工授精的技术。AID 涉及的法律及社会伦理问题较为复杂。首要的是关于 AID 子女的法律地位问题。AID 子女因与其生母的丈夫不存在血缘关系，而为家庭带来了很大的伦理冲击。AID 子女存在两个父亲：一个是遗传学父亲，即供精者；另一个是社会学父亲（养育父亲），即生母之夫。两者谁是 AID 子女的父亲，是法律需要明确的问题。大多数国家和地区的立法视 AID 子女为其生母夫妻的婚生子女，规定在其生母丈夫知情同意下，承担"父亲"的义务。如澳大利亚法律规定：凡是人工授精生育的婴儿，生育婴儿的母亲及其丈夫是婴儿的父母。美国《统一亲子法》规定：在 AID 生育中，丈夫必须书面承诺并经夫妻双方签字，法律将丈夫视为胎儿的自然父亲，供精者不视为胎儿的自然父亲。

另外，对单身妇女、同性恋者能否实施 AID 还存在较大争议，其他问题诸如：是否对供精者设立资格限制及审查制度？精子能否交易？孩子是否有权利知道生物学父亲的信息？如何避免对供精行为的不当利用等。

（二）体外受精—胚胎移植技术的法律问题

体外受精—胚胎移植技术（IVF），根据精子与卵子的来源，IVF 子女可能产生于妻卵与夫精、妻卵与供精、供卵与夫精或供卵与供精。前两种情况的 IVF 子女的法律地位，可比照人工授精对待。而对于后两种情况，IVF 子女会同时有两个母亲，即遗传学上的母亲和生育母亲，一般认为，生育母亲是其合法母亲。例如，美国 1988 年《统一人工受孕子女法律地位法》、英国《人类受精和胚胎法案》即做出此类规定。对于供卵与供精产生的 IVF 子女，父亲认定方面可以结合 AID 子女的方式予以解决。

IVF 领域还存在其他与生命伦理、法律密切关联的问题。在 IVF 实施中，为了提高胚胎移植成功率，会培养出多个胚胎，筛选优质胚胎。如何防范出于优生考虑的胚胎筛选有一天演变为"设计人"的行为？另外，未被移植的"剩余胚胎"如何处置？胚胎的生命是人的生命吗？丢弃胚胎是否是丢弃生命？如果夫妻冷冻胚胎后双方离婚或死亡，胚胎如何处置？在能否将胚胎用于科学研究的问题上，各国普遍持谨慎开放的态度。例如英国只允许研究不超过卵子受精后 14 天的胚胎。

知识拓展

人类早期胚胎有一个不可逆转的敏感期。早期人类胚胎的每个细胞都可能发育成单个或多个个体，但在某个时段后，人胚的细胞开始"不可逆"地分化为特定的细胞类型，它们共同组成一个完整的个体。这个"不可逆"点就是卵子受精后的 14 天左右。14 天后内细胞群分化成内胚层和外胚层，并出现原条（primitive streak），系统发生从此开始。

（三）我国的相关规定

我国法律尚未明确规定人工授精子女的法律地位，但在司法实践中将其认可为婚生子女。最高人民法院在答复河北省高级人民法院的《关于夫妻离婚后人工授精所生子女的法律地位如何确定的复函》中，规定了在夫妻关系存续期间，双方一致同意进行人工授精，所生子女应视为夫妻双方的婚生子女，父母子女之间的权利义务关系适用《婚姻法》的有关规定。

三、我国人类辅助生殖技术的法律规定

为保证人类辅助生殖技术安全、有效和健康发展，规范人类辅助生殖技术的应用和管理，保障人民健康，卫生部于 2001 年 2 月 20 日发布了《人类辅助生殖技术管理办法》和《人类精子库管理办法》。2003 年 6 月 27 日，卫生部发布了重新修订的《人类辅助生殖技术规范》《人类精子库基本标准和技术规范》《人类辅助生殖技术和人类精子库伦理原则》。

（一）基本要求

人类辅助生殖技术的应用应当在医疗机构中进行，以医疗为目的，并符合国家计划生育政策、伦理原则和有关法律规定。禁止以任何形式买卖配子、合子、胚胎。医疗机构和医务人员不得实施任何形式的代孕技术。

（二）开展人类辅助生殖技术的医疗机构的要求

申请开展人类辅助生殖技术的医疗机构应当符合下列条件：①具有与开展技术相适应的卫生专业技术人员和其他专业技术人员；②具有与开展技术相适应的技术和设备；③设有医学伦理委员会；④符合卫生部制定的《人类辅助生殖技术规范》的要求。

（三）人类辅助生殖技术的实施

人类辅助生殖技术必须在经过批准并进行登记的医疗机构中实施。

实施人类辅助生殖技术应当遵循知情同意原则，并签署知情同意书。涉及伦理问题的，应当提交医学伦理委员会讨论。实施供精人工授精和体外受精—胚胎移植技术及其各种衍生技术的医疗机构应当与国家卫生计生委批准的人类精子库签订供精协议。严禁私自采精。供精人工授精医疗行为方面的医疗技术档案和法律文书应当永久保存。

实施人类辅助生殖技术的医疗机构应当为当事人保密，不得泄露有关信息。不得进行非医学需要的性别选择。应当建立健全技术档案管理制度。

第六节 人体试验

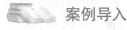 案例导入

浙江省某地农民沈某在当地卫生院体检时被查出患有腺瘤性大肠息肉，卫生院医生对沈某说："现在有一个极好的机会，可以免费给你吃人参，服用后你的大肠息肉能够缩小甚至消失。"沈某没有多想就答应了，随后在医生递过来的一张纸上，不识字的沈某按了手印。沈某并不知道，自己已经参加到了韩

国一家机构进行的药物试验中。从 1998 年 10 月开始，她每周在当地卫生院免费服用两粒人参丸。1999 年 7 月开始，沈某经常感到头痛、头晕，检查的结果是高血压，但医生否认了高血压与人参丸的关系，于是她仍旧持续服用人参丸，直到 2001 年三年试验期满。2002 年 3 月，沈某不能劳动，还经常出鼻血。2004 年 2 月，沈某因肾脏彻底坏死，肾功能衰竭、尿毒症去世。沈某的子女将负责药物试验的医院告上了法庭，法院审理后认为"人参防治大肠癌研究项目"是经过有关部门立项审批的，属于正常的研究活动。沈某在服参过程中怀疑其高血压与服参有关并向研究所反映时，研究所采取了相应的措施，尽了自己的义务。而在此后的服参过程中，沈某也没有向研究所反映有不良的反应。沈某去世后，家人也没有向有关部门要求进行尸检。因此法院认为，沈某参与试验服"人参丸"与其死亡间的因果关系无法查明，过错在于原告一方，判定原告败诉。

问题：该案中医疗机构及医务人员是否存在违反我国人体试验法律规定的行为？药物临床试验中如何维护受试者的权益？

一、人体试验的概念

人体试验也就是临床试验，是指以人体作为受试对象，用人为的试验手段，有控制地对受试对象进行观察和研究，以判断假说真理性的实践活动。根据研究目的不同，分为药物临床试验与医疗器械临床试验。

二、人体试验的国际规范

人体试验在中西方医学史上都是大量客观存在的。早期的人体试验因为具有较良善的医学目的而未引发过多争议。但在二战时期，法西斯国家反人类的人体试验令世界震惊，人们开始关注医学研究中人性尊严的保护，有关人体试验的基本伦理法则也逐步确立，具有代表性的是《纽伦堡法典》和《赫尔辛基宣言》。

第二次世界大战后，在德国纽伦堡的国际军事法庭，有 23 名纳粹德国医生以"反人类罪"接受审判。1947 年纽伦堡军事法庭制定了世界上第一部规范人体实验的伦理学法典，即《纽伦堡法典》。其中首次提出了知情同意原则，并与行善原则、不伤害原则及公平原则共同发展成为生命伦理的四大基本原则。

1964 年 6 月，在芬兰赫尔辛基第十八届世界医学大会上通过的《赫尔辛基宣言》，成为人体医学研究的伦理准则。该宣言被众多国家吸收进本国的法律，作为规范临床研究的主要依据。2013 年 10 月，第 64 届世界医学协会联合大会对《赫尔辛基宣言》进行了第 7 次修订。

三、我国人体试验的法律规定

我国人体试验立法正处于逐步完善的阶段，目前主要包括：2003 年 9 月 1 日开始实施的《药物临床试验质量管理规范》，2004 年 4 月 1 日开始实施的《医疗器械临床试验规定》，以及 2007 年 1 月 11 日发布的《涉及人的生物医学研究伦理审查办法（试行）》。

（一）药物临床试验质量管理规范

药物临床试验质量管理规范是临床试验全过程的标准规定，包括方案设计、组织实施、监察、稽查、记录、分析总结和报告。所有以人为对象的研究必须符合世界医学大会《赫尔辛基宣言》，即公正、尊重人格，力求使受试者最大程度受益和尽可能避免伤害。对此，药物临床试验中应保证：①进行药物临床试验必须有充分的科学依据；②在药物临床试验的过程中，必须对受试者的个人权益给予充分的保障，并确保试验的科学性和可靠性，受试者的权益、安全和健康必须高于对科学和社会利益的考虑，伦理委员会与知情同意书是保障受试者权益的主要措施；③临床试验开始前应制定试验方案，该方案应由研究者与申办者共同商定并签字，报伦理委员会审批后实施；④研究者或其指定的代表必须向受试者说明有关临床试验的详细情况；⑤研究者应向受试者说明经伦理委员会同意的有关试验的详细情况，并取得知情同意书。

（二）医疗器械临床试验规定

医疗器械临床试验的前提条件是：该产品具有复核通过的注册产品标准或相应的国家、行业标准；该产品具有自测报告；该产品具有国务院食品药品监督管理部门会同国务院质量技术监督部门认可的检测机构出具的产品型式试验报告，且结论为合格；受试产品为首次用于植入人体的医疗器械，应当具有该产品的动物试验报告。

医疗器械临床试验同样要遵守《赫尔辛基宣言》的道德原则。医疗器械临床试验不得向受试者收取费用。受试者在充分了解医疗器械临床试验内容的基础上，获得《知情同意书》。

（三）涉及人的生物医学研究伦理审查办法

《涉及人的生物医学研究伦理审查办法》的制定目的，是为规范涉及人的生物医学研究和相关技术的应用，保护人的生命和健康，维护人的尊严，尊重和保护人类受试者的合法权益。主要规定涉及人的生物医学研究伦理审查原则，伦理委员会的设置，伦理审查的程序、方法，以及审查的监督与管理等。

涉及人的生物医学研究伦理审查原则包括：尊重和保障受试者自主决定同意或者不同意受试的权利，严格履行知情同意程序，不得使用欺骗、利诱、胁迫等不正当手段使受试者同意受试，允许受试者在任何阶段退出受试；对受试者的安全、健康和权益的考虑必须高于对科学和社会利益的考虑，力求使受试者最大程度受益和尽可能避免伤害；减轻或者免除受试者在受试过程中因受益而承担的经济负担；尊重和保护受试者的隐私，如实将涉及受试者隐私的资料储存和使用情况及保密措施告知受试者，不得将涉及受试者隐私的资料和情况向无关的第三者或者传播媒体透露；确保受试者因受试受到损伤时得到及时免费治疗并得到相应的赔偿；对于丧失或者缺乏能力维护自身权利的受试者（脆弱人群），包括儿童、孕妇、智力低下者、精神病人、囚犯以及经济条件差和文化程度很低者，应当予以特别保护。

第七节　人工流产

 案例导入

1969 年，美国德克萨斯州一名叫诺玛的女孩称自己因为被强奸而导致怀孕。她居无定所，没有经济能力抚养这个孩子，诺玛想选择堕胎。但是，当时德克萨斯州的法律是禁止堕胎的，没有医生敢为她实施堕胎。1970 年，身为律师同时也是女性主义运动者的威丁顿和科菲决定帮助诺玛。诺玛化名为珍妮·罗伊向联邦地区法院起诉德克萨斯州的地区检察官亨利·韦德，因为德克萨斯州的反堕胎法令使得她不能在本州获得专业、安全的堕胎，她代表本人和其他妇女指控反堕胎法令违宪。此案历经周折最后上诉至联邦最高法院。

1973 年 1 月 22 日，大法官以七票对两票通过堕胎合法化的裁决，确认妇女决定是否继续怀孕的权利受到宪法中个人自主权和隐私权规定的保护。胚胎是否算作潜在的生命是本案争论中的一个关键问题。多数法官认为应以胎儿脱离母体后生存的可能性，即存活性，作为对未出生人类保护的起点，进而否定了德克萨斯州"生命始于受孕"的法律规定。最高法院指出，在胚胎"存活期"以前，各州对潜在生命权益的保护都不是强制性的；在存活期之后各州可以但不必须禁止堕胎，除非出于保护妇女健康和生命的必要。

一、人工流产概述

人工流产又称堕胎或中断怀孕，是一种通过医学手段人为终止妊娠的行为。人工流产（以下或称之为堕胎）的原因较为复杂，有基于对孕妇生命健康保护的原因，也有出于减少严重出生缺陷的考虑，抑或是不愿生育妇女的自动请求等等。人工流产不仅是一项手术操作，还关系到胎儿的生命权、健康权与妇女的生育自主权、生命健康权，乃至与社会公共利益之间的价值权衡，并受到宗教信仰、文化背景、法律秩序及思想观念等因素的影响，而成为人类社会中备受争议的话题。

二、有关人工流产的国外立法

世界各国对堕胎的控制和规范差别较大，一些国家在是否禁止妇女堕胎方面时有变更。英国 1803 年通过了《妇女堕胎法》，将堕胎视为非法行为，最高可以判处死刑。1929 年又通过了《婴儿保护法》，禁止结束任何可能存活的胎儿的生命。瑞士曾在 1937 年制定了《堕胎法》禁止堕胎，但在 2002 年时又改变态度，通过了堕胎合法化提案。

在 19 世纪前期，美国多个州允许出于孕妇身心健康考虑的胎动前（以怀孕第 18 周为标准）的堕胎，但到 19 世纪中期，有近 46 个州限制堕胎。罗伊案之后，美国国会 1973 年通过堕胎合法化法案，但反堕胎人士一直试图推翻这一决定。2006 年 3 月 6 日，南达科他州州长签署了一项禁止堕胎的法案，禁止南达科他州内几乎所有的堕胎行为，甚至包括受害人被强奸或乱伦而导致的怀孕，唯一的例外是当孕妇的生命受到威胁。德国自 1851 年开始以法律形式严格限制甚至禁止堕胎。然而在 20 世纪 70 年代，地下堕胎一度盛行，联邦德国国会不得不考虑社会现实，于 1974 年对刑法做出修正，免除对怀孕 12 周内堕胎的刑罚。两德统一后，德国国会通过《怀孕与家庭援助法》，要求妇女必须取得医生同意，并经过咨询程序后才能堕胎。意大利法律规定妇女在妊娠 90 天内可无条件进行人工流产。日本于 1948 年将堕胎合法化。法国对于希望堕胎的妇女，会由政府设立的咨询机构进行劝阻，仍然执意堕胎者允许接受手术，并由政府承担全部或部分费用。坚持严格禁止堕胎的国家有波兰、爱尔兰、巴西，及非洲和东南亚一些国家等。波兰 1993 年出台反堕胎法，仅规定了三种合法的堕胎条件，即妊娠对母亲的生命健康造成严重威胁、胚胎受伤、非法行为导致怀孕。

三、我国的相关规定

我国法律原则上并未禁止人工流产。《中华人民共和国妇女权益保障法》第五十一条规定，妇女有按照国家有关规定生育子女的权利，也有不生育的自由。并同时提出，国家实行婚前保健、孕产期保健制度，发展母婴保健事业。各级人民政府应当采取措施，保障妇女享有计划生育技术服务，提高妇女的生殖健康水平。

我国严格禁止非医学需要而选择胎儿性别的终止妊娠行为。《人口与计划生育法》第三十五条规定：严禁利用超声技术和其他技术手段进行非医学需要的胎儿性别鉴定；严禁非医学需要的选择性别的人工终止妊娠。《计划生育技术服务管理条例》第十八条规定：任何机构和个人不得进行非医学需要的胎儿性别鉴定或者选择性别的人工终止妊娠。

在出于医学目的终止妊娠方面，《母婴保健法》第十八条规定：经产前诊断，有下列情形之一的，医师应当向夫妻双方说明情况，并提出终止妊娠的医学意见：①胎儿患严重遗传性疾病的；②胎儿有严重缺陷的；③因患严重疾病，继续妊娠可能危及孕妇生命安全或者严重危害孕妇健康的。

本章小结

本章立足于探讨医学科学发展中的法律问题。着重介绍了死亡标准、脑死亡的判定标准及立法概况、安乐死合法化及其争议、我国人体器官移植的法律规定、基因工程应用及其限制、人类辅助生殖技术的法律问题、药物及医疗器械等医学人体试验的伦理原则和法律规定，以及人工流产的法律问题。

目标检测题

一、单项选择题

1. 1997 年 11 月，联合国教科文组织通过了指导基因研究的道德准则性文件是（　　）

    A.《赫尔辛基宣言》

    B.《世界人类基因组与人权宣言》

    C.《重组 DNA 分子实验准则》

    D.《国际生物技术产业化准则》

    E.《基因工程安全管理办法》

2. 在我国境内从事人体器官移植，不适用《人体器官移植条例》的是（　　）

    A. 心脏移植　　　　　　B. 肝脏移植　　　　　　C. 肾脏移植

    D. 角膜移植　　　　　　E. 肺脏移植

3. 属于《基因工程安全管理办法》中规定的基因工程的是（　　）

    A. 传统杂交繁殖技术　　B. 细胞融合技术　　　　C. 诱变技术

    D. 重组体 DNA 技术　　E. 胚胎培养技术

4. 世界上第一个脑死亡诊断标准是于何时、何地制定的（　　）

    A. 1959 年　法国　　　B. 1966 年　德国　　　C. 1968 年　美国

    D. 1971 年　芬兰　　　E. 1997 年　日本

5. 医疗机构从事人体器官移植时，要有由医学、法学、伦理学等方面专家组成的人体器官移植技术临床应用与伦理委员会，该委员会中从事人体器官移植的医学专家不超过委员人数的（　　）

    A. 1/2　　　　　　　　B. 1/4　　　　　　　　C. 3/4

    D. 2/3　　　　　　　　E. 3/5

二、多项选择题

1. 申请人体器官移植手术患者的排序，应当遵循下列哪些原则（　　）

    A. 医疗需要　　　　　　B. 患者受教育程度　　　C. 公平

    D. 公正　　　　　　　　E. 公开

2. 关于我国人体器官捐献，以下说法正确的是（　　）

    A. 公民享有捐献或者不捐献其人体器官的权利

    B. 公民生前表示不同意捐献其人体器官的，死亡后，其配偶、子女、父母可以书面表示同意捐献该公民人体器官

    C. 任何组织或者个人不得摘取未满 18 周岁公民的活体器官用于移植

    D. 公民一旦表示人体器官捐献意愿后，不允许撤销

E.活体器官的接受人只能是捐献人的配偶、直系血亲

3.以下哪些属于我国在人类辅助生殖技术方面的法规文件（　　　）

A.《人类辅助生殖技术管理办法》

B.《人类精子库管理办法》

C.《统一亲子法》

D.《人类辅助生殖技术规范》

E.《人类辅助生殖技术和人类精子库伦理原则》

4.根据《医疗技术临床应用管理办法》的规定，暂时不得用于临床的医疗技术包括（　　　）

A.体外受精—胚胎移植技术

B.异种基因治疗技术

C.人类体细胞克隆技术

D.异种干细胞治疗技术

E.人体器官移植技术

5.在药物临床试验中应当做到（　　　）

A.公正

B.尊重人格

C.药物试验的科学目的及社会利益高于受试者个人权益、安全和健康

D.力求使受试者最大程度受益

E.尽可能避免伤害

三、是非题

1.摘取尸体器官时，从事人体器官移植的医务人员不得参与捐献人的死亡判定。（　　　）

2.有利于器官移植是促进脑死亡立法的唯一理由。（　　　）

3.我国禁止进行生殖性克隆人的任何研究。（　　　）

4.世界上第一部规范人体试验的伦理学法典是 1964 年的《赫尔辛基宣言》（　　　）

5.14 岁的未成年人可以在本人书面意愿下捐献活体器官。（　　　）

四、简答题

1.什么是人体器官移植？人体器官移植应当遵守哪些伦理和法律规定？

2.什么是脑死亡？脑死亡立法具有什么意义？目前在安乐死问题上存在哪些争议？

3.克隆人可能引发哪些法律问题？

4.涉及人的生物医学研究伦理审查原则包括哪些内容？

5.开展人类辅助生殖技术的医疗机构应当具备什么条件？

附　录

中华人民共和国执业医师法

（1998 年 6 月 26 日第九届全国人民代表大会常务委员会第三次会议通过）

第一章　总　则

第一条　为了加强医师队伍的建设，提高医师的职业道德和业务素质，保障医师的合法权益，保护人民健康，制定本法。

第二条　依法取得执业医师资格或者执业助理医师资格，经注册在医疗、预防、保健机构中执业的专业医务人员，适用本法。

本法所称医师，包括执业医师和执业助理医师。

第三条　医师应当具备良好的职业道德和医疗执业水平，发扬人道主义精神，履行防病治病、救死扶伤、保护人民健康的神圣职责。

全社会应当尊重医师。医师依法履行职责，受法律保护。

第四条　国务院卫生行政部门主管全国的医师工作。

县级以上地方人民政府卫生行政部门负责管理本行政区域内的医师工作。

第五条　国家对在医疗、预防、保健工作中作出贡献的医师，给予奖励。

第六条　医师的医学专业技术职称和医学专业技术职务的评定、聘任，按照国家有关规定办理。

第七条　医师可以依法组织和参加医师协会。

第二章　考试和注册

第八条　国家实行医师资格考试制度。医师资格考试分为执业医师资格考试和执业助理医师资格考试。

医师资格考试的办法，由国务院卫生行政部门制定。医师资格考试由省级以上人民政府卫生行政部门组织实施。

第九条　具有下列条件之一的，可以参加执业医师资格考试：

（一）具有高等学校医学专业本科以上学历，在执业医师指导下，在医疗、预防、保健机构中试用期满一年的；

（二）取得执业助理医师执业证书后，具有高等学校医学专科学历，在医疗、预防、保健机构中工作满二年的；具有中等专业学校医学专业学历，在医疗、预防、保健机构中工作满五年的。

第十条　具有高等学校医学专科学历或者中等专业学校医学专科学历，在执业医师指导下，在医疗、预防、保健机构中试用期满一年的，可以参加执业助理医师资格考试。

第十一条　以师承方式学习传统医学满三年或者经多年实践医术确有专长的，经县级以上人民政府卫生行政部门确定的传统医学专业组织或者医疗、预防、保健机构考核合格并推荐，可以参加执业医师资格或者执业助理医师资格考试。考试的内容和办法由国务院卫生行政部门另行制定。

第十二条　医师资格考试成绩合格，取得执业医师资格或者执业助理医师资格。

第十三条　国家实行医师执业注册制度。

取得医师资格的，可以向所在地县级以上人民政府卫生行政部门申请注册。

除有本法第十五条规定的情形外，受理申请的卫生行政部门应当自收到申请之日起三十日内准予注册，并发给由国务院卫生行政部门统一印制的医师执业证书。

医疗、预防、保健机构可以为本机构中的医师集体办理注册手续。

第十四条　医师经注册后，可以在医疗、预防、保健机构中按照注册的执业地点、执业类别、执业范围执业，从事相应的医疗、预防、保健业务。

未经医师注册取得执业证书，不得从事医师执业活动。

第十五条　有下列情形之一的，不予注册：

（一）不具有完全民事行为能力的；

（二）因受刑事处罚，自刑罚执行完毕之日起至申请注册之日止不满二年的；

（三）受吊销医师执业证书行政处罚，自处罚决定之日起至申请注册之日止不满二年的；

（四）有国务院卫生行政部门规定不宜从事医疗、预防、保健业务的其他情形的。

受理申请的卫生行政部门对不符合条件不予注册的，应当自收到申请之日起三十日内书面通知申请人，并说明理由。申请人有异议的，可以自收到通知之日起十五日内，依法申请复议或者向人民法院提起诉讼。

第十六条　医师注册后有下列情形之一的，其所在的医疗、预防、保健机构应当在三十日内报告准予注册的卫生行政部门，卫生行政部门应当注销注册，收回医师执业证书：

（一）死亡或者被宣告失踪的；

（二）受刑事处罚的；

（三）受吊销医师执业证书行政处罚的；

（四）依照本法第三十一条规定暂停执业活动期满，再次考核仍不合格的；

（五）中止医师执业活动满二年的；

（六）有国务院卫生行政部门规定不宜从事医疗、预防、保健业务的其他情形的。

被注销注册的当事人有异议的，可以自收到注销注册通知之日起十五日内，依法申请复议或者向人民法院提起诉讼。

第十七条 医师变更执业地点、执业类别、执业范围等注册事项的，应当到准予注册的卫生行政部门依照本法第十三条的规定办理变更注册手续。

第十八条 中止医师执业活动二年以上以及有本法第十五条规定情形消失的，申请重新执业，应当由本法第三十一条规定的机构考核合格，并依照本法第十三条的规定重新注册。

第十九条 申请个体行医的执业医师，须经注册后在医疗、预防、保健机构中执业满五年，并按照国家有关规定办理审批手续；未经批准，不得行医。

县级以上地方人民政府卫生行政部门对个体行医的医师，应当按照国务院卫生行政部门的规定，经常监督检查，凡发现有本法第十六条规定的情形的，应当及时注销注册，收回医师执业证书。

第二十条 县级以上地方人民政府卫生行政部门应当将准予注册和注销注册的人员名单予以公告，并由省级人民政府卫生行政部门汇总，报国务院卫生行政部门备案。

第三章 执业规则

第二十一条 医师在执业活动中享有下列权利：

（一）在注册的执业范围内，进行医学诊查、疾病调查、医学处置、出具相应的医学证明文件，选择合理的医疗、预防、保健方案；

（二）按照国务院卫生行政部门规定的标准，获得与本人执业活动相当的医疗设备基本条件；

（三）从事医学研究、学术交流，参加专业学术团体；

（四）参加专业培训，接受继续医学教育；

（五）在执业活动中，人格尊严、人身安全不受侵犯；

（六）获取工资报酬和津贴，享受国家规定的福利待遇；

（七）对所在机构的医疗、预防、保健工作和卫生行政部门的工作提出意见和建议，依法参与所在机构的民主管理。

第二十二条 医师在执业活动中履行下列义务：

（一）遵守法律、法规，遵守技术操作规范；

（二）树立敬业精神，遵守职业道德，履行医师职责，尽职尽责为患者服务；

（三）关心、爱护、尊重患者，保护患者的隐私；

（四）努力钻研业务，更新知识，提高专业技术水平；

（五）宣传卫生保健知识，对患者进行健康教育。

第二十三条 医师实施医疗、预防、保健措施，签署有关医学证明文件，必须亲自诊查、调查，并按照规定及时填写医学文书，不得隐匿、伪造或者销毁医学文书及有关资料。

医师不得出具与自己执业范围无关或者与执业类别不相符的医学证明文件。

第二十四条　对急危患者，医师应当采取紧急措施及时进行诊治；不得拒绝急救处置。

第二十五条　医师应当使用经国家有关部门批准使用的药品、消毒药剂和医疗器械。

除正当诊断治疗外，不得使用麻醉药品、医疗用毒性药品、精神药品和放射性药品。

第二十六条　医师应当如实向患者或者其家属介绍病情，但应注意避免对患者产生不利后果。

医师进行实验性临床医疗，应当经医院批准并征得患者本人或者其家属同意。

第二十七条　医师不得利用职务之便，索取、非法收受患者财物或者牟取其他不正当利益。

第二十八条　遇有自然灾害、传染病流行、突发重大伤亡事故及其他严重威胁人民生命健康的紧急情况时，医师应当服从县级以上人民政府卫生行政部门的调遣。

第二十九条　医师发生医疗事故或者发现传染病疫情时，应当依照有关规定及时向所在机构或者卫生行政部门报告。

医师发现患者涉嫌伤害事件或者非正常死亡时，应当按照有关规定向有关部门报告。

第三十条　执业助理医师应当在执业医师的指导下，在医疗、预防、保健机构中按照其执业类别执业。

在乡、民族乡、镇的医疗、预防、保健机构中工作的执业助理医师，可以根据医疗诊治的情况和需要，独立从事一般的执业活动。

第四章　考核和培训

第三十一条　受县级以上人民政府卫生行政部门委托的机构或者组织应当按照医师执业标准，对医师的业务水平、工作成绩和职业道德状况进行定期考核。

对医师的考核结果，考核机构应当报告准予注册的卫生行政部门备案。

对考核不合格的医师，县级以上人民政府卫生行政部门可以责令其暂停执业活动三个月至六个月，并接受培训和继续医学教育。暂停执业活动期满，再次进行考核，对考核合格的，允许其继续执业；对考核不合格的，由县级以上人民政府卫生行政部门注销注册，收回医师执业证书。

第三十二条　县级以上人民政府卫生行政部门负责指导、检查和监督医师考核工作。

第三十三条　医师有下列情形之一的，县级以上人民政府卫生行政部门应当给予表彰或者奖励：

（一）在执业活动中，医德高尚，事迹突出的；

（二）对医学专业技术有重大突破，作出显著贡献的；

（三）遇有自然灾害、传染病流行、突发重大伤亡事故及其他严重威胁人民生命健康的紧急情况时，救死扶伤、抢救诊疗表现突出的；

（四）长期在边远贫困地区、少数民族地区条件艰苦的基层单位努力工作的；

（五）国务院卫生行政部门规定应当予以表彰或者奖励的其他情形的。

第三十四条　县级以上人民政府卫生行政部门应当制定医师培训计划，对医师进行多种形式的培训，为医师接受继续医学教育提供条件。

县级以上人民政府卫生行政部门应当采取有力措施，对在农村和少数民族地区从事医疗、预防、保健业务的医务人员实施培训。

第三十五条　医疗、预防、保健机构应当依照规定和计划保证本机构医师的培训和继续医学教育。

县级以上人民政府卫生行政部门委托的承担医师考核任务的医疗卫生机构，应当为医师的培训和接受继续医学教育提供和创造条件。

第五章　法律责任

第三十六条　以不正当手段取得医师执业证书的，由发给证书的卫生行政部门予以吊销；对负有直接责任的主管人员和其他直接责任人员，依法给予行政处分。

第三十七条　医师在执业活动中，违反本法规定，有下列行为之一的，由县级以上人民政府卫生行政部门给予警告或者责令暂停六个月以上一年以下执业活动；情节严重的，吊销其医师执业证书；构成犯罪的，依法追究刑事责任：

（一）违反卫生行政规章制度或者技术操作规范，造成严重后果的；

（二）由于不负责任延误急危患者的抢救和诊治，造成严重后果的；

（三）造成医疗责任事故的；

（四）未经亲自诊查、调查，签署诊断、治疗、流行病学等证明文件或者有关出生、死亡等证明文件的；

（五）隐匿、伪造或者擅自销毁医学文书及有关资料的；

（六）使用未经批准使用的药品、消毒药剂和医疗器械的；

（七）不按照规定使用麻醉药品、医疗用毒性药品、精神药品和放射性药品的；

（八）未经患者或者其家属同意，对患者进行实验性临床医疗的；

（九）泄露患者隐私，造成严重后果的；

（十）利用职务之便，索取、非法收受患者财物或者牟取其他不正当利益的；

（十一）发生自然灾害、传染病流行、突发重大伤亡事故以及其他严重威胁人民生命健康的紧急情况时，不服从卫生行政部门调遣的；

（十二）发生医疗事故或者发现传染病疫情，患者涉嫌伤害事件或者非正常死亡，不按照规定报告的。

（十三）使用假学历骗取考试得来的医师证的。

第三十八条　医师在医疗、预防、保健工作中造成事故的，依照法律或者国家有关规定处理。

第三十九条 未经批准擅自开办医疗机构行医或者非医师行医的，由县级以上人民政府卫生行政部门予以取缔，没收其违法所得及其药品、器械，并处十万元以下的罚款；对医师吊销其执业证书；给患者造成损害的，依法承担赔偿责任；构成犯罪的，依法追究刑事责任。

第四十条 阻碍医师依法执业，侮辱、诽谤、威胁、殴打医师或者侵犯医师人身自由、干扰医师正常工作、生活的，依照《中华人民共和国治安管理处罚法》的规定处罚；构成犯罪的，依法追究刑事责任。

第四十一条 医疗、预防、保健机构未依照本法第十六条的规定履行报告职责，导致严重后果的，由县级以上人民政府卫生行政部门给予警告；并对该机构的行政负责人依法给予行政处分。

第四十二条 卫生行政部门工作人员或者医疗、预防、保健机构工作人员违反本法有关规定，弄虚作假、玩忽职守、滥用职权、徇私舞弊，尚不构成犯罪的，依法给予行政处分；构成犯罪的，依法追究刑事责任。

第六章 附 则

第四十三条 本法颁布之日前按照国家有关规定取得医学专业技术职称和医学专业技术职务的人员，由所在机构报请县级以上人民政府卫生行政部门认定，取得相应的医师资格。其中在医疗、预防、保健机构中从事医疗、预防、保健业务的医务人员，依照本法规定的条件，由所在机构集体核报县级以上人民政府卫生行政部门，予以注册并发给医师执业证书。

具体办法由国务院卫生行政部门会同国务院人事行政部门制定。

第四十四条 计划生育技术服务机构中的医师，适用本法

第四十五条 在乡村医疗卫生机构中向村民提供预防、保健和一般医疗服务的乡村医生，符合本法有关规定的，可以依法取得执业医师资格或者执业助理医师资格；不具备本法规定的执业医师资格或者执业助理医师资格的乡村医生，由国务院另行制定管理办法。

第四十六条 军队医师执行本法的实施办法，由国务院、中央军事委员会依据本法的原则制定。

第四十七条 境外人员在中国境内申请医师考试、注册、执业或者从事临床示教、临床研究等活动的，按照国家有关规定办理。

第四十八条 本法自1999年5月1日起施行。

主要参考书目

［1］佟子林.卫生法学.北京：中国中医药出版社，2011.

［2］丁勇.医疗器械监督管理.北京：人民卫生出版社，2011.

［3］汪建荣.卫生法.北京：人民卫生出版社，2013.

［4］姜柏生，万建华，严晓萍.医事法学.第3版.南京：东南大学出版社，2010.

［5］田侃.卫生法规.北京：中国中医药出版社，2010.

［6］达庆东，田侃.卫生法学纲要.上海：复旦大学出版社，2011.

［7］吴崇其，张静.卫生法学.第2版.北京：法律出版社，2010.

［8］张琳琳，刘岩.卫生法规.北京：中国中医药出版社，2010.

［9］刘建文.卫生法学.成都：西南交通大学出版社，2012.

［10］王峰.卫生法律法规.第2版.北京：人民卫生出版社，2008.

［11］姜丽芳.卫生法律法规.北京：人民军医出版社，2010.

［12］杨芳，杨才宽.卫生法学.北京：中国科技大学出版社，2007.

［13］田侃.卫生法规.长沙：湖南科学技术出版社，2006.

［14］谭建三，苗双虎，石龙虎.卫生法学.修订版.长春：吉林人民出版社，2006.

［15］郑平安.卫生法学.北京：科学出版社，2003.

［16］李建光.卫生法律法规.北京：人民卫生出版社，2004.

［17］赵同刚.卫生法.北京：人民卫生出版社，2001.

［18］钟刚.医疗纠纷锦囊.北京：法律出版社，2006.

［19］常永春.医患之争—医患纠纷典型案例评析.北京：法律出版社，2006.

［20］李发耀.多维视野下的传统知识保护机制实证研究.北京：知识产权出版社，2008.